全国高等职业教育医学检验技术专业"十三五"规划教材

生物化学检验

（供医学检验技术专业使用）

主　编　张静文　魏碧娜

副主编　陈传平　董　立　任　伟

编　者　（以姓氏笔画为序）

王长海（商丘医学高等专科学校）

牛文华（辽宁医药职业学院）

任　伟（聊城职业技术学院）

刘　琳（四川中医药高等专科学校）

李红丽（重庆医药高等专科学校）

肖　利（自贡市第一人民医院）

吴　英（楚雄医药高等专科学校）

张　勇（漯河医学高等专科学校）

张静文（重庆医药高等专科学校）

陈传平（皖西卫生职业学院）

林　青（烟台市奇山医院）

赵　辉（沈阳医学院附属第二医院）

彭臻菲（福建卫生职业技术学院）

董　立（山东医学高等专科学校）

魏碧娜（福建卫生职业技术学院）

中国健康传媒集团
中国医药科技出版社

内容提要

本教材为"全国高等职业教育医学检验技术专业'十三五'规划教材"之一，系根据本套教材的编写指导思想和原则要求，结合专业培养目标和本课程教学目的、内容与任务要求编写而成。本教材具有专业针对性强、结合新时代职业教育体系发展要求，使之符合社会用人需要的特点；内容主要包括三部分：生物化学检验基础知识、临床常用代谢物的检验、器官组织疾病的检验。本教材为书网融合教材，即纸质教材有机融合电子教材、教学配套资源（PPT、微课）、题库系统。

本教材主要供高等职业教育医学检验技术专业师生使用，也可作为其他相关专业的教材。

图书在版编目（CIP）数据

生物化学检验 / 张静文，魏碧娜主编 . —北京：中国医药科技出版社，2019.12

全国高等职业教育医学检验技术专业"十三五"规划教材

ISBN 978-7-5214-1450-9

Ⅰ.①生… Ⅱ.①张…②魏… Ⅲ.①生物化学－医学检验－高等职业教育－教材 Ⅳ.①R446.1

中国版本图书馆CIP数据核字（2019）第266759号

美术编辑　陈君杞

版式设计　易维鑫

出版　**中国健康传媒集团** | 中国医药科技出版社

地址　北京市海淀区文慧园北路甲22号

邮编　100082

电话　发行：010-62227427　邮购：010-62236938

网址　www.cmstp.com

规格　889×1194mm $\frac{1}{16}$

印张　23

字数　515千字

版次　2019年12月第1版

印次　2021年6月第2次印刷

印刷　三河市百盛印装有限公司

经销　全国各地新华书店

书号　ISBN 978-7-5214-1450-9

定价　**65.00元**

获取新书信息、投稿、为图书纠错，请扫码联系我们。

数字化教材编委会

主　编　张静文　魏碧娜

副主编　陈传平　董　立　任　伟

编　者　（以姓氏笔画为序）

王长海（商丘医学高等专科学校）

牛文华（辽宁医药职业学院）

任　伟（聊城职业技术学院）

刘　琳（四川中医药高等专科学校）

刘和连（福建卫生职业技术学院）

李红丽（重庆医药高等专科学校）

肖　利（自贡市第一人民医院）

吴　英（楚雄医药高等专科学校）

张　勇（漯河医学高等专科学校）

张静文（重庆医药高等专科学校）

陈传平（皖西卫生职业学院）

林　青（烟台市奇山医院）

赵　辉（沈阳医学院附属第二医院）

彭臻菲（福建卫生职业技术学院）

董　立（山东医学高等专科学校）

魏碧娜（福建卫生职业技术学院）

出版说明

为深入贯彻《现代职业教育体系建设规划（2014—2020年）》以及《医药卫生中长期人才发展规划（2011—2020年）》文件的精神，满足高等职业教育医学检验技术专业培养目标和其主要职业能力的要求，不断提升人才培养水平和教育教学质量，在教育部、国家卫生健康委员会及国家药品监督管理局的领导和指导下，在全国卫生职业教育教学指导委员会医学检验技术专业委员会有关专家的大力支持和组织下，在本套教材建设指导委员会主任委员胡野教授等专家的指导和顶层设计下，中国医药科技出版社有限公司组织全国50余所高职高专院校及其附属医疗机构近150名专家、教师历时1年多精心编撰了"全国高等职业教育医学检验技术专业'十三五'规划教材"，该套教材即将付梓出版。

本套教材包括高等职业教育医学检验技术专业理论课程主干教材共计10门，主要供全国高等职业教育医学检验技术专业教学使用。

本套教材定位清晰、特色鲜明，主要体现在以下方面。

一、紧扣培养目标，满足职业标准和岗位要求

本套教材的编写，始终坚持"去学科、从目标"的指导思想，淡化学科意识，遵从高等职业教育医学检验技术专业培养目标要求，对接职业标准和岗位要求，培养具有一定的科学文化水平，良好的职业道德、工匠精神和创新精神，具有较强的就业能力、一定的创业能力和支撑终身发展的能力；掌握医学检验和临床医学的基本知识，具备医学检验工作的技术技能，面向卫生行业临床检验技师、输血技师、病理技师等职业群，能够从事人体各种标本检验及鉴定等工作的高素质技术技能人才。本套教材从理论知识的深度、广度和技术操作、技能训练等方面充分体现了上述要求，特色鲜明。

二、体现专业特色，整体优化，紧跟学科发展步伐

本套教材的编写特色体现在专业思想、专业知识、专业工作方法和技能上。同时，基础课、专业基础课教材的内容与专业课教材内容对接，专业课教材内容与岗位对接，教材内容着重强调符合基层岗位需求。教材内容真正体现检验医学工作实际，紧跟学科和临床发展步伐，内容具有科学性和先进性。强调全套教材内容整体优化，注重不同教材内容的联系与衔接，并避免遗漏和不必要的交叉重复。

三、对接考纲，满足临床医学检验技士资格考试要求

本套教材中，涉及临床医学检验技士资格考试相关课程教材的内容紧密对接《临床医学检验技士资格考试大纲》，并在教材中插入临床医学检验技士资格考试"考点提示"，有助于学生复习考试，提升考试通过率。

四、书网融合，使教与学更便捷更轻松

全套教材为书网融合教材，即纸质教材与数字教材、配套教学资源、题库系统、数字化教学服务有机融合。通过"一书一码"的强关联，为读者提供全免费增值服务。按教材封底的提示激活教材后，读者可通过PC、手机阅读电子教材和配套课程资源（PPT、微课、视频等），并可在线进行同步练习，实时反馈答案和解析。同时，读者也可以直接扫描书中二维码，阅读与教材内容关联的课程资源，从而丰富学习体验，使学习更便捷。教师可通过PC在线创建课程，与学生互动，开展在线课程内容定制、布置和批改作业、在线组织考试、讨论与答疑等教学活动，学生通过PC、手机均可实现在线作业、在线考试，提升学习效率，使教与学更轻松。此外，平台尚有数据分析、教学诊断等功能，可为教学研究与管理提供技术和数据支撑。

编写出版本套高质量教材，得到了全国知名专家的精心指导和各有关院校领导与编者的大力支持，在此一并表示衷心感谢。出版发行本套教材，希望受到广大师生欢迎，并在教学中积极使用本套教材和提出宝贵意见，以便修订完善，共同打造精品教材，为促进我国高等职业教育医学检验技术专业教育教学改革和人才培养做出积极贡献。

中国医药科技出版社

2019年11月

全国高等职业教育医学检验技术专业"十三五"规划教材

建设指导委员会

前 言
Foreword

生物化学检验是医学检验技术专业的主干课程之一，本版教材本着"理论够用，突出实践，强化技能"的编写原则，突出了生物化学检验的基本理论、基本知识、基本技能，以适应高等职业教育层次的特定培养目标和宗旨，同时参考了职业资格考试大纲要求，使教材内容更加符合未来职业实践的需要。在编写上力求语言流畅，叙述清晰，图文并茂，注重可读性，便于教与学，使本套教材能与时俱进，为我国的医学教育做出贡献。

全书共16章，分为生物化学检验基础知识、临床常用代谢物检验和器官组织疾病检验三篇，包含了检验医学专科生所必备的生物化学检验的岗位知识和临床常用生物化学检验项目及方法。具体内容主要有以下几个方面：①生物化学检验的基本知识和基本技术，涵盖了岗位所需的基本知识，包括实验方法的选择与检测系统的评价、生物化学检验的质量控制以及生物化学检验常用技术的原理和应用，涉及光谱分析技术、电泳技术、电化学分析技术、酶学分析技术、自动生化分析技术等；②临床常用代谢物检验，包括糖类、蛋白质、脂质、电解质、维生素、微量元素、血气分析和酸碱平衡及血液药物浓度监测等；③器官组织疾病检验，包括肝脏、肾脏、心脏、胃肠胰、骨骼、内分泌腺等。

为了便于教与学，本教材在各章之前提出"学习目标"，以便掌握该章的重点内容，同时也提出了能力要求；章节中穿插"课堂讨论""知识链接"或"病例分析"，增加学生学习兴趣和知识面；每一完整知识节点后都有"考点提示"，使学生明确职业能力的要求，学习更有针对性；在各章之后"本章小结"及思维导图（扫码看）将该章的主要内容进行直观概括，指出学习方法，加强与临床的联系。在每章的最后附有习题，引导学生学习和思考。

本教材选取了全国不同地区具有多年教学经验的教师和临床一线检验人员参与编写，以便更具针对性和代表性。本次编写得到了重庆医药高等专科学校、福建卫生职业技术学院、皖西卫生职业学院、山东医学高等专科学校等兄弟院校的大力支持和帮助，在此表示衷心的感谢。

由于编者水平有限，再加上时间仓促，教材中难免有疏漏之处，恳请广大师生在教学实践中提出宝贵意见，以便完善提高。

编 者
2019年9月

目 录
Contents

第一章

绪　论

学习目标

学习目标

1. **掌握** 生物化学检验的概念及岗位主要工作任务。
2. **熟悉** 生物化学检验的主要内容。
3. **了解** 生物化学检验的发展史及现状。

生物化学检验（biochemistry test）又称临床化学（clinical chemistry），是在研究人体正常的生物化学变化过程的基础上，利用物理学、化学、免疫学等多学科的理论与技术，检测体液标本中相关代谢物质与量的变化，为临床提供疾病诊断、病情监测、疗效观察、判断预后以及健康评价等信息和决策依据，并揭示疾病的病理机制及其特异性物质变化的一门学科。

第一节　生物化学检验的发展史及现状

生物化学检验是由化学、生物化学、临床医学等多学科交叉渗透融合而逐渐形成的一门独立学科。从3000年前的"泡沫尿"到500年前的"尿液吸引蚂蚁"，生物化学检验逐渐萌芽，及至分别于1918年和1931年出版的《临床化学》专著和教科书，标志着这一学科的初步形成。

从19世纪末到20世纪初，激素、维生素、酶的相继发现，带动了生物化学的蓬勃发展，20世纪50年代，Watson和Crick提出DNA双螺旋结构模型及遗传的中心法则，开创了分子生物学时代。1997年，第一只克隆羊诞生；2000年，人类基因组计划完成，这一系列的辉煌成就，将生物化学和分子生物学大大地向前推进。

随着生物化学和检验分析技术的发展；自20世纪50年代以来，分光光度技术、离心技术、层析技术、电泳技术、放射性核素、免疫学技术和质谱分析等越来越多的分析技术不断在医学检验中得到应用，生物化学检验产生了质的飞跃。比如酶法分析的建立，为临床生物化学检验提供了大量更可靠、更灵敏的检验技术。化学发光技术、免疫学技术等大大促进了体液中微量生物化学物质的检测，极大地扩大了生化检验的检测范围，提高了检测的特异性和灵敏度。20世纪80年代Mullis等人发明的聚合酶链反应（polymerase chain reaction，PCR）将生物化学检验与分子生物学检验向前推进了一大步，从而为人们从基因层面上诊断疾病开创了新方法。20世纪90年代发展起来的生物芯片技术，利用分子杂交技术在固相芯片表面构建微型生物化学分析系统，以实现对代谢物准确、快速检测。

扫码"学一学"

与检测方法的发展相适应的检测仪器在近几十年中也得到了飞速发展：从半自动到全自动再到与功能齐全的计算机处理系统的联合应用，生物化学检验进入了自动化、微量化和信息化时代。

检验离不开质量管理，从最开始的凭经验，到重复性实验，直到1950年，Levey-Jennings把Shewhart的工业质量控制法引入到临床检验中：从L-J单规则到Westgard多规则再到与分析性能Sigma水平结合、以临床需求为目标的Westgard Sigma规则，临床生化检验质量控制日趋完善可靠。

临床生物化学检验在临床医学中具有重要作用，已具有重要的学术地位和广泛的社会影响力。国际纯化学与应用化学协会（International Union of Pure and Applied Chemistry，IUPAC）设有临床化学专业委员会（Commission of Clinical Chemistry, Division of Biological Chemistry）。此外，国际临床化学协会（International Federation of Clinical Chemistry，IFCC）和美国临床化学协会（American Association of Clinical Chemistry，AACC）也经常组织学术活动，并设有教育委员会，制订一系列有关培训人才和政策性的文件。在我国，中华医学会临床检验学会设有临床生物化学专业委员会，中国生物化学学会也专设了医学生物化学专业委员会。全国有众多院校设立生化检验系，各级各类医院建有临床生化科，每年还有大量的生化检验专著、教科书或参考书相继出版，这些均记录着我国临床生物化学科学工作者的辛勤劳动和科研成就。以卫生部医政司名义出版的《全国临床检验操作规程》已出到第4版。卫生部全国卫生标准技术委员会于1997年批准成立了临床检验标准专业委员会，进一步推进临床检验与临床化学标准化的进程。

第二节　生物化学检验的主要内容和任务

一、生物化学检验的主要内容

生物化学检验研究的内容主要包括两方面，一是对疾病生化机制的阐明，二是及时准确地测定疾病过程中相关代谢物的变化，以用于临床的诊断和治疗。

（一）揭示疾病发生发展过程中体内的生物化学变化

新陈代谢是生命的基本特征，其本质就是生物化学反应，在整个生命过程中按一定的规律不断地进行，如果其中一步或多步反应出现异常，都将出现相应的临床症状和体征，发生疾病。临床生物化学从分子水平研究人在疾病状态下体内的病理生物化学改变，从本质上阐明疾病发生、发展、转归的生物化学机制，为疾病的预防、诊断、疗效及预后评估提供理论基础。

（二）生物化学检验技术的建立和临床应用研究

1. 利用医学研究成果，寻找具有疾病特异性的生物化学标志物，建立特异度、灵敏度高、简便而高性价比的检测方法，提供反映这些标志物改变的客观数据，并将检测所得数据，转化为预防、诊断和疗效及预后评价信息。

2. 研究和改进检测方法，使检测技术操作更加简单、标本用量少，特异性强、灵敏度高、精密度和准确度好，使检测结果及时准确，成为临床"好眼睛"。

目前应用于临床检验诊断的项目已有几千余项，仅与生物化学有关的检验项目就有1000余种之多。分子生物学的发展也为生物化学检验输入了新的"血液"，采用遗传基因分析技术，使生物化学标本已不仅限于血液、尿液等体液成分，而是扩大到生物体的任何组织。检测对象也已不限于出生后的患者，还扩大到妊娠期体内的胎儿，为疾病的诊断和治疗提供了更多的途径。

二、生物化学检验岗位的工作任务

（一）建立行之有效的生物化学检验实验室质量管理体系

持续改进实验室工作流程及与之配套的计算机管理系统，建立行之有效的实验室质量管理体系，加强流程化、过程化质量管理，保证检测结果准确、快速。临床实验室质量管理体系的建立能够增进患者和医护人员对临床实验室的满意度和信心；鼓励实验室去分析临床和患者的需求，规范操作规程，为患者提供准确可靠的检验结果；能够促进检验与临床的沟通，实现"以患者为中心"的服务宗旨。

（二）参与临床诊断和治疗

现代临床实验室理念已从单一的实验室检测技术开始向参与临床诊断和治疗转变，由医学检验向检验医学转变。检验技术人员有责任向临床提供科学、合理、满意的解释服务，并根据检测结果提出诊断和治疗的建设性意见，使检验资源得到充分利用，减少患者经济负担；帮助或指导临床人员正确采集各种检验标本，制定规范的标本采集、标识、储存、转运工作流程和操作手册，减少实验误差；与临床积极沟通，探讨各类影响因素及项目组合，共同制定危急值、急诊检验的范围、出报告时间以及各种项目的过筛标准，提高临床诊疗效率。

第三节　本教材主要内容与使用方法

全书共十六章。第一章为绪论，第二章至第四章为检验技术部分，包括生物化学检验常用分析技术、检测系统性能评价与验证、生物化学检验的质量控制。主要介绍生物化学检验项目所涉及的检验技术、检验方法、质量控制等最基本、最核心的内容。第五章至第十章为常用代谢物的检测，包括血浆蛋白质、糖代谢紊乱、血脂和脂蛋白、体液和酸碱平衡、维生素和微量元素、药物浓度监测等。第十一章至第十六章为器官组织疾病检验部分，包括肝胆疾病、肾脏疾病、心脏疾病、胃肠胰疾病、骨骼疾病、内分泌疾病、妊娠异常与新生儿疾病筛查等内容。编写形式上以典型疾病及器官病变为主线，主要介绍疾病时的物质代谢紊乱、生物化学检验方法、方法学原理、方法学评价、参考区间以及临床意义。力求在探讨疾病生物化学变化的同时，将生物化学检验与疾病诊断、治疗监测和预后判断等结合起来，从现代检验医学的高度开拓临床医学的新视野。本书还以病例形式对一些常见疾病的多种实验室检查指标进行了综合分析和评价。除正文内容外，在编排形式上，每章的前面都有"学习目标"，以便同学们了解本章的教学重点及学习要求。为更好地适应职业能力的需求，根据检验职业资格考试大纲的要求，每一完整知识节点后都有"考点提示"。除此之外，根据内容需求，还设置了"课堂互动""知识链接""案例讨论"等模块，使学习和教学更加方便高效。章后以思维导图（扫码"看一看"）的方式进行"本章小结"，以及课后习题，便于同学们复习和巩固课堂所学知识，掌握本章学习方法；在书的最后附有共同的参考文献，以便查用。

　　生物化学检验是医学检验的核心课程之一，也是一门理论性和实践性都很强的学科。在学习本课程以前，学生应具备一定的基础化学、生物化学、生理学、统计学以及临床医学相关知识。在明确学科性质和主要任务的基础上，抓住"检验技术"和"临床应用"两条主线，在实践中加深对各项检测技术的基本原理、标准和要求的理解，能够运用所学知识和技能，熟练解决岗位工作中的常见问题，培养自己发现问题、解决问题和技术创新的能力。

习　题

1. 简述生物化学检验的概念。
2. 现代生物化学检验的内容和任务有哪些?
3. 如何学习生物化学检验?

（张静文）

第二章

生物化学检验常用分析技术

学习目标

1. **掌握** 分光光度技术、离子选择性电极分析技术、酶学分析技术、干化学分析技术、电泳分析技术的基本原理、自动生化分析仪的工作原理及参数设置；酶活性单位、连续监测法和定时法的概念及计算方法、血清酶分类及血清酶变化的病理机制。

2. **熟悉** 质谱分析技术原理；常用分析技术的影响因素；酶促反应进程曲线及临床常用诊断酶临床意义。

3. **了解** 常用检验技术的临床应用；K_m、V_{max} 的意义和酶活性测定最适条件的选择、酶偶联反应临床常用工具酶及其测定的共同途径；同工酶测定方法和几种重要同工酶的临床意义；全自动生化仪性能检定与评价。

4. 能正确操作分光光度计、电解质分析仪、干化学分析仪、电泳仪、自动生化分析仪等仪器；能对常用仪器实施正确的日常维护和保养；能根据酶学分析技术的要求，正确控制影响检验结果的因素。

第一节 光谱分析技术

光谱分析技术指利用物质具有吸收、发射或散射光谱谱系的特点，对物质进行定性或定量的分析技术。它具有灵敏、准确、快速、简便、选择性好和不被破坏等特点，是生物化学检验中最基本和最常用的分析技术。

一、吸收光谱分析法

课堂互动 血糖浓度测定原理如下：葡萄糖氧化酶（GOD）能将葡萄糖氧化为葡萄糖酸和过氧化氢。后者在过氧化物酶（POD）作用下分解为水和氧的同时将无色的4-氨基安替比林与酚氧化缩合成红色醌类化合物。其颜色深浅在一定范围内与葡萄糖浓度呈正比。在波长505nm下测定吸光度，与标准管比较即可计算出血糖浓度。

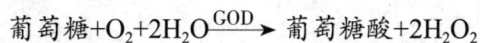

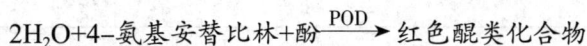

$$葡萄糖+O_2+2H_2O \xrightarrow{GOD} 葡萄糖酸+2H_2O_2$$

$$2H_2O+4-氨基安替比林+酚 \xrightarrow{POD} 红色醌类化合物$$

请思考：1. 血糖测定时，实际检测的是什么物质？

2. 血糖测定时的检测物质与血糖之间有什么关联？

（一）物质对光的选择性吸收和溶液的颜色

人的眼睛能感觉到的光称为可见光。在可见光区内，不同波长的光具有不同的颜色，只具有一种波长的光称为单色光，由不同波长组成的光称为复合光。我们所熟悉的太阳光、白炽灯光、日光灯光等白光都是复合光，是由400～760nm波长范围的红、橙、黄、绿、青、蓝、紫等颜色的光按一定比例混合而成。实际上如果将两种适当颜色的单色光按一定强度比例混合，也可以得到白光，我们通常将这两种颜色的单色光称为互补色光（图2-1）。图中处于直线关系的两种颜色的光是互补色光，它们彼此按一定比例混合即成为白光。比如：黄色光与蓝色光按比例混合即成白光。

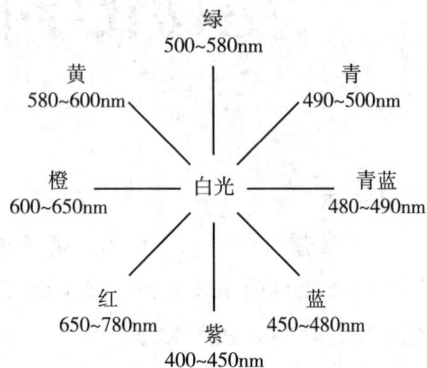

图2-1　光的互补

对于溶液来说，它所呈现的不同颜色，是由于溶液中的质点选择性地吸收了某种颜色的光而引起的。当一束白光通过某溶液时，如果溶液对各种波长的光都不吸收，或虽有吸收，但各种颜色的光透过程度相同，则溶液是无色的。如果溶液只吸收了白光中一部分波长的光，而其余的光都透过溶液，则溶液呈现出透过光的颜色，在透过光中，除吸收光的互补色光外，其他的光都互补为白光，所以溶液呈现的恰是吸收光的互补色光的颜色。表2-1为溶液颜色与吸收光颜色的关系。例如，$KMnO_4$溶液在白光下呈紫红色，就是因为白光透过溶液时，$KMnO_4$溶液选择性吸收了白光中的绿色光，而其他各色光都能透过。在透过的光除了绿色光的互补光紫红色光外，均能两两互补成白色，所以$KMnO_4$溶液呈现紫红色；同理，$CuSO_4$溶液选择性地吸收了白光中的黄色光而呈现其互补色蓝色光。因此，有色溶液的颜色是被吸收光颜色的互补色。吸收越多，则互补色的颜色越深。比较溶液颜色的深度，实质上就是比较溶液对它所吸收光的吸收程度。

表2-1　溶液颜色与吸收光颜色的关系

溶液颜色	吸收光	
	颜色	λ（nm）
黄绿	紫	400～450
黄	蓝	450～480
橙	绿蓝	480～490
红	蓝绿	490～500
紫红	绿	500～560
紫	黄绿	560～580
蓝	黄	580～600
绿蓝	橙	600～650
蓝绿	红	650～760

物质对光的吸收具有选择性，让各种波长的单色光依次通过一定浓度的某溶液，测量该溶液对各种单色光的吸收程度，并记录每一波长处的吸光度，然后以波长为横坐标，吸光度为纵坐标作图，得一曲线，即该物质的光吸收曲线或吸收光谱（absorption spectrum）。对应于

光吸收程度最大处的波长称最大吸收波长（maximum absorption），以 λ 最大或 λ_{max} 表示。图2-2为$KMnO_4$溶液吸收曲线，从吸收曲线上可知$KMnO_4$溶液 $\lambda_{max}=525nm$。由于 λ_{max} 处测定吸光度灵敏度最高，故吸收光谱曲线是吸光光度法中选择入射光波长的重要依据。

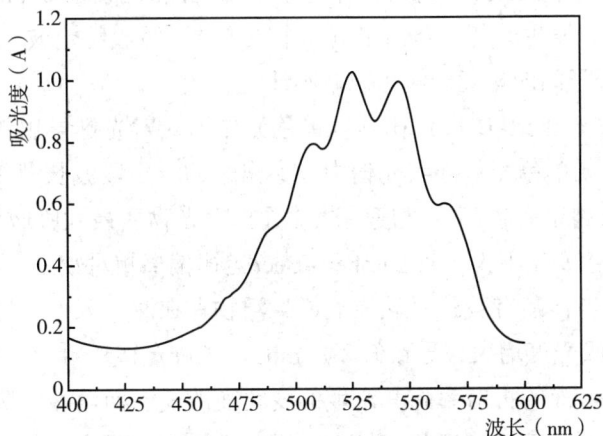

图2-2　$KMnO_4$溶液吸收曲线

（二）光吸收基本定律——朗伯–比尔定律

1. 吸光度与透光度　当光线通过均匀、透明的溶液时，可出现三种情况：一部分光被溶液吸收，一部分光被溶液透过，另一部分光被散射（图2-3）。设入射光强度为I_0，透射光强度为I，I和I_0之比称为透光度（transmittance，T），即

$$T=I/I_0$$

溶液的T越大，表示溶液对光的吸收越少；反之吸收越多。透光度的负对数称为吸光度（absorbance，A），亦称光密度（OD），表示有色溶液对光的吸收程度，透光度与吸光度的关系

$$A=-\lg T=-\lg I/I_0=\lg I_0/I$$

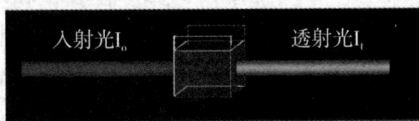

图2-3　入射光与透射光

2. Lambert–Beer定律　当一束平行单色光通过均匀的非散射样品时，溶液的吸光度与吸光物质浓度和液层厚度乘积成正比，即

$$A=kbc$$

式中，比例常数k是比例系数，与入射光波长、溶液性质及温度有关；c为吸光物质浓度；b为液层厚度。

当浓度以g/L表示时，称k为吸光系数，以a表示，即

$$A=abc$$

当浓度以mol/L表示时，称k为摩尔吸光系数，以ε表示。即

$$A=\varepsilon bc$$

ε的意义是：溶液层厚度为1cm，物质浓度为1mol/L时在特定波长下的吸光度值。

Lambert-Beer定律成立的前提条件是：①入射光是单色光；②吸收发生在均匀的介质中；③吸收过程中，吸收物质互相不发生作用。

3. 偏离Lambert-Beer定律的因素

（1）吸光物质浓度　Lambert-Beer定律适用于稀溶液。当$c>0.01mol/L$时，吸光粒子彼此靠近，粒子电荷分布发生改变，从而影响单个粒子独立吸收特定波长的能力而出现偏离。当$c<0.01mol/L$时则分子间的相互影响可忽略不计。

（2）非单色光　Lambert-Beer定律是以单色光作为入射光推导出的。在实际工作中分光光度计是由滤光片或单色光从连续光谱中分离出来的一小段波长范围的复合光，这可能导致偏离。为了保证测定有较高灵敏度，通常选择吸光物质最大吸收波长作为检测波长。在最大波长处吸光系数变化不大，对Lambert-Beer定律偏离相对较小。

（3）光的散射　当样品有胶体、乳浊液或悬浮物存在时，入射光通过溶液后有部分光会因散射而损失，使吸光度增大，导致偏离Lambert-Beer定律。

（4）光的折射　溶液的折射率随其浓度的变化而改变，而溶液的吸光系数与溶液的折射率有关。因此，当测定溶液浓度相差较大时引起折射率明显变化，造成吸光系数随之改变，引起偏离Lambert-Beer定律。当浓度$c<0.01mol/L$时折射率基本不变，可忽略光折射的影响。

（5）化学因素　被测组分测定样品中发生解离、缔合、光化学或互变异构等作用时，可能使被测组分浓度发生变化，引起偏离Lambert-Beer定律。

（6）仪器因素　仪器光源不稳定，试验条件偶然变动等因素，都可能带来一定误差，引起偏离Lambert-Beer定律。

（三）分光光度法的应用

基于Lambert-Beer定律建立的分光光度技术可在波长190~800nm范围内进行物质的定性、定量测定。

1. 定性分析的应用

（1）化合物性质鉴定　不同化合物可能有不同的最大吸收波长和摩尔吸光系数，可通过比较最大吸收波长及摩尔吸光系数进行化合物鉴定；若物质的吸收峰较多，则可规定某几个吸收峰对应的摩尔吸光系数作为物质鉴定标准。将样品与标准品或文献数据比较，当最大吸收波长确定时，若该峰的摩尔吸光系数比值在规定范围内则可判定为同一化合物。

（2）化合物纯度鉴定　若化合物具有特征吸收波长，杂质也具有特征吸收波长，则可通过特征吸收波长下吸光度的比较结果作为样品纯度判定依据。比如核酸纯度鉴定。由于核酸在260nm有特征吸收峰，核酸提取中的主要杂质蛋白质在280nm下可检测到特征吸收峰，因此可通过分别检测样品在260nm和280nm下吸光度，通过比较样品A_{260}与A_{280}比值判定核酸样品纯度。

2. 定量分析的应用

（1）标准对照法　用已知浓度的标准品与标本作同样处理，使用相同的空白管，在最大吸收波长下分别测定标本管和标准管的吸光度A_x、A_s，通过比较二者吸光度可求得样品浓度。根据Lambert-Beer定律，在最大吸收波长下：

$$A_x = \varepsilon b C_x$$

$$A_{\mathrm{s}}=\varepsilon b C_{\mathrm{s}}$$

可推出：$C_{\mathrm{x}}=\dfrac{A_{\mathrm{x}}}{A_{\mathrm{s}}}\times C_{\mathrm{s}}$

（2）标准曲线法 根据Lambert-Beer定律，在溶液厚度、测定波长和其他测试条件保持不变时，在一定浓度范围内，测得的吸光度与溶液中待测物质的浓度成正比。因此，可以用标准曲线法进行定量分析。

标准曲线法是配制一系列不同浓度的标准溶液C，以不含被测组分的空白溶液作为参比，按标本处理方法作相同处理，在特定波长下测定各标准溶液的吸光度A，绘制A-C曲线，这种曲线就是标准曲线。在相同条件下测定样品的吸光度，从标准曲线上就可找到与之对应的样品浓度（图2-4）。

图2-4 标准曲线法定量

制作和应用标准曲线时应注意下面几点：①当测定条件发生变化时（如更换标准品、更换光电池或光源以及试剂批号不同时），标准曲线应重新绘制；②标准品应有高的纯度，标准液的配制必须准确；③当待测液吸光度超过线性范围时，应将标本稀释后再测定；④标本测定的条件应和标准曲线制作时的条件完全一致；⑤标准溶液设置的浓度范围须足够大，应达到观察拐点。

（3）其他分析方法 包括差示法、多组分混合物分析和利用摩尔吸光系数分析等方法。

（四）分光光度计

1. 分光光度计结构 各种型号的分光光度计，就其基本结构来说，主要由五个部分组成，即光源、单色器、比色池、检测器和信号指示系统（图2-5）。

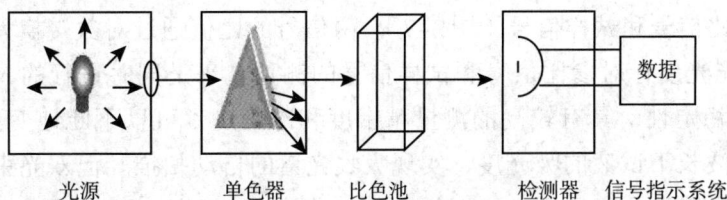

光源　　　　单色器　　　　比色池　　　　检测器　信号指示系统

图2-5 分光光度计结构

扫码"看一看"

（1）光源　光源的作用是提供辐射。对光源的主要要求是在仪器操作所需的光谱区内，能发射连续的具有足够强度和稳定性的辐射，并且辐射能随波长的变化尽可能小，使用寿命长。光源有热辐射光源和气体放电光源两类。

热辐射光源用于可见光区，如钨灯、卤钨灯，适用范围为320～2500nm；气体放电光源用于紫外光区，如氢灯和氘灯，它们在180～375nm波长范围内产生连续辐射。在相同的条件下，氘灯的发射强度比氢灯约大4倍。紫外-可见分光光度计同时配有可见和紫外两种光源。

（2）单色器　单色器是由光源辐射的复合光中分出单色光的光学装置。最常用的色散元件有棱镜和光栅。

（3）比色池　比色池用于盛放分析试样，一般有玻璃和石英材料两种。石英池适于可见和紫外光区，玻璃池只能用于可见光区。为减少光的反射损失，吸收池的光学面必须完全垂直于光束方向。在高精度分析测定中（紫外区尤其重要），比色池要挑选配对。因为比色池材料的本身吸光特征及比色池的光程长度的精度等对结果都有影响。

（4）检测器　检测器是检测光信号、单色光透过溶液后光强度变化的装置。通常使用两只光电管，一为红敏光电管，用于波长1000～625nm，另一为蓝敏光电管，用于波长625～200nm。或者使用灵敏度更高的光电倍增管。

（5）信号指示系统　作用是放大信号并以适当方式指示或记录下来。常用的信号指示系统有直读检流计、电位调节指零装置以及数字显示或自动记录装置等。很多型号的分光光度计配有计算机，一方面可对分光光度计进行操作控制，另一方面可进行数据处理。

2. 紫外-可见分光光度计的类型　紫外-可见分光光度计的类型很多，但可归纳为三种类型，即单光束分光光度计、双光束分光光度计和双波长分光光度计。

（1）单光束分光光度计　单光束分光光度计是最简单的分光光度计，它的构造原理如图2-6所示。由光源发出的复合光经单色器分光后获得单色光，此单色光通过比色池后照射在光电检测器上转变为电信号，再经放大后在显示装置上以吸光度或透射比的形式显示出来。这种简易型分光光度计结构简单，操作方便，维修容易，适于常规分析。

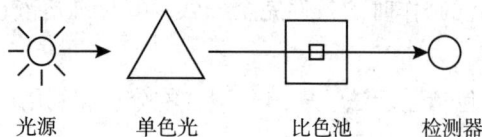

光源　　　　单色光　　　　比色池　　　检测器

图2-6　单光束分光光度计结构

（2）双光束分光光度计　光源发出的光经单色器分光后被同步旋转镜转变为交替入射参比溶液R和试样溶液S的两束光，再经同步旋转镜交替地照射在同一检测器上，即检测器交替接收参比信号和试样信号（图2-7）。两信号的比值通过对数转换为试样的吸光度A。双光束分光光度计对参比信号和试样信号的测量几乎是同时进行的，补偿了光源和检测系统的不稳定性，具有较高的测量精密度和准确度，可以不断地变更入射光波长，自动测量不同波长下试液的吸光度，实现吸收光谱的自动扫描。但双光束分光光度计结构较复杂，价格较贵。

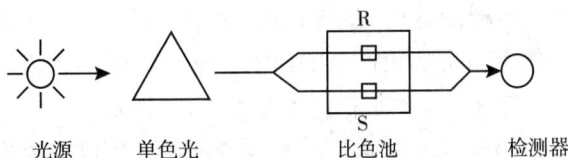

光源　　单色光　　　　比色池　　　　检测器

图2-7　双光束分光光度计结构

（3）双波长分光光度计　双波长分光光度计与单波长分光光度计的主要差别在于采用双单色器，从光源出发点光分成两束光，分别经过两个单色器，得到两束强度相同、波长分别为 λ_1 和 λ_2 的单色光。以切光器（旋转镜）调制使两种单色光交替地照射到同一比色池上，其透射光被检测器所接收，经信号处理系统可直接获得对两种单色光的吸光度之差值（图2-8）。采用双波长分光光度计进行分析时，可以通过波长的选择方便地校正背景吸收，消除吸收光谱重叠的干扰，因而适用于浑浊液和多组分混合物的定量分析。

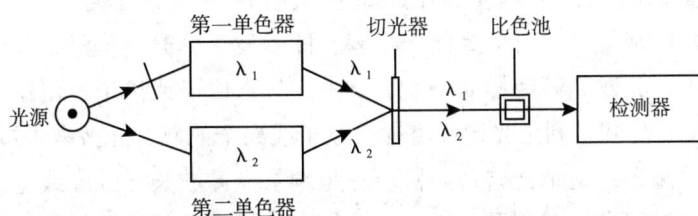

图2-8　双波长分光光度计结构

3. 分光光度计操作步骤　分光光度计基本操作程序为：开机自检 ⟶ 设定检测波长 ⟶ 将检测试剂放置于比色池内 ⟶ 参比溶液调零 ⟶ 样品吸光度测定 ⟶ 结果分析。

以上为分光光度计操作基本操作步骤，不同型号分光光度计每一操作步骤可能存在差异，应根据不同型号仪器说明书确定分光光度计操作步骤。当分光光度计检测波长为紫外光区，应选择石英比色皿进行吸光度测定；当分光光度计检测波长为可见光区，应选择石英或玻璃比色皿进行吸光度测定。

4. 参比溶液选择　由于溶液颜色反应体系中使用的检测试剂、颜色反应产物不同，其溶液颜色存在差异，可能出现试剂、样品或检测体系在检测波长下存在吸光度干扰。因此，分光光度法操作中应利用参比溶液调节仪器零点，以消除由于比色皿壁及溶剂对入射光的反射和吸收带来的误差。在临床生化检验工作中，由于样品的组成非常复杂，更应该选择适当的参比溶液，以消除样品溶液的干扰。常用的参比溶液有如下类型。

（1）溶剂空白　用纯溶剂（如蒸馏水或其他有机溶剂）不加样品和任何试剂配制的溶液称为溶剂空白。适用条件：当显色剂及其他试剂无色，被测试样中无其他有色粒子，可选用纯溶剂做参比溶液。

（2）试剂空白　体系中加入与检测试样体系相同的试剂，但不加入样品（用蒸馏水或其他纯溶剂代替样品）构建参比溶液，称为试剂空白。适用条件：显色剂或其他试剂有颜色，被测试样中无其他有色粒子，可选用试剂空白做参比溶液。

（3）样品空白　体系中加入与检测试样体系相同的试剂，但不加入显色剂（用蒸馏水或其他纯溶剂代替样品）构建参比溶液，称为样品空白。适用条件：样品基体溶液有颜色，显色剂无颜色且显色剂不与样品基体显色，可选用样品空白做参比溶液。

11

（4）平行操作空白　与样品分析完全相同的操作步骤，用不含待测元素的样品溶液进行平行操作，称平行操作空白。如正常人的血液、脑脊液等不含待测组分的样品按相同的分析条件进行操作所得的溶液即可作平行操作空白。

（5）不显色空白　有些显色反应中，如改变试剂加入顺序或改变操作条件（如应加热改为不加热），可使显色反应不发生，这样配制的空白溶液中有样品溶液或试剂的颜色，但待测组分未能显色（由于条件改变）即称为不显色空白。适用条件：显色剂和被测试样均有颜色，可选用不显色空白做参比溶液。

二、发射光谱分析法

通常温度下原子处于能量最低的基态，当原子受到激发光源作用时，原子与其他高速运动的粒子相互碰撞而获得能量，由基态或低能态跃迁到激发态。处于激发态的原子或离子是不稳定的，在瞬间便会遵循光谱选择定则返回基态或低能态，这时原子以光辐射形式释放多余能量，发出不同波长的辐射，由此产生的光谱称为发射光谱。

发射光谱分析的基本过程可分为四个步骤，即激发、分光、检测、分析。激发步骤是将样品引入光源中，激发光源使样品蒸发、解离成气态原子或离子，使原子或离子得到激发而发射辐射；分光步骤是利用光谱仪将样品原子或离子的复合光按波长展开，获得光谱；检测步骤是利用检测系统记录光谱；分析步骤是测量光谱波长、强度或宽度，根据元素特征谱线或谱线强度进行定性或定量分析。发射光谱分析技术具有选择性好、灵敏度高、操作简便、分析速度快、样品用量少、应用广泛等特点。常见的发射光谱法有火焰光度法、荧光光度法。

（一）火焰光度法

1. **基本原理**　火焰光度法（flame emission spectrophotometry，FES）是指在一定条件下，以火焰作为激发源提供热能，使样品中待测元素原子化，由于原子能级的变化，产生特征的发射谱线。在一定范围内，发射光强度与物质（元素）浓度成正比，由此可进行定量分析。不同种元素都有它自身特有的发射光谱，这些谱线还可作为鉴别元素的依据，对元素做定性分析。

另外，待测元素所产生的发射光谱与激发能量即火焰的温度有关，通常使用的火焰温度不太高，只能激发较易被激发的碱金属元素和某些碱土金属元素。因为这些元素的最外层只有一个或两个电子，其发射光谱比较简单，进行分析时干扰较小。

2. **临床应用**　火焰光度法主要用于血清及尿液样品中钠、钾的测定，以锂或铯离子（通常为15mmol/L）为钠、钾离子的内标准，钠、钾、锂、铯的发射波长分别在589nm、767nm、671nm和852nm。用内标准法测定钠时，可在几个标准钠溶液中各加等量的锂盐，对每一标准试样Na滤光片和Li滤光片各读一次，求二次电流计之比 $\dfrac{iNa}{iLi}$。用这些比率与对应浓度制成工作曲线。测定未知样品时，可加入同量的锂盐，测定电流计读数比率，然后由工作曲线查得未知溶液的浓度。

（二）荧光分光光度法

1. **基本原理**　荧光是分子吸收光能量被激发后，从激发态的最低振动能级跃迁返回基态时所发射出的光。物质所吸收光的波长和发射的荧光波长与物质分子结构有密切关系。

同一种分子结构的物质，用同一波长的激发光照射，可发射相同波长的荧光，但其所发射的荧光强度随着该物质浓度的增大而增强。利用这些性质对物质进行定性和定量分析的方法，称为荧光光谱分析法，也称为荧光分光光度法。这种方法具有较高的选择性及灵敏度、标本用量少、操作简单，且能提供比较多的物理参数，现已成为生化分析和研究的常用手段。

2. 临床应用　荧光光谱分析法在生化检验领域的应用非常广泛，大量具有生物意义的物质，如氨基酸、蛋白质、核酸、酶和辅酶、嘌呤、嘧啶、卟啉、维生素等，都可采用荧光分光光度法进行分析测定。荧光光谱分析在膜结构和功能的研究、抗体形态的确定、生物分子的异质性研究、荧光免疫分析和体内化学过程监测中也发挥着重要作用。如对血液中肾上腺素、多巴胺、胆碱等含量的荧光测定，对体液中某些甾体激素（如性激素和皮质激素等）及其代谢产物的测定。当化合物含量太少，一般分析方法灵敏度不够时，使用荧光分析技术就能解决测定问题。

三、散射光谱分析法

用单色光照射透明溶液时，大部分按原来方向透射，而一小部分则按不同的角度散射开来，该现象称为光的散射。带有小颗粒的悬浮液和胶体溶液都具有向四面八方散射入射光线的性质，散射光谱分析法就是利用悬浮颗粒浑浊液的散射光强度或对入射光减弱的原理进行定量分析的方法。基于散射光谱分析的方法有散射比浊法和透射比浊法。

（一）散射比浊法

1. 基本原理　一定波长的光沿水平轴照射，通过溶液时，遇到抗原-抗体复合物粒子，光线被粒子颗粒折射，发生偏转，光线偏转的角度与发射光的波长和抗原-抗体复合物颗粒大小和多少密切相关，光强度与复合物的含量成正比。在散射比浊法中，通常增加抗原-抗体复合物颗粒的大小、减小入射光的波长、扩大散射夹角等，都可使检测的灵敏度增加。

2. 临床应用　散射比浊法是免疫比浊分析中最常用的一种方法。

（二）透射比浊法

1. 基本原理　当光线通过一定体积的溶液时，由于溶液中存在颗粒（抗原-抗体复合物）对光线的反射和吸收，引起透射光的减少，透射光的透光率和粒子的量成反比。通过测定透射光的透光率来反映粒子的量的方法即透射比浊法。

由于抗原-抗体复合物的形成有时限变化，当抗原抗体相遇后立即结合成小复合物，几分钟到几小时才形成可见的复合物，如果在反应体系中加入聚合剂（或促聚剂），小复合物在聚合剂的作用下很快形成可见的复合物，目前促聚剂多用聚乙二醇（PEG 6000~8000，浓度约为4%），当反应液中保持抗体适当过量且固定的情况下，形成的抗原-抗体复合物随抗原量增加而增加，反应液的浊度也不断增强，与一系列的标准品对照，即可计算出标本中待测抗原的含量。

2. 临床应用　透射比浊法操作简便、灵敏度高、变异系数小，而且能在全自动生化分析仪上检测，常用于生化指标的检测。

考点提示　光谱分析的基本原理和应用。

第二节　电化学分析技术

电化学分析技术是利用物质的电化学性质，测定化学电池的电流、电位、电导、电量等物理量的变化，从而测定物质组成及含量的分析方法。电化学分析法有多种，如测定原电池电动势以求物质含量的分析方法称为电位法或电位分析法；通过测定电阻以求物质含量的分析法称为电导法；而借助某些物理量的突变作为滴定分析终点的指示，则称为电容量分析法等。其中电位分析法应用较多。

> **知识链接**
>
> ### 原电池工作原理
>
> 原电池是一种能将化学能转化为电能的装置。其原理为还原剂可失电子发生氧化反应，氧化剂可得电子发生还原反应。氧化、还原反应分别在两个不同电极上进行，还原剂失去的电子经导线传给氧化剂，从而使得两个电极分别进行的氧化、还原反应产生电子定向流动，从而产生电流。

一、电位分析法

（一）基本原理

电位分析法是利用电极电位和被测离子浓度之间的关系而建立起来的一种仪器分析方法。它以待测溶液作为化学电池的电解质溶液，于其中浸入两个电极，一个是电极电位抑制且稳定的参比电极、一个是电极电位与待测成分活（浓）度有定量函数关系的指示电极。通过测量电池电动势可测定出指示电极的电极电位，再由指示电极的电位确定待测物质浓度。表示电极电位的基本公式是Nernst方程式。

$$E_{电池}=K' \pm \frac{2.303RT}{nF} \times \lg \alpha_i$$

式中，$K' = K - E_{参}$，R为气体常数，T为绝对温度，n为离子电荷数，F为法拉第常数；α_i为被测离子活度，$\alpha_i = C_i f_i$。C_i为离子浓度，f_i为离子活度系数。公式中，K值因不同的电极而异，它包括膜内表面电位，内电极电位及不对称电位等。当测定条件一致时，K可视为常数。"$\pm$"号对阳离子为正号，对阴离子为负号，原电池的电动势与被测离子活度的对数呈线性关系。因此，只要通过测量电池电动势即可求得被测离子活度。

电位分析法具有选择性好、灵敏度高、样品需求量少、分析速度快、操作简便等优点。

（二）参比电极

电位分析测量中以待测液作为电解质与两个电极组成一个原电池，测定电池电动势实际上是要测量指示电极的电极电位。但是，无法准确测量得指示电极电位的绝对值，因此指示电极的电极电位必须与另一只电位稳定且已知电位值的电极比较，该已知电位值且电位稳定的电极就是参比电极。参比电极种类繁多，但需满足可逆性好、重现性强、稳定性优良等要求。氢电极是最优良的参比电极，但是氢电极制作和使用比较复杂且易引发中毒，在实际工作中常用的参比电极是甘汞电极和银–氯化银电极。

1. 甘汞参比电极 甘汞参比电极是由金属汞、甘汞及氯化物的溶液制成（图2-9）。

内玻璃管中封接一根铂丝，铂丝插入纯汞中，下置一层甘汞和汞的糊状物，外玻璃管中装入KCl溶液，即构成甘汞电极。电极下端与待测溶液接触部分是熔结陶瓷芯或玻璃砂芯等多孔物质的一毛细管通道。常用的饱和甘汞电极SCE（saturated calomel electrode，SCE）以饱和KCl溶液作为内参比溶液。

2. 银–氯化银参比电极 Ag–AgCl电极是除氢电极之外稳定性和重现性最好的电极。其制备方法简便、使用方便、性能可靠，是广泛应用的参比电极之一。Ag-AgCl参比电极是由银丝镀上一层氯化银，浸入一定浓度的KCl溶液中构成参比电极（图2-10）。在电解质分析仪中的内参比电极通常都是Ag-AgCl参比电极。

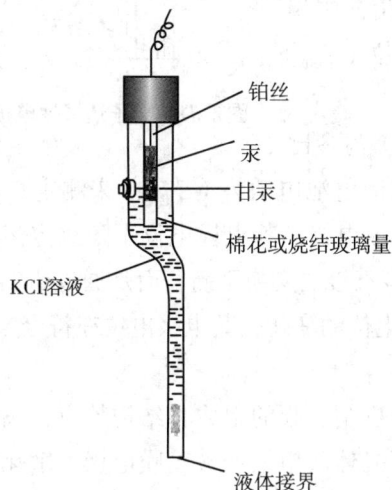

图2-9 甘汞参比电极

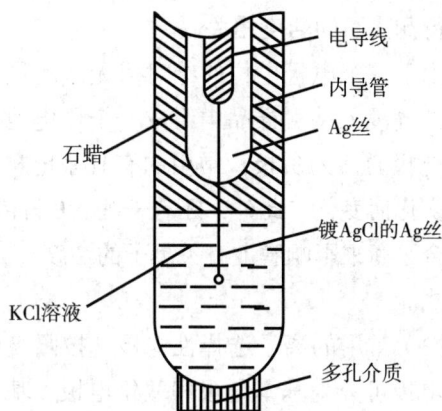

图2-10 Ag–AgCl参比电极图

（三）指示电极

指示电极是一类能用来反映溶液中某种离子浓（活）度的电极。指示电极是电位分析仪器中最重要的部件之一。没有指示电极就没有电位分析技术。因此指示电极的作用机制、性能和使用条件等方面的知识是电位分析法中最重要的内容之一。按作用机制不同，指示电极可分为金属基指示电极和离子选择电极。

1. 金属基指示电极 金属基电极在电极反应中有氧化–还原反应发生。用来测定金属离子浓度的金属基指示电极可分为直接用来测定金属基电极所产生的离子浓度，即一级指示电极；用来间接指示阳离子及阴离子形成化合物的浓度，称为二级指示电极。

2. 离子选择性电极（膜电极） 离子选择性电极（ion-selective electrode，ISE）分析法是使用离子选择性电极作指示电极的电位分析方法。离子选择性电极是一类电化学传感体，它的电位与溶液中给定离子活度的对数呈线性关系，与金属基指示电极在基本原理上有本质区别。这类电极电位不是由氧化–还原反应所形成，而是由于溶液中离子与电极膜上离子之间发生交换作用所形成。离子选择性电极是一类用特殊敏感膜制成，对溶液中某种特定离子具有选择性响应的电化学传感器。在临床实验室，常用于测量离子的活度或浓度。

（1）ISE基本结构 通常由四个基本部分组成：①电极管：玻璃或高分子聚合物材料做成；②内参比电极：通常为Ag-AgCl电极；③内参比溶液：由氯化物及响应离子的强电

解质溶液组成；④敏感膜（电极膜）：对离子具有高选择性的响应膜。ISE电极膜和电极内充溶液均含有与待测离子相同的离子；膜的内表面与具有相同离子的固定浓度电极内充溶液接触，其中插入一内电极，膜的外表面与待测离子接触（图2-11）。

（2）ISE检测原理　某一特定的ISE，其敏感膜材料只对某一离子特异性响应。不同类型的敏感膜，其膜电位产生的机制可能不同，但大多数电极膜电位的产生是基于膜材料与溶液界面发生的离子交换反应。当电极置于溶液中时，由于离子交换和扩散作用，改变了二相中原有的电荷分布，因而形成双电层，其间产生一定的电位差即膜电位。由于电极内充溶液中相关离子的浓度恒定，内电极的电位固定，所以ISE电位（E_{ISE}）只与待测离子的活度相关联。

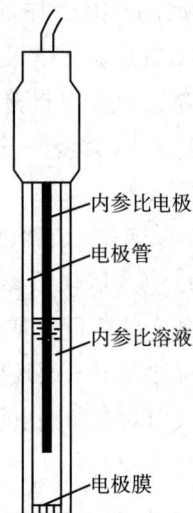

图2-11　离子选择性电极结构

（内参比电极、电极管、内参比溶液、电极膜）

由于单个电极电位的绝对值无法测量，必须将ISE与参比电极共同浸入待测样品中组成一个原电池，通过测量原电池电动势（$E_{电池}$）来测定E_{ISE}值。参比电极通常为负极，常用的有甘汞电极和银–氯化银电极，其电极电位不随测定溶液和浓度变化而变化。此外，还有一些ISE与待测离子没有直接的交换平衡，而是通过诸如沉淀或络合平衡来影响膜上有关离子的活度，从而产生膜电位的变化，其电极电位亦符合Nernst方程式。

（3）常用的离子选择性电极　按照膜电位的响应机制、膜的组成和结构特点，离子选择性电极可分为基本电极和敏化电极。基本电极包括晶体膜电极和玻璃膜电极；敏化电极包括气敏电极、酶电极、细菌电极及生物电极等（图2-12）。

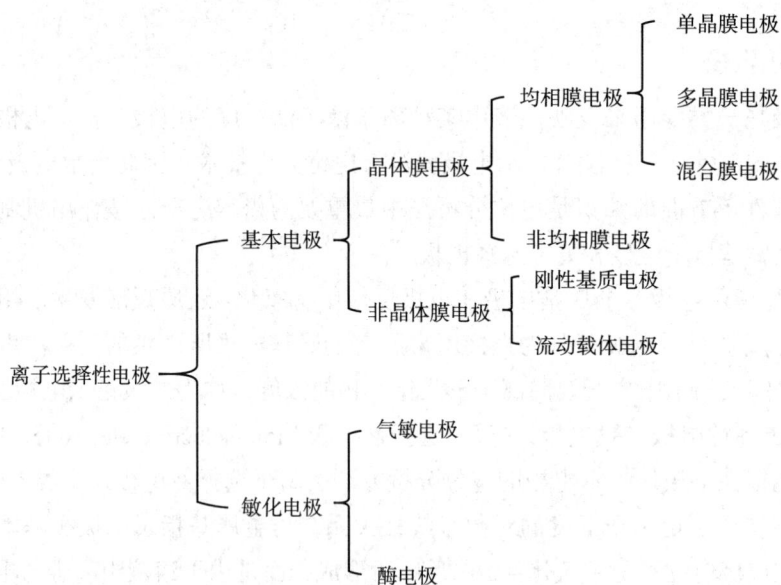

图2-12　离子选择性电极分类

1）玻璃膜电极：玻璃膜电极属于非晶体膜电极。其敏感膜由玻璃材料制成。由于玻璃的组成不同，可制成H^+、K^+、Li^+和Ag^+等离子选择性电极。例如，pH电极的玻璃组成为

SiO_2 72%、Na_2O 22%和CaO 6%；钠电极的玻璃组成为 SiO_2 71%、Na_2O 11%和 Al_2O_3 18%。

最常见的玻璃膜电极为pH玻璃电极，也是应用最早的玻璃膜电极。它的敏感膜是由特殊成分的玻璃制成的厚约0.05mm的玻璃球，球内盛有内参比溶液为0.1mol/L HCl溶液。内参比电极为Ag/AgCl电极，插入内参比溶液。pH玻璃电极广泛用于溶液的pH测定（图2-13）。

2）气敏电极：气敏电极是将气体渗透性膜–透气膜与离子选择性电极结合起来联用的复合电极。一般由透气膜、内充溶液、指示电极、参比电极组成。透气膜是一种憎水性的微孔膜，只允许透过气体，不许溶液离子透过（图2-14）。

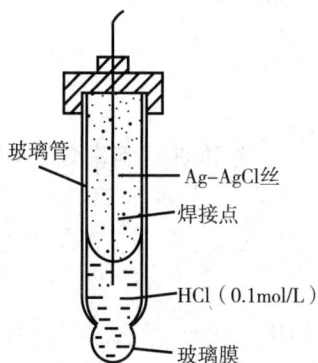

图2-13　玻璃电极

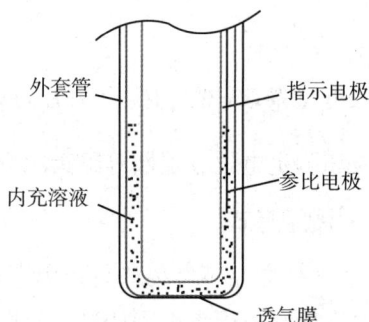

图2-14　气敏电极

气敏电极是通过界面化学反应对气体敏感而设计的一类敏化电极。样品中待测气体通过透气膜进入离子敏感膜与透气膜之间形成中间电解质溶液薄层，使其中某一离子活度发生变化，从而由离子敏感电极指示出来。

氨气敏电极是一种常见的气敏电极，其内电解质为0.1mol/L NH_4Cl 溶液，透气膜的材料为聚四氟乙烯，指示电极为pH玻璃电极。当氨气敏电极浸入待测溶液中，待测溶液中的NH_3经透气膜进入内电解质中，NH_3和水反应生成NH_4^+和OH^-，使溶液的pH发生改变，指示电极可测定其变化，变化的程度和溶液中氨的浓度成正比，从而可得出氨的浓度。

3）酶电极：酶电极是由离子选择性电极与某些特异性酶结合组成，将酶固定化以后覆盖于离子选择性电极或气敏电极上（图2-15）。当酶电极浸入溶液中，溶液中的待测物与酶接触产生化学反应，生成产物经凝胶层扩散至离子选择性电极的敏感膜上，从而引起相应的电位变化，根据电极电位的变化与溶液中待测物的浓度成正比，可计算出待测物质的浓度。由于酶的特异性较强、催化效率高，因此酶电极可广泛用于氨基酸、葡萄糖、胆固醇、尿酸、尿素和乳酸等物质的测定。

图2-15　酶电极

（4）离子选择性电极的分析方法

1）标准曲线法：用测定离子的纯物质配置一系列浓度的标准溶液，对测得的系列电动势（E）值与浓度对数（$\lg C$）作图，得 E–$\lg C$ 标准曲线。然后在相同的条件下测定待测样本的 E 值，从标准曲线上即可查到待测溶液的活度（或浓度）。

2）标准比较法：在相同条件下测定标准溶液和待测溶液的E_s和E_x值，由于标准溶液浓度C_s是已知的，根据比较法即可测出待测物质浓度C_x。此法要求标准溶液与待测溶液浓度接近。计算公式为：

$$E_x - E_s = \pm \frac{2.303RT}{nF} \times \lg(\alpha_x - \alpha_s)$$

3）标准加入法：该方法适用于体系比较复杂，且与标准溶液浓度有较大差别的待测液。首先测定待测液的电动势（其体积为V_x、电动势为E_1），然后于这一体系中加入体积为V_s的标准溶液（$V_s/V_x=1\%$），其标准液C_s为待测液C_x的100倍，由于$V_x > V_s$，可认为溶液体积基本不变。得到电动势为E_2后，依照下式计算C：

$$C = \frac{C_\Delta}{10^{\pm \Delta E/S} - 1}$$

式中，浓度增量$C_\Delta = C_s V_s / V_x$；$\Delta E = E_2 - E_1$；$S = \dfrac{2.303RT}{nF}$（标准曲线斜率）。标准加入法可消除基质效应和测定电位稳定性等因素的影响。

（五）样品测定方式

1. 直接法 指样品不经稀释直接由电极测量离子活度。优点是可采用全血测定，它迅速方便，结果准确，可不考虑因稀释引起血清中水所占比例改变的影响结果。

2. 间接法 指样品经一定离子强度缓冲溶液稀释后由电极测量离子活度。与直接法相比，间接法样品用量少；由于样品预先进行稀释，不易堵塞管道；降低了血脂、不溶性蛋白质对电极的污染及损耗，使电极的寿命延长。

（六）离子选择性电极分析法的影响因素

离子选择性电极对任何标本的测量，都可能存在离子强度、络合剂及干扰物质的影响，不同的分析方法其影响的大小不同。用离子选择性电极测定的结果均为离子活度并非浓度。对于极稀溶液，活度可以代表浓度，然而在浓溶液中活度不能代表浓度。因此，通常在标准溶液及标本溶液中加入与待测离子无干扰的浓度较大的电解质溶液，作为总离子强度调节缓冲液（total ionic strength adjustment buffer，TISAB）。TISAB可保持较大且相对稳定的离子强度，使活度系数恒定；维持溶液在适宜的pH范围内，满足离子电极的要求；还能掩蔽干扰离子。

空气湿度太大，温度太低可引起离子选择性电极的斜率降低，造成测试线性不好，有时也影响电极的重复性。

不同的离子选择性电极还有不同的影响因素，例如水杨酸盐对Cl^-电极响应有干扰，维生素C对K^+电极响应有干扰等，在应用中应具体分析。

二、电导分析法

（一）基本原理

在外电场的作用下，以电解质溶液中正负离子迁移为基础的电化学分析法，称为电导分析法。溶液的导电能力与溶液中正负离子的数目，离子所带的电荷量，离子在溶液中的迁移速率等因素有关。电导分析法是将被分析溶液放在固定面积、固定距离的两个电极所构成的电导池中，通过测定电导池中电解质溶液的电导值来确定物质的含量。

（二）在临床检验中的应用

1. 检测血细胞比容　红细胞由于其具有脂质双分子层的膜结构而被认为是电的绝缘体，这一现象最早于20世纪40年代用于检测血细胞比容，直至今天，仍然被用于多种临床分析仪的血细胞比容的检测中。除此之外，Na^+、K^+等离子也连同血细胞比容一同检测。但基于电导测定的方法仍然存在缺陷，例如，由于待测标本中血红蛋白的含量不足会导致血液电导率发生改变，从而造成错误的血细胞比容的检测结果。然而由于电导测定方法简单方便，尽管存在上述缺陷，但仍被用于检测血细胞比容、血气、电解质等项目。

2. 血细胞计数　其原理基于血细胞的电导率低于作为悬浮介质的盐溶液的电导率（"库尔特原理"）。将两个电极分别置于小孔的两侧，在电极间形成稳定的电流。悬浮的细胞通过小孔，每次一个细胞通过小孔，两级间的电导发生变化，形成一个峰值，该峰值信号被放大以及计数，峰值的个数即细胞的个数，峰值的高低即细胞的大小。

（三）电导分析法的影响因素

电导分析法选择性差，由所测得的电导是溶液中各种离子单独电导的总和，因此直接电导法只能测量离子的总量，不能鉴别和测定某一离子含量，不能测定非电解质溶液。

三、电容量分析法

电容量分析法，则是根据滴定过程中电极电位的变化来确定滴定终点的分析方法。滴定过程中，随着滴定剂的加入，发生化学反应，待测离子或与之有关的离子活度（浓度）发生变化，指示电极的电极电位（或电池电动势）也随着发生变化，在化学计量点附近，电位（或电动势）发生突跃，由此确定滴定的终点。此法亦可以用于多种物质的测定，但生物化学检验应用较少。

> **考点提示**　电化学分析技术的原理和应用。

第三节　酶学分析技术

酶（enzyme）是由活细胞产生的具有特异和高效催化效率的一类物质，属于生物催化剂。通过酶学分析技术不仅可测定体液酶的活性，还可利用酶作为试剂来测定某些代谢物的浓度。特别是随着自动生化分析仪的广泛使用，使酶学分析在临床医学上进入一个崭新时期。

一、酶的基础知识

（一）酶的组成和命名

根据组成成分不同，酶可分为单纯酶和结合酶。单纯酶是酶分子中只有氨基酸残基组成的肽链；结合酶的酶分子中除了多肽链组成的蛋白质外，还有非蛋白成分，如金属离子、铁卟啉或含B族维生素的小分子有机物，这种非蛋白成分称为辅助因子。

酶的命名通常有习惯命名法和系统命名法两种。习惯命名法是根据酶的来源、底物性

扫码"学一学"

扫码"看一看"

质、所催化的化学反应类型等进行命名。根据酶所催化的反应性质的不同，将酶分成六大类：氧化还原酶、转移酶、水解酶、裂解酶、异构酶和合成酶。如胰蛋白水解酶，表示此酶来自胰腺，底物是蛋白质，催化水解反应；再如乳酸脱氢酶，是催化乳酸（底物）进行脱氢的氧化还原（反应类型）的酶。由于酶的这种命名方式简单易记，为大家所熟知。但这种命名方式也有不足之处，如一酶多名、同酶不同名等。为解决这个问题，国际生物化学与分子生物学联盟于1961年提出酶的系统命名法（又称EC命名法）。但EC命名法复杂难记，实际工作中较少应用。生化检验中常用的酶见表2-2。

表2-2　临床常用酶的命名和编号

习惯命名法	英文缩写	EC 编号	系统命名法
乳酸脱氢酶	LD（LDH）	1.1.1.27	L 乳酸：NAD^+ 氧化还原酶
异柠檬酸脱氢酶	ICD（ICDH）	1.1.1.42	异柠檬酸：$NADP^+$ 氧化还原酶
6- 磷酸葡萄糖脱氢酶	G6PD（G6PDH）	1.1.1.49	葡萄糖 -6- 磷酸：$NADP^+$ 氧化还原酶
谷氨酸脱氢酶	GLD（GLDH）	1.4.1.3	L 谷氨酸：氧化还原酶
单胺氧化酶	MAO	1.4.3.4	单胺：氧化还原酸酶
γ- 谷氨酰转移酶	γ-GT/GGT	2.3.2.2	γ- 谷氨酰肽：氨基酸 γ- 谷氨酰转移酶
谷胱甘肽转移酶	GST	2.5.1.18	RX：谷胱甘肽 R- 转移酶
门冬氨酸氨基转移酶	AST	2.6.1.1	L（天）门冬氨酸：α- 酮戊二酸氨基转移酶
丙氨酸氨基转移酶	ALT	2.6.1.2	L 丙氨酸：α- 酮戊二酸氨基转移酶
肌酸激酶	CK（CPK）	2.7.3.2	三磷酸腺苷：肌酸转磷酸酶
脂肪酶	LPS	3.1.1.3	甘油三酯：酰基水解酶
胆碱酯酶	ChE	3.1.1.8	酰基胆碱：酰基水解酶
碱性磷酸酶	ALP（AKP）	3.1.3.1	正磷酸单酯水解酶
A - 淀粉酶	AMY（AMS）	3.2.1.1	1，4-α- 糖苷：糖苷水解酶
β-N- 乙酰基 -D- 氨基葡萄糖苷酶	NAG	3.2.1.30	2- 乙酰基 2- 脱氧 -β-D- 葡萄糖苷乙酰基脱氧葡萄糖苷水解酶
α-L- 岩藻糖苷酶	α-FU（AFU）	3.2.1.51	α-L- 岩藻糖苷酶岩藻糖水解酶
醛缩酶	ALDH	4.1.2.13	1，6- 二磷酸果糖：3- 磷酸甘油醛裂合酶

（二）酶的催化特性及应用

酶除具有大分子蛋白质的共性之外，在催化作用方面有极高的催化效率、专一性和可调节性等特点。利用酶的这些特性，在生化检验中不仅可以对体液中酶的含量/活性进行测定，还可利用特定技术将酶做成试剂，广泛应用于体液中各种代谢物浓度的测定。由于酶的特异强，催化反应速度快，反应条件温和等，酶试剂与一般化学试剂相比，具有更高的特异性和灵敏度，更易于自动化，可为临床更加及时地提供准确的检验信息。因此，酶学分析技术已成为当今生物化学检验的重要内容，目前酶分析项目占临床生化实验室常规工作量的50%以上。

二、酶促反应进程

酶促反应不同于一般的化学反应，反应不是瞬间完成的，而是经过一个进程。如果以产物生成量或底物消耗量为纵坐标，反应时间为横坐标作图所得到的一条曲线，称为反应进程曲线。一个典型的酶促反应过程一般包括延滞期、线性期和非线性期三个阶段（图2-16）。

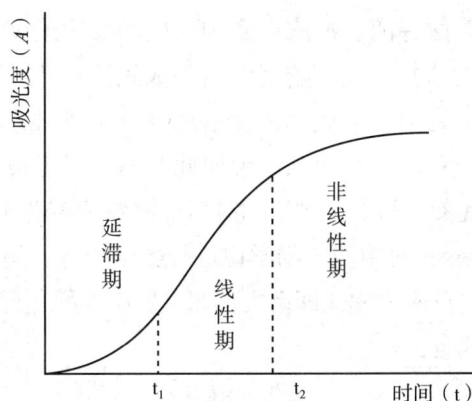

图 2-16 酶促反应时间进程曲线
图中吸光度代表酶促反应的速度

从酶促反应时间进程曲线可以看出，酶促反应的各期具有以下特点。

1. 延滞期 对单一酶促反应而言，在过量的底物存在下，底物与酶结合启动酶促反应。由于各种因素的影响，酶促反应的初始速度比较慢，从几秒至几分钟不等，这段时间称为延滞期。此期通常为 1~3 分钟。

2. 线性期 指酶促反应速度达到最大并保持恒定速度进行反应的时期。此时，反应速度不受底物浓度的影响，又称零级反应期。在此期间酶活性与酶促反应速度成正比，是酶活性测定的最佳时期，一般为 1~5 分钟。

3. 非线性期 随着反应时间的延长，底物消耗越来越多，酶促反应速度明显下降，偏离线性期而进入非线性期。此时，反应速度与底物浓度成正比，故又称一级反应期。如果反应速度受两种或两种以上物质浓度的影响，则反应可为一级、二级或多级反应，此期的酶促反应速度不再与酶活性成正比。

要准确测定酶活性，必须找出酶促反应的线性期，即在过量底物存在条件下的零级反应期速度，此时测定的反应速度才能准确代表酶活性，这也是检验酶促反应和检测系统是否适宜的标准。传统的手工分析技术无法准确在线性期测定酶促反应速度，故结果不够准确。而自动生化分析仪能方便准确地找到线性期，结果测定准确可靠。

三、酶促反应动力学

酶促反应动力学主要研究酶促反应的速度以及影响反应速度的各种因素。

实验发现，在酶浓度不变的情况下，酶促反应速度（v）和底物（[S]）浓度呈矩形双曲线关系（图2-17）。

根据这一实验结果，Bronn 和 Henri 先后在 1902 和 1903 年提出酶-底物中间产物学说。该学说认为，酶促反应进行时，酶首先与底物结合为中间产物，然后再催化底物反应生成产物。如果用 E 代表酶，S 代表底物，ES 代表中间产物，P 代表

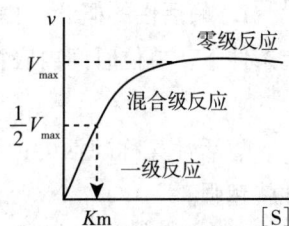

图 2-17 底物浓度与酶促反应速度的关系

生物化学检验

产物，则：

$$S+E \underset{K_2}{\overset{K_1}{\rightleftharpoons}} ES \overset{K_p}{\longrightarrow} E+P$$

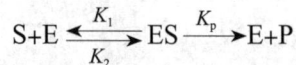

目前该学说已被公认为解释酶促反应中底物浓度和反应速度关系的最合理学说。当底物浓度较低时，反应速度的增加与底物浓度的增加成正比；此后，随底物浓度的增加，反应速度的增加量逐渐减少；最后，当底物浓度增加到一定量时，反应速度达到最大值，此后反应速度不再随底物浓度的增加而增加，说明此时酶分子已被底物充分结合达到饱和状态。所有的酶都有此饱和现象，只是达到饱和时所需底物浓度各不相同。

1913年Michaelis和Menten对中间产物学说进行数学推导，用简单的快速平衡或准平衡概念推导出了单底物的酶促反应方程式即著名的米-曼氏方程，说明底物浓度与反应速度之间双曲线关系的数学表达式是：

$$v = \frac{V_{max} \times [S]}{K_m + [S]}$$

式中，V_{max}为最大反应速度，K_m为米氏常数（Michaelis constant，K_m），$[S]$为底物浓度，v是底物S在不同浓度时的反应速度。K_m是酶的特征性常数之一，只与酶的性质有关，而与酶浓度无关，具有重要的临床应用价值。

用v对$[S]$作图所得的双曲线求K_m和V_{max}往往无法现实，因为要使v达到V_{max}，需要很高的底物浓度。所以，人们就研究将米-曼氏方程经过演变转换成直线方程，然后根据直线的斜率或用外推法处理实验数据即可得出K_m和V_{max}。其中以Lineweaver-Burk双倒数作图法最常用。将米-曼氏方程进行倒数处理，得下列方程：

$$\frac{1}{v} = \frac{K_m + [S]}{V_{max}[S]} = \frac{K_m}{V_{max}} \cdot \frac{1}{[S]} + \frac{1}{V_{max}}$$

米-曼氏方程只适用于较为简单的酶促反应，对多酶体系、多产物、多底物等较复杂的酶作用过程不能全面概括。

四、酶含量的表示方法

酶学分析的重要内容之一是对体液中的酶进行测定，包括酶的绝对质量测定和相对质量（酶活性）测定。由于大部分酶在血液中含量极微，直接测定绝对质量比较困难。利用酶具有高效、特异的催化活性的特点，测定酶活性比较方便。因此，目前临床广泛应用的是酶活性测定，用于间接表示酶含量。

（一）酶活性

1. 酶活性的概念　由酶催化底物生成产物的化学反应称为酶促反应。酶活性是指在规定条件下，单位时间内底物的减少量或产物的生成量，即酶促反应的速度。

$$v = \Delta[P]/t 或 -\Delta[S]/t$$

酶活性又称酶活力，单位时间内底物消耗量越大或产物的生成越多，就表示此酶的活性就越强。

在酶活性的实际测定时，一般情况下，产物和底物的变化量是一致的，但测定产物的生成要比测定底物的减少为好。这是由于在酶活性测定时，底物浓度设计往往过量，难以准确测定，而产物是从无到有容易准确测定，因此，酶促反应速度以测定单位时间内产物

22

的生成量为好。

2. 酶活性单位及其计算方法 酶活性大小通常用酶活性单位来表示。酶活性单位是指在规定条件下，使酶促反应达到某一速度所需要的酶量。酶活性单位是一个人为规定的标准，有惯用单位、Katal单位和国际单位3种表示方式。

惯用单位是酶活性测定方法的建立者所规定的单位，由于规定不同，彼此难以比较，给临床诊断带来困难，现在已极少使用。

酶的国际单位（international unit，IU）是1963年国际酶学委员会推荐采用的统一标准。1IU指在规定条件下（25℃，最适pH，最适底物浓度），每分钟转化1μmol底物所需的酶量。目前临床酶学测定时，为了与人体实际情况接近及加快反应速度，反应温度大都选择37℃，故省略"国际"二字，常将IU简写为U。

Katal单位是为了与国际单位SI制相接轨，国际生物化学协会在1979年提出的。1Katal指在规定的条件下，每秒钟转化1mol底物的酶量。国际单位和Katal间关系如下：

$$1U=1\mu mol/min=1 \times 10^{-6}/60s=16.67nKatal$$

国际单位是目前常规使用的酶活性单位，在临床化学中习惯用U/L来表示单位体积中酶的活性浓度。根据酶的国际单位定义，酶活性浓度计算公式如下：

$$酶单位/升 = \frac{产物的增加量}{每单位规定的产物增加量} \times \frac{每单位规定的保温时间}{实际保温时间} \times \frac{1000(ml)}{实际标本量(ml)}$$

例如，血清淀粉酶测定（碘–淀粉比色法）中：若淀粉缓冲液（0.4g/L），用量1.0ml，血清0.02ml。（单位定义：100ml血清37℃，作用15分钟每水解5mg淀粉为一个淀粉酶单位）。淀粉酶活性单位计算方法如下：

$$淀粉酶(U/L) = \frac{A_{对照}-A_{测定}}{A_{对照}} \times \frac{0.4}{5.0} \times \frac{15}{7.5} \times \frac{1000}{0.02}$$

（二）酶蛋白质量浓度

酶的含量严格来说是指酶分子的质量浓度，常以酶蛋白浓度来表示（单位是g/L或mg/L）。人体体液中的酶有几百种，但总量不超过1g/L。除脂肪酶、卵磷脂胆固醇酰基转移酶、胆碱酯酶、铜氧化酶外，大多数酶的含量在μg/L水平甚至更低，常规测定比较困难。

利用酶蛋白分子具有抗原性的特点，可以通过抗原抗体反应的原理直接测定酶的质量。报告方式用质量浓度单位，如用免疫学方法测定肌酸激酶同工酶（CK–MB）质量，其结果可直接用ng/ml或μg/L报告。

五、酶活性的测定方法

考点提示 酶活性浓度测定方法。

目前，酶活性的测定方法有多种，如按监测方法可分为分光光度法、荧光法、量气法、放射性核素法、电极法和其他方法，以分光光度法最为常用；如按反应时间进行分类，可分为定时法和连续监测法。

（一）定时法

定时法（fixed time assay）又称终点法、两点法，是早期测定酶活性浓度的方法。指底物与酶作用一段时间后，加入强酸、强碱、蛋白沉淀剂等终止酶促反应，测定这段时间内底物的减少量或产物的生成量，计算酶促反应的平均速度。

定时法中酶促反应的可能有三种进程（图2-18）。

图中显示从t_1到t_2三种反应过程所生成的产物量相同，但实际反应有很大区别。只有曲线3用定时法可以准确测定代表酶活性浓度的反应速度。因此，用定时法时必须了解不同酶促反应速度和时间的关系，应先做预试验找出酶促反应速度恒定的时期，确定线性时间，然后在这段时间进行测定，避开延滞期和一级反应期。

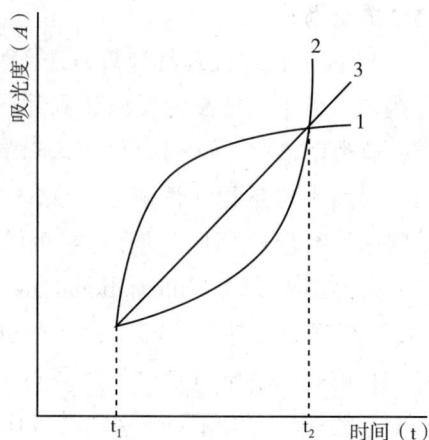

图2-18　定时法的三种反应进程

定时法的优点是操作简单，将标本与底物保温到预定时间后加试剂终止反应，测定底物的减少量或产物生成量即可。缺点是难以确定反应时间是否处于线性期。实际测定时，延滞期很难确定，而且延滞期很短，因此一般都是从保温一开始就计算反应时间。随着保温时间的延续，酶变性失活加速，随着底物的减少和产物的增加，逆反应加强。因此，定时法时间段的设定不宜过长，一般30~60分钟为宜。

（二）连续监测法

连续监测法自50年代中期开始应用于临床实验室。随着自动生化分析仪的广泛使用，连续监测法已逐步取代定时法而成为临床实验室中测定酶活性浓度的最主要的方法。

1. 连续监测法的概念　在酶促反应的线性期每间隔一定时间测定一次产物或底物变化量，根据其变化量间接求出酶活性浓度，这一方法称为连续监测法（continuous monitoring assay），又称速率法。与定时法不同的是不需终止酶促反应，不需添加其他显色试剂，就可测定反应物的变化，很容易观察反应的整个过程（图2-19）。

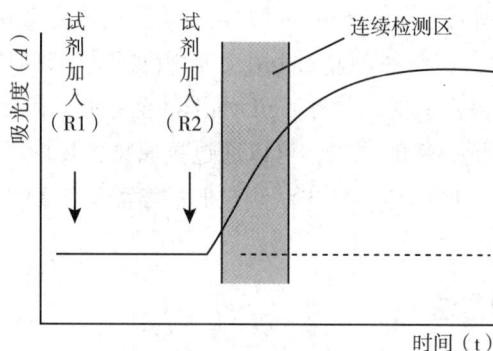

图2-19　连续监测法反应进程曲线及测光点示意图

2. 连续监测法的种类

（1）直接连续监测法　这类方法通过分光光度法、荧光法、旋光计、pH计、电导仪、黏度计等各种手段连续监测产物的生成量或底物的减少量来计算酶的活性，其中以分光光度法应用最广。其基本模式是：

$$S \rightarrow P（直接测定产物的生成量）$$

P为产物，其本身为无色或微黄色，在酶的作用下生成有色化合物，适用于测定水解酶和一些转移酶。

（2）间接连续监测法　间接法又分为一步间接法和酶偶联法。

一步间接法指在原来反应体系中加入一些试剂，这些试剂不与酶作用也不影响酶的活性，同时又能与待测酶的产物迅速作用，产生可以被仪器检出的物质。

酶偶联法指在反应体系中加入一个或几个工具酶，经过待测酶与工具酶的连续催化，将待测酶生成的某一产物转化为新的可测定的产物，当加入酶的反应速度与待测酶反应速度达到平衡时，可以用指示酶的反应速度来代表待测酶的活性。

3. 连续监测法的特点　连续监测法要求仪器具有恒温装置及自动监测功能，能精确地控制温度、pH和底物浓度等反应条件，能自动间隔一定时间（10～60秒）测定一次底物或产物的变化量，连续测定多点，以测定结果对时间作图，绘制反应速度曲线，自动判断是否偏离线性期，因而可以选择线性期来测初速度从而计算酶活性，其结果远比定时法所测平均速度准确，在高浓度标本时尤为明显。可以在线性期测定酶活性，结果准确可靠，标本和试剂用量少，可在短时间内完成测定。

（三）酶活性浓度的计算

用连续监测法测定酶活性时，可根据摩尔消光系数法计算酶活性浓度。摩尔消光系数（ε）的定义为：在特定条件下，光径为1cm时，通过所含吸光物质的浓度为1mol/L时的吸光度。如用连续监测法测定在线性范围内每分钟吸光度的变化（$\Delta A/min$），以U/L表示酶活性浓度时，则按下式进行计算：

$$U/L=\frac{\Delta A}{min}\times\frac{V_t\times10^6}{\varepsilon\times V_s\times L}$$

式中，V_t为反应体系体积（ml），ε为摩尔消光系数（cm^2/mol），V_s为样本量（ml），L为比色杯光径（cm），ΔA为吸光度变化，10^6为mol换算成μmol的换算系数。在实际测定中连续监测法通常在反应开始后较短的时间就能近似地建立这种反应量和反应时间的线性关系，不过这种时间范围因酶种类和反应条件而异，因此，必须用预实验来进行确定。另外用自动生化分析仪测定同一酶时，从理论上讲反应体系体积、样本量、比色杯光径均固定，因而摩尔消光系数是常数，可用系数K值来表示，K为酶活性尝试定量系数（或称为常数），主要用于临床酶活性测定的计算和校准。则酶活性测定公式简化为：

$$U/L=\frac{\Delta A}{min}\times K \qquad K=\frac{V_t\times10^6}{\varepsilon\times V_s\times L}$$

例如，用连续监测法测定血清中LDH活性时，已知NADH的ε为$6.22\times10^3cm^2/mol$，血清加入量为50μl，底物液为1ml，比色杯光径为1cm，则$K=\dfrac{1.05\times10^6}{6.22\times10^3\times0.05\times1}=3376$。

系数K值对于酶的测定十分重要，过高虽然线性较宽，但重复性较差，反之，虽然精密度好，但检测线性狭窄。因此应根据实际情况进行合理设置与应用。K值的设置应考虑被测酶的参考区间上限和测定时间两个因素，以保证测定结果的准确可靠。临床实际工作中，仪器诸多因素如波长的准确性、半波宽度、比色池光径及磨损与清洁度、温控的准确性和加样体系状况等发生变化时都会影响指示物的ε值或上述公式中的有关各项。

一般而言，自动分析仪吸光度噪音都需控制在0.001，也就是仪器保证对同一溶液反复测定时，吸光度误差控制在±0.001左右。K值不宜过大，否则会造成检测误差加大。如K

值为8000，每分钟测定吸光度如有0.001微小变化，根据上式，结果将出现8U/L左右的误差，这对于一些参考值较低的酶如转氨酶来说显然太大。改变K值最简单的方法就是改变标本的稀释度，稀释倍数越大，K值越大。

由于一些色素原指示物在不同介质环境中，其ε会发生一定的变化。对于如对硝基苯酚、对硝基苯胺和5-硫代-2-硝基苯甲酸等高纯度而稳定的指示物，可将其配制在一定的介质中，按临床标本测定时试剂的用量和仪器测定得吸光度值求得实测ε及实测K值（即仪器及反应试剂因素K值）。由于硝基苯酚和对硝基苯胺的次波长ε很小，计算时可忽略不计。表2-3为常用指示物的摩尔消光系数（cm^2/mol）与用途。

表2-3 常用指示物的摩尔消光系数与用途

指示物	主波长（cm^2/mol）	次波长（cm^2/mol）	用途
NADH	$\varepsilon_{340nm}6.22 \times 10^3$	$\varepsilon_{380nm}1.33 \times 10^3$	测 ALT、AST、LDH、α-HBD 等
NADPH	$\varepsilon_{340nm}6.22 \times 10^3$	$\varepsilon_{380nm}1.33 \times 10^3$	测 G6PD、CK
对硝基苯酚	$\varepsilon_{405nm}18.5 \times 10^3$	$\varepsilon_{476nm}0.20 \times 10^3$	测 ALP
对硝基苯胺	$\varepsilon_{405nm}9.9 \times 10^3$	$\varepsilon_{476nm}0 \times 10^3$	测 γ-GT
5-硫代-2-硝基苯甲酸	$\varepsilon_{405nm}13.6 \times 10^3$	$\varepsilon_{476nm}2.80 \times 10^3$	测 ChE

可用作酶活性测定用的校准物分两类。一类是产物的基准物质，如对硝基酚、对硝基苯胺等，可用于校准仪器的摩尔吸光系数。产物NAD（P）H的摩尔吸光系数可以用葡萄糖测定试剂（己糖激酶法）来校正。另一类称酶校准物，多用人血清或动物血清作介质，与测定标本比较接近。在实际工作中，使用酶校准物的优点有：①可以缩小因试剂配方差异造成的误差，如因保护剂、原料来源不同等造成的差异；②可以校正由于试剂稳定性稍有改变造成的误差；③可以校正仪器的某些系统性误差，如波长带宽、温度、加样误差等。但是它无法补偿分析系统的特异性缺陷和精密度缺陷，而且在不同的检测系统应有不同的校正物。

总之，酶催化活性浓度的测定影响因素多，只有将各种影响因素都控制好，不同实验室的测定结果才有可比性。首先，测定方法要统一，各实验室都应选择IFCC推荐法或中华医学会推荐的方法。其次，各试剂供应商应严格按照IFCC推荐法所规定的配制方法生产试剂，并提供本测定系统的酶类校正物。另外，实验室操作人员应合理编制分析仪参数，参加各地区组织的酶类室间质评。

考点提示 酶活性测定方法分类、原理、优缺点及应用。

六、代谢物酶学分析技术

代谢物酶学分析技术是指用酶学分析的方法来测定人体内的代谢物浓度的技术，如葡萄糖、尿素、肌酐、胆红素、尿酸、胆固醇、甘油三酯、胆汁酸、乳酸、丙酮酸、酮体、唾液酸、氨等，也可以用来测定无机离子和微量元素如钾、钠、氯、无机磷、碳酸氢根、铜、锌、镁等。

在代谢物酶学分析技术中，分光光度法仍然是最常用的监测手段。根据测定方法的原理不同一般将其分为单酶反应、酶偶联反应、酶循环反应等技术。

（一）单酶反应测定技术

单酶反应比较简单，通常将工具酶和待测底物一起保温，待测定的代谢物即为酶的底物，反应可以按照定时法或连续监测法对待测底物进行测定，在相对应的氧化还原酶作用下产生可以直接检测的信号。如尿酸在尿酸氧化酶作用下生成的尿囊素在293nm有特异的吸收峰；胆红素在胆红素氧化酶作用下生成的胆绿素在450nm处的吸光度下降；而乳酸、丙酮酸、酮体、乙醇等代谢物经过氧化还原反应后，使辅酶NAD（P）在氧化型与还原型之间转换，很容易用分光光度法检测。

（二）酶偶联反应测定技术

酶偶联反应测定技术是指将2种或2种以上的数种酶组成一个连续反应体系来测定待测酶活性或代谢物浓度的技术。如果酶促反应的底物或产物没有可直接检测的成分，将反应某一产物偶联到另一个酶促反应中，从而达到检测目的。

1. 工具酶　通常把酶学分析技术中作为试剂用于测定代谢物浓度或酶活性的酶称为工具酶（tool enzyme）。常用的工具酶多为氧化还原酶类，这是因为氧化还原酶的产物最容易被直接监测。表2-4列出常用工具酶的名称及其缩写符号。

表2-4　常用工具酶的名称及其缩写符号

名称	缩写	辅酶	名称	缩写
乳酸脱氢酶	LDH	NAD^+	己糖激酶	HK
苹果酸脱氢酶	MDH	NAD^+	肌酸激酶	CK
葡萄糖-6-磷酸脱氢酶	G6PD	$NADP^+$	丙酮酸激酶	PK
谷氨酸脱氢酶	GLDH		甘油激酶	GK
葡萄糖氧化酶	GOD		脂蛋白脂肪酶	LPL
胆固醇氧化酶	COD		胆固醇酯酶	CE
磷酸甘油氧化酶	GPD		脲酶	Ure
过氧化物酶	POD		肌酐酶	Cr

例如葡萄糖的测定中，在己糖激酶（HK）催化下，葡萄糖和ATP发生磷酸化反应，生成葡萄糖-6-磷酸（G-6-P）与ADP。前者在葡萄糖-6-磷酸脱氢酶（G6PD）催化下脱氢，生成6-磷酸葡萄糖酸内酯，同时使NADP还原成NADPH，然后检测340nm吸光度的改变，间接测得葡萄糖浓度。在这里，血清葡萄糖为待测物，HK、G6PD为工具酶，其作用相当于试剂。

酶偶联反应技术是目前临床酶活性和代谢物浓度测定最常用的技术，有时偶联的工具酶不止一个，例如：

$$A \xrightarrow{Ex} B \xrightarrow{Ea} C \xrightarrow{Ei} P$$

式中，A为底物，B、C为中间产物，P为终产物（必须能直接测定），Ex为待测酶，Ea、Ei为工具酶，C→P为指示反应。按照工具酶的作用不同，Ea又称为辅助酶，Ei又称为指示酶。

在一系列利用工具酶的反应中，工具酶和底物应适当过量，故工具酶应便宜易得，来源要广。一般在富含这些工具酶的生物组织中提取，力求方法简单、快速、产量高。对工具酶试剂中的杂质（杂酶、抑制剂等）的含量也要有一定限制，减少或避免干扰测定的不必要的副反应。

2. 酶偶联反应原理　如测定某待测酶（Ex）活性时，根据酶的性质可设计如下反应：

$$S \xrightarrow{Ex} P_1 \xrightarrow{Ei} P_2$$

式中，S代表底物，P₁代表待测酶产物（不能直接测定），P₂代表指示酶产物（可以直接测定），Ex代表待测酶，Ei代表指示酶。用酶偶联法实际测定酶活性浓度时，酶促反应进程存在4个时相：①预孵育期先将Ei加入样本中保温，使内源性S和P₁消耗殆尽；②延滞期然后加入底物启动反应，开始反应速度较慢；③线性反应期（恒态期）随着反应的进行P₁的生成速度等于转化为P₂的速度，反应达到动态平衡；④偏离线性期（非恒态期）反应后期，底物已经大部分消耗，反应速度减慢，进入非恒态期（图2-20）。

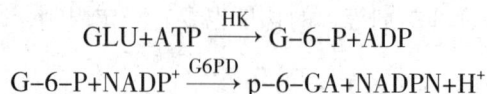

图2-20　酶偶联法各个时期吸光度的变化

应用酶偶联法测定时，关键在于确定线性反应期，因为只有线性反应期才能代表酶活性。只有此阶段的吸光度才会有明显线性变化。线性反应期可以通过测定指示酶的V_{max}和K_m等动力学因数加以计算确定。

（三）常用指示酶及其指示反应

近年来，在临床生化检验中许多项目的测定往往使用有工具酶参与的类似反应原理，最常用的有两类方法，一类是利用氧化-还原酶反应使其连接到NAD（P）H的正/逆反应后，直接通过分光光度法或其他方法测定NAD（P）H的变化量。另一类是利用较高特异性的过氧化物酶（peroxidase，POD）产生过氧化氢（H_2O_2），再加氧化发色剂比色。

1. 偶联以NAD（P）⁺或NAD（P）H为辅酶的脱氢酶（DH）及其指示反应　作为工具酶的脱氢酶都是以NAD（P）H为辅酶的脱氢酶。还原型的NAD（P）H在260nm波长和340nm波长处有吸收峰，而氧化型NAD（P）⁺只在260nm波长处有吸收峰，这是因为分子中有腺嘌呤的缘故。因此，用340nm波长处吸光度的变化可以反映反应体系中NAD（P）H量的增减量。用NAD（P）H在340nm处的吸光度的变化测定各种脱氢酶的方法已经成为目前应用最广的一类方法。

另外，NAD（P）H在紫外光激发下可以发射荧光，可用365nm波长紫外光激发NAD（P）H，使其在460nm发射强烈荧光加以测定。

最常用作工具酶的脱氢酶有LDH、苹果酸脱氢酶（MDH）、谷氨酸脱氢酶（GLDH）和6-磷酸葡萄糖脱氢酶（G6PD）等。

脱氢酶催化的指示反应广泛用于代谢物的酶偶联测定，例如体液葡萄糖、尿素、肌酐、甘油三酯、胆汁酸、乳酸、丙酮酸、酮体、乙醇、唾液酸以及氨、钾、镁等等浓度的测定。GLU测定的酶偶联反应式为：

$$GLU+ATP \xrightarrow{HK} G-6-P+ADP$$
$$G-6-P+NADP^+ \xrightarrow{G6PD} p-6-GA+NADPN+H^+$$

脱氢酶系统虽然应用广泛，但它有三个缺点：①要用紫外分光光度计，因为要监测

340nm吸光度变化，这限制了它的应用；②要求使用高纯度的酶和辅酶，增加费用；③灵敏度低。这是因为NAD（P）H的摩尔消光系数只有6.22×10^3。

2. 偶联H_2O_2的工具酶及其指示反应 过氧化物酶可催化H_2O_2与某些色原反应，这属于基于"色素原"底物理化特性的测定方法。例如H_2O_2与4-氨基安替比林（4-AAP）和酚反应，将其氧化为有色物质，反应如下：

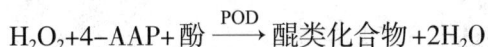

$$H_2O_2 + 4\text{-}AAP + 酚 \xrightarrow{POD} 醌类化合物 + 2H_2O$$

苯醌亚胺为红色化合物，最大吸收峰在500nm，在可见光范围内比色，这是它的最大优点。这一反应由Trinder在1969年提出，故称为Trinder反应。后来，人们提出了很多酚类衍生物，如2，4-二氯酚、2，6-二氯酚和2-羟-3，5-二氯苯磺酸等代替酚，目的是提高生色基团的稳定性和溶解度、产物的灵敏度和色泽的稳定性。后来的方法虽然色原成分有所改变，但是仍称为Trinder反应。该法的主要缺点是容易受维生素C、尿酸、胆红素和谷胱甘肽等还原性物质的干扰，严重时测定结果会出现假性负值。目前一般采用双试剂剂型，在试剂1中加入抗坏血酸氧化酶、亚铁氰化钾等来消除维生素C、胆红素等的干扰。

优点：①在可见光范围测定，便于推广应用；②对酶的纯度要求不高，故生产方便，价格低廉；③灵敏度高于脱氢酶系统。

考点提示 工具酶的概念、代谢物测定中常用的指示反应、代谢物测定的方法分类及其特点。

七、同工酶分析

（一）同工酶概念

1964年国际酶学委员会首次将同种生物体内催化相同反应的有关酶类称为同工酶（isozyme）。由于血清同工酶分布具有器官特异性、组织特异性和细胞特异性，因此，同工酶的测定可以较为准确地反映病变器官、组织和细胞的种类及其功能损伤的程度，与酶的总活性测定相比，同工酶测定具有诊断特异性强、符合率高等优点，对于疾病的诊断、治疗和预后都有重要意义，正在逐步成为酶学中一个重要分支。人体几种重要的同工酶见表2-5。

表2-5 几种重要的同工酶

名称	缩写	同工酶种类	相关疾病
肌酸激酶	CK	CK-MM, CK-MB, CK-BB	心梗、肌病、颅脑损伤、肿瘤
乳酸脱氢酶	LDH	LDH_1, LDH_2, LDH_3, LDH_4, LDH_5	心梗、肌病、肺梗、脑病、肿瘤
碱性磷酸酶	ALP	肝型，肠型，骨型，胎盘型，肾型	肝胆疾病、骨病、妊娠、肠炎、肿瘤
γ-谷氨酰转肽酶	γ-GT	$\gamma\text{-}GT_1$, $\gamma\text{-}GT_2$, $\gamma\text{-}GT_3$, $\gamma\text{-}GT_4$	肝病、梗阻性黄疸
淀粉酶	AMY	胰型，唾液型	胰腺炎、腮腺炎
丙氨酸氨基转移酶	ALT	ALT_S, ALT_M	心梗、肝病
天冬氨酸氨基转移酶	AST	AST_S, AST_M	心梗、肝病
酸性磷酸酶	ACP	红细胞型，前列腺型，溶酶体型	前列腺癌、血液病、骨肿瘤

（二）同工酶分析技术

在常规生化检验中，常用电泳、层析、免疫等技术先将样品中某一种酶的同工酶分离后再测定酶活性或酶蛋白。也可在不分离的情况下，利用各型同工酶性质的不同予以检测。同工酶的分离鉴定往往利用同工酶等电点、分子量、热稳定性、动力学性质以及免疫性质等的不同来进行。

1. 按照理化性质不同进行分离鉴定

（1）电泳法　在研究同工酶的所有方法中，电泳法使用最为广泛，因为此法简便、快速、分离效果良好，并且一般不会破坏酶的天然状态。这是常规实验室同工酶常用的测定方法。

（2）层析法　根据同工酶分子电荷量不同，可用离子交换层析法加以分离。此法往往用于同工酶的提纯和制备，方法费时繁琐，通常不适用于临床同工酶的常规检测。

2. 按照底物专一性不同进行鉴定　同工酶底物专一性不同，K_m 值也不同。如果同工酶之间的 K_m 值差别足够大，可以通过测定 K_m 值加以鉴定。例如，AST同工酶的鉴定，在用 L-天门冬氨酸作底物时，胞质AST的 K_m 值为5.07mmol/L，线粒体AST的 K_m 值为0.7mmol/L，二者差别很大，据此可通过测定它们的 K_m 值加以鉴定。

3. 按照最适pH不同进行鉴定　同工酶分子氨基酸组成不同最适pH也不同。如果同工酶最适pH之间的差别足够大，可以通过调节缓冲溶液的pH加以鉴定。例如AST的最适pH为7.4，将pH调至6.5时，胞质AST的活性明显降低，而线粒体AST仍旧保持足够活性。

4. 按照免疫学特性不同进行分离鉴定　由于同工酶分子的氨基酸组成不同，抗原性亦不同。可将同工酶分离提纯后制备抗血清，用于同工酶的分离鉴定。常用的方法有免疫沉淀法、免疫抑制法、免疫化学法等。

免疫沉淀法是向标本中加入特异性抗体，让特异性抗体与相应的同工酶形成抗原-抗体复合物沉淀，通过离心即可得到分离，其他同工酶仍旧保留在溶液中。免疫抑制法是向标本中加入特异性抗体，与该抗体结合的同工酶的活性就受到抑制，其他同工酶活性则不受影响，据此对同工酶加以鉴定。免疫化学法不适用于等位基因编码的同工酶，仅适用于不同基因位点编码的同工酶，因为后者酶蛋白氨基酸组成差异较大，抗原特异性较强。

5. 按照耐热程度不同进行鉴定　由于各种同工酶的耐热性不同，根据此特点可以对同工酶进行鉴定，例如在ALP同工酶中，ALP_4 耐热而其他同工酶都不耐热。将温度升高到56℃保持15分钟，ALP_4 仍有足够活性，其他同工酶都被灭活，此时测定的就是 ALP_4 的活性。乳酸脱氢酶同工酶的H亚基耐热，M亚基不耐热。将温度升高到60℃保持15分钟，LDH_4 和 LDH_5 灭活，而 LDH_1 仍有活性。

6. 选择性抑制法进行鉴定　由于同工酶分子组成和理化性质不同，对抑制剂的敏感程度也不同。例如ACP同工酶，前列腺释放的ACP受L-酒石酸的抑制，破骨细胞、红细胞等组织来源的ACP则不受L-酒石酸的抑制，称为抗酒石酸ACP。将待测标本在不含L-酒石酸的基质中测定，得到的是ACP的总活性，在含L-酒石酸的基质中测定，得到的是抗酒石酸ACP活性，二者活性之差即为前列腺ACP活性。

八、酶学分析技术的影响因素

利用酶学分析技术无论是测定酶的活性还是测定代谢物的浓度，多种因素都可影响测定结果，因此在测定过程中控制好各种影响因素，对保证测定结果的准确性是十分必要的。

（一）标本因素的影响

1. 溶血　大部分酶在细胞内外浓度的差异明显，且其活性远远高于血清，少量的血细胞破坏就可能引起血清中酶活性明显升高，如LDH高150倍，AST高15倍，ALT高7.5倍。

2. 抗凝剂　草酸盐、柠檬酸盐、EDTA等抗凝剂为金属螯合剂，可抑制需Ca^{2+}的AMY，也可抑制需Mg^{2+}的CK和$5'$–NT；草酸盐既可以与丙酮酸或乳酸发生竞争性抑制，又能与LDH及NADH或NAD^+形成复合物，从而抑制催化的还原或氧化反应。柠檬酸盐、草酸盐对CP、ChE均有抑制作用；EDTA还能抑制ALP；氟化物也可抑制ChE。故用上述抗凝剂分离的血浆一般不宜做酶活性测定。肝素对ALT、AST、CK、LDH和ACP无影响，适于急诊时迅速分离血浆进行测定，但可使γ–GT升高，AMY降低，需加注意。故酶活性测定一般都选用血清。

3. 存放条件　静脉采血后应在1~2小时内离心分离出血清或血浆，血清分离后应尽快进行测定。大部分酶在低温中比较稳定，如不能及时测定时，应放在冰箱中冷藏保存。

（二）测定条件的影响

1. 波长　选择酶促反应体系吸光度最大的波长，如果用双波长应注明主波长和次波长。双波长能有效消除干扰，故常采用。

2. 样品量与试剂　样品量与反应液总量的比例与方法检测的灵敏度和检测上限有关，与测定误差也有关。根据酶活性计算公式不难看出，改变样品与反应液总量的比例就可以改变K值，但K值不宜过大，否则会造成检测误差加大。值得注意的是酶活性的测定与介质有关，经常发现改变样品与反应液总量的比例，测定结果并不会成比例地改变，可能与激活剂、抑制剂、酶的解聚和聚合、酶的稳定性等因素有关。因此，样品与反应液总量的比例一旦选定，就不要随意更改。

3. 稀释水量　添加样品稀释水的目的是为了洗出黏附在采样针内壁上的微量血清，减少加样误差。添加试剂稀释水是为了避免试剂间的交叉污染。

4. 反应时间　观察反应进程曲线，确定预孵育时间、延迟时间及连续测定时间，求出反应线性时间范围。线性反应时间范围越宽者，越适用于临床应用。

5. 孵育时间　终点法测定葡萄糖、总胆固醇、甘油三酯等均是采用Trinder反应，37℃酶反应比较慢，必须测定这些酶试剂反应达到终点的时间。

6. 延迟时间　延滞期可以因酶在样品中所存在的介质不同而略有差别，原因可能是存在内源性干扰物，也可能存在一些抑制剂。延滞期的确定原则是多观察几例浓度不等、病例情况不同的标本，选择延滞期最长者作为确定值。

7. 检测时间　线性期的确定离不开酶浓度的检测上限，因为酶浓度越高，在同样时间内消耗底物越多，产生产物越多，底物的不足和产物的抑制将导致非线性期的提前。不过也与非线性度的大小有关，没有绝对意义上的线性期。线性期是以指定的非线性度作为判断基础的。线性期的确定主要由读数次数和读数间隔来决定，为了计算非线性度，按最小二乘法的计算要求，读数次数应不少于4次，读数间隔按一般仪器要求30秒就足够了，线性期在2分钟以上即可。中华医学会检验学会规定酶活性测定要求线性期不短于2.5分钟。若规定线性期不短于2.5分钟可以测得酶活性的最高浓度就是该法的测定上限。

8. 试剂吸光度上、下限 试剂吸光度上限为正向反应，可参考试剂盒说明书要求数值折算成所用比色杯的光径。如试剂盒要求上限为0.5，比色杯光径0.7cm者则设置为0.35；试剂吸光度下限为负向反应，则规定吸光度下限，设置法同上，如ALT试剂吸光度下限为1.2，比色杯光径0.7cm，则设置为0.8。

9. 底物耗尽限额 应用于连续监测法和两点法。不同型号分析仪的设计不一样，有的为零点与监测第一点吸光度差额；有的为最大吸光度与最小吸光度之比，即吸光度上升或下降至指定吸光度的数值，超过限额说明样品的酶活性非常高，底物将要耗尽，随后监测法的吸光度已不可靠，不打印结果而只打印出底物耗尽的警号，样品应稀释5~10倍重测。

10. 线性度 连续监测法用。线性度超过规定值，说明ΔA变异大已不成线性；或为各个读数点最小二乘法的均方差限额。超过限额说明底物不足，监测结果会降低，打印警号，应稀释后重测。一般设15%，线性度限额定义见试剂说明书。各读数点最小二乘法的均方差限额见试剂说明书。

11. 试剂空白速率 连续监测法用。试剂在监测过程中底物自动水解引起，此结果会在样品测定结果中自动扣除。不同批号试剂的试剂速率不一样，连续监测法的试剂应每天检测此参数。测试方法为选择试剂速率程序，用该项目的参数，以水代替样品，测得结果储存在仪器中，样本测定结果能自动扣除试剂空白速率的数值。

12. 线性范围 按试剂的质量而设置，超过范围应增加样品量或稀释后重测，不同试剂公司试剂质量不一样，不同样品试剂比的线性范围也不一样，应实测试剂盒的线性范围。

13. 计算因子F值（或系数K） 连续监测法用，计算方法详见"系数K值的计算和应用"部分内容，凡属吸光度下降的指示反应，F值为负数，如测定NADPH为辅酶的各种还原酶。

（三）方法因素对测定结果的影响

1. 正向反应与逆向反应 根据测定底物或产物的难易程度来决定是选择正向反应或逆向反应，原则上选择对底物亲和力大，酶转换率高的方向。除此之外，还应考虑内源性干扰、底物价格和稳定性等诸多因素。如CK测定，因其逆向反应是正向反应的6倍，且不受ATP酶、ALP、内源性丙酮酸干扰，所以，目前普遍采用逆向反应。国内由于LDH经常被组合在心肌酶谱中，所以多采用正向反应（L→P），与IFCC在2001年发表的操作手册一致。正向反应有利于LDH_1的活性表达，有更高的诊断敏感性，试剂稳定性好。由于逆向反应速度是正向的3倍而且试剂成本低廉，所以国外常用方法却是逆向反应（P→L）。

2. 测定的底物与产物 原则上应选择测定产物的生成量而不是底物的消耗量。为了让全部的酶能够与底物结合，底物量往往很高，且酶促反应测定的是初速度，时间较短。如测定底物的消耗量（起始底物浓度–剩余底物浓度），若起始底物浓度较高，在短时间内，底物的消耗并不明显，测定误差大。而产物从无到多，所以测定产物检测敏感度较高。这也是淀粉酶的碘–淀粉比色法逐渐被色素源底物所取代的原因之一。如果有两个以上产物，应根据测定的方便性、内源性干扰等方面综合考虑测定的产物，如ALT催化下列反应：

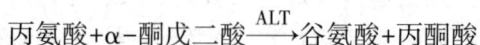

$$丙氨酸+\alpha-酮戊二酸 \xrightarrow{ALT} 谷氨酸+丙酮酸$$

既可以测定谷氨酸的生成速度，也可以测定丙酮酸的生成速度，IFCC推荐法是测定后者。从理论上讲，测定谷氨酸也是可行的。可以偶联谷氨酸脱氢酶（GLDH），测定NADH

在 340nm 的增加速度。反应式如下：

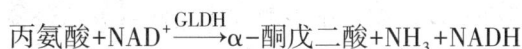

$$丙氨酸+NAD^+ \xrightarrow{GLDH} \alpha-酮戊二酸+NH_3+NADH$$

但是该法有以下缺点：①$\alpha-$酮戊二酸作为待测酶 ALT 的底物又是指示酶 GLDH 的产物。根据待测酶对底物的要求，$\alpha-$酮戊二酸的用量往往较大，过量的 $\alpha-$酮戊二酸会抑制指示酶催化的反应速度，使延滞期延长，必须加大指示酶用量；②待测酶 ALT 的最适 pH 与指示酶 GLDH 最适 pH 相差较大，要快速达到平衡，需要增加指示酶的用量；③内源性丙酮酸和谷氨酸干扰问题，后者较常见。

3. 定时法与连续监测法　连续监测法可以选择线性期的反应速度（初速度）来计算酶活性，因此，测定结果更可靠，而且一般不需做样品空白，干扰较小，是首选的方法。但对仪器要求较高，在不具备分析仪的单位，某些酶采用定时法测定也可以得到比较准确的结果，如碱性磷酸酶的测定。

4. 底物启动模式与样品启动模式　底物启动模式是指样品先与部分试剂（缺乏某个底物）预孵育一定时间，然后加入底物之后，样品中的待测酶催化的反应才开始启动。其优点是在待测酶酶促反应开始前，能去除某些干扰物，包括内源性干扰物和外源性干扰物的干扰。需要双试剂，IFCC 多推荐此方法。应该注意，某些双试剂剂型是基于试剂稳定性考虑，并没有将底物单独作为第二试剂，起不到消除内源性干扰的作用；样品启动模式是指把反应所需的试剂先混合在一起，再加入样品，依靠样品中的待测酶来启动酶促反应，只是在延滞期去除部分干扰物，可采用单一试剂。

第四节　自动生化分析技术

自动生化分析技术是指自动化的仪器设备模仿代替手工操作，即将生化分析过程中的加样、加试剂、混合、保温反应、检测、结果计算、显示、打印及清洗等步骤自动化。它具有灵敏、准确、快速、微量和易于标准化等优点，不仅提高了工作效率，降低了劳动强度，而且减少了主观误差，提高了检验质量。

自动生化分析仪是目前临床实验室最常用的大型分析仪器之一。不仅广泛应用于血液、尿液、脑脊液等标本中的常规项目的检测，而且还可对药物成分、药毒物、血液中乙醇浓度、多项免疫学指标等进行分析，在疾病诊断、治疗监测、预后判断和健康评估等方面发挥了重要作用。

扫码"学一学"

一、自动生化分析仪的类型

生化分析仪按自动化程度不同可分为半自动生化分析仪和全自动生化分析仪两类；按测定速度不同，可分为小型生化分析仪、中型生化分析仪、大型生化分析仪和超大型（模块式）生化分析仪；按结构和原理的不同可分为连续流动式（管道式）生化分析仪、离心式生化分析仪、分立式生化分析仪和干片式生化分析仪四类。目前实验室使用最普遍的是分立式生化分析仪，发展趋势为模块化、组合式工作站。

（一）半自动生化分析仪

半自动生化分析仪是指分析过程中的部分操作（如加样、保温、吸入比色等）需手工完成，部分操作则由仪器自动完成的生化分析仪。这类仪器的特点是体积小、结构简单、灵活性大、价格便宜，适合基层医院、中小型临床实验室、急诊检验以及流动性临床检验使用。其缺点是部分操作需要手工完成，误差因素较多；运行速度慢，难以处理大批量标本。

通过人机对话的方式可编辑、修改、贮存项目参数，各种不同的试剂包括自配试剂几乎都可在半自动生化分析仪上使用，多种检验方法如比色法、比浊法、连续监测法、两点法等都可在半自动生化分析仪上运用。

（二）全自动生化分析仪

自美国Technicon公司于1957年成功生产第一台全自动生化分析仪后，各种型号、功能不同的全自动生化分析仪不断涌现，为临床生化检验的自动化奠定了基础。

全自动生化分析仪是指所有分析过程包括样品和试剂的加注、保温反应、检测、结果处理、清洗等都实现了自动化的分析仪。全自动生化分析仪运行速度快、操作简单、检测范围广、重复性好、灵敏度高，主观误差和系统误差小，并具有自检功能和急诊优先检测的功能。

自动生化分析仪完全由微机控制，采用人机对话方式设置检测程序和质量控制程序，还可对多种数据进行统计学处理。检测程序可随机设定，既可单一项目成批分析，也可各种项目随机组合。某些生化分析仪由于采用了化学惰性"液囊式技术"，能将每个标本严格分离开而互不掺杂，降低了携带污染率，提高了检测结果的精确度和准确度。

目前，国内使用的生化分析仪大多不能进行标本前处理，仍需手工完成标本的处理。因此，从严格意义上讲不是真正的全自动生化分析仪。

📋 **知识链接** -

自动生化分析仪的分光系统

自动生化分析仪的分光系统有前分光和后分光两种，现大多采用后分光技术。后分光技术是将一束白光先照射到样品杯上，被吸收后的光再通过光栅分光，然后用检测器检测某一个波长的吸光度。后分光技术的优点：不需移动仪器的任何部件；降低了电流噪声；减少了故障率；可同时选用双波长或多波长进行测定，可有效地抑制溶血、脂血、黄疸对实验测定的干扰，提高分析的精密度和准确度。

二、生化分析仪的参数设置与校准

（一）生化分析仪的参数设置

生化分析仪参数有基本分析参数（也称通用分析参数）和特殊分析参数（也称质量保证参数）两种。参数条目因仪器不同而不同，与分析系统配套试剂的分析参数已经存储在分析仪的硬盘中，用户不能更改，甚至不让用户看见，故称为"封闭通道"，但用户购买该仪器公司的配套试剂后可直接使用；若用户使用与仪器非配套的试剂及校准品体系时，则需用户通过开放通道自行编制（修改）分析参数，这就要求用户必须认真阅读仪器、试剂盒的使用说明书，正确理解各参数的意义。如果理解不对，设置的参数不合理，会导致检测结果不准确。现介绍基本分析参数的设置。

1. 试验代码 以数字、按顺序编号。

2. 试验名称 试验名称也称通道名称，常以项目的英文缩写或数字来表示。

3. 分析方法 有终点法、两点速率法、连续监测法（亦称速率法）等，根据试剂盒说明书选择其中一种。

4. 反应温度 一般仪器都有25℃、30℃和37℃三个温度供选择，用户可根据试剂盒说明书进行设置，目前多数检验项目设置为37℃。

5. 波长 波长的正确选择有利于提高测定的灵敏度和准确度，光度法有单波长和双波长之分，有的仪器还有三波长或多波长。单波长测定易受标本性状如溶血、脂血或黄疸等的影响，双波长可减少或消除这些影响，提高结果的准确性。

双波长法是指在测定时选择主波长和副波长，主波长用于待测物质的测定，副波长用于消除可能产生的干扰。副波长的选择原则为干扰物质在主波长和副波长的光吸收基本接近，而待测物质有最小的吸光度，两波长不能相隔太近，一般副波长大于主波长。

一般试剂盒说明书都提供了波长参数，用户直接按说明书的要求设置即可。

6. 反应类型 有正向反应和负向反应两种，正向反应是吸光度增加的反应，负向反应是吸光度减低的反应。根据试剂盒的说明书要求设置。

7. 标本量、试剂量和稀释量 如果使用配套试剂，可直接按试剂盒说明书要求设置样本量、试剂量和稀释量。如果使用非配套试剂，应根据试剂厂家提供的说明书进行设置。由于每一种生化分析仪需要的反应液体积（标本量+试剂量）不同，用户可根据仪器的说明书要求对标本量和试剂量的比例进行同倍增加或缩减。通常为提高灵敏度可减少标本量或增大试剂量，提高准确度可增大标本量或减少试剂量。有的分析仪需要设置标本的增量或减量，其目的在于当测定超过线性范围时，可自动或手动进行重新分析。增量或减量一般设定为常规量的1倍。

稀释水量应计入总反应液体积内。反应液总量应大于最小比色量。同时为防止反应液溢出反应杯，总量要小于比色杯总容量。

8. 试剂的选择

（1）单试剂法 反应体系中只加一种试剂的方法称为单试剂法。常见的有：①单试剂单波长法：在选定的温度、波长的情况下，读取反应一定时间时的吸光度，这种方法最常见。反应温度常选择37℃；反应时间以不超过仪器的一个分析周期为佳；②单试剂双波长法：该法的主要目的是为了消除检验体系或样品的浑浊，常用于终点分析；③样品空白法：该法使用单波长或双波长均可，当使用双波长法仍不能消除浑浊、脂血、色素的干扰时，常用本法。

（2）双试剂法 为了消除一些干扰和非特异性反应，提高检测结果的准确性，在反应过程中试剂分开配制和加入反应系统。常见的有：①双试剂单波长一点法：不宜采用单试剂时可采用此法，即检测试剂分成两部分加入，只读一次吸光度；②双试剂两点法：在加入第一试剂后读取吸光度A_1（此时试剂与标本不发生反应，吸光度为试剂或标本所产生），再加入第二试剂，反应一定时间后再读取吸光度A_2，以两次吸光度之差（A_2-A_1）计算结果。目前全自动生化分析仪的终点分析均采用此法；③双试剂双波长法：有的仪器用双波长，有的可自行设置，因此，实际工作中视情况而定。

9. 分析时间 分析时间的设定是参数设置中最关键的环节，设定合理与否直接影响检测结果的准确性。试剂盒说明书一般都会给出方法的反应时间，应按照其要求进行设置。分析时间设置的一般原则如下。

（1）终点法 分析时间应设定为待测物质反应完成时进行测定，过早反应还未完成，过迟可能会因有其他物质参与反应而产生干扰。

（2）两点法 第一点分析时间应选择在标本和第一试剂混合后或第二试剂加入前，第二点分析时间应选择在加入第二试剂并完成反应之后，两点的吸光度之差可消除或降低标本空白及内源性物质的干扰。

（3）速率法 时间点应选择在酶促反应的零级反应期内（线性期）。

10. 校准参数 校准参数主要包括校准类型、校准物和校准曲线模式等参数。校准类型主要设定校准物的有无；校准物的设定要根据校准物的类型及要求设置，包括校准物的个数、浓度、放置位置以及重复测定次数等。校准曲线模式应根据实验资料的性质和实验数据呈现的趋势正确选择，使估计误差最小。常用的校准曲线模式主要分为线性曲线和非线性曲线两类。

（1）线性曲线 指浓度与吸光度成线性，用下列直线方程式：

$$Y=aX+b$$

式中，Y 为吸光度；X 为浓度；a 为斜率；b 为截距。

如果只有一个校准点时，要求曲线必须通过零点（$b=0$），如果有一个以上的校准点时，曲线不一定经过零点，可有截距（$b\neq0$），所以有截距的项目不能用一点定标，线性范围应通过性能评价和验证确定，被检标本浓度超出线性范围时应将标本稀释后重新进行检测，结果乘以稀释倍数。

（2）非线性校准 非线性校准有两种模式：根据校准品的个数（3、4或5）相应地选择 logit（3p）、logit（4p）和 logit（5p）校准模式，其校准曲线呈抛物线型（图2-21）。另一种是 Splain 校准模式，也称样条函数校准，在多点校准的曲线类型不确定时或校准曲线类型如图2-22所示的S型类型时，多考虑 Splain 校准模式，透射比浊类的免疫反应常用此模式。

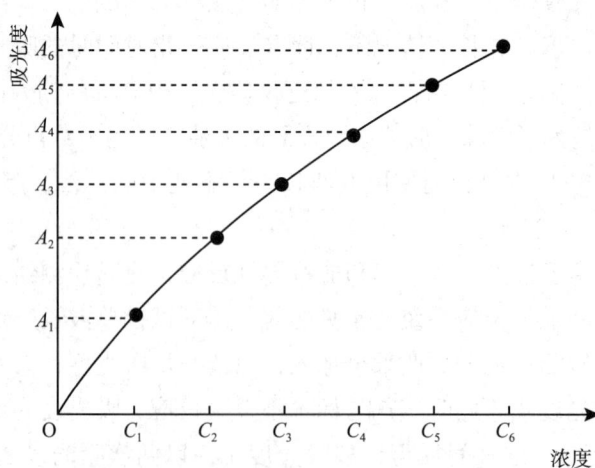

图2-21 非线性校准类型 – 抛物线型

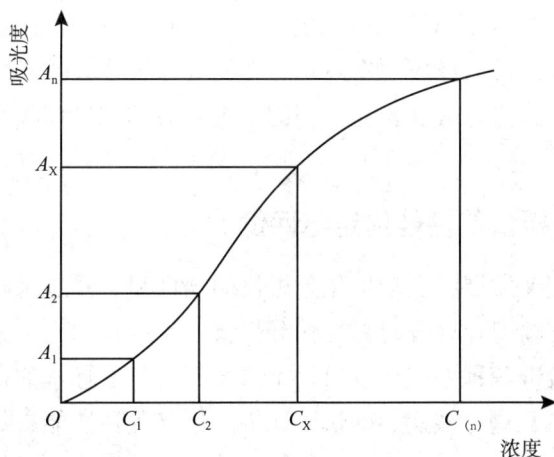

图2-22 非线性校准类型-S型

11. 线性范围（linearity range） 是指待测物浓度与吸光度的大小呈比例的范围。由于不同试剂公司的试剂质量不一样，即使相同的试剂质量如果样品与试剂比例不同其线性范围也不一样。因此，用户应实测各测定方法的线性范围。终点法可配制系列浓度的标准液，按分析方法要求的波长、样品量、试剂量、孵育时间等设置参数后实测各浓度的吸光度，然后绘制标准曲线，在线性范围内的最高浓度为线性上限。连续监测法以丙氨酸氨基转移酶（ALT）为例，在指定监测时间内吸光度呈线性的最高酶活性为线性上限。ALT的下限不可能为零或负值，可设置5U/L为其下限。低于5U/L或负值而没有警告，往往是没有设置底物耗尽限额参数。

12. 小数点位数 对检测结果的小数点位数进行设置。

13. 参考区间 若检测结果在参考区间之外，仪器自动提示。

（二）生化分析仪的校准

对生化分析仪校准是保证检测系统所测结果准确可靠的关键环节，经过校准后的检测系统其检测结果才具有溯源性，才能实现实验室之间检验结果的可比性和一致性。除仪器生产厂商每年对仪器进行一次校准外，仪器在维修以后（特别是加样系统、比色分析系统或关键部位维修）、移动仪器位置、检测条件发生变化、室内质控出现异常等情况时实验室应及时对仪器进行校准。即使检测系统运行完全正常，实验室至少每6个月要对仪器校准一次。

校准方法主要有以下两类。

1. 用校准品进行校准 原装配套检测系统用仪器厂商提供的校准品校准。自建的检测系统，可选择不同的校准品进行校准，但校准品必须具有溯源性。无论何种检测系统都不能用定值质控血清代表校准品校准。

2. 用实际K值进行校准 如果使用厂家配套的检测系统，厂家提供的K值实际上就是其检测系统的实际K值，实验室可直接使用。但必须注意，当检测系统发生改变时如仪器进行了维修、仪器的分析环境发生了改变等其实际K值可能会发生变化，因此应对K值进行实际检测。

目前实际K值的测定主要是针对340nm波长的NAD（P）H和405nm波长的对硝基酚。以NAD（P）H为指示反应的实际K值测定多用葡萄糖己糖激酶法（HK法）进行校正，其原理是HK法测定可产生与葡萄糖等摩尔的NAD（P）H，根据吸光度的变化可计算出实际K值。而以对硝基酚为指示反应的实际K值可采用可靠的对硝基酚标准物质，将其作为标本，用ALP的检测系统进行ALP测定，根据标准物质的浓度和吸光度的变化计算出实际K值。

三、自动生化分析仪的性能检定与评价

随着科学技术的飞速发展，自动生化分析仪的规格和型号越来越多。对于不同的实验室，应根据医院的实际情况，合理选择生化分析仪。新购置的生化分析仪经参数设置、校准品溯源性分析以及校准等程序完成以后仍不可用于对患者标本的检测，因为还没有对检测系统中的各种性能参数进行核实、确认或评价。只有各种性能参数评估均符合有关质量要求后，才能用与临床。

（一）自动生化分析仪的性能检定

为了保证生化分析仪的持续有效性，确保分析结果的重复性和准确性，实验室必须有针对性地不定期地对其性能进行检定与评价。2009年6月1日正式实施的国家医药行业标准《YY/T0654—2008全自动生化分析仪》对全自动生化分析仪的硬件性能提出了具体要求并推荐了检定方法。

1. 杂散光检定　用蒸馏水作参比，在340nm处测定50g/L的亚硝酸钠标准溶液或者以空气作参比，在340nm处测定JB400型截止型滤光片的吸光度，其值应不小于2.3。

2. 温度准确度检定　将精度>0.1的温度检测仪的探头或经过标定的专用测温设备，放置在制造商指定的位置，在温度显示稳定后，每隔一个分析仪的读数间隔或30秒测定一次温度值，测定时间为分析仪标称的最长反应时间或10分钟。计算平均值和最大与最小值之差。平均值与设定温度值之差为温度准确度，最大值与最小值之差的一半为温度波动度。温度应在设定值的±0.3℃，波动度不大于±0.2℃。

3. 吸光度线性范围检定　在340nm和450～520nm范围内任选一波长进行线性范围测定，各个波长的色素原液的配制方法见表2-6（溶剂中可加表面活性剂0.01%的TritonX-100等），色素原液的吸光度应比分析仪规定的吸光度的上限高5%左右。

表2-6　色素原液的配制方法

波长	溶质	溶剂
340nm	重铬酸钾	0.05mol/L 硫酸
450～520nm 内任选一波长	橘红 G	去离子水

4. 吸光度稳定性检定　在340nm和600～700nm波长范围内任一波长进行吸光度稳定性测定。340nm吸光度为0.5（以蒸馏水为空白，允许偏差为±5%）的重铬酸钾标准溶液，600～700nm波长范围内任一波长吸光度0.5（以蒸馏水为空白，允许偏差为±5%）的硫酸铜标准溶液，在分析仪上测定上述溶液的吸光度，测定时间为仪器标称的最长反应时间或10分钟，测定间隔为仪器的读数间隔或30秒，计算其中最大值与最小值之差，其变化应不大于0.01。

5. 吸光度重复性检定　主要对分析仪的340nm波长进行吸光度重复性测定。340nm吸光度为0.5（以蒸馏水为空白，允许偏差为±5%）的重铬酸钾标准溶液同时作为样品和试

剂，在分析仪上重复测定其吸光度20次，溶液的加入量为分析仪标称的最小反应体积，反应时间为分析仪标称的最长反应时间或10分钟。计算吸光度的变异系数CV，应不大于1.5%。

另外，还有试剂加样精密度与重复性检定、样品加样准确度与重复性检定、样品携带污染率检定、项目批内与批间精密度检定等。

（二）自动生化分析仪的性能评价

1. 自动化程度 能自动处理标本、自动加样、自动监测、自动处理检测结果、自动清洗、自动开关机等。对于不同的实验室，应视情况合理选择理想的生化分析仪。大、中型生化分析仪比较适合于标本量大、检验项目多的综合性大医院的临床生化检验室使用；对于标本数量少、检验项目少的小医院或专科医院使用小型自动生化分析仪或半自动生化分析仪则更为合适。

2. 分析效率 分析效率即分析速度，指单位时间内（小时）完成的项目测试数，常用tests/h表示。对不同类型的生化分析仪，由于其结构、设计原理与自动化程度的不同，分析效率都不同。分析速度主要与加样周期和测试循环有关。

（1）加样周期 加样周期是指从样品针采集前一个样品开始到采集下一个样品开始所需的时间。采用双针加样、双圈反应盘的分析仪有两套阵列式光电检测器，能进行内、外圈反应杯同时加样，加样周期越短，分析速度越快。目前单个分析单元的常规项目理论测试速度已达到2000tests/h。

（2）测试循环 测试循环是指反应杯从第一次使用开始到下一次使用时所需的时间。这个循环与总反应时间有关，一个项目总反应时间越短，则分析速度越快。

3. 应用范围 自动生化分析仪的应用范围包括可测试的生化项目、反应的类型及分析方法的种类等。应用范围广的分析仪不仅能测多种临床生化常规检验项目，还可进行药物与毒物检测、特殊蛋白的分析、微量元素测定等。分析方法除了分光光度法外，还有浊度比色法、离子选择电极法、荧光光度法等。既能用终点法，又可用连续监测法测定。有些分析仪采用了双波长光路设计，可消除"背景噪声"，排除样品中溶血、脂血和胆红素等成分的干扰，精确灵敏。

4. 准确度与精密度 准确度是一台分析仪器最重要的性能指标。它取决于自动生化分析仪、试剂、校准品等组成的检测系统，而分析仪的结果重复性（精密度）是准确度的前提。分析仪的结构合理性、加样（液）系统的准确性、温控系统的稳定性、计时的精确性、搅拌棒的交叉污染、光路系统的工作状态等是影响精密度的决定性因素。

自动生化分析仪采用后分光技术并结合双波长测定，可消除标本中溶血、脂血、黄疸及内源性物质等成分的干扰，提高了检测的灵敏度和特异性；自动生化分析仪采用了标本液体感应探针，从而使标本携带率低于0.5%，保证了准确吸样，使检测结果精确度提高。

由于科学技术的迅速发展，检验试剂的商品化，自动生化分析仪在临床实验室的广泛应用大大提高了生化检验的工作效率，提高了分析的准确度和灵敏度，拓展了分析范围，减轻了检验工作者的劳动强度，使实现实验室智能化和信息化成为可能。同时我们也应注意到，自动生化分析仪终究是一台仪器，是由人来操控的，因此，正确使用和维护依赖于高素质和高度工作责任感的检验人员，才能最大限度发挥自动生化分析仪的作用。

第五节　其他常用技术

一、干化学分析技术

干化学（dry chemistry）分析是指将液态样品如血浆、血清、尿液等置于含有试剂的固相载体上发生反应，依照反应结果定量测定样品中特定成分的浓度或活度的一项技术。干化学分析仪是一种专门使用固相载体试剂进行临床化学检验的分析仪，它通过反射光度法、差示电位法等方法定量测出样品中特定成分的浓度或活度。包括半自动和全自动干化学分析仪。

目前，应用干化学技术测定的生化项目多达近百个，已包括常规生化项目、特定蛋白、药物、毒物等各个领域，虽然目前干化学分析仪主要用于急诊检验，但其涵盖的项目已完全可以满足常规临床实验的需要。

（一）干化学分析技术的基本原理

干化学分析技术是相对于湿化学技术而言的，是指将液体检测样品直接加到为不同项目特定生产的商业化的干燥试剂条上，以被测样品的水分作为溶剂引起特定的化学反应，从而进行化学分析的方法，是以酶法为基础的一类分析方法，又有干试剂化学或固相化学之称。常见干化学技术采用多层膜固相试剂技术，即干式化学的多层膜试剂载体，集合了现代化学、光学、酶工程学、化学计量学和计算机技术于一体，已使其作为定量方法达到常规湿化学法测定的水平，对有些项目的测定甚至可与参考方法相媲美。

根据多层膜测定方法不同，可将多层膜分为三种类型：①基于反射光度法的多层膜；②基于差示电位法的离子选择电极的多层膜；③基于荧光技术和竞争免疫技术的荧光反射光度法多层膜。

1. 反射光度法　固相化学涉及的反射光度法主要为漫反射，它的特点是因显色反应发生在固相载体，对透射光和反射光均有明显的散射作用，因此不遵从Lambert-Beer定律，采用Kubelka-Munk理论。Kubelka-Munk理论指出：光反射率与固相层的厚度、单位厚度的光吸收系数以及固相反应层的散射系数有关系，当固相层厚度和固相反应层的散射系数固定时，光吸收系数同待测物的浓度成正比。如果固相反应膜的上下界面之间存在多重内反射时，则需对Kubelka-Munk理论加以修正，推导出Williams-Clapper公式。各厂家根据自身干片的多层膜特点选用相适应的计算公式。此法主要用于常规生化项目的测定。

图2-23是基于反射光度法的多层膜干片结构示意图。在干片试剂中，多种反应试剂被固化在一张透明聚酯膜上，上面覆以多孔的扩散层，然后被夹在一个塑料结构中，共有5个功能层，从上至下依次为：样本扩散层、反射层、辅助试剂层、试剂层和支持层。

（1）样本扩散层　是由TiO_2、$BaSO_4$和醋酸纤维素构成的$100\sim300\mu m$的多孔聚合物组成，聚合物的孔径为$1.5\sim30\mu m$。涂层材料厚度取决于分析的需要，多为$100\sim300\mu m$。扩散层的中空

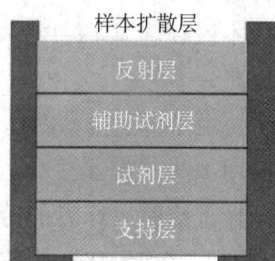

图2-23　多层膜干片结构

样本扩散层
反射层
辅助试剂层
试剂层
支持层

体积占60%～90%，这种毛细网状结构能够使样本溶液快速、均匀地渗透到下层。当样本加在试剂片上后，毛细作用将样品迅速吸入扩散层，但样品又被下面的凝胶层所排斥，因为凝胶层在接受血清组分之前，必须先生成水合物。

扩散层不仅可阻止细胞、结晶和其他小颗粒物质透过，也可根据需要让大分子物质（如蛋白质等）滞留。事实上，经样本扩散层进入以下各层的物质或液体基本上是无蛋白滤液。在一些特定试剂片中，扩散层中还含有选择性阻留某种成分或启动某种反应的物质，以提高分析的特异性。

（2）反射层 也称为光漫射层，为白色不透明层，下侧涂布的物质反射系数大于95%，可用来掩盖待检样本中的有色物质，使反射光度计的检测不受影响；同时这些反光化合物也给干片底层的显色层提供反射背景，使入射光能最大限度地反射回去，以减少因光吸收而引起的测定误差。

（3）辅助试剂层 又称清除剂层，主要作用是去除血清中的内源性干扰物，确保更准确的试验结果。如尿酸干片使用维生素C氧化酶用来转化血清中维生素C，防止其对H_2O_2的还原作用。另外，在该层还可以运用免疫沉淀、亲和过滤、凝胶过滤及渗析等方法，选择性地把待测物和干扰物分离，从而使测定结果更加准确。如胰淀粉酶干片，辅助层含有抗唾液淀粉酶的单克隆抗体，使样品中的唾液淀粉酶与之结合留在辅助层中，而只有胰淀粉酶转运至反应层，反应显色。

（4）试剂层 又称反应层，由亲水性多聚物构成，根据实际测定的需要，由数层至数十个功能试剂层组成，该层固定了项目检测时所需要的部分或全部试剂，其功能是将待测物质通过物理、化学或生物酶学等反应产生可与显色物质结合的化合物，再与待定的指示系统进行定量显色。

（5）支持层 此层是透明的塑料基片，起到支持其他层的作用，且允许光线百分之百透射，以便对有色复合物进行测量。

干化学技术常用的检测项目如葡萄糖、尿素氮、肌酐、胆固醇等均由上述多层膜构成，它是干化学多层膜试剂载体最常见类型，但不能满足某些大分子物质测定的需要。如酶活性的测定需要将酶的底物放在扩散层上，酶促反应在样本扩散层上进行，才保证显色的快速均匀。而对于没有底物生成的大分子物质，如清蛋白的测定，则通过使试剂层等上移来完成反应。总之，对此基本结构进行有针对性的改进才能满足各种不同的反应的需要，保证检验结果的准确性。

2. 差示电位法 差示电位法是基于传统湿化学分析的离子选择电极原理，用于测定无机离子。差示电位法干片也为多层膜结构，但其内有两个离子选择性电极，它们分别是样品电极和参比电极。每个电极从上至下依次为离子选择性敏感膜、参比层、氯化银层、银层和支持层五层，两个电极以盐桥相连。这类基于离子选择电极原理的差示电位法的测定对象主要是无机离子，如K^+、Na^+、Cl^-等。

测定时取等量的血清与参比液分别加入两个并列而又分开的加样槽内，即可由电位计来测定此二电极的差示电位。由于参比液中的离子浓度已知，可通过电位计测定电位差。电位法干片电极属于直接ISE，可以直接测定未经稀释血清或血浆中的离子浓度，不受标本中血脂、蛋白质的影响，检测结果更准确可靠。每张电位法干片采用一次性可抛弃电极，消除了其他同类电极存在交叉污染、漂移等问题，同时不会出现通常使用情况下的电极老化和"蛋白质中毒"等缺点,减少繁琐的清洗保养程序。K^+、Na^+、Cl^-等无机离子测定的多层膜干片基本结构如图2-24。

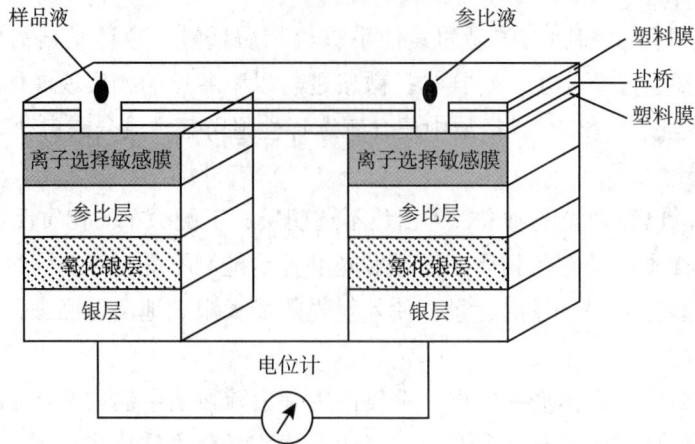

图2-24 基于差示电位法的多层膜干片结构示意图

(二)干化学分析技术在临床检验中的应用

经过近30年的发展,干化学自动分析仪已广泛应用于检验医学的各个方面,检测的项目已多达70余项,包括常规生化、内分泌激素、毒素、药物浓度分析以及特种蛋白等免疫学检验。

1. 干化学分析仪的分类 目前市场上多见的干化学自动生化分析仪有两种类型,一种采用试纸条的反射光度法系统,另一种采用胶片涂层技术的化学分析系统,两者的区别是前者使用试条,后者则使用试剂片或块状剂。另外还有干试剂包进行临床化学分析的袋式分析仪。

(1)反射光度法系统 该系统采用反射光度法原理,使用的是试纸条,每一个检测项目都有各自专用的试纸条,由3个主要部分组成。①密码磁带:位于试纸条背面,存贮检测项目的全部检测程序及全部方法学资料,包括:英文缩写符号、测试范围、波长选择、反应时间、换算因数和误差自检等,插入后即可传送给微机;②血浆分离区:位于试纸条正面下部并标以红色,由玻璃纤维和纸层组成,用于阻断红、白细胞;③反应区:位于试纸条的正面上部。

试剂条日常贮存在密封的盒内,每条的表面贴有一层锡箔,使用时再揭去。测定时将肝素化的血标本加在红色的血浆分离区上,血液通过玻璃纤维层,红、白细胞被阻截,血浆被过滤到血浆分离区,血浆溶解渗透辅助试剂层后,通过转移介质层将血浆运送到反应区的底部。仪器给反应区施加400Pa的压力,此时,试剂层2、试剂层1和透明片相继平贴于转移介质层(亦称血浆池)之上。血浆中的待测物与干试剂相作用而呈色并显示检测结果,全部过程均在接受密码信号后的微机控制下完成。

(2)胶片涂层技术分析系统 它采用的是胶片涂层技术,各种反应都在试剂片(多层膜片)内进行。测试方式有单个干片进行测试,也可对数十个单个干片进行连续测试。干片按临床化学检测方法分为3类:①终点比色定量干片,如葡萄糖、尿素氮等;②速率法酶活性定量干片,如ALT、AST等;③电解质定量干片,如K^+、Na^+、Cl^-。原理为:应用涂层技术制作胶片基础的感光乳剂，将其均匀呈层状地涂布在支持层或下层上。共有4个功能层：分布层接受样品；中介层改变样品的物理化学性质；指示剂层对待测物进行定量。在该干片中，多涂层被置于一张透明聚酯片基上，然后夹在一个塑料壳中间。其层数视所采用的分析方法而定，干片的大小与一枚邮票大致相同，指示剂层呈现的颜色深浅随待测物的浓度变化而变化。

（3）袋式分析仪　采用的袋式的干试剂包进行临床化学分析，袋式试剂包有透明的双层塑料薄膜制成，100mm×80mm大小，每个袋均有不同的测定项目英文缩写标记。测定时将试剂包放进仪器，样品及其稀释液由探针刺孔注入包内，在反应过程中的不同阶段，试剂小袋经破裂器击碎，试剂经混合及保温，然后透明小袋经机械碾压形成比色杯用于测定反应后的吸光度，最后通过计算机系统换算结果并发出报告。

2. 干化学分析法的特点

（1）脱离了传统的分析方法，所有的测定参数均存储于仪器的信息磁场块中，当编有条形码的特定试验的试纸条、试纸片或试剂包放进测定装置后，即可进行测定。

（2）速度快，灵敏度和准确度与典型的分离式仪器相近。

（3）超微量，操作简单，占用空间小，使用过程中灵活机动性强。尤为适用于新生儿、儿科、术中监测以及急诊检测。

干化学和湿化学生化检测的主要区别见表2-7。

表2-7　干化学和湿化学生化检测的主要区别

区别点	干化学	湿化学
试剂	固相，大多无须定标，稳定周期长（数月），全血可直接上机检测	液体，需要定标，稳定周期短，全血不可直接上机检测
仪器	磁卡校正，无须排水系统，分析前后无须清洗	每次测试原则上需要校正，需要排水系统，测试前后需清洁
反应载体	固相介质	反应杯
检测方法	反射光度法	透射光度法
电解质测定	差示电位法	离子选择性电极法
理论基础	Kubelka-Munk 理论和 Williams-Clapper 公式	Lambert-Beer 定律

3. 干化学分析技术的影响因素　干化学分析技术的所有试剂均以固相的形式固定在干片中，操作者"看不见，摸不着"，一旦失控，无法对试剂进行任何处理。鉴于干化学的特殊性，决定其质控效果的因素是仪器的性能和配套干片的条间和批间的一致性，后者由生产厂家的技术决定，操作者应注意干片试剂的保存条件与失效日期，此外，还应注意以下问题。

（1）仪器监测　反射光度计仪器用标准灰色（对各种光的吸收与反射相近）试剂条进行监控。离子选择电极干式化学分析仪采用标准版，定期用标准条校正可知仪器的性能。

（2）校准频度　由于干片式试剂以固相形式储存和运输，只有当被使用时才从固相转为液相，因此它的有效期比液体试剂的保存期长，通常可以稳定6个月以上。只要储存条件符合要求，批号相同，每6个月可进行一次校准。但在此期间需用质控物对试剂的质量和检测系统的稳定性进行监控。

（3）质控物　干化学试剂处于干燥状态，所以使用"湿化学"的质控物基质效应会很明显，建议使用干化学分析仪生产厂家提供的质控物进行质量控制。

（4）干片试剂的储存与使用　干化学试剂一般在0℃以下的环境中干燥保存，否则将缩短其有效期。将干片试剂从冰箱中取出后，必须在不破坏密封包装的情况下，使干片的温度平衡至室温后再使用。否则由于干片试剂的温度偏低，空气中的水分被吸附在试剂载体上，影响其测试结果和使用寿命。

（5）工作的环境温度和湿度　干化学分析仪虽然有很好的温控系统，但由于干化学分析仪的试剂溶解所用的水分主要来自待测样本，所以待测样本的温度往往能影响化学孵育的温度而致测定结果的准确性发生改变。所以必须注意干化学分析仪所处环境的温度和湿度，保证工作的环境温度在15~30℃，避免温度波动过大，湿度控制在85%以内。

> **考点提示**　层析技术的基本原理和应用。

二、电泳分析技术

溶液中带电粒子在电场中向所带电荷相反方向移动的现象称为电泳（electrophoresis）。电泳技术是利用带电粒子在电场作用下定向移动的特性，对混合物组分进行分离、纯化和测定的一项技术。

（一）电泳分析技术的基本原理

1. 溶液中粒子的带电状态　许多物质如蛋白质、核酸、氨基酸等在溶液中有两性电离的特性，因而在溶液中成为带电粒子。在不同pH溶液中其电离方式不同：在酸性溶液中，酸性基团的电离受到抑制，粒子带正电荷；在碱性溶液中，酸性基团电离增多，粒子带负电荷。物质的这一性质叫两性电离，这些物质被称为两性电解质。

如果在某一pH溶液中，粒子所带的正负电荷相等，即净电荷为零，该溶液的pH称为该物质的等电点（pI）。pI是物质的特征常数。例如，要分离一组等电点不同的蛋白质，只要选择一个合适的pH，使各种蛋白质在该pH时的净电荷差异最大，就可以用电泳的方法达到满意的分离效果。电泳技术也可用来测定未知蛋白质的等电点，如等电聚焦电泳可以区分pI仅差0.02的蛋白质。

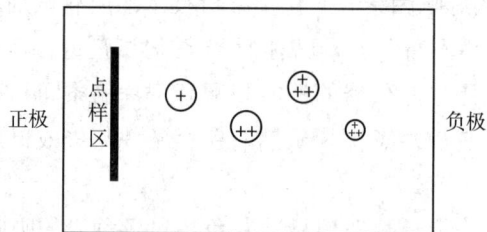

图2-25　电泳原理

2. 电泳迁移率　带电粒子的电泳速度除了与其带电状态和电场强度有关外，还与分子的大小、形状以及介质的黏度等有关。在单位电场强度下，带电粒子的移动速度称为电泳迁移率（electrophoretic mobility），是物质的特征常数。支持物对粒子移动的影响因素较多，因此有支持物的区带电泳不宜用作电泳迁移率的测定，测定电泳迁移率一般在无支持物的自由界面电泳下进行。混合物各组分的电泳迁移率不同时，即可以在电场中彼此分离。

表2-8是人血清蛋白质5种成分的等电点以及用自由界面电泳测得的电泳迁移率。

表2-8 血清蛋白等电点和电泳迁移率

血清蛋白	等电点	电泳迁移率（$cm^2/s \cdot V$）
清蛋白	4.84	5.9×10^{-5}
α_1-球蛋白	5.06	5.1×10^{-5}
α_2-球蛋白	5.06	4.1×10^{-5}
β-球蛋白	5.12	2.8×10^{-5}
γ-球蛋白	6.85~7.30	1.0×10^{-5}

3. 影响电泳的因素

（1）分子的形状与性质　蛋白质、核酸等生物大分子，在分子量接近时，球状分子比纤维状分子移动速度快，表面电荷密度高的粒子比表面电荷密度低的粒子移动速度快。

（2）电场强度　指在电场方向上单位长度的电位降落，又称电势梯度。电场强度增大，电泳速度加快，但是同时电流强度也增大，产热增多，应配备冷却装置以维持恒温。电场强度降低，产热减少，但是电泳速度减慢。电泳速度过慢，不仅电泳时间延长，而且增加了标本的扩散，导致区带模糊、分辨率下降。为使电泳得到满意结果，要选择适宜的电场强度。

（3）电泳缓冲液　电泳缓冲液起着决定粒子荷电性质和荷电量的作用，同时起着导电的作用，电泳时对缓冲液的化学组成、pH和离子强度都有一定要求。电泳缓冲液要求化学性质稳定、缓冲容量大、电导率低（缓冲液溶质分载的电流小，标本中蛋白质分载的电流大，电泳速度快）、离子移动性好。缓冲对的组成常选用弱酸/弱酸盐、酸式盐/次级盐，如巴比妥/巴比妥钠、柠檬酸/柠檬酸钠等。

溶液的pH决定被分离物质的解离程度和带电性质及所带净电荷量。pH与pI差值越大，粒子荷电量越多。以血清蛋白为例，在缓冲液pH为8.6时，蛋白质组分荷电量由大到小的顺序为清蛋白、α_1-球蛋白、α_2-球蛋白、β-球蛋白、γ-球蛋白。虽然加大pH与pI的差值可增加粒子荷电量，使电泳速度加快，但是缓冲液不能过酸、过碱，以免使蛋白质发生变性，pH一般在4.5~9.0为宜。

缓冲液的离子强度影响缓冲容量、电泳速度和产热效应。离子强度大，缓冲容量大，pH稳定；反之，缓冲容量小，pH不稳定。离子强度大，缓冲溶质离子所载分电流大，标本所载分电流小，标本电泳速度慢；离子强度小，缓冲溶质离子所载分电流小，标本所载分电流大，标本电泳速度快。离子强度大，电流强度大，产热多，蒸发快；离子强度小，电流强度小，产热少，蒸发慢。电泳速度过慢，会导致电泳时间过长、标本扩散；电泳速度过快，会导致区带不整齐、分辨率下降。为了得到较好的电泳结果，对于上述三种效应需要综合考虑，将缓冲液离子强度设置在一个合适的范围，一般设在0.05~0.1mol/L为宜。

（4）支持介质　各种支持介质或多或少对标本有吸附作用，吸附力的大小与支持介质的性质有关。纤维素、淀粉为多聚葡萄糖，琼脂糖为多聚半乳糖，分子表面具有很多羟基

（-OH）。这些基团可带电荷，对蛋白质、核酸等具有一定的吸附能力。醋酸纤维素的侧链基团为乙酰基，聚丙烯酰胺的侧链基团为酰胺基，这些基团电流很弱，基本不带电荷，对标本的吸附作用很小。吸附作用可阻滞标本的移动，使电泳速度减慢，出现区带拖尾现象，因此要选择吸附作用小的支持介质。

电场中液相对固相的相对移动称为电渗。产生电渗作用的原因是固相支持介质表面带有电荷，例如淀粉、纤维素和琼脂糖等具有很多羟基，这些基团都带有负电荷，在固相支持介质表面形成负电层，吸附缓冲液中的 H_3O^+ 离子，形成贴壁正电层，在电场作用下向负极定向移动。如果支持介质表面带有正电荷，则吸附缓冲液中的负离子，形成贴壁负电层，在电场作用下向正极定向移动。

（5）蒸发　蒸发对薄膜电泳的影响较大。滤纸、醋酸纤维素薄膜等支持介质液层薄、蓄液量少、电阻大，电泳时产热多，水分蒸发快。水分的蒸发导致支持介质中缓冲液浓缩，离子强度加大，标本分电流减小，电泳速度减慢。由于支持介质水分的蒸发，使虹吸作用加强，两边电泳槽中缓冲液沿着支持介质由两端向中间对流，使标本区带向中间集中并弯曲，导致分辨率下降。随着蒸发的继续，离子强度越来越大，电流强度越来越大，产热越来越多，形成恶性循环。为减少蒸发，电泳槽密闭性要好，电流强度不宜过大，必要时开启冷却循环装置。

（二）常用电泳分析技术及应用

电泳技术分类方法有多种，目前倾向于按电泳原理将电泳分离系统分为三种形式，即移动界面电泳、区带电泳和稳态电泳或称置换电泳。

1. 按电泳方式分类

（1）移动界面电泳　移动界面电泳是带电分子的移动速率通过观察界面的移动来测定，该法已成为历史，目前已被支持介质的区带电泳取代。

（2）区带电泳　是指带电荷的分子在具有渗透能力的介质上的迁移。因所用支持体的种类、粒度大小和电泳方式等不同，其临床应用的价值也各有差异。目前，固体支持介质可分为两类：一类是滤纸、醋酸纤维素薄膜、硅胶、矾土、纤维素等；另一类是淀粉、琼脂糖和聚丙烯酰胺凝胶。第一类现已被第二类替代。区带电泳是临床检验领域中应用最广泛的技术，尤其是新技术在区带电泳的应用，更扩大了其应用范围，提高了检测技术。

（3）稳态电泳　其特点是分子颗粒的电泳迁移在一定时间后达到稳态，如等电聚焦电泳和等速电泳等。

2. 按电泳支持物分类

（1）醋酸纤维素薄膜电泳（cellulose acetate electrophoresis，CAE）　是以醋酸纤维素薄膜作为支持介质的一项电泳技术。醋酸纤维素分子中每个葡萄糖单位的两个游离羟基均与醋酸脱水缩合，生成二乙酰葡萄糖。由于乙酰基不电离，所以醋酸纤维素几乎不带电荷，吸附作用和电渗作用都很微弱。醋酸纤维素薄膜微孔细小，质地致密，标本电泳速度快，50分钟即可将血清蛋白分离，区带整齐，分辨率高，几乎无拖尾现象。醋酸纤维素不与染料着色，漂洗时染料容易脱去，背景白净，区带易于观察。醋酸纤维素膜在冰醋酸/乙醇溶液中或液状石蜡中极易透明，便于区带扫描定量。透明后的薄膜易于干燥，电泳区带可长期保存。

（2）琼脂糖凝胶电泳（agarose gel electrophoresis，AGE） 是以琼脂糖凝胶作为支持介质的一项电泳技术。琼脂糖凝胶透明度好，便于区带扫描。适合于免疫复合物、核酸与核蛋白的分离、鉴定及纯化，在临床生化检验中常用于 LDH、CK 等同工酶的检测。琼脂糖凝胶电泳分为垂直型及水平型两种，其中水平型可制备低浓度琼脂糖凝胶，而且制胶与加样都比较方便，应用比较广泛。

（3）聚丙烯酰胺凝胶电泳（polyacrylamide gel electrophoresis，PAGE） 是以聚丙烯酰胺凝胶作为支持介质的一项电泳技术。有圆柱形和平板型两种类型，标本在聚丙烯胺凝胶中电泳时，既有电荷效应又有分子筛效应。电荷效应与其他区带电泳相同。分子筛效应使分子量小的组分所受阻力小，电泳速度快，分子量大的组分所受阻力大，电泳速度慢，这就使得电泳迁移率相同的组分，只要分子量具有一定差异，也能电泳分离，这也是 PAGE 分辨率高的重要原因之一。

（4）等电聚焦电泳（isoelectric focusing，IEF） 是利用有 pH 梯度的介质分离等电点不同的蛋白质的电泳技术。由于其分辨率可达 0.01pH 单位，因此特别适合于分离分子量相近而等电点不同的蛋白质组分。

在 IEF 的电泳中，具有 pH 梯度的介质其分布是从阳极到阴极，pH 逐渐增大。如前所述，蛋白质分子具有两性解离及等电点的特征，这样在碱性区域蛋白质分子带负电荷向阳极移动，直至某一 pH 位点时失去电荷而停止移动，此处介质的 pH 恰好等于聚焦蛋白质分子的等电点（pI）。同理，位于酸性区域的蛋白质分子带正电荷向阴极移动，直到在它们的等电点上聚焦为止。可见在该方法中，等电点是蛋白质组分的特性量度，将等电点不同的蛋白质混合物加入有 pH 梯度的凝胶介质中，在电场内经过一定时间后，各组分将分别聚焦在各自等电点相应的 pH 位置上，形成分离的蛋白质区带。

IEF 是一种简便、快速、高效的分离分析方法，特别适用于氨基酸、多肽、蛋白质、酶类和抗体等的分离分析，能够满足组分定量、杂质检出、质量控制、临床诊断等方面的要求。目前等电聚焦电泳主要用于两性电解质样品等电点的测定，两性电解质样品的分析、分离和制备，在同工酶的鉴定及蛋白质的微量分析（10~50μg）上应用尤为广泛。随着生命科学的发展，特别是人类基因组计划（HGP）全面完成之后所谓"后基因组"时代的来临，对复杂生命体系的准确表征和分析就显得日益紧迫，其中蛋白质组研究是一个极其重要的部分。

（三）电泳区带的测定

电泳区带的定性、定量测定可用直接法或染色法进行。

1. 区带定性分析 主要观察有无异常区带出现。异常区带常由操作原因或病理原因引起。①常见的操作原因：加样器变形可使区带歪斜或断裂，蒸发严重可使区带弯曲；溶血标本可以出现血红蛋白区带；变性标本在点样处可出现异常区带；②常见的病理原因：多发性骨髓瘤血清蛋白电泳可出现 M 带；宽 β 脂蛋白血症；脂蛋白电泳可出现宽 β 带；肝硬化血清蛋白电泳可出现 β-γ 桥。病理性异常区带具有一定的诊断价值。

2. 区带定量分析 区带定量分析常用光密度扫描法或洗脱比色法。①光密度扫描法：经透明处理的醋酸纤维素薄膜、琼脂糖、聚丙烯酰胺凝胶电泳区带，可用光密度扫描仪扫描，绘制区带吸收峰，得到区带扫描图谱。仪器通过计算各区带吸收峰面积与吸收峰总面积的比值，给出各组分占标本总量的百分比，如果测出标本总含量，即可算出各组分含量。

②洗脱比色法：电泳区带染色、洗脱背景后，将染色区带一一剪下，分别用适当的溶剂洗脱，比色测定。滤纸电泳、醋酸纤维素薄膜电泳常用洗脱比色法。

📋 **知识链接**

毛细管电泳技术的故事

毛细管电泳（Capillary Electrophoresis，CE），是一类以毛细管为分离通道，以高压直流场为驱动力的新型液相分离分析技术。1967年瑞典Hjerten最先提出在直径为3mm的毛细管中做自由溶液的区带电泳，这是毛细管电泳技术的雏形。1981年Jorgenson和Lukacs首次使用75mm的毛细管柱，用荧光检测器实现多组分分离。1984年Terabe将胶束引入毛细管电泳，建立胶束电动毛细管色谱技术（MEKC）。1987年毛细管等电聚焦分离、毛细管凝胶电泳方法相继建立。

毛细管电泳法以弹性石英毛细管为分离通道，以高压直流电场为驱动力，依据样品中各组分之间电泳迁移率和分配行为上的差异而实现分离的电泳分离分析方法。由于毛细管电泳技术所用石英管壁带负电荷，会吸附溶液中带正电荷基团，在外电场作用下管壁正电荷基团向阴极移动。由于这些正电荷基团实际上是溶剂化的（水化的），它们将带着毛细管中的液体一起向阴极移动，产生CE中的电渗流。由于电渗流的强度很高，使得所有进入毛细管中的样品，不管是阴离子、阳离子或中性分子，都会随着液体向阴极移动。

当样品进行毛细管电泳分离时，待分离样品中正离子的电泳方向与电渗流方向一致，故最先到达毛细管的阴极端；中性粒子的电泳速度为零，移动速度与电渗流速度相当；负离子电泳方向则与电渗流方向相反，但电渗流速度高于离子电泳速度，故负离子也将在中性粒子之后到达毛细管的阴极端。由于各种粒子在毛细管内的迁移速度不一致，因而使各种粒子在毛细管内能够达到很好的分离。

考点提示 ▶ 电泳技术的基本原理和应用。

三、质谱分析法

质谱分析法是利用高速的电子碰撞分子，使其断裂分离成碎片，通过分析碎片的质量–电荷比（即荷质比）可得其分子量、结构或官能团信息。质谱分析法与光谱分析法不同，光谱分析法涉及光在波长范围内的吸收或发射，但质谱分析法则不使用光。在质谱仪中样品以高能量电子撞击，使分子断裂而分开成许多碎片，测定碎片质量、电荷比，得到质谱，提供分子量、分子式、分子结构及样品中原子同位素比等重要的结构信息。

质谱法是通过对样品离子的质量和强度测定来进行成分和结构分析的一种分析方法。被分析的样品受到一定能量的电子流轰击或强电场作用，丢失价电子生成分子离子，同时化学键也发生某些有规律裂解，生成各种碎片离子。利用离子在电场或磁场中的运动性质，把离子按荷质比分开，记录并分析离子按荷质比大小顺序排列的图谱，即质谱，可实现对样品组分和结构的测定。质谱分析具有分析范围宽、用途广、灵敏度高、样品用量少等特点。

（一）质谱仪结构

用于质谱分析的仪器即为质谱仪。主要组成成分包括进样系统、离子源、质量分析器、离子检测器、真空系统和数据处理系统等。

1. 进样系统　进样系统的作用是使样品在不破坏真空的情况下进入离子源。通常用注射针将气体或低沸点液体注入真空贮存器内，试样被加热到150℃，立即气化为蒸汽分子。由于压力陡度通过分子漏孔，以分子流形式渗透入高真空的离子源中。

2. 离子源　离子源是把样品分子电离成离子的装置。离子源包括电子轰击离子源、化学电离源、火花电离源、场致电离源、光致电离源等，最常见的是电子轰击离子源。

3. 质量分析器　质量分析器的作用是将离子源产生的离子按荷质比的大小分开。其功能就如光谱法中的单色器，是质谱仪的重要组成部分。常见的有单聚焦质量分析器、双聚焦质量分析器、四极质谱计。

4. 离子检测器　离子检测器的作用是将离子流接收下来并放大，然后送到显示单元，记录和计算机数据处理系统，得到所要分析的谱图和数据。

5. 真空系统　真空系统作用是为离子源、质量分析器、检测器提供所需要的真空。

6. 数据处理系统　质谱图上有众多质谱峰，丰富的数据，只有借助计算机或微处理机才能迅速获取信息和进行处理。同时可严格地控制仪器的各个变量，提高测量精度。并从数据库存在的大量标准化合物的质谱图中检索出几个可能性最大的化合物供结构分析。

（二）质谱峰的类型

1. 分子离子峰　一个分子不论通过何种电离方法使其失去一个外层价电子而形成带正电荷的离子，称为分子离子，所产生的峰称为分子离子峰。

$$M+e \longrightarrow M^+ + 2e$$

因为多数分子易失去电子而带一个正电荷，分子离子的荷质比是质量数，因此，分子离子的荷质比值就是它的相对分子量。

在质谱中，分子离子峰的强度和化合物的结构有关。一般的规律是化合物分子链越长，分子离子峰越弱。可以根据分子离子峰强度大致推测化合物类型。

2. 碎片离子峰　碎片离子由分子离子进一步产生键的断裂形成。碎片离子的形成与化学键的位置及其断裂难易程度有关。利用碎片离子峰可大致推测化合物结构。

（三）应用

1. 体液检测　体液各种成分的种类和含量与人体的健康水平密切相关，也往往反映疾病的是否存在或是病情轻重的指标。了解体液特定成分的含量或全面扫描体液中的各种成分来反映机体的健康状况是多年来医学检验界努力追求的目标。质谱分析可同时检测多种靶标，其快速、准确的特点使它必然成为一种有极大潜力的医学检验技术。

2. 新生儿遗传代谢疾病检测　质谱目前在新生儿遗传代谢病筛查上应用广泛。新生儿遗传代谢病是指一组包含多种涉及多种氨基酸代谢、脂肪酸代谢及有机酸代谢的隐性遗传病，由父母双方遗传给后代，遗传缺陷的所在位置分别是各种代谢环节中的催化剂——酶。其中发病率比较最高的是苯丙酮尿症。苯丙酮尿症发病的原因是由于在12号染色体长臂上编码苯丙氨酸羟化酶的基因（PAH）出现畸变，导致苯丙氨酸羟化酶的功能下降，使苯丙氨酸难以代谢成酪氨酸。这将一方面使苯丙氨酸聚集，对神经系统等方面产生毒性，另一方面又由于酪氨酸的缺乏使其形成神经介质及色素等方面的功能被削弱。尽早的治疗（主要是饮食控制）有可能恢复患儿的正常成长，丧失治疗时机则不免形成终身残障。除了苯丙酮尿症外，还有几十种遗传代谢病，例如在中国人中发病较多的甲基丙二酸血症等等。这些疾病虽然在发病机制中涉及的酶各不相同，但有一些共同的特点：发病的早期症状类同；发病早期得不到及时的治疗，转归会十分凶险；大部分疾病如能得到早期诊断和治疗，会有明显的治疗效果。质谱分析技术由于具有快速对多个靶标（约60个）同时进行检测的能力，是目前最为有效的对这组疾病的筛选检测方法。

3. 病原微生物检测　20世纪九十年代开始应用质谱分析技术分析微生物蛋白质指纹谱，以鉴定微生物。近年来也有制造商推出了商业化的用于病原微生物检测的仪器，这是一项需由质谱分析与生物信息分析及资料库紧密联系的应用项目。由于培养基和培养条件、离子源中的介质、样品的制备方法等因素都会对指纹产生影响，质谱分析技术在病原微生物检测上的应用仍有待于进一步完善。

本 章 小 结

　　生物化学检验常用分析技术包括光谱分析技术、电化学分析技术、酶学分析技术、干化学分析技术、电泳技术以及目前应用于生化检验的新技术质谱分析技术。本章主要围绕上述方法，阐述临床常用的分析技术原理、技术应用的影响因素和临床应用等。此外，基于常用分析技术构建的生化分析仪是目前临床生化检验常规仪器，本章详细介绍生化分析仪参数设置、操作规程、日常维护等与临床生化仪器使用密切相关的原理和技术方法。

习 题

扫码"看一看"

扫码"练一练"

一、选择题

1. 分子量为200的某种有机物配成1mmol/L的水溶液，用0.5cm的光径的比色杯，使用某一波长光源，测得吸光度为0.100，问该物质的摩尔吸光系数为

A. 20 　　　　　　　　　　B. 100 　　　　　　　　　　C. 200

D. 400 　　　　　　　　　　E. 10

2. 将凝胶电泳的高分辨率与免疫化学方法的高灵敏度结合起来的电泳技术为

A. 醋酸纤维薄膜电泳 　　　B. 琼脂糖凝胶电泳 　　　C. 免疫固定电泳

D. 等电聚集电泳 　　　　　E. SDS-PAGE

3. 关于聚丙烯酰胺凝胶电泳的叙述，错误的是

A. 是最早使用的电泳技术 　　　　　　B. 是区带电泳的一种

C. 具有分子筛的作用 　　　　　　　　D. 凝胶上层加浓缩胶可提高分离效果

E. 分离血清蛋白质可以得到20种以上的组分

4. 下列哪类方法不属于吸收光谱的测定

A. 火焰光度法 　　　　　B. 荧光分光光度法 　　　C. 原子吸收光谱法

D. 紫外-可见分光光度法 　　E. 透射比浊法

5. 电极法测定原理是根据下列哪一个公式

A. 比尔公式 　　　　　B. 能斯特公式 　　　　　C. 波义耳定律公式

D. 查利公式 　　　　　E. 朗伯公式

6. 在荧光定量分析法中，下列哪种不是影响荧光强度的因素

A. 荧光物质的浓度 　　　　　　　B. 溶剂的性质

C. 荧光物质的摩尔吸光系数 　　　D. 温度

E. 溶液的pH

7. 琼脂糖凝胶电泳用pH8.6的巴比妥缓冲液可以把血清蛋白质分成五条区带，由正极向负极数起它们的顺序是

A. 清蛋白、β-球蛋白、α1-球蛋白、α2-球蛋白、γ-球蛋白

B. 清蛋白、α1-球蛋白、α2-球蛋白、β-球蛋白、γ-球蛋白

C. 清蛋白、α1-球蛋白、α2-球蛋白、γ-球蛋白、β-球蛋白

D. α1-球蛋白、α2-球蛋白、β-球蛋白、γ-球蛋白、清蛋白

E. 清蛋白、β-球蛋白、α1-球蛋白、γ-球蛋白、α2-球蛋白

8. 在区带电泳中，能产生电荷效应和分子筛效应的固体支持介质有

A. 醋酸纤维素薄膜、纤维素、淀粉 　　　B. 纤维素、淀粉、琼脂糖

C. 硅胶、琼脂糖、聚丙烯酰胺凝胶 　　　D. 淀粉、琼脂糖、聚丙烯酰胺凝胶

E. 醋酸纤维素薄膜、硅胶、纤维素

9. 离心机转头的旋转速度为20000rpm的离心为

A. 低速离心 　　　　　B. 平衡离心 　　　　　C. 高速离心

D. 超速离心 　　　　　E. 等密度离心

10. 胆红素分子量为584，在453nm时摩尔吸光度为60700，如果有一胆红素溶液浓度为5mg/L，以453nm，光径为1cm条件测定时，其吸光度应是多少

A. 1.04 　　　　　　　B. 0.52 　　　　　　　C. 0.13

D. 0.06 　　　　　　　E. 0.01

二、简答题

1. 代谢物酶法测定的动力学法与终点法的区别有哪些？

2. 请描述酶促反应各期的特点。

（魏碧娜　彭臻菲）

第三章

检测系统性能评价与验证

临床实验室的主要任务就是为临床提供准确、可靠的检验数据，而实验方法的选择和检测系统的性能评价即此项工作和核心和基础。实验室工作人员应对实验方法进行严格的评估和选择，并对所组成的检测系统的分析性能进行评价，确认检测系统的分析性能符合临床要求，以保证检验结果的可靠性。

第一节 实验室方法分级和性能评价的临床实验室应用范围

扫码"学一学"

一、实验方法的分级

国际临床化学协会（international federation of clinical chemistry，IFCC）将临床生化检验的诸多方法根据其准确度与精密度的不同，分为决定性方法、参考方法和常规方法三级。

（一）常规方法

常规方法（routine method）指性能指标符合临床需要，有足够的精密度、准确度、特异度、适当的分析范围，经济实用的检验方法。目前临床实验室开展的检验项目的检测方法大多属于常规方法。常规方法在作出评定以后，经有关学术组织认可，可以作为推荐方法。

（二）参考方法

参考方法（reference method）是指准确度与精密度已经被充分证实，且经公认的权威机构（国家主管部门、相关学术团体和国际性组织等）颁布的方法。这类方法干扰因素少，系统误差与重复测定中的随机误差相比可以忽略不计，有适当的灵敏度和特异度、较宽的分析范围并且线性良好。

参考方法可以在生产厂家和临床实验室使用，条件许可的临床实验室也可用参考方法进行常规分析，主要用于鉴定常规方法，评价其误差大小、干扰因素并决定是否可以被接受；用于鉴定二级标准品、对质控血清定值和对商品试剂盒的质量评价等。

（三）决定性方法

决定性方法（definitive method）是准确度最高、系统误差最小、经过研究证明尚未发现其不准确度或不精密度的方法，其测定结果与"真值"最为接近。属于这类方法的主要有重量分析法、中子活化法、同位素稀释-质谱分析法（ID-MS）等。

由于技术要求太高，费用昂贵，这类方法并不直接用于临床检验，也不用于鉴定常规方法的准确性，主要用于评价参考方法和对一级标准品定值，具有权威性。国际上研究这类方法的实验室很少，美国、法国、德国、丹麦等国家有这类实验室。

临床生化检验部分项目的决定性方法、参考方法和常规方法见表3-1。

表3-1　临床生化检验项目的决定性方法、参考方法、常规方法

项目	决定性方法	参考方法	常规方法
钙	ID-MS	原子吸收分光光度法	邻甲酚酞络合酮法、MXB法
氯	ID-MS、中子活化法	电流滴定法	硫氰酸汞法、离子选择电极法
镁	ID-MS	原子吸收分光光度法	甲基麝香草酚蓝法
磷	ID-MS	—	米吐尔直接法、孔雀绿试剂法
钾	ID-MS、中子活化法	火焰光度法	火焰光度法、离子选择电极法
钠	中子活化法	火焰光度法	离子选择电极法、火焰光度法
白蛋白	—	免疫化学法	溴甲酚绿法
总蛋白	—	凯氏定氮法	双缩脲法
肌酐	ID-MS	离子交换层析法	苦味酸比色法、酶法
尿素	ID-MS	尿素酶法	二乙酰一肟法、酶法
尿酸	ID-MS	尿酸酶法（紫外）	磷钨酸比色法
胆红素	—	重氮反应法	J-G法
葡萄糖	ID-MS	己糖激酶法	葡萄糖氧化酶法
胆固醇	ID-MS	Abell-kendall法	L-B反应直接法、酶法
甘油三酯	ID-MS	二氯甲烷提取变色酸显色法	酶法
AST	—	MDH-NADH法	赖氏法
ALT	—	LDH-NADH法	赖氏法
转肽酶	—	动力学连续监测法	γ-L-谷氨酰-α-萘酚比色法
肌酸激酶	—	NAD$^+$偶联法	比色法

二、性能评价在临床实验室的应用范围

目前，临床实验室每种检验项目都有多种检测仪器、试剂、校准品、质控品以及其他实验用耗材可供选择，加之人员素质和实验室管理之前的差别，造成了检测系统的多样性。因此，同一检测项目各实验室的检测结果之间相差很大，给临床的治疗造成一定困难。为保证检验结果的准确可靠，要求各实验室在新的检测项目或方法投入临床使用之前、新建检测系统对患者标本检测以前、检测系统在使用过程中都必须对其进行性能评价或验证，以保证检测系统的完整性和有效性。

（一）新的检测项目或方法投入使用前

一个新的检测项目和方法的引进或对原有检测方法的技术升级（包括试剂配方中的成分或浓度的改变）以后，在对临床标本检测前都要进行性能评价，完全符合临床使用要求方可投入临床使用。

（二）新建立的检测系统使用前

实验室在建立检测系统后，无论是配套系统还是自建系统，在投入临床使用前都必须做性能评价或验证。如果是配套系统，实验室应对照仪器、试剂的应用说明书进行性能参数的验证实验，包括正确度、精密度和可报告范围，如果是自建系统，实验室则必须对其性能进行全面的确认实验，包括正确度、精密度、可报告范围、生物参考区间等分析性能符合预期用途，保障检验结果准确可靠。

（三）运行过程中的检测系统

检测系统在使用过程中，由于发生机械磨损，材料老化，或环境发生大的改变，性能也会随之改变。为了保证检测系统的持续有效性，实验室应根据实际情况对检测系统进行定期或不定期的评价与验证。比如仪器设备因为故障停用一段时间经过修复后再次使用以前，仪器关键部件更换后等。大型生化分析仪即使在运行完全正常的情况下也要最少每年做一次性能验证。

课堂互动 哪些情况下需要做检测系统的性能验证？

第二节 检测系统性能验证和确认

一、检测系统与量值溯源

一个完整和有效的生化分析系统，是指生化分析仪、试剂、校准品及相关的操作程序、质量控制程序、设备维护程序等的组合；若是手工操作还包括具体的操作人员。通过一条具有规定不确定度的不间断的传递链（或实验室间的比对等），使测定结果或标准值能够与规定的参考标准（通常是国家或国际标准）联系起来的特性，使得测定结果的准确性得到保证和验证，称为量值的溯源性。一个固定的检测系统是实现测定结果溯源性的前提，提供该检测系统的分析仪、配套试剂和校准品的厂家在量值溯源的过程中起关键作用，它主要通过一定的程序对校准品进行赋值调整而实现检测结果的溯源性（图3-1）。

扫码"学一学"

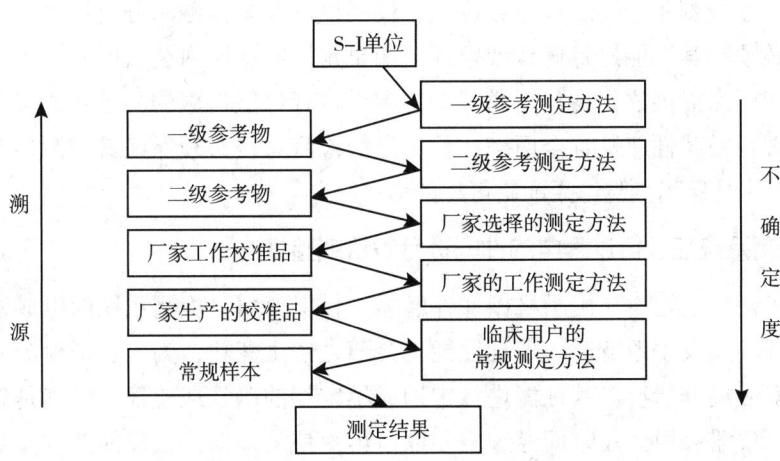

图 3–1　参考物的量值溯源等级图

二、检测系统性能的验证和确认

新购置的检测设备经参数设置、校准品溯源性分析以及校准等程序完成以后，在常规应用前，应对检测系统中的各种性能参数进行评估。如果与其配套的组成检测系统中的其他因素不符合相关标准或要求，仍会对仪器的分析结果造成影响，如与分析仪配套的试剂、工作用水的质量以及具体的检测人员等。因此，必须对新建立的检测系统进行验证、确认后才能应用于临床。

（一）对检测系统的性能验证

如果实验室采用的分析系统具有溯源性，即除仪器外与仪器配套的试剂、校准品、质控品、消耗品等完全按照仪器生产厂商的要求建立，产品的分析性能已经过厂商详细评价，所有分析性能资料已被原产国有关监督机构认可并获得生产许可，且已获得我国 SFDA 的进口许可，实验室用该系统对患者的标本检测前，实验室只需对该检测系统已被认可的性能进行验证（verification），即通过提供客观证据对规定要求已得到满足的认定。验证内容至少应包括正确度、精密度和可报告范围。

（二）对检测系统的性能确认

实验室如果要自建检测系统或对厂商完整的检测系统中的任何一个组分做出改变（除非有充分证据证明这种改变对该分析系统的性能没有影响）都必须对该系统的性能进行全面确认（validation），即通过提供客观证据对特定的预期用途或应用要求已得到满足的认定。确认内容主要包括正确度、精密度、检出限、可报告范围、生物参考区间等。

考点提示　检测系统的性能确认包括正确度、精密度、检出限、可报告范围、生物参考区间等。

三、临床实验室的应用范围

（一）对新建立的检测系统的性能进行确认或验证

实验室在建立检测系统以后，无论是完全按照仪器生产厂家建立的国际或国内公认的检测系统还是自建检测系统，经过参数设置、仪器校准和量值溯源分析以后，在对临床标本检验以前都必须对其性能进行确认或验证。如果是国际或国内公认的检测系统，实验室应对照仪器生产厂家提供的仪器使用说明书的承诺进行性能参数的验证；如果是自建的检测系统实验室必须对其性能进行全面确认。稳定的检测系统必须保证其检测误差在临床可接受范围之内，这是保障检验结果准确可靠的前提。

（二）对检测系统在运行过程中的性能进行确认或验证

检测系统在使用过程中，由于机械部件磨损、材料变质，检测系统的组成发生变化或检测系统的运行环境发生改变时，各种性能也会随之发生变化，为了保证检测系统的持续有效性，实验室应根据情况对其性能进行定期或不定期的确认或验证，特别是新项目在应用于临床之前；仪器停用一段时间经过修复以后再次使用以前；仪器的关键参数或量值发生改变时；更换其他厂家试剂、原试剂生产厂家试剂盒的方法发生改变或其中的成分或浓度发生重要调整时。除此之外，检测系统即使在运行完全正常的情况下也要最少每年进行一次性能验证或确认。

四、检测系统的持续有效性

新的检测系统建立后，如果各种性能参数评估均符合有关质量要求，便可在临床中使用。但在长期的使用过程中，组成检测系统中的一些因素肯定会发生改变，如光源老化或比色杯磨损所致的吸光度改变、更换了某些部件特别是某些关键部件、更换了试剂生产厂家或原生产厂家的试剂质量发生改变、移动了仪器的位置或仪器周围的环境发生改变等。从严格意义上讲发生变化后的检测系统已经不是原来的检测系统，如何保证所建立的检测系统的持续有效性是临床实验室工作人员的重要工作。

（一）检测系统运行环境的要求

检验系统的运行环境要持续符合说明书要求：仪器应安放在实验室的适当位置，仪器周围有足够的工作空间，应避免灰尘、烟雾、电波、振动等对仪器的干扰；环境温度、湿度尽量保持恒定并符合仪器说明书要求；应使用合适的不间断电源（UPS）；实验室应对仪器的运行环境实时监测并有有效的控制和纠正措施；生化检验实验用水应满足以下要求（GB/T 33087—2016《仪器分析用高纯水规格及试验方法》）：电阻率（25℃）≥18MΩ·cm、TOC（总有机碳）≤50μg/L、钠离子细菌水平≤0.01cfu/ml、钠离子≤1μg/L、氯离子≤1μg/L。生化分析仪的操作人员应有较丰富的技术和理论知识，定期参加各种专业知识的培训和考核，有上岗证书并得到科主任授权后才可上岗操作。

建立各种文件控制程序，如实验室工作环境监控和预防程序、生化分析仪标准操作规程、质量控制程序、仪器维护保养程序、分析仪的校准和性能验证程序等，并能根据这些程序文件具体实施。

（二）检测系统各项指标的要求

要保证检测系统的持续有效性，必须保证检测系统的各项指标持续符合要求。除在使用过程中定期或根据具体情况对检测系统的相应性能进行验证和确认，还应依据《中华人民共和国医药行业标准〈全自动生化分析仪〉》（YY/T 0654—2008）的要求（表3-2）对全自动生化分析仪的硬件性能定期进行检定（每年至少一次或参照厂商说明），由于该检定专业性较强并需要特殊检测设备，由临床实验室人员和生产厂家工作人员共同完成。

表3-2 生化检测系统的工作环境及仪器要求

工作环境要求	
电源电压	220V ± 22V，50Hz ± 1Hz
环境温度	15~30℃
相对湿度	40%~85%
大气压力	86.0~106.0kPa
仪器要求	
杂散光	吸光度 >2.3
吸光度线性范围	相对偏倚在 ±5% 范围内的最大吸光度 >2.0
吸光度准确度	吸光度值 0.5 时允许误差 ±0.025；吸光度值 1.0 时允许误差 ±0.07
吸光度的稳定性	<0.01
吸光度的重复性	$CV<1.5\%$
温度准确度与波动度	在设定值的 ±0.3℃内，波动度 <±0.2℃
样品携带污染率	<0.5%
加样准确度与重复性	对仪器标称的样品最小、最大加样量，以及在 5μl 附近的一个加样量进行检测，加样准确度误差 <±5%，$CV<2\%$
项目的批内精密度要求	ALT（30~50U/L）$CV \leqslant 5\%$ UREA（9.0~11.0mmoL/L）$\leqslant 2.5\%$ TP（50.0~70.0g/L）$\leqslant 2.5\%$
外观要求	面板上图形符号和文字准确、清晰、均匀、不得有划痕；紧固件连接牢固可靠，不得有松动；运动部件平稳，不应卡住、突跳及显著空间，键组回跳灵活
环境试验要求	符合 GB/T14710 中适用条款的要求
安全要求	符合 GB/1493.1 中适用条款的要求

第三节 性能评价与验证的基本方法

临床实验室应对使用的检验方法的基本性能进行评价，明确该方法是否具有足够的性能来说明检测系统的可靠性及满足临床使用的要求，性能评价是保证检测系统完整性、有效性的重要手段。检测系统（包括检测仪器、配套校准品、试剂、运行环境等）的性能评价是方法学评价的具体实施。当实验室建立新的检测系统或完整检测系统中任一组合发生改变或运行中的检测系统在新项目应用之前、仪器重要参数发生变化、更换新的试剂盒等时，都应对系统性能进行评价。

在开始性能评价前应注意以下三个方面。

1. 检测系统应处于良好状态，试验条件要稳定 要尽量保证在相同条件下，即在同一检测系统下（包括测量程序、人员、仪器、环境等）以及在测量条件保持不变的条件下规定时间内完成，每次实验前均应做室内质控，室内质控通过后方可验证。实验用计量器材尤其是加样设备必须通过计量监督部门检定合格后方可用于实验。

2. 实验样本要稳定，其基质组成应尽可能与临床标本相似 通常选用稳定性好、血清

扫码"学一学"

扫码"看一看"

基质的质控品作为实验样品，但当前检测系统使用的同批号质控品不宜选用，注意严格控制冻融时间，混匀的操作手法。实验样品的浓度应尽可能选择与厂商什么性能接近的浓度或接近该项目医学决定水平的浓度，通常选择2~3个浓度水平。

3. 操作者应熟练掌握仪器的操作程序、校准程序、保养程序及检测程序 熟悉评价方案，此方案至少应包含准备工作、验证试验、数据收集与处理、结果判断四部分内容。

性能评价的主要内容一般包括：精密度、正确度、线性范围、可报告范围、生物参考区间等的评价。

一、精密度评价

精密度（precision）是指在规定条件下，对同一或类似被测对象重复测量所得示值或测量值间的一致程度，是表示测定结果中随机误差大小程度的指标。通常用标准差（standard deviation，s）和/或变异系数（coefficient of variation，CV）的大小来描述不精密度，从而度量精密度的大小。标准差或变异系数愈小，表明精密度越好，检测结果重复性越好。重复性试验是评价精密度的常用方法，包括批内精密度试验和日间精密度试验。

（一）基本方法

1. 批内精密度试验 是指在相同条件下，对同一样本在尽可能短时间内进行多次重复测定。将实验样本随机插入常规患者样本中进行检测，一批内重复测定20次，计算均值、标准差、变异系数。

2. 日间精密度试验 是将同一样本分成数份，随机插入常规患者样本中，每天测定一次，最少连续测定20天，计算均值、标准差、变异系数。

（三）性能可接受性判断

性能可接受性判断标准优先选择卫生行业标准（WS/T403—2012临床生物化学检验常规项目分析质量指标），如果上述标准没有的项目再与卫生部室间质评（EQA）评价限规定的总允许误差进行比较，如以上两者都没有，则以厂家说明书标示来评价（表3-3）。以批内不精密度CV应小于总允许误差的1/4，日间不精密度CV应小于总允许误差的1/3作为评价标准。

表3-3 临床生物化学检验常规项目分析质量指标

检测项目	CV/%	B/%	TE/%	指标等级
丙氨酸氨基转移酶	6.0	6.0	16.0	优
天门冬氨酸氨基转移酶	6.0	5.0	15.0	中
γ-谷氨酰基转移酶	3.5	5.5	11.0	优
碱性磷酸酶	5.0	10.0	18.0	低
肌酸激酶	5.5	5.5	15.0	优
淀粉酶	4.5	7.5	15.0	中
乳酸脱氢酶	4.0	4.0	11.0	中
总蛋白	2.0	2.0	5.0	低
清蛋白	2.5	2.0	6.0	低
总胆红素	6.0	5.0	15.0	优
血糖	3.0	2.0	7.0	中

续表

检测项目	CV/%	B/%	TE/%	指标等级
肌酐	4.0	5.5	12.0	低
尿酸	4.5	4.5	12.0	中
尿素	3.0	3.0	8.0	优
总胆固醇	3.0	4.0	9.0	中
甘油三酯	5.0	5.0	14.0	优
氯离子	1.5	1.5	4.0	低于低等
钠离子	1.5	1.5	4.0	低于低等
钾离子	2.5	2.0	6.0	中
钙离子	2.0	2.0	5.0	低于低等
镁离子	5.5	5.5	15.0	低于低等
铁离子	6.5	4.5	15.0	优
磷酸根离子	4.0	3.0	10.0	中

知识链接

2012年，原卫生部发布了中华人民共和国卫生行业标准（WS/T403—2012）"临床生物化学检验常规项目分析质量指标"，2013年8月1日实施。

（四）CLSI的EP5-A2精密度评价方案介绍

美国临床和实验室标准化协会（American clinical and Laboratory Standards Association，CLSI）制定了一系列标准和指南。其中，EP5-A2文件《定量测量方法的精密度性能评价》，是目前精密度评价实验方案中最全面和最具统计学效能的。主要用于厂商新开发的检测方法或仪器精密度的评价；临床实验室用于对所用自建检测系统或更改了FDA批准的检测系统的精密度性能进行评价。该方案采用2×2×20的实验方法，即每天检测2批，每批检测2次，共进行20天，获得80个有效数据。方案同时提供了直观实用的记录表格，通过计算可得到批内、批间、天间及总不精密度。如果大于厂家声明要求，仍可通过c^2检验来判断是否具有显著性差异，如无显著性差异仍是可以接受的。

（五）CLSI的EP15-A2文件简易评价方案

EP5-A2精密度评价的实验方案对于临床实验室来说实验过程繁琐，统计较为复杂。EP15-A2文件《用户对精密度和正确度性能的验证方案》，可以使临床实验室通过最小的努力即可验证厂家声明的精密度性能。

1. 检测方案

（1）每天检测1批，每批重复检测3次，每天两个浓度水平（尽可能接近医学决定水平或与厂商声明性能相近的浓度），连续测定5天。

（2）正常使用每日质量控制样本，如果当天质控失控或操作困难导致该批结果被拒绝，应剔除该批数据，在找到并纠正原因后重新进行一批实验。

2. 统计学处理 计算每一个浓度水平批内标准差（s_r）、批间方差（s_b^2）、实验室内标准差（s_t）及总精密度的自由度（T）。

3. 估计的批内标准差与厂商声明的比较。

4. 估计的实验室总精密度与厂商声明的比较。

5. 应用举例 某实验室使用生化分析仪测定血清Na^+浓度，采用2个水平的质控物评价检测系统的精密度性能，其中一个水平质控物的浓度为140mmol/L。假定厂商声明的批内精密度σ_r是1.00mmol/L，声明的总精密度σ_T是2.00mmol/L，按实验方案，每天重复测定3次，连续实验5天，共获得15个有效数据，统计分析如下（表3-4）。

表3-4 精密度实验数据记录表及统计分析

实验与统计结果	第1批	第2批	第3批	第4批	第5批
重复1（x_1）	140	138	143	143	142
重复2（x_2）	140	139	144	143	143
重复3（x_3）	140	138	144	142	141
$\overline{x_d} = \dfrac{\sum_{i=1}^{3} x_i}{3}$	140.00	138.33	143.67	142.67	142.00
$x_1 - \overline{x_d}$	0	−0.33	−0.67	0.33	0.00
$(x_1 - \overline{x_d})^2$	0	0.1089	0.4489	0.1089	0
$x_2 - \overline{x_d}$	0	0.67	0.33	0.33	1.00
$(x_2 - \overline{x_d})^2$	0	0.4489	0.1089	0.1089	1.0000
$x_3 - \overline{x_d}$	0	−0.33	0.33	−0.67	−1.00
$(x_3 - \overline{x_d})^2$	0	0.1089	0.1089	0.4489	1.0000
$\sum_{i=1}^{3}(x_i - \overline{x_d})^2$	0	0.6667	0.6667	0.6667	2.000
$\overline{x_d} - \overline{\overline{x}}$	1.33	3.00	2.34	1.34	0.67
$(\overline{x_d} - \overline{\overline{x}})^2$	1.7689	9.00	5.4756	1.7956	0.4489

1. 总均值的计算

$$\overline{\overline{x}} = \frac{\overline{x_1} + \overline{x_2} + \overline{x_3} + \overline{x_4} + \overline{x_5}}{5} = 141.33 \text{mmol/L}$$

2. s_r 的计算

$$S_r = \sqrt{\frac{\sum_{d=1}^{D}\sum_{i=1}^{n}(x_{di} - \overline{x_d})^2}{D(n-1)}}$$

$$sd_{r,\text{平均值}}^2 = \frac{sd_{r1}^2 + sd_{r2}^2 + sd_{r3}^2 + sd_{r4}^2 + sd_{r5}^2}{5} = \frac{0 + 0.6667 + 0.6667 + 0.6667 + 2.000}{5} = 0.4004$$

$$s_r = \sqrt{sd_{r,\text{平均值}}^2} = 0.632 \text{mmol/L}$$

式中，$\sum$表示求和，D为试验天数（5），x_{dl}为第d天第i次实验结果，n为每天的重复测试次数（3），$\overline{x_d}$为第d天中所有结果的均值，$\overline{\overline{x}}$为所有结果的均值。

3. s_l 的计算

$$s_b^2 = \frac{\sum_{d=1}^{5}(\overline{x_d} - \overline{\overline{x}})}{4} = \frac{(\overline{x_1} - \overline{\overline{x}})^2 + (\overline{x_2} - \overline{\overline{x}})^2 + (\overline{x_3} - \overline{\overline{x}})^2 + (\overline{x_4} - \overline{\overline{x}})^2 + (\overline{x_5} - \overline{\overline{x}})^2}{4} = 4.6225$$

$$s_l = \sqrt{\frac{n-1}{n} \times s_r^2 + s_b^2} = \sqrt{\frac{2}{3} \times 0.4004 \times 4.62225} = 2.21 \text{mmol/L}$$

4. 验证厂商声明的批内精密度　s_r=0.632mmol/L<σ_r（1.00mmol/L），厂商声明的批内精密度得到验证确认。

5. 验证厂商声明的总精密度　s_l=2.21mmol/L>σ_T（2.00mmol/L），暂不能说明实验室内精密度与厂商声明的一致，必须计算验证值并将s_l与验证值进项比较。

自由度T的计算

$$T=\frac{\left[\,(n-1)s_r^2+(ns_b^2)\,\right]^2}{\left(\dfrac{n-1}{D}\right)s_r^4+\left(\dfrac{n^2(s_b^2)^2}{D-1}\right)}=\frac{\left[\,2s_r^2+3s_b^2\,\right]^2}{0.4s_r^4+2.25(s_b^2)^2}=4.47$$

式中，D=5（实验天数），n=3（重复测定次数）。

取自由度T=4，查表3-5得C=11.14

$$验证值=\frac{\sigma_T}{\sqrt{T}}\sqrt{C}=\frac{2.0\times\sqrt{11.14}}{\sqrt{4.47}}=3.16mmol/L$$

结论：实验室精密度（s_l=2.21mmol/L）虽然大于厂商声明的总精密度（$\sigma_总$=2.00mmol/L），但小于验证值（3.16mmol/L），厂商声明的总精密度仍然得到验证确认。如果声明的总精密度未被验证，应联系厂商寻求帮助。

表3-5　5%错误拒绝率下试验的水平数对应的x^2分布值

自由度	试验水平数			自由度	试验水平数		
	2	3	4		2	3	4
3	9.35	10.24	10.86	15	27.49	28.88	29.84
4	11.14	12.09	12.76	16	28.65	30.27	31.25
5	12.83	13.84	14.54	17	30.19	31.64	32.64
6	14.45	15.51	16.24	18	31.53	33.01	34.03
7	16.01	17.12	17.88	19	32.85	34.36	35.40
8	17.53	18.68	19.48	20	34.17	35.70	36.76
9	19.02	20.21	21.03	21	35.48	37.04	38.11
10	20.48	21.71	22.56	22	36.78	38.37	39.46
11	21.92	23.18	24.06	23	38.08	39.68	40.79
12	23.34	24.63	25.53	24	39.36	41.00	42.12
13	24.74	26.06	26.98	25	40.65	42.30	43.35
14	26.12	27.48	28.42				

二、正确度评价

正确度（trueness）是无穷多次重复测量所得量值的平均值与一个参考量值间的一致程度；通常用统计量"偏倚"来表示。偏倚指测量结果的预期值与可接受值间的差异，以检测计量单位或百分率表示，即平均值与参考值的差异。准确度（accuracy）是检测结果与被测量真值之间的一致程度。临床检验中，正确度常被等同于准确度，其实两者是有区别的。测量准确度与测量正确度和精密度有关。正确度通常用偏倚（bias）表示，已经消除了不精密度的影响。准确度量化为不准确度，实际反映的是分析总误差。在临床实验室工作中，由于检测的样品是源自人体的标本，成分和结构复杂，对正确度的评价，可以采用多种方法，从不同角度进行评价。常用的方法有回收试验、干扰试验和定值参考物检测。回收试验是评价其比例系统误差；干扰试验是评价恒定系统误差；通过检测定值参考物质，判断是否与厂家声明或其他规定的性能要求一致来验证正确度。

（一）回收试验

回收试验（recovery test）是指在已知浓度的样本中加入不同浓度的已知被测物质，然后用被评价方法或被评价的检测系统测定被测物质的浓度，最后计算实测浓度与加入浓度之比，以回收率评价检验方法或检测系统的比例系统误差。

1. 方法　选择无溶血、无脂血、无黄疸的正常人混合血清样本一份，将其一分为三，在其中的两份中分别加入不同浓度的被分析的纯品标准液作为分析样本，在另一份样本中加入相同体积的无分析物的溶液作基础样本，使三份样本的总体积相同。然后用被评价的方法或被评价的检测系统对样本进行四次重复检测，最后计算回收量。

2. 计算　回收浓度＝分析标本测得平均浓度 – 基础标本测得平均浓度。

$$加入浓度 = \frac{加入的标准液量（ml）}{混合血清样本量（ml）+标准液量（ml）} \times 标准液浓度$$

$$回收率（\%） = \frac{回收浓度}{加入浓度} \times 100$$

$$比例系统误差 = 100\% - 平均回收率$$

3. 可接受性判断　若比例系统误差与小于国家行业标准（WST403—2012）或 CLIA' 88 规定的总允许误差（TEa）标准，则该方法的准确度性能可接受；否则为不可接受。

4. 注意事项　①样本最好选用新鲜正常人混合血清；②不能将被测物直接加入试验样本中，必须先配制适当浓度的溶液后才能加入，而且加入的量越少越好，一般不超过总体积的10%；③样本浓度应有高、中、低几个不同的浓度水平，而且加入量必须一致；④加入标准液后的样本浓度中应包括医学决定水平，但是不能超出本方法的线性范围；⑤试剂的配制和加入量必须准确，考虑到多方面因素的影响，一般应多做几次实验后作出结论。

（二）干扰试验

干扰试验（Interference experiment）是通过检测样本中的物质所引起试验方法的系统误差，以评价方法的准确度。临床实验室测量过程中，干扰物质可以是测量误差的重要来源。干扰物按来源不同，通常分内源性（标本中存在的）和外源性（加入标本中的）两大类。常见的内源性干扰物除血清中固有的物质外，还有病理情况下生成的一些代谢产物、药物，标本采集不当或饮食形成的一些干扰物，如溶血、黄疸、脂血、乙醇、咖啡因等；常见的外源性干扰物有抗凝剂、防腐剂、稳定剂以及采集和处理标本过程中的一些污染物质，如皮肤消毒剂、标本容器的洗涤时残留的清洁剂等。

由于干扰物质的种类很多，影响因素非常复杂，到目前为止，实验室只能对极少数的干扰物作出评价。干扰试验是通过定量检测样本中物质所引起试验方法的系统误差，以评价方法的正确度。

干扰物质引起的误差通常是恒定系统误差，与分析物浓度无关。

1. 方法

（1）可疑干扰物的选择　可根据方法的反应原理、厂家建议或文献资料选择可能的干扰物。一般常见的干扰物包括黄疸、脂血、溶血、防腐剂、抗凝剂、稳定剂和某些药物等。如样本中加入胆红素标准品制备黄疸标本，用机械溶血可制备溶血标本等。

（2）实验样本制备 收集正常人混合血清或标准品一份，由于患者标本来源方便、基质成分相同于实际标本，常选择患者标本作为实验标本。将其一分为二，在其中一份中加入一定量的可疑干扰物质作为干扰样本，另一份加入同等量的不含任何干扰物的溶剂作为基础样本。

（3）样本检测 用被评价方法或被评价的检测系统对每份样本重复测定2~3次，计算干扰值。干扰物值＝干扰样本测得值－基础样本测得值。

（4）判断标准 将干扰引起系统误差的大小与国家行业标准（WST403—2012）或卫生健康委员会室间质评EQA评价限进行比较，若小于该标准即可接受。

2. 注意事项 ①控制干扰物的加入量：加入干扰物的体积应不超过实验样本总体积的10%；②确定干扰物浓度：加入干扰物的浓度尽可能达到病理标本的最高浓度值。

3. 消除干扰的常用方法 干扰物对检测结果的影响是临床实验室的一种常见现象，消除干扰的最常用方法是空白实验和采用双波长或多波长检测排除干扰。当误差较大又无法消除时，应对检测方法进行改进或更换新的检测方法。

（三）定值参考物检测

通过检测定值参考物质来判断是否与厂家声明或其他规定的性能要求一致来验证正确度。

1. 定值参考物质来源

（1）已用参考方法或决定性方法定值的新鲜冰冻人血清或其他一些未掺入成分的材料和有证参考物质。

（2）从大型能力验证试验（PT）中获得的参考物。中心组织的室间质量评价计划中使用的质控物。使用同一检测系统，或同一检测方法，或同一试剂盒的实验室形成方法组，此组别的均值可以作为权威赋值，参加实验。

（3）厂商提供的正确度确认物或质控物。

（4）卫健委临床检验质量控制室数量应大于10家，应注意试剂批号间的影响。

2. 评价程序 推荐选用卫健委临床检验质量控制中心室间质评样本，至少要求测定2个水平，其中一个浓度需要在该项目的医学决定水平附近，浓度宜能覆盖测量区间，还应选择在所用检验方法或试剂盒精密度最佳浓度处进行实验，以减小随机误差对验证结果的影响。从卫健委临床检验质量控制中心室间质评网站上导出该批次质控的能力验证报告，此报告中可查询各试剂厂家评价质控样本的靶值与不确定度。在3~5天内进行5个批次的试验，每个批次每个浓度进行重复2次测定，总共10个数据。

结果判断：如果测量偏倚≤该项目能力验证中给定的不确定度，则验证合格。如果测量偏倚>该项目能力验证中给定的不确定度。则应将此室间质评样本靶值与偏移值的验证区间比较。如在验证区间内，正确度验证通过。

三、线性范围评价

线性是指所用分析方法在给定范围内获取与样品中分析物浓度/活性成正比的实验结果的能力。检验方法的准确度是随着所测定的含量范围而发生变化的，超过一定范围，准确度就会受到影响。分析测量范围（analytical measurement range，AMR）指患者样本没有进行任何预处理（稀释或浓缩等），检测方法能够直接测定出待测物的范围，在此范围内一系列样本分析物的测量值与其实际浓度呈线性比例关系。线性范围（linear range）是指覆盖检测系统的可接受线性关系的范围，非线性误差小于设定标准。

一个比较好的实验方法或检测系统应该有一个较宽的分析范围，但由于任何方法的分析范围都是有限的，对一个检验项目而言，其分析范围起码应该覆盖本项目的医学决定水平和常见疾病的检测值。

线性范围评价前应注意验证实验条件尽可能与厂商的一致，在一个批次测量中完成，以免不同批次带来的测量误差。保证检测系统处于最佳工作状态，制备不同浓度样本时要保证各样本的浓度比例不存在误差。不要从吸光度进行线性评估，应该从最后输入的浓度进行线性评估。还要注意避免基质效应对检验结果的影响。

（一）样本准备

线性范围评价最理想的样本是患者低值和高值的新鲜血清标本，理想的高、浓度应在线性范围的高低两端。实际上这种标本往往不容易收集到，因此，多采用人工方法制备。为使人工制备的样本与实际工作中患者样本的基质一致，多以混合血清作基质。

1. 试验样本　①混合患者血清；②在血清中加入一定量的待测物，得到高浓度的线性样本，高浓度样本应接近或稍高于检测范围上限；③经特殊处理的混合人血清，用透析、热处理、层析等方法制备低值样本，使其接近检测范围下限；④标准品、商品化质控物或能力验证材料。

2. 确定浓度范围　在相同条件下，对以上样本作多次重复测定，最后分别求出其均值作为这两个样本浓度。按下列比例混合，使之成为一系列不同的分析物浓度。

1号样本：为原低值样本。

2号样本：低值样本与高值样本按4∶1比例混匀。

3号样本：低值样本与高值样本按3∶2比例混匀。

4号样本：低值样本与高值样本按2∶3比例混匀。

5号样本：低值样本与高值样本按1∶4比例混匀。

6号样本：为原高值样本。

根据以上配制方法还可以配制成若干个分析样本，但一般要求5~6个即可。每个样本中分析物浓度计算方法如下：

$$某标本中分析物浓度(C_x) = \frac{C_1 V_1 \times C_6 V_6}{V_1 + V_6}$$

式中，C_1为原低值样本浓度；V_1为原低值样本体积；C_6为高值样本浓度；V_6为高值样本体积。由此公式求得的浓度值为预期值。

（二）样本检测

以上样本用被评价的方法分别进行检测，并在一个批次内完成，检测序列应为随机排列，至少应重复检测2次，计算其平均值。

（三）实验数据统计分析

1. 图形初步分析　以预期值（x）为横坐标，以实测均值（y）为纵坐标，手工绘制通过整个分析范围点与点之间的连线，可目测观察是否具有直线关系。

2. 平均斜率法 若所有实验点呈明显直线关系，用直线回归统计对数据处理，求出直线回归方程 $\bar{Y}=b_0+b_1x$，理想状态下，该直线为一条斜率 b_1 为 1，截距 b_0 为 0，即通过原点 0 的直线。实际统计的结果 b_1 不可能正好等于 1，b_0 也不可能为 0。一般要求实测值与理论值偏倚小于 10%，$b_1 \leqslant 1 \pm 0.03$，b_0 接近于 0，相关系数 $r \geqslant 0.975$，则可直接判断该评价方法或被评价检测系统可报告范围在实验已涉及浓度范围内呈线性，即可报告范围为所检测低值与检测高值之间。若 b_1 不接近 1，b_0 不接近 0，应进行显著性检验。

3. 多项式回归法 根据 EP6-A《定量测定方法的线性评价》方法，采用多项式回归作为分析线性的评价方法，该文件采用二元一次直线回归，二次与三次的曲线回归统计处理，以统计估计值与实际检测值的差异来判断。此方法可借助统计软件完成。

4. WS/T 408—2012《临床化学设备线性评价指南》。

四、可报告范围评价

可报告范围指实验室可建立或验证检测系统测量相应准确度范围内得到检验结果的量值范围。临床可报告范围（clinical reportable range，CRR）是指定量检测项目向临床能报告的检测范围，患者样本可经过稀释、浓缩或其他预处理，结果乘以稀释或浓缩倍数，是分析测量范围的延伸。可报告范围（reportable range）是临床实验室发出检验报告的依据之一，可报告范围包括检测低限与可报告高限。

（一）检测低限

检测低限（limit of detection，LoD）是指检测系统可检测出分析物的最小值，也被称为检测下限，最小检出浓度，分析灵敏度。空白限（limit of blank，LoB）是指在规定的可能条件下，空白样品被观察到的系列检测结果的最大值。

1. 样本准备

（1）空白样本 应不含被测物，但其基质应与待测定常规样本相同，常使用系列校准品中的"零标准"，如空白样本难以得到，可采用 5% 牛血清（或人血清清蛋白溶液）或 0.9% 的生理盐水。

（2）检测限样品 选取浓度最好为接近厂家说明书标示的低限值，如不能得到，则在空白样品中加入分析物配制成检测限样品，使其浓度达到预期或厂家推荐的检测限浓度。

2. 测定次数 在一次运行中将空白样本及各低值样本重复测定 20 次。

3. 数据处理 计算各样本 20 次测定结果的均值及标准差，计算各浓度测定结果出现概率范围。①检测结果出现概率（95% 可信限）；②结果出现范围（95%）= 均数 $\pm 2.60s$；③某一样本在一检测系统中随机测定，其有 95% 的测定值在 $\bar{x} \pm 2.60s$ 内。

4. 结果判断 以各检测浓度中最小浓度为检测低限。最小浓度确定：该样本的 95% 下限结果大于空白样本的 95% 上限结果（即检测低值的响应量大于空白样本的响应量）。

（二）可报告范围上限

可报告范围高限 = 最大稀释倍数 × 线性范围上限，线性范围上限验证见前文。
最大稀释倍数验证如下。

1. 样本准备 选择与该项目线性（或检测范围）高限浓度相同或接近的样本为原浓度，选取样本时该样本中最好不要含有对测定有干扰的各种干扰物质。用生理盐水对样本进行稀释（根据不同项目线性或检测范围高低采取不同的稀释倍数）。如遇做电解质 Na、Cl 项目，稀释液须采用蒸馏水。

2. 测定次数 对每个样本连续测定 3 次。

3. 数据处理 计算各稀释倍数理论均值。计算各稀释倍数的还原浓度（测定均值 × 稀释倍数）与理论浓度的偏差（%）。

4. 结果判定 还原浓度与理论浓度的偏差（%）小于或等于方法标示允许总误差（Tea）时的最大稀释倍数为方法推荐的最大稀释倍数。选取《WS/T403—2012临床生物化学检验常规项目分析质量指标》中的总允许误差来分析；如果上述标准没有的项目再与卫健委室间质评（EQA）评价限规定的总允许误差进行比较。如以上两者都没有，则以厂家说明书标示来评价。

5. 结果报告

（1）可报告范围低限 测定的检测低限浓度。

（2）可报告范围高限 最大稀释倍数 × 线性范围上限。

检测结果在可报告范围下限与可报告范围上限之间，可直接发出相应数值；检测结果低于可报告范围下限，报告"<XXX"；检测结果高于可报告范围上限，报告">XXX"。

五、生物参考区间的验证

生物参考区间（biological reference interval）是某项检查结果在正常人群中的分布范围，是解释检验结果分析检验信息的一个基本尺度和依据。一直以来，国内实验室多引用国家权威机构或权威刊物颁布的或直接引用试剂生产厂家提供的生物参考区间。但由于国度、年龄、性别、民族、居住地、生活习惯等原因，引用的参考区间与本地区居民实际的参考区间之间可能会有一定差异。除此之外，由于各实验室的检测系统和检测环境不同等原因可能会导致检测结果之间的误差。因此，实验室应建立自己的生物参考区间或对选定的生物参考区间进行验证。

自2012年以来，卫健委陆续发布了 WS/T 404.1-9 行业标准《临床常用生化检验项目参考区间》，并给出了参考区间用的一般原则：临床实验室应首选本文件的参考区间；使用本文件的参考区间前应按 WS/T 402《临床实验室检验项目参考区间的制定》有关规定进行必要的验证和评估。首先对本实验室分析质量和服务人群进行评估，若有理由认为与参考区间研究的分析质量和参考人群有足够可比性，可直接使用本文件参考区间。若对分析质量和服务人群可比性不确定或实验室管理体系要求对引用的参考区间进行验证，可按如下进行。

（一）实验前准备

1. 选择评价对象 选择无任何已知疾病、近期内未用任何药物的健康志愿者 20 名。必要时，可按不同的年龄段和性别进行分组，每组至少 20 名。

2. 采集标本 根据验证的检验项目和检验方法不同，采集标本时应排除影响检测结果的一些因素，如血液标本应禁食 8~12 小时、采血前不能饮用任何饮品、不能服用任何药物、禁烟、避免剧烈运动等。合理选择采血时间、采血方法、采血次序、加入抗凝剂的类别等。

（二）样本测定

根据实验室制定的《标准操作规程》检测。

（三）结果评价

按适当方法检查并剔除离群值（另选参考个体补足）后，若实验对象的测定值有95%以上在所选的参考值范围内，所选用的参考区间可以接受。即：若20例实验对象的所有测定值均在所选的参考范围以内，或超出所选参考区间的测定值不超过2例，所选用的参考区间通过验证。若有2例以上在参考区间以外，应另选20例观察对象重新进行验证，验证结果若符合要求，可直接使用参考区间，否则应查找原因。

本 章 小 结

临床实验室的实验方法根据准确度与精密度的不同，分为决定性方法、参考方法和常规方法。检测系统是指生化分析仪、试剂、校准品、供应品、操作程序、质量控制程序、设备维护程序等组合。在选择适当的方法、试剂和仪器组成检测系统用以临床检测前，应根据组成检测系统各要素的完整性对检测系统的性能做验证或确认。验证即通过提供客观证据对规定要求已得到满足的认定。验证内容至少应包括正确度、精密度和可报告范围；确认即通过提供客观证据对特定的预期用途或应用要求已得到满足的认定。确认内容主要包括正确度、精密度、检出限、可报告范围、生物参考区间等。实验室应根据自身条件确定合适的检验方法，并对使用的检验方法的基本性能进行评价，明确该方法是否具有足够的性能来说明检测系统的可靠性及满足临床使用的要求。

扫码"看一看"

习 题

一、选择题

1. 由于分析人员的操作习惯而造成的误差属于以下哪种误差

A. 系统误差 　　　　B. 粗大误差 　　　　C. 方法误差

D. 随机误差 　　　　E. 没有误差

2. 准确度最高，系统误差最小，经过研究证明尚未发现其不准确度或不精密度的方法是

A. 决定性方法 　　　B. 推荐方法 　　　　C. 参考方法

D. 常规方法 　　　　E. 对比方法

3. 回收试验主要用于评价实验方法的

A. 恒定系统误差 　　B. 灵敏度 　　　　　C. 比例系统误差

D. 特异性 　　　　　E. 携带污染率

4. 某一方法经反复测定所得出的结果很接近于真值，可用下列哪一名称表示

A. 准确度 　　　　　B. 精密度 　　　　　C. 灵敏度

D. 特异度 　　　　　E. 以上均可

5. 在检测过程中，最难控制的误差是

A. 操作误差 　　　　B. 随机误差 　　　　C. 试剂误差

D. 方法误差 　　　　E. 仪器误差

6. 干扰试验中，加入干扰物的体积不超过试验样本总体积的

扫码"练一练"

A. 5%   B. 10%   C. 15%

D. 20%   E. 25%

7. 生物参考区间验证引用国家权威机构颁布的生物参考区间时，验证20例实验室对象，所有结果不超过几例在参考区间以外时，验证通过

A. 1   B. 2   C. 3

D. 4   E. 5

8. 测定恒定误差的试验是

A. 重复性试验   B. 回收试验   C. 线性试验

D. 干扰试验   E. 检测能力试验

9. 以下哪一项是指测量程序在相同条件下对同一样本进行连续多次测量时所得结果之间的一致性，是表示测定结果中随机误差大小程度的指标

A. 准确度   B. 正确度   C. 精密度

D. 不确定度   E. 绝对误差

10. IFCC将临床生化检验的诸多方法根据其准确度与以下哪一项的不同，分为常规方法、参考方法和决定性方法三级

A. 灵敏度   B. 诊断特异性   C. 标准差

D. 线性范围   E. 精密度

二、简答题

1. 新引进一个项目，为配套系统的配套试剂，请问性能评价与验证工作怎么做？

2. 如何验证检测检验方法的精密度？

3. 如何验证检验方法的线性范围？

（肖　利）

第四章

生物化学检验的质量控制

学习目标 ⋯⋯⋯⋯⋯⋯⋯⋯⋯⋯⋯⋯⋯⋯⋯⋯⋯⋯⋯⋯⋯⋯⋯⋯⋯⋯⋯⋯⋯⋯⋯

1. **掌握** 全过程质量控制及室内质量控制的概念，Levey-Jennings 质控图绘制及应用，Westgard 多规则质控的常用质控规则 1_{2s}、1_{3s}、2_{2s}、R_{4s}、4_{2s}、$10\bar{x}$ 的含义及应用。

2. **熟悉** 室内质控品的选择，失控后原因分析及处理措施，质控数据的管理、室间质评的组织形式，意义及方法。

3. **了解** 实验室内部比对的作用。

4. 具有绘制 Levey-Jennings 质控图并进行分析的能力。

5. 能正确应用常用质控规则进行分析判断并进行失控原因分析。

医学检验结果的准确性直接影响医疗质量。质量控制（quality control，QC）是检验工作的重要环节，是质量管理的一部分，致力于满足质量要求。精密度和正确度是判断检验结果准确可靠的重要指标，临床实验室主要通过室内质量控制（internal quality control，IQC）控制结果的精密度，通过室间质量评价（external quality assessment，EQA）或实验室间比对来控制检验结果的准确性。

第一节 全过程质量控制

一项检验从医生开出申请至检验报告单发至临床的整个过程，一般将其分成检验前、检验、检验后三个阶段。标本送至实验室以前的工作流程一般由临床医护人员完成，称之为检验前过程；标本送至实验室后至报告单发出以前的工作流程完全由检验人员完成，称之为检验过程；报告单发出后的工作为检验后过程，主要由检验人员完成。为了确保检验结果准确性，必须进行全过程的质量控制即对检验前、检验和检验后的各个阶段进行质量控制，又称全面质量管理（total quality management，TQM）。质量控制是临床检验工作的重中之重，不仅直接反映实验室的管理水平和技术水平，更是侧面反映医院的整体管理和医疗水平。

一、检验前过程的质量管理

生物化学检验结果受到很多非病理因素影响，如性别、年龄、运动等会引起生物学变异；药物可能对待测物组成成分产生影响，也可能干扰反应过程；标本采集过程中导致溶血、标本标识错误，未按规定时间规定条件送检都会影响检验结果。检验前过程的质量管理主要包括检验申请、患者准备和识别、原始样本采集、标本运送和实验室内传递等环节。这几个环节因为是原始标本的产生阶段，任何一个较小的差错都可能导致检测结果错误，如采错标本、标本采集不符合检测要求、标本标识错误等，从而使后面的检验工作都失去意义。因此，检验前质量控制是全面质量控制的前提，对这个阶段实施有效管理至关重要。应加强对标本采集者和标本运送人员进行严格的检验前质量控制培训。

合格的标本是检验结果准确性的前提，医护人员、标本采集人员、检验人员应了解标本采集前患者的状态要求和影响结果的非疾病性因素，并将相关的要求和注意事项告知患者，要求患者给予积极配合，使所采集的标本尽可能地减少非疾病因素的影响，保证所采集的标本能客观真实反映当前疾病状态。标本采集是质量管理要素中最重要的环节之一。标本采集时应尽可能避免一切干扰因素，严格按照要求采集各种类型的标本。

标本运送和收检人员应具备相应的专业知识，定期接受培训。接收标本时应与标本运送人员履行交接手续，物流送达的标本也应由专人验收并及时与发送科室核对并记录。推荐使用信息系统记录各个时间节点以明确责任。标本运送人员送检标本在保证及时高效的情况下还要注意生物安全，在运送途中要使用密闭容器送检，要避光、避高温、避冷冻、避免标本外溢或污染环境。如果发生外溢等意外情况时能及时采取有效处理措施。

二、检验过程的质量管理

标本检测受人员、环境、仪器、试剂、校准品、温湿度等多种因素构影响。任何一个因素不能得到有效控制都会影响最终的检验质量。因此，实验室必须建立一套科学有效的质量管理体系，对与检验质量有关的每一个要素都要进行控制，检验过程质量管理要素见表4-1。

表4-1　检验过程质量管理要素

名称	内容
环境因素	照明、电源、水质、通风、灰尘、电磁干扰、辐射、温度、湿度、噪声和震动等
检验流程	标本验收；标本检测；检测数据确认
检测系统	仪器安装与校准，性能评价、维护与保养；检验项目选择与评价；试剂管理、耗材管理
检验质量控制	室内质控；室间比对/室间质评；实验室内部比对

三、检验后过程的质量管理

通过严格的检验前和检验中质量控制产生了正确的检验结果，但仍然存在由于结果传递和解释而产生的误差。检验后过程指的是患者标本检验后结果的发出直至临床应用的所有过程，包括对检验结果的审核、规范报告格式和解释、授权发布、结果报告、结果传输、检验后标本的贮存与处理、咨询服务以及质量信息反馈等。检验后的质量管理是全程质量控制的最后一道关口，是全面质量控制的进一步完善和检验工作服务于临床的延伸，这一阶段的质量管理要素主要有以下几个方面：①检验结果的审核、报告、发放；②检验标本的贮存与处理；③咨询服务及与临床沟通，重视投诉的调查与反馈；④仪器与LIS系统传输数据正确性的验证，LIS系统与HIS系统数据传输正确性的验证，每年至少一次，特别注意保留小数点、单位是否一致。新仪器新项目必须传输验证通过后方能投入使用。

第二节　室内质量控制

扫码"学一学"

室内质量控制（internal quality control，IQC）是全面质量管理体系中的一个重要环节，检验人员按照一定的频度连续测定稳定样品中的特定组分，并采用一系列方法进行分析，按照统计学规律推断和评价本批次测量结果的可靠程度，以此判断检验报告是否可发出，及时发现并排除质量环节中的不满意因素。

一、室内质量控制的基础知识

（一）正态分布

正态分布曲线是以均数为中心，左右完全对称的钟形曲线。正态分布有两个参数，即均数 μ 和标准差 σ。均数 μ 是位置参数，标准差 σ 是变异参数。一般用 $N(\mu, \sigma^2)$ 表示均数为 μ、方差为 σ^2 的正态分布。将正态曲线下的面积设定为1或100%，则理论上 $\mu+1\sigma$ 的面积占总面积的68.27%，$\mu+2\sigma$ 的面积总面积的95.45%，$\mu+3\sigma$ 占总面积的99.73%（图4-1）。

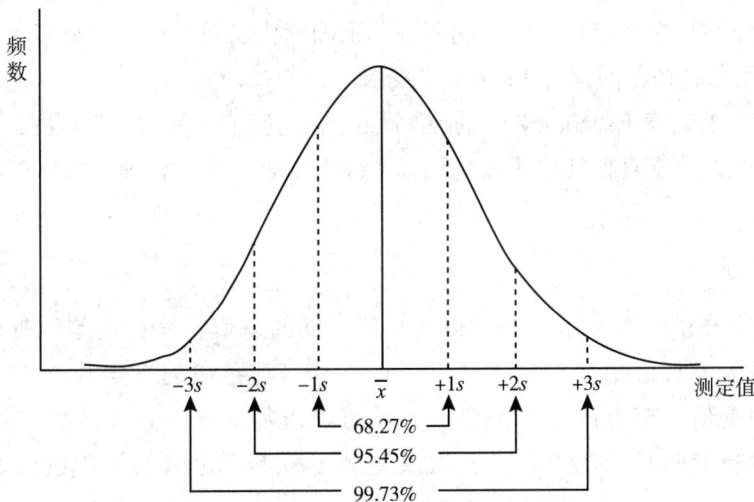

图4-1　正态曲线下的面积与标准差之间的关系

正态分布的应用：①估计参考区间：常用 $\bar{x} \pm 1.96s$ 估计参考区间范围。②质量控制：常以 $\bar{x} \pm 2s$ 作为警告限，以 $\bar{x} \pm 3s$ 作为失控限。③许多质量控制方法的理论基础：Levey-Jennings质量控制法和Westgard多规则质量控制的理论基础都是正态分布。

正态分布是临床检验质量控制图的理论基础，了解正态分布才能为学习质量控制方法打下坚实基础。

（二）平均数、中位数、标准差及变异系数

1. 平均数　平均数（average）是统计中最重要、应用最广泛的指标，用来说明一组数据的集中趋势或平均水平。

2. 中位数　中位数（median）是反映一组数据集中趋势或平均水平的指标。把所有数据按照大小次序排列，居于中间位置的那个数就是中位数。

3. 标准差 标准差（standard deviation，s）是衡量一个样本波动大小或离散程度的量，标准差越大，样本数据的波动越大，离散程度越大，常以 s 表示，公式如下：

$$s = \sqrt{\frac{\sum (x-\bar{x})^2}{n-1}}$$

式中，s 为标准差，x 为变量值，$\bar{x}$ 为变量值均数，n 为变量值个数（样本个数），$n-1$ 为自由度。

4. 变异系数 变异系数（coefficient of variation，CV）是标准差与平均值之比，用百分数表示，反应单位均值上的离散程度，常用在两个总体均值不等的离散程度的比较上。公式如下：

$$CV = \frac{s}{\bar{x}} \times 100\%$$

式中，CV 为变异系数，s 为样本标准差，$\bar{x}$ 为样本均数。

（三）精密度、正确度和准确度

1. 精密度 精密度（precision）指在规定条件下，对同一或类似被测对象重复测量所得示值或测量间的一致程度。精密度常用标准差（s）或变异系数（$CV\%$）来表示。

2. 正确度 正确度（trueness）即检测真实度，大批检测结果的均值与真值的一致程度，是表示测量结果中系统误差大小的程度。正确度代表系统误差的总和，可能有一个或多个系统误差引起，通常用偏倚（bias）来表示。

3. 准确度 准确度（accuracy）是指单个测定值与真值之间的一致程度，受随机误差和系统误差的影响，由于真值往往不能得到，实际上也是一个近似值，所以准确度往往用不准确度来表示。

（四）测量误差

测量误差指在试剂测量中，测量值与真值之间的差值，简称误差。在真实测量中测量误差不可避免。真值指在一定条件下，被测量客观存在的真实数值。标本中待测物的真实浓度为真值，在有限次的测定中，不可能求得真值，在实际工作中，采用严格的实验条件和最准确精密的方法，多次重复测定所得测定值的平均值代表相对意义的真值。

1. 实验误差的分类 按照误差来源的性质，实验误差可分为随机误差和系统误差两类。

（1）系统误差 系统误差（systematic error，SE）指在重复测量中保持恒定不变或按可预见方式变化的测量误差的分量。

系统误差可分为恒定系统误差（constant error，CE）和比例系统误差（proportional error，PE）。恒定系统误差指即使分析物浓度改变，但系统误差的大小也不发生改变。比例系统误差会随着分析物浓度变化而变化。

系统误差实际数值有正有负，确定之后方向不会改变，具有单向性，增加测试次数不能减少系统误差。系统误差的存在影响测量结果的准确度，是测量值与真值之间存在偏差。

引起系统误差的原因可能是方法误差、仪器误差、试剂误差、操作误差、环境误差等。引起系统误差和随机误差的原因是相对的，有时引起系统误差的因素可以引起随机误差，引起随机误差的因素也可引起系统误差，随机误差和系统误差在一定条件下能相互转化。

（2）随机误差 随机误差（random error，RE）又称偶然误差，在重复测量中按不可预见方式变化的测量误差的分量。

随机误差经统计分析发现具有以下三个特性：①有界性：在一定条件下，误差不会超出一定范围；②对称性：在出现的误差群中，绝对值相同的正误差和负误差出现的机会相同；③趋向性：绝对值小误差的机会比大误差出现的机会要多。

随机误差是由能够影响测试结果的许多不可控制或未加控制的因素的微小变化引起的。如检测过程中实验环境的温湿度发生的变化；仪器的电源电压发生微小波动；人员的操作误差等因素。

二、室内质量控制的目的与任务

开展室内质量控制工作是为了检测、控制本实验室的检测工作的精密度，监测其准确度的改变，提高常规工作中批间或批内标本检测的结果的一致性。连续的评价本实验室检测结果的可靠程度，判断其检验结果能否发出。实验室要想获得可靠的结果，就必须建立健全室内质控体系。

室内质量控制的主要任务包括：①人员培训：在开展质量控制前，每个实验室检测人员都应对质量控制的重要性、基础知识、质量控制的方法有较充分的了解，并在质量控制的实际工作中不断进行培训提高。②建立标准化操作规程：实施质量控制需要有一套完整的标准操作规程，例如仪器的使用、维护操作规程、试剂、质控品、校准品等的使用操作规程。所有临床实验室都应建立一套较完整的SOP。③建立规范的规章制度：强调质量管理人员的职责、质量控制方案的制定、质控结果的审核、失控的处理，记录的填写，数据的整理等，使所有相关工作有章可循。④仪器的检定、校准、保养：参照仪器说明书，按要求对仪器进行检定、校准和保养，使仪器处于最佳状态；对移液管、加样枪要定期送有资质的质量计量监督机构进行计量检定，对分析仪器应按要求进行校准，校准时要选择合适的校准品；校准品应尽可能溯源到参考方法和参考物质；对不同的分析项目要根据其特性确定各自的校准频度。⑤质控品：质控品应与患者待测样本具有相似或相同的基质。质控品应均一和稳定，如条件允许，可储存一年或以上的量。瓶间差应小于分析系统的变异。

三、Levey-Jennings室内质量控制法

Levey-Jennings室内质量控制法是和临床实验室手工操作技术相适应的第一代质量控制技术，最早由美国学者休哈特（Shewhart W.A.）于1924年提出的，将数理统计的原理和方法应用于工业生产，预测生产过程的变动，预防产品质量的波动。19世纪40年代，临床检验还没有一个科学有效的质量控制方法，人们只能凭借工作经验、重复性实验或者用几个人的检测结果进行互相比较等办法来估计检验结果的准确性。1947年Belk和Sundeman首先调查了不同临床实验室的分析结果，发现相互之间有惊人的差异。1950年，Levey和Jennings将工业质量管理上的质量控制图移植到检验医学中来，用于临床化学检验的质量控制，取得了很好效果。从此，Levey-Jennings质控图法逐渐成为临床生物化学检验质量控制广泛接受的方法。在以后的实践中，人们又将该法应用于几乎所有的临床检验的定量检测中，并在实践中不断完善，使Levey-Jennings质控图法更趋科学合理，使之仍为目前医学实验室室内质量控制的主要方法之一。

（一）Levey–Jennings质量控制图的制作流程

Levey–Jennings质量控制图制作流程一般要经过质控前准备、暂定均值和质控限、累积均值和质控限、常规均值和质控限的建立四个程序。

1. 质控前准备

（1）仪器准备　对检测仪器进行维护保养、校准，使其处于最佳工作状态。

（2）试剂、校准品的选择及选购　选择质量可靠、批间变异小、稳定性好的试剂和校准品，最好选择仪器生产厂商配套可溯源的试剂和校准品，一旦选定，除非特殊情况，一般不要轻易更换。

（3）质控品的选择和选购　在选择质控物时，应充分考虑其性能指标，如包装要适宜、瓶间差小、稳定性好，质控品与待测标本最好有同样的基质，以减少基质效应。现建议采用第三方的非定值质控品，在保证有效期的前提下一次性购买足够一年使用的量。

常用的生化质控品根据基质分为人源性或动物源性的血清或血清模拟物，根据是否定值分为有定值和不定值两种。如果使用定值质控品，一定不能将质控品说明书标示的标定值和预期范围误认为是靶值和控制的允许范围，不论是定值质控品还是非定值质控品，都必须在本实验室的检测系统和实际条件下重新累积均值和标准差。

质控品按浓度一般分为低、中、高三个水平。在日常工作中，建议采用两个不同浓度水平的质控品，如中水平和高水平，形成一个控制范围，如果检测项目低值范围有危急值项目的，建议增加低水平质控品。

（4）质控物的使用　质控物一般有液体和冻干粉两种类型。如果为液体，将质控物放室温一定时间后即可使用。如果为粉剂，应先将其溶解后再使用，溶解过程如下：将质控物从冰箱取出使其完全恢复至室温。小心取下瓶盖，使瓶盖朝上（当心瓶盖上黏附的冰冻粉末掉落）。根据说明书要求，用经过校准的刻度吸管准确吸取蒸馏水或去离子水加入质控瓶中，小心盖上瓶盖后，置室温约15分钟，再倒置放15分钟，然后温和转动瓶子（避免产生气泡），使瓶内冻干物完全溶解。如果一次溶解质控品较多，为避免反复冻融引起成分变化，可根据平时使用的量分装于可密封加盖的无任何添加剂的真空采血管中，保存环境应符合说明书要求。

（5）质控品　质控品与患者标本应在相同的条件下进行测定，并在每一个分析批长度内至少对质控品作一次检测，以评价该批次的性能。应确定每批内质控品放置的位置，其原则是报告一批患者检测结果前，应对质控结果作出评价，质控品的位置须考虑分析方法的类型，可产生误差的类型。如在实验室规定的批长度内，进行非连续样品检验，则质控品最好放在标本检验结束前，可检出偏倚；如将质控品平均分配于整个批内，可监测漂移；若随机插入患者样本中，可检出随机误差。在任何情况下，都应在报告患者检测结果前评价质量控制结果。

2. 暂定均值和质控限　为了确定暂定均值，新批号的质控品应与当前质控品一起进行测定。当原批号质控品的剩余量还可用一个月时，为了避免室内质控中断，应尽快绘制新批号质控品的质控图。方法为：每天当前质控在控后将新批号质控品随机插入患者标本中一起测定，最少测定20天，然后将这些质控数据进行离群值检验，剔除超过$\bar{x} \pm 2s$数据，计算均值和标准差作为暂定均值和暂定标准差。

3. 累积均值和质控限　根据暂定均值和暂定质控限，以$\bar{x} \pm 2s$为警告限，以$\bar{x} \pm 3s$为失控限绘制Levey-Jennings暂定控制图。一个月结束后，将该月的在控结果与前20个质控测定结果汇集在一起，计算累积均值和累积标准差，以此累积均值和累积标准差作为下一个月质控图的均值和标准差。

4. 常用均值和质控限的建立 以最初20个数据和随后3~5个月中的在控数据计算均值和标准差，作为质控品有效期内的常规均值和标准差，由这两个参数绘制的Levey-Jennings质量控制图作为本项目的常规质量控制图。对个别在有效期内的质控品其浓度水平不断变化的项目，则需不断调整均值。

5. 稳定性较短的质控品 暂定均值：在3~4天内，每天分析每水平3~4瓶，每瓶进行2~3次重复。收集数据后计算平均数、标准差，使用的数据量越大，其标准差估计值更好。由于这个原因，我们采用以前的变异系数来估算新的标准差。以前的标准差是几个月数据的简单平均或甚至是累积的标准差。

以暂定均值和暂定标准差作图，一个月后将该月在控结果与前面建立质控图的质控结果汇集在一起，计算累积平均值和标准差，在此累积的平均值和标准差作为再下一个月质控图的中心线和标准差；重复上述过程并逐月累积。

课堂互动 新批号质控品怎么设置均值和标准差？

（二）质控品的检测

1. 应用 每一检测项目在规定的分析批内必须检测质控品。

2. 质控品检测的频次 在每一个分析批内至少对质控品作一个检测。检测系统或试剂的厂商应推荐每个分析批使用质控品数量。用户可根据不同情况，可增加或减少质控品测定次数。

3. 质控品位置 用户应确定每批内质控品的位置，原则是在报告一批患者检测结果前应对质控结果做出评价。确定质控品的位置必须考虑分析方法的类型及可能产生的误差类型。在任何情况下都应在报告患者检测结果前评价质量控制结果。

4. 更换质控品 拟更换新批号的质控品时，应在"旧"批号质控品使用结束前，新批号与"旧"批号的质控品一起测定，重复暂定均值、暂定标准差和常用均值常用标准差的过程。

（三）绘制质控图和记录质控结果

质控图是对过程质量加以测定和记录，从而评估和监察过程是否处于控制状态的一种方法设计的图。图上有中心线，上控制限和下控制限，并有按时间顺序排列的质控结果或质控结果统计量值的描点序列。根据质控品的均值和控制限绘制Levey-Jennings质控图（单一浓度水平），或将不同浓度水平绘制在同一图上的Z-分数图。横坐标为分析批时间，纵坐标为质控品测定值。

质控图应包含质控结果、质控物名称、浓度、批号和有效期、质控图的中心线和控制线、分析仪器名称和唯一标识、方法学名称、检验项目名称、试剂盒校准物批号，每个数据点的日期和时间、干预行为的记录、质控人员和审核人员的签字、均值、标准差和允许变异系数（图4-2）。

室内质控分析图

日期范围：2019-04-01~2019-04-30

实验项目	肌酸激酶同工酶MB	仪器名称	H7600速检			仪器代码	21	
实验简称	CK-MB	试验方式	免疫抑制法					
试剂厂家	迈克			批号	0818091	有效期 2019-08-20	校准品批次	01818091

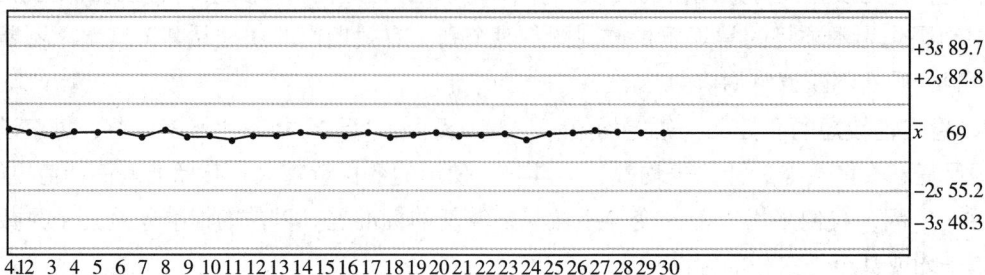

	+3s	89.7
	+2s	82.8
	$\bar{x}$	69
	-2s	55.2
	-3s	48.3

4.12 3 4 5 6 7 8 9 10 11 12 13 14 15 16 17 18 19 20 21 22 23 24 25 26 27 28 29 30

HCY									
质控物：	HCY	批次号：	23693	生产厂家：	伯乐	失效期	2020-05-31		
均值：	69 U/L	标准差：	6.9 U/L	变异系数：	10.00 %	允许总误差	30.00%		
计算均值：	69 U/L	计算标准差：	1 U/L	计算变异系数：	1.13 %	允许变异系数	10.00%		

日期	时间	测定值	操作者	日期	时间	测定值	操作者	日期	时间	测定值	操作者	日期	时间	测定值	操作者	日期	时间	测定值	操作者
401	15:32	70.00	周阳春	402	15:28	69.00	彭庆远	403	14:42	68.00	周阳春	404	14:39	69.00	赵毅	405	13:00	69.00	彭庆远
406	13:28	69.00	彭庆远	407	10:32	69.00	杨开岚	408	15:00	70.00	肖利	409	15:50	68.00	彭庆远	410	14:52	69.00	杨开岚
411	15:10	67.00	彭庆远	412	15:16	68.00	肖利	413	10:24	69.00	李妹	414	14:54	69.00	周阳春	415	17:05	68.00	赵毅
416	15:17	68.00	郭晓聪	417	15:33	69.00	彭庆远	418	15:17	68.00	肖利	419	14:47	68.00	肖利	420	14:43	69.00	杨开岚
421	16:55	68.00	肖利	422	14:56	68.00	肖利	423	15:39	68.00	肖利	424	14:52	67.00	杨开岚	425	15:13	68.00	郭晓聪
426	15:25	69.00	周阳春	427	15:01	70.00	赵毅	428	10:32	69.00	郭晓聪	429	15:19	69.00	周阳春	430	15:36	69.00	赵毅

图4-2 Levey-Jennings质控图

课堂互动 质控图应至少包含哪些内容？

（四）Levey-Jennings质控图的分析

单纯随机误差是一种典型的正态分布，符合正态分布曲线规律，当质控品测定值违背正态分布规律时，检验者应考虑是否存在着非随机误差。由于各种误差在Levey-Jennings质控图上有各自的特点和规律，检验者通过对质控图形分析，可以及时发现这些误差并鉴别误差类型，然后分析误差产生的原因和采取正确的纠正措施，使误差得到及时纠正。

1. 概率分析 95%的数据在$\bar{x} \pm 2s$以内，不能有连续8次结果在同一侧或连续4次结果在1s以外。

2. 曲线漂移 "漂移"是指准确度发生了一次性的向上或向下的改变，提示存在系统误差。这种变化往往是由于一个突然出现的原因引起的。如更换校准品的生产厂家及批号、更换新批号试剂、更换操作人员等。在查找误差原因时，应重点分析突然出现误差的那个分析批，回顾在那个分析批的前后发生了哪些变动的因素（图4-3）。

3. 趋势性变化 质控图有逐渐向上或逐渐向下的发展趋势，表明检测的准确度发生了渐进性的变化。这往往是由于一个逐渐改变着的因素造成的，如试剂的蒸发和吸水、析出沉淀、仪器波长逐渐偏移、光源逐渐老化、质控品逐渐变质等。发生趋势性变化时，即使更换校准品和更换操作者后，这种趋势性变化也不会得到纠正（图4-4）。

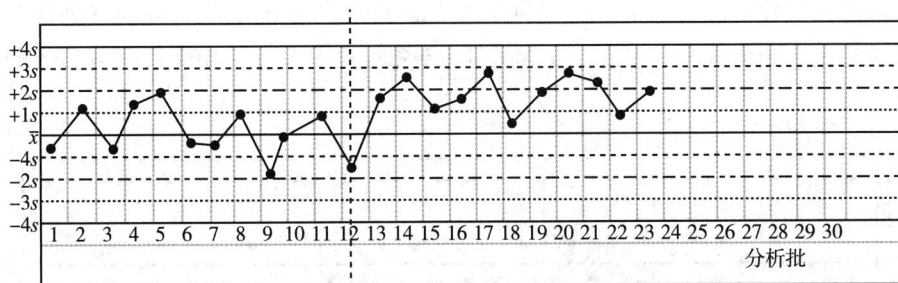

图4-3 质控曲线漂移

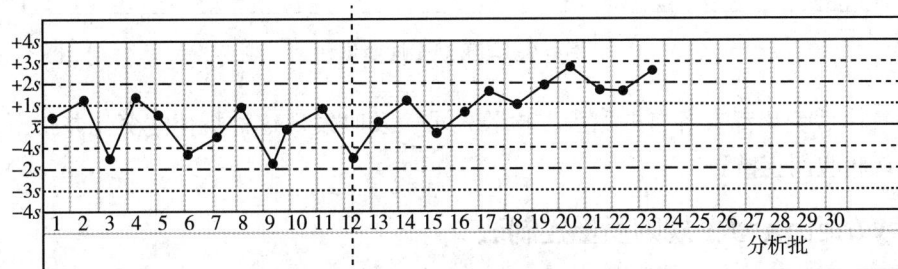

图4-4 质控图趋势线变化

4. 连续多点分布在中心线一侧 指质控品测定值连续10天出现在中心线的同一侧或连续4天出现在中心线的1s以外。提示存在系统误差，应查找原因，及时纠正失控（图4-5）。

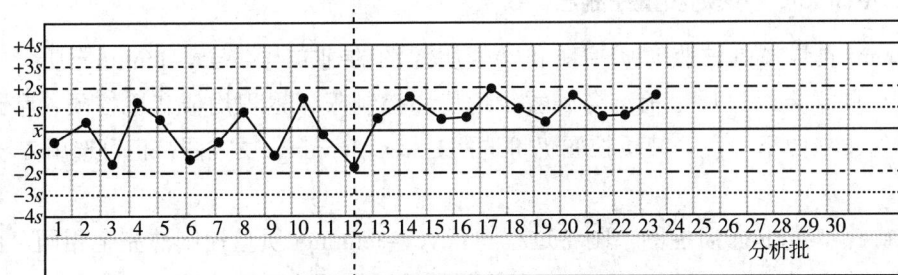

图4-5 连续多点分布在中心线一侧

5. 其他规律性变化 有周期性变化、隔天规律性变化。每周固定某一天（如每周五）出现一个较高值，规律性变化十分明显。经过分析，发现每周五是该区的停电日，医院自己发电维持工作，电压较低，由此提示该项目的检测结果与电压有较密切关系（图4-6）。

图4-6 每周发生周期性变化

隔天规律性变化：质控图有规律地隔天变化。分析其原因是负责该项目操作的两个工作人员轮流检测，每天换班造成的，这也表现出两名工作人员的操作存在着明显差异（图4-7）。

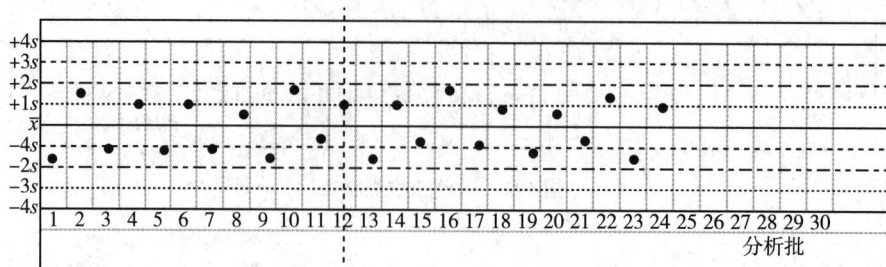

图4-7　隔天规律性变化

各种规律性变化都有各自的原因，检验人员应及时发现这种规律性变化并找出其中的原因，采取相应纠正措施。

四、Westgard多规则质量控制法

Westgard等人在Levey-Jennings质量控制法的基础上，建立了同时使用多个规则来进行临床检验质量控制的方法。该法采用两个或两个以上不同浓度的质控品和多个质控规则对分析批进行质量控制，在很大程度上提高了误差检出的灵敏度和特异性，是目前自动分析技术的主要质量控制方法，又称为第二代室内质量控制法。

（一）Westgard多规则质量控制法

Westgard质量控制法临时质控图和常规质控图的建立与Levey-Jennings质量控制法基本相同，同样要经过质控前准备、暂定均值和控制限、累积均值和质控限、常规均值和质控限的建立四个阶段。其质控图仍可选用Levey-Jennings质控图，也可选用Z-分数质控图。

1. Levey-Jennings质控图　制备过程与Levey-Jennings质量控制法完全相同。由于每张质控图只能表示一个浓度水平，当一个检测项目采用两个浓度水平或多个浓度水平的质控品进行质量控制时，由于不同浓度水平的质量控品的中心线（均值）和标准差不同，需要绘制两张或多张Levey-Jennings质控图。检验者在分析质控结果时，要在两张或多张质控图中进行观察、分析和判断。由于Westgard质控法采用多种质控规则，判断时比Levey-Jennings质控法复杂得多，因此在实际工作中很不方便，且容易造成误判。Z-分数质控图可弥补这一缺陷。

2. Z-分数质控图　当以不同频率分析质控物时，可采用各个质控物测定值的Z-分数图的方法来把各个质控物的结果绘制在同一个质控图上。Z-分数是指质控品测定值与其平均数之差，除以质控品的标准差，结果用正负号表示，如果质控品的测定值大于均值，求得的Z-分数为正数，反之为负数。因此，Z-分数的符号实质上是表示质控品测定值偏离均值的方向，Z-分数值表示偏离均值的大小。因此，Z-分数是一个相对数，表示某批质控测定结果（x_i）与平均数（$\bar{x}$）之差是标准差（s）的多少倍。

$$Z-分数 = \frac{x_i - \bar{x}}{s}$$

Z-分数质控图判断直观，便于在同一分析批不同的质控物浓度之间、不同的分析批相同的质控物浓度之间、不同的分析批不同的质控物浓度之间进行观察和分析（图4-8）。

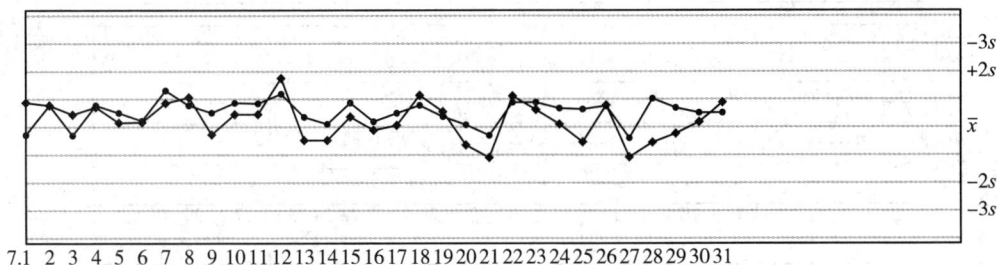

RANDOX-水平2							
质控物：	RANDOX-水平2	批次号：	1255U1	生产厂家：	朗道	失效期	2021-01-28
均值：	25.367 μmol/L	标准差：	0.689 μmol/L	变异系数：	2.72%	允许总误差：	15.00%
计算均值：	25.719 μmol/L	计算标准差：	0.331 μmol/L	计算变异系数：	1.29%	允许变异系数：	6.00%

日期	时间	测定值	操作者	日期	时间	测定值	操作者	日期	时间	测定值	操作者	日期	时间	测定值	操作者	日期	时间	测定值	操作者
701	08:34	25.10	彭庆远	702	18:28	25.90	郭晓聪	703	09:15	25.10	赵毅	705	08:37	25.90	赵毅	706	10:15	25.70	赵毅
707	10:01	25.50	周庆春	708	08:50	26.30	杨开岚	709	08:45	25.90	彭庆远	710	08:41	25.70	郭晓聪	711	08:20	26.00	周阳春
711	08:20	26.00	周阳春	712	08:42	26.20	杨开岚	713	10:13	25.60	杨开岚	714	10:20	25.40	彭庆远	715	08:39	26.00	周阳春
716	08:55	25.50	杨开岚	717	08:55	25.60	杨开岚	718	08:44	25.90	杨开岚	719	08:50	25.60	赵毅	720	11:07	25.40	彭庆远
721	10:21	25.10	肖利	722	08:55	26.00	马海林	723	08:50	26.00	彭庆远	724	08:57	25.80	彭庆远	725	09:17	25.80	郭晓聪
726	08:53	25.90	肖利	727	12:00	25.00	赵毅	728	09:55	26.10	郭晓聪	729	08:40	25.80	周阳春	730	08:36	25.70	杨开岚
731	08:37	25.70	杨开岚																

RANDOX-水平3							
质控物：	RANDOX-水平3	批次号：	982UE-1	生产厂家：	朗道	失效期	2021-01-28
均值：	72.039 μmol/L	标准差：	1.071 μmol/L	变异系数：	1.49%	允许总误差：	15.00%
计算均值：	72.271 μmol/L	计算标准差：	0.81 μmol/L	计算变异系数：	1.12%	允许变异系数：	6.00%

图4-8　Z-分数质控图

（二）Westgard质量控制规则

质控规则（quality control rule）是解释质控数据和判断分析批是否在控的标准。

不同的质控方法有不同的质控规则，Westgard的质控规则有很多种，其中常用的六个质控规则为 $1_{2s}/1_{3s}/2_{2s}/R_{4s}/4_{1s}/10_{\bar{x}}$，其中 1_{2s} 为警告规则，其他为失控规则，1_{3s}、R_{4s} 对随机误差敏感，2_{2s}、4_{1s}、$10_{\bar{x}}$ 对系统误差敏感。由于选择的这些规则其单个的假失控概率都很低（0.01或更小），而且其联合规则的假失控概率也很低。这些规则的组合对随机误差和系统误差均敏感，这样可提高误差检出概率。

1. 1_{2s} 规则　警告规则，指同一分析批中高、低两个浓度质控品测定值中任意一个测定值超过 $\bar{x}-2s$ 或 $\bar{x}+2s$（不包括正好在 $\bar{x}\pm2s$ 和 $\bar{x}\pm3s$ 限上的值）的值。该分析批究竟是在控还是失控分别用后面的五个质控规则来判定（图4-9）。

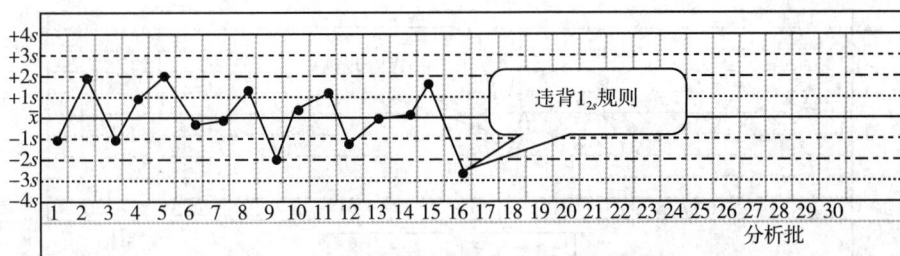

图4-9　违背 1_{2s} 规则

2. 1_{3s}规则 为失控规则，指任一浓度质控品测定值超出$\bar{x}+3s$或$\bar{x}-3s$，该规则主要对随机误差敏感（图4-10）。

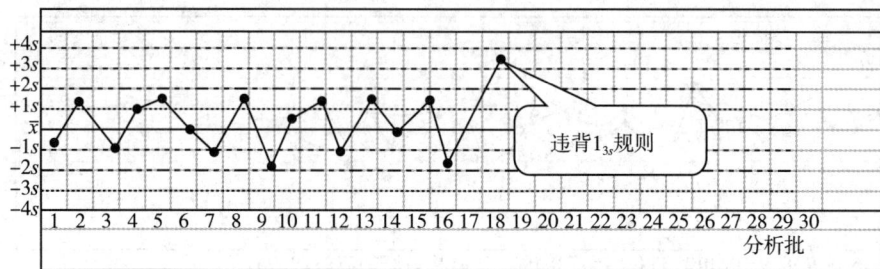

图4-10 违背1_{3s}规则

3. 2_{2s}规则 指同一浓度质控品测定值连续两个分析批超出$\bar{x}+2s$或$\bar{x}-2s$（同方向）限值；或者同一分析批中两个浓度质控品测定值都超出$\bar{x}+2s$或$\bar{x}-2s$（同方向）限值，为失控规则，该规则对系统误差敏感（图4-11，图4-12）。

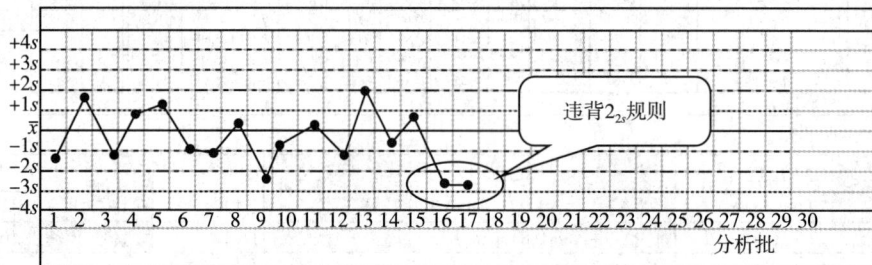

图4-11 同一浓度质控品连续两个分析批超出$2s$，违背2_{2s}规则

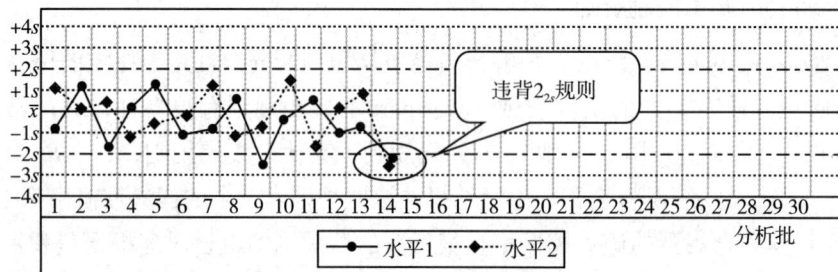

图4-12 同一分析批高低两个质控品同方向超出$2s$，违背2_{2s}规则

4. R_{4s}规则 指同一分析批中两个浓度质控品测定值，其中一个值超出$\bar{x}+2s$控制限，另一个值超出了$\bar{x}-2s$控制限，判断为"失控"。该规则对随机误差敏感（图4-13）。

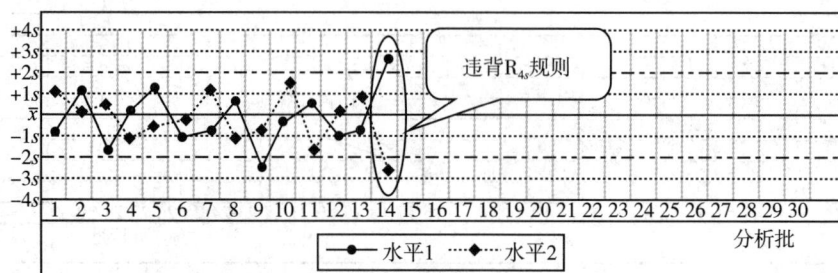

图4-13 同一分析批高低两个浓度质控品测定值之差大于$4s$，违背R_{4s}规则

5. 4_{1s}规则 指连续四个质控品测定值超出$\bar{x}+1s$或$\bar{x}-1s$，为"失控"。其中有两种情况：一种是同一浓度质控品测定值连续四个分析批同方向超出$\bar{x}+1s$或$\bar{x}-1s$（图4-14）；另一种是高低两个浓度质控品测定值连续两个分析批同方向超出$\bar{x}+1s$或$\bar{x}-1s$（图4-15）。该规则对系统误差敏感。

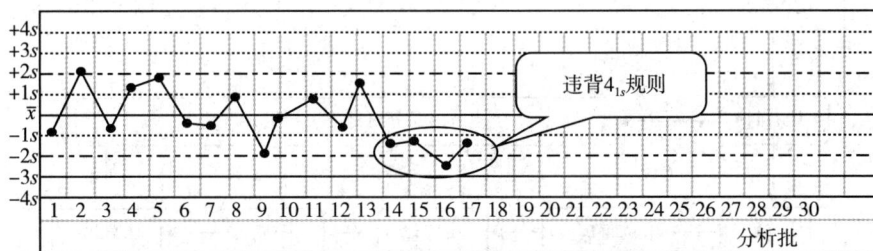

图4-14 同一浓度质控品测定值连续四个分析批超出$\bar{x}+1s$或$\bar{x}-1s$，违背4_{1s}规则

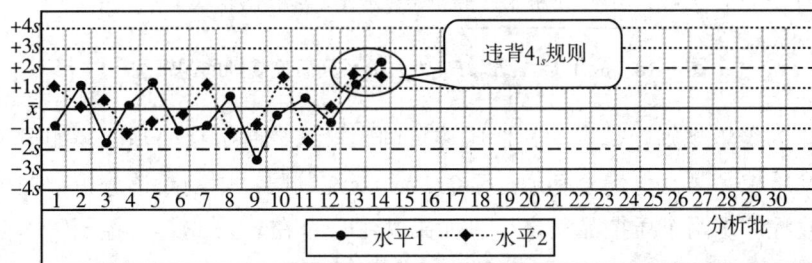

图4-15 高低两个浓度质控品测定值连续两个分析批同方向超出$\bar{x}+1s$或$\bar{x}-1s$，违背4_{1s}规则

6. $10_{\bar{x}}$规则 指10个连续的质控品测定值均落在均值的一侧，为"失控"，其中有两种情况：①是同一浓度质控品测定值连续10个分析批偏于均值一侧（图4-16）；②是高低两个浓度质控品连续5个分析批的测定值在均值的一侧（图4-17）。该规则对系统误差敏感。

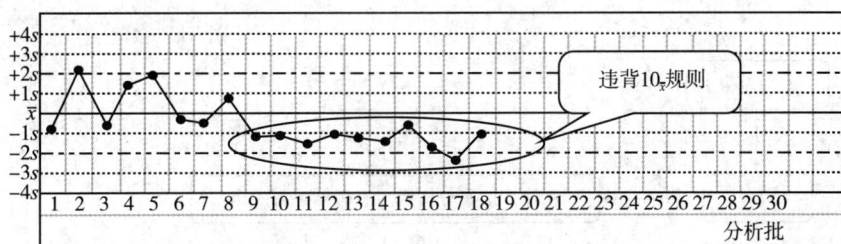

图4-16 同一浓度质控品测定值连续10个分析批偏于均值一侧，违背$10_{\bar{x}}$规则

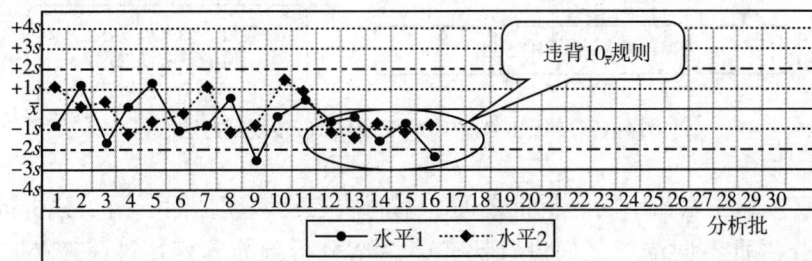

图4-17 高低两个浓度质控品连续5个分析批的测定值在均值的一侧，违背$10_{\bar{x}}$规则

（三）Westgard多规则质量控制法判断方法

1. Westgard多规则分析判断步骤 质控数据标记好后，根据图4-18，应用Westgard多规则的逻辑图对分析批是否在控进行分析。

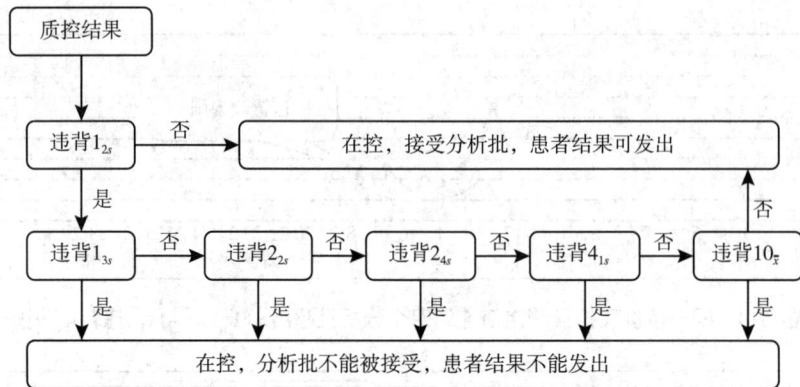

图4-18 应用$1_{2s}/1_{3s}/2_{2s}/R_{4s}/4_{1s}/10_{\bar{x}}$系列质控规则的逻辑图

1_{2s}规则作为警告规则，是启动其他质控规则来检查控制数据的基础。如果该分析批中高低两个浓度质控品测定值均没有超过$\bar{x}+2s$或$\bar{x}-2s$控制限，则判断该分析批在控，可以进入报告单发放程序。两个质控品测定值，如果其中一个在$\bar{x}+2s$或$\bar{x}-2s$控制限之外，应依次启动1_{3s}、2_{2s}、R_{1s}、4_{1s}和$10_{\bar{x}}$规则进一步判断质控数据是否在控，如果均没有违背这些规则，则判断该批次分析在控；如果违背1_{3s}、2_{2s}、R_{1s}、4_{1s}和$10_{\bar{x}}$中的任一规则，则判断该批次分析失控，患者结果不可发出，并根据违背规则的情况初步推断误差的类型（随机误差或偶然误差）。

2. 修改后的多规则方法 为了改善Westgard多规则在实际工作中的可操作性和实用性，目前大部分实验室将4_{1s}和$10_{\bar{x}}$规则修改为警告规则，用于启动预防性维护过程。修改后的多规则质控方法见图4-19。

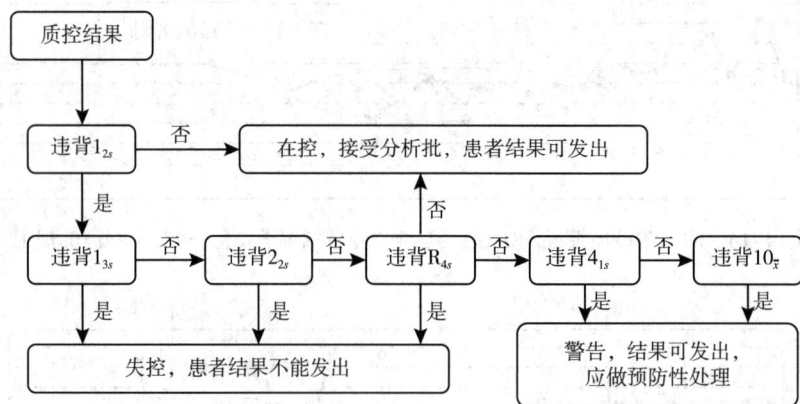

图4-19 修改的$1_{2s}/1_{3s}/2_{2s}/R_{4s}/4_{1s}/10_{\bar{x}}$多规则方法

分析时应特别注意在不同分析批之间、不同质控物浓度之间、同一分析批不同浓度之间、不同分析批不同浓度之间进行比较，总结分析判断其规律性，避免遗漏其中的任何一个分析因素。失控后应及时查找原因，采取正确的纠正措施后才可进入报告单发放程序。

Levey-Jennings质量控制法与Westgard多规则质量控制法均是目前医学实验室最重要的质量控制法，两者的主要区别点见表4-2。

表4-2　Levey-Jennings和Westgard两种质控方法比较

区别点	Levey-Jennings 质控法	Westgard 多规则质控法
适用对象	主要适用手工法操作技术	主要适用自动化分析技术
质控品浓度	单一浓度或两个浓度	两个浓度或多个浓度
质控规则	1_{2s}为警告，1_{3s}为失控	$1_{3s}/2_{2s}/R_{1s}/4_{1s}/10_{\bar{x}}$，其中$1_{2s}$为警告
对误差类型的判断	1_{3s}对随机误差敏感	1_{3s}、R_{4s}对随机误差敏感；2_{2s}、4_{1s}、$10_{\bar{x}}$对系统误差敏感
误差检出率	低	高
质控图	Levey-Jennings 质控图	Levey-Jennings 质控图或Z-分数质控图
真在控概率	低	高

五、西格玛质控图法

将经典的Westgard多规则逻辑判断图与6-sigma结合建立西格玛规则图（图4-20）。

计算西格玛度量值可描述测量程序的精密度和正确度与质量要求之间的关系，同时可计算医学重要的临界系统误差，然后根据临界系统误差和质量控制方法的性能，选择适当的质控规则和每批质控测定的个数。西格玛度量值可以有下列公式计算：$\sigma = (TEa-|bias|)/CV$，其中TEa为允许总误差，bias为检验程序观测的偏倚，CV为检验程序观测的不精密度（变异系数）。

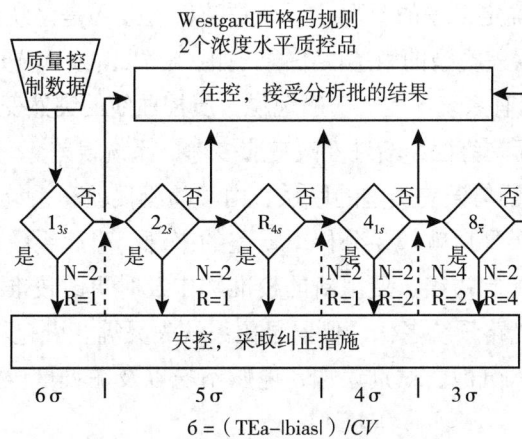

图4-20　2个浓度水平质控品的西格玛规则

（N代表每批质控测定结果个数，R代表批数）

六、失控后原因分析及处理

任何检验结果都有误差，只是大小的差异。建立失控情况的处理及原因分析程序，对检测的全过程进行回顾分析，采取相应的纠正措施，以保证检验结果的准确性和可靠性。失控原因的查找过程并无固定模式。一般是由易到难，由近到远地查找。常用的失控原因分析及失控处理方法如下。

（一）失控处理流程

实验室以自己制定的质控规则和方法为依据，判断质控结果是否在控，当发现质控结果违背失控规则时，应按照自己实验室制定的失控处理流程进行处理，一般失控处理流程主要包括以下内容。

1. 立即停止该分析批次报告的审核、发布和打印。

2. 查找分析失控原因，根据违背的质控规则大致判断误差来源和类型，有针对性的处理。

3. 处理后再次做质控验证，直至质控结果在控为止。

4. 填写失控及处理记录表，报质量主管或专业组负责人审核。

5. 审核者查验处理流程和结果，对处理方式和最终结果进行确认并签字。

6. 由审核者决定是否发出与失控同批次的患者报告。

7. 由审核者决定是否收回失控发现前已发出的患者检验报告，以及是否根据随机原则挑选出一定比例的失控前患者标本进行重新测定和验证，并根据既定标准判断失控前测定结果是否可接受，对失控作出恰当的判断。

（二）失控原因分析

失控信号的出现受多种因素的影响，这些因素包括：操作上的失误，试剂、校准品、质控品的失效，仪器维护不良，采用的质控规则、控制限范围以及一次测定的质控标本数不当等。失控信号一旦出现就意味着与测定质控品相关的那批患者标本报告可能作废。此时要尽快查明导致失控的原因，失控原因分析过程包括以下内容。

1. 观察质控图上质控数据点的分布特征　分析质控数据点的分布和变化特点，判断所违背的质控规则，大致确定误差的类型，区分是随机误差还是系统误差。分析时应注意不同的质控规则对不同的误差类型的敏感性不同，如：违背 1_{3s} 或 R_{4s} 通常指示有随机误差；违背 2_{2s}、4_{1s} 或 $10_{\bar{x}}$ 通常指示有系统误差。一般地说，质控曲线的突然变化或出现较大幅度的波动应多考虑随机误差，而趋势性和渐进性改变应多考虑系统误差。

2. 建立常见失控原因与误差类型的联系　由于随机误差和系统误差往往由不同的原因引起，因此在确定误差类型后就较易分析出误差的来源。引起系统误差的常见原因有：校准品批号更换、校准品配制错误、使用新的校准物未及时更改校准值、试剂变质、更换试剂批号后未进行校准、光路系统老化、仪器温控系统失灵等。引起随机误差的常见原因有：试剂瓶或试剂通道中混入气泡、试剂误加、电压不稳以及在吸量、定时等方面操作的样本间差异等。

3. 分析系统的改变与失控之间的关系　在确定误差类型之后，应仔细分析失控前整个检测系统的某些改变是否是引起失控的原因，如变更试剂、质控品或校准品的变动等。对于生化分析仪等大型自动分析仪器：还应关注在失控之前有无改变分析系统的完整性，如果失控前有更换部分硬件、修改反应参数等情况发生，应首先仔细确认其更改的正确性。如是个别项目失控，则可以基本确认分析仪工作正常。如果是多个项目失控，应寻找失控项目之间的共同因素，如 ALT、AST，以及己糖激酶测定葡萄糖等项目同时失控，它们的共同特点是都以 340nm 为测定波长，此时应首先核实灯泡在 340nm 处的光能量是否明显下降，或者该波长的滤光片损坏。找不出明显共同原因而失控项目又特别多的，甚至出现全部项目失控的，很可能是分析仪器故障。此外，如果质控图上近期的质控点呈现趋势性改变，则应考虑质控品或试剂的缓慢变质，或者光路老化等因素。如果是一个水平正常，一个水平多个项目失控则要考虑质控品问题。

4. 样本的选择性复查 提示失控时就意味着与测定质控品相关的那批患者样本报告可能作废。此时，首先要尽量查明导致失控的原因，然后再随机挑选出一定比例的患者样品进行重新测定，最后根据预先设定的标准判断先前结果是否可接受，对失控做出恰当的判断。对判断为真失控的情况，应在重做质控结果在控以后，对相应的失控分析批的所有患者标本进行重新测定。如失控信号被判断为假失控时，常规测定报告可以按原测定结果发出，不必重做。

（三）失控处理措施与意义

在分析出失控原因的基础上，有针对性地采取一些处理措施，并在处理后再次测定质控品加以验证。常见的处理措施和主要意义如下。

1. 立即重测同一质控品 主要用以查明人为误差或偶然误差。如是偶然误差，则重测的结果应在允许范围内（在控）。如果重测的结果仍不在允许范围，则可进行下一步操作。

2. 新开一瓶质控品，重测失控项目 如果新开的质控品结果在控，那么原来那瓶质控品可能过期或在室温放置时间过长而变质，或者被污染。如果结果仍不在允许范围，则进行下一步。

3. 更换试剂，重测失控项目 如果是试剂变质或超过开瓶稳定期，更换试剂重做试剂空白后，重新测定质控品应该在控。如果结果仍不在允许范围，则进行下一步。

4. 进行仪器维护，重测失控项目 检查仪器状态，查明光源是否需要更换，比色杯是否需要清洗或更换，是否按规定执行周期性维护保养，对仪器进行清洗等维护保养后重测质控品应在控。如果结果仍不在允许范围，则进行下一步。

5. 重新校准，重测失控项目 校准后重测质控品加以验证，可以解决系统漂移的问题；必要时也可以新开瓶校准品，以排除校准品变质。

6. 请专家帮助 如果以上措施都未能得到在控结果，那可能是仪器或试剂的原因，只有和仪器或试剂厂商联系，请求给予技术支援。

考点提示 室内质控失控时的原因分析及处理流程。

七、室内质量控制的数据管理

室内质量控制是临床实验室的日常工作，每天都会产生大量的质控数据，这既是每日室内质量控制工作的记录性文件，也是向服务对象提供质量保障措施的十分重要的质量证据和证明性文件。因此，应该做周期性总结和分析，并予以妥善保存。

1. 每月室内质控数据统计处理 每个月的月末，应对每月所有质控活动结束后，应对全月的所有质控数据进行汇总及统计处理，计算的内容至少应包括：①当月各测定项目原始质控数据的 $\bar{x}$、s 和 CV；②剔除失控数据后，当月各测定项目的 $\bar{x}$、s 和 CV；③在新批号长效质控品投入使用前 3~5 个月，还应计算当月及以前各测定项目所有在控数据的累积 $\bar{x}$、s 和 CV。

2. 每月室内质控数据的保存 每月所有质控活动结束后，应将当月所有整理汇总后的质控资料存档，存档的资料包括：①当月所有项目原始质控数据；②当月所有项目的质控图，包括质控图上失控点的标注和处理；③当月所有计算数据，包括$\bar{x}$、s和CV及累积的$\bar{x}$、s和CV等；④当月的失控处理记录表，包括违背的质控规则、失控原因分析、采取的处理措施及效果验证（包括患者结果的处理）等。

3. 每月上报的质控数据图表 每月质控工作结束后，应将本月的所有质控数据汇总并上报实验室负责人，上报内容包括：①当月所有测定项目质控数据汇总表；②所有测定项目全月的失控情况汇总表。

4. 室内质控数据的周期性评价 包括月度总结评价、年度总结及评价等。每个月的月末都要对当月室内质控数据的$\bar{x}$、s和CV及累积的$\bar{x}$、s和CV进行评价，查看与以往各月的$\bar{x}$、s和CV是否有明显不同。如果发现有显著性差异，就要对质控图的$\bar{x}$、s进行修改，并要对质控方法重新进行设计。

> **知识链接**
>
> 2018年12月11日，国家卫生健康委员会发布了中华人民共和国卫生行业标准（WS/T 641—2018）"临床检验定量测定室内质量控制"，2019年6月1日起实施。

扫码"学一学"

第三节 室间质量评价

室间质量评价（external quality assessment，EQA）是利用实验室间比对，按照预先制定的准则评价参加者的能力。室间质量评价也被称作能力验证（PT）。EQA是一种回顾性评价，参加评价实验室通过EQA的反馈结果改进本室的检验技术，校正本室检测系统的准确度。在实验室质量管理体系中，室间质量评价是重要的组成部分，正越来越受到临床实验室的重视。

一、室间质量评价的目的和作用

室间质量评价的主要目的包括：①帮助参评实验室查找缺陷，改进工作，提高检验结果的准确性；②建立参评实验室间检测结果的可比性和一致性，是区域性检验结果互认的基础；③为卫生行政部门及临床检验质控中心检查、实验室认证、认可、评审、注册和资质认定等提供客观依据；④对市场上同类分析检测系统（仪器、试剂等）的质量进行比较，并协助仪器和试剂生产厂家改进质量等。

虽然很多实验室长期参加室间质量评价活动，但部分实验室对该活动的作用和用途了解不清，因此不能有效利用它来解决实际工作中存在的问题。室间质量评价的主要作用为：①评价实验室的检测能力，识别实验室间检测结果的差异；②发现问题并采取相应的改进措施；③为实验室改进实验方法分析能力提供参考；④确定重点投入和培训需求；⑤是实验室质量保证的客观证据；⑥支持实验室认可；⑦增加实验室内部和实验室用户的信心；⑧实验室质量保证的外部监督工具，EQA成绩可作为各级卫生行政管理部门对实验室质量实施监督的重要工具。

二、室间质量评价的类型和组织形式

我国EQA起步于20世纪70年代末，1980年卫生部临床检验中心开始组织全国范围内的临床化学室间质量评价活动。目前主要由卫健委临床检验中心和各省、市、自治区临床检验中心（或质量控制中心）组织开展此项工作。

（一）室间质量评价的类型

EQA计划通常分为6种类型：即实验室间检测计划、测量比对计划、已知值计划、分割样品检测计划、定性计划和部分过程计划。我国各级临床检验中心组织的室间多为室间检测计划，已知值计划和分割样品检测计划也可以在临床实验室应用。

（二）室间质量评价的组织形式

1. 调查方式评价 这是EQA最常采用的方法，由组织单位定期向参加单位发出EQA活动通知并发放申请表，由拟参加单位填写并按规定交纳质评费用后就可成为正式参加单位。在进行EQA时，由组织单位将相同的质评物按期发给各参评实验室，参评实验室在接到质评样本后，根据组织单位的EQA计划在规定时间对样本进行测定，完成检测后将结果报送EQA组织单位，组织单位对各实验室的检测结果进行评价，并将评价结果及建议再反馈给各参评单位。

2. 现场考查评价 事先不通知被评单位，临时派观察员到被调查的实验室，指定该室用常规方法随同患者标本一起，对已知值或已知结果的样本做规定项目检验，评价其检测水平。

三、室间质量评价的实施与改进

（一）室间质量评价工作流程

EQA的工作流程分为组织者内部工作流程和参评实验室工作流程两部分。

1. 组织者内部工作流程 包括质评组织的计划和设计、邀请书的发放、质控物的选择和准备、质控物的包装和运输、检测结果的接受、检测结果的录入、检测结果的核对、靶值的确定、报告的发放和与参加者的沟通等。每个被调查的质评项目每次活动至少5个样本，其浓度包括高、中、低不同的浓度水平，每年在相同的时间间隔内最好有三次活动。

2. 参评实验室工作流程 包括接受质控品、收到质控品后按规定日期检测质评物、上报检测结果、查收组织者的评价报告、分析评价报告、决定是否采取纠正措施、评价采取措施的效果等。

（二）参评实验室对质评物的检测要求

1. 室间质量评价计划的选择 参加者应详细阅读并理解室间质量评价计划书的有关要求，必须在规定时间内向室间质量评价提供者申请参加某项室间质量评价计划。

2. 质评物接收与存储 按照实验室患者样品接收作业指导书要求接收质评物，根据《室间质量评价活动指导书》，按照质评物的性质、存储要求保存质评物。

3. 质评物准备与检测 质评物应由进行常规检验的人员检测，实验室主任和检测人员应在室间质量评价提供者提供的工作表上签字，保证质评物与患者样品处理方式和安全要求相同。质评物检测的次数应与患者样品常规检测的次数一致。要求使用患者样品检测的主要检测系统和常规检验方法检测质评物。

4. 结果审核与记录 按照作业指导书的要求对质评物检测结果进行审核，应将质评物处理、准备、方法、检测、审核等每一步骤形成文件化的记录，必须保存所有记录至少2年。

5. 结果回报 应将检测结果等各项内容逐项填写回报表，通过"PT/EQA信息系统"在规定时间回报给室间质量评价组织者。质评物检测项目单位、有效数字或小数位数按参加者常规检测项目填报。在规定回报质评物结果截止日期之前，参加者之间不能进行质评物结果的交流。

（三）室间质量评价的评价方法

1. EQA成绩的评价方式 生化检测多为定量项目，其成绩计算包括以下两项。

（1）质评物的定值 质评物定值的准确与否直接关系到各参评实验室的成绩，只有定值准确才能很好地评价和指导参与实验室的工作，帮助他们提高检验结果的准确性。目前室间质量评价的定值常用以下两种方法：①由参考实验室用参考方法对质评样品进行定值，以此作为靶值；②根据测定方法将所有参与室间质评活动的实验室结果进行分类统计，计算出总均值，反复剔除 $\pm 3s$ 的离群值后再计算不同测定方法的均值作为该组方法的靶值。

（2）偏倚评分方法 以测定结果偏离靶值的距离确定每一分析项目结果的正确性。即对每一个测定项目确定了靶值后，通过使用基于偏离靶值的百分偏倚的固定准则进行评价。

$$偏倚 = (测量值 - 靶值) / 靶值 \times 100\%$$

卫生部临床检验中心推荐使用的准则是中华人民共和国国家标准GB/T 20470—2006《临床实验室室间质量评价要求》中可接受性能准则，本标准是修改采用了美国CLIA'88能力验证（PT）的标准要求；自2013年开始常规化学又增加使用了国家卫生行业标准WS/T 403—2012《临床生物化学检验常规项目分析质量指标》，这些标准皆可在相关资料中查阅。如果某项目的测定结果距离靶值的百分偏倚在可接受的范围内，得分为100分，检测结果可接受，若超出可接受范围，则得分为0，检测结果不可接受。

每次室间质评活动，针对某一检测项目的得分计算公式为：

$$项目得分(PT) = \frac{该项目的可接受结果数}{该项目的总的测定标本数} \times 100$$

针对某次室间质量评价活动的所有项目，得分计算公式为：

$$本次得分 = \frac{本次可接受结果总数}{本次总的测定标本数} \times 100$$

2. 室间质评计划的成绩要求

（1）以偏倚评分方法计算成绩，每次活动每个分析项目在可接受范围内的检测结果应该大于等于80%，否则称为本次活动该分析项目EQA成绩不满意。

（2）每次室间质评所有评价项目的总成绩需大于等于80%为可接受成绩，否则称为本次室间质评成绩不满意。

（3）在规定的回报时间内，实验室未能将室间质评的结果回报给室间质评组织者，将定为不满意，室间质评成绩得分为0。

（4）对同一分析项目，连续两次活动或连续三次活动中的两次未达到满意，则称为EQA活动不成功。

（5）所有参与评价的项目连续两次活动或连续三次中的两次活动未达到满意的成绩则称为不成功的 EQA 成绩。

（6）对于不满意的 EQA 评价成绩，实验室必须及时查找原因并采取纠正措施，必要时进行培训并保留文件记录。

（三）质评结果反馈信息分析

目前，我国卫生部临床检验中心针对医疗机构临床实验室的 EQA 计划包括：常规化学、干化学、脂类、心肌标志物、血气和酸碱分析、特殊蛋白、肿瘤标志物、内分泌、核酸检测、尿液化学分析、脑脊液生化检测等 70 余个类别和 300 余个项目，不同的调查内容有不同的反馈形式，图 4-21 是卫生部临床检验中心给参评实验室的常规化学反馈结果。

卫生部临床检验中心
2014年全国常规化学室间质量评价
统计结果

| 实验室名称：****** | | | | 科室：检验科 | | | | | | | |
| 实验室编码：***** | 测定日期：2014-03-12 | | 第 1 次 | 统计日期：2014-04-08 | | | | | | | |

项目：甘油三酯　　　　mmol/L

| | | | | 评价标准：GB/T 20470-2006 | | | | | 评价标准：WS/T 403-2012 | | | | |
样本编号	你室结果	靶值	偏差(%)	允许范围	下限	靶值	上限	评价结果	允许范围	下限	靶值	上限	评价结果
201411	0.46	0.54	-14.81	0.40 - 0.68	✳			通过	0.46 - 0.62	✳			通过
201412	0.85	0.88	-3.41	0.66 - 1.10		✳		通过	0.76 - 1.00		✳		通过
201413	1.49	1.62	-8.02	1.22 - 2.03	✳			通过	1.39 - 1.85		✳		通过
201414	1.24	1.35	-8.15	1.01 - 1.69	✳			通过	1.16 - 1.54		✳		通过
201415	1.80	1.98	-9.09	1.48 - 2.48	✳			通过	1.70 - 2.26		✳		通过

所属组	缺省组			成绩100%				成绩100%
本组实验室数	1940							
方法	酶法：GPO-POD（紫外）	试剂	*******					
仪器	******	校准物	******					

图 4-21 某实验室常规化学室间质量评价反馈结果（双标准）

参评实验室在接到组织者的反馈意见后要认真分析，即使是成绩合格的检验项目，为了保持或取得更好的检验质量，实验室仍要组织专业人员分析，观察本室每个被调查项目中各个浓度的测定值与靶值偏差的大小，检测结果是否都偏于靶值的一侧，某些结果是否已经接近控制限，是否存在趋势性变化等。如图 4-21 卫生部临床检验中心给参评实验室的反馈结果中，虽然五个浓度的甘油三酯调查值均在允许误差范围内，但各调查值均偏于靶值的一侧，说明其正确度存在系统偏差，实验室可分析原因，必要时启动预防措施，提高本室检验结果的准确性。

对质评成绩不合格的参评项目，实验室管理者要组织有关人员进行讨论，仔细阅读记录文件，认真分析偏差产生的原因。

1. 核实原始数据　审核所有记录性文件，如仪器原始结果、工作单、样本处理记录、测试标本、质控记录、校准记录、仪器状态记录、抄写误差的检查及审核记录等。检查上报的检测数据是否有计算、抄写或录入错误等人为失误。

2. 核实 EQA 样品　EQA 样品的质量是否发生了改变，如基质效应、质评样品不均匀、变质等，要注意 EQA 的样品在运输、保存、处理和使用过程中是否按规定要求进行。

3. 分析检测环境　对检测系统的运行环境进行分析，如温度、湿度、水质、电压、干扰等因素是否完全符合检测系统的运行要求。

4. 分析检测过程　对检测系统的各组成要素特别是主要要素逐一进行排查，如试剂、消耗品、校准品、反应系统等是否有影响检测结果的因素，室内质控状况如何等。

5. 对工作人员的操作技术进行分析　对于多次多项 EQA 成绩不合格，或成绩时好时坏很不稳定的实验室，实验室管理者不仅要从以上内容中找原因，还要从管理上找原因，如：①工作人员的数量和能力是否能够满足实验室需要；②检测系统是否具有完整性和有效性；③日常工作中室内质量控制是否能够按规定程序运行，精密度是否达到规定要求，失控后是否及时采取有效的纠正措施；④检测仪器是否能够按照规定时间和要求校准和进行有效维护。

实验室应尽可能寻找出现不及格结果的原因，并对每次室间质评报告进行总结。一旦原因明确，就应积极采取纠正措施保证患者结果的准确性，必要时还要制订预防措施防止类似问题的再发生。只有认真调查，仔细分析原因，及时采取预防纠正措施，才能在持续改进中提高检验质量，增加区域性检验结果的可比性使。

> **知识链接**
>
> 2018年12月12日，国家卫生健康委员会发布了中华人民共和国卫生行业标准（WS/T 644—2018）"临床检验室间质量评价"，2019年6月1日起实施。

扫码"学一学"

第四节　实验室内部比对与室间比对

实验室内部及室间比对的目的是确保同一个实验室或不同实验室间不同检测系统检测同一检测项目结果的一致性和可比性，保证检验结果的准确性。

一、实验室内部比对

在同一实验室内，用两种或两种以上的相同或不同的检测系统对同一个项目进行检测时，这两个（或多个）检测系统的检测结果之间要有可比性，即要有相似的检测结果，这个可比性可通过室内比对的方式进行评价。常用的方法是用被评价的检测系统与本实验室参加室间质评（室间质评成绩合格）的检测系统进行比对。

比对实质上是两个或多个检测系统的方法比较实验，待评价或验证的方法为实验方法，参考方法或准确度已知的方法为比对方法。评价方法可采用CNAS CL—38 "医学实验室质量和能力认可准则在临床化学检验领域的应用说明"推荐方法，还可参照我国卫生行业推荐标准WS/T 407—2012 "医疗机构内定量检验结果的可比性验证指南"执行。

实验室内部比对常规方法（参照CNAS CL—38）如下。

1. 实验室内分析系统间定期比对　样本数n≥20，浓度应覆盖测量范围，包括医学决定水平，计算回归方程，计算在医学决定水平下的系统误差（偏倚%），偏倚%<1/2TEa为临床可接受，否则为不接受。

2. 实验室内分析系统间不定期比对（如设备故障修复后、室内质控失控后、更换试剂批号后）　样本数n≥5，浓度应覆盖测量范围，包括医学决定水平，至少4份样本测量结果的偏差<1/3TEa。

当比对结果临床不可接受时时，应分析原因，并采取必要的纠正措施（如检测系统重新校准等），及评估纠正措施的有效性。使用不同参考区间的检测系统不宜进行结果比对。

二、实验室间比对

参照CNAS CL—38要求，如果实验室的检测项目没有参加EQA计划或者该项目无EQA计划可参加，为了保证本室检测结果的准确可靠，实验室必须有一套确认本实验室检测结果准确性和可靠性的替代方案。常用方法是按预先规定的条件，由两个或多个实验室对相同或类似的被测物进行检测，实验室将本室的检验结果通过与其他实验室（如已获得ISO 15189认可的实验室、使用相同检测方法的实验室、使用配套系统的实验室）的检测结果进行比对，判断检验结果的可接受性。

比对要求及评价：①规定比对实验室的选择原则；②样本数量：至少5份，包括正常和异常水平；③比对频率：至少每年2次；④判定标准：至少4份样本测量结果的偏差$<$ 1/3Tea。

📋 知识链接

2018年3月1日，中国合格评定国家认可委员会发布了中华人民共和国卫生行业标准（CNAS-CL02-A003：2018）"医学实验室质量和能力认可准则在临床化学检验领域的应用说明"，2018年3月1日实施。

本 章 小 结

质量控制是临床检验工作的重中之重，直接反映一个实验室的管理水平和技术水平。本章介绍了临床生化检验的全过程质量控制，介绍了室内质量控制的基础知识、室内质控的目的和任务、Levey–Jennings质控法和Westgard多规则质控方法，重点介绍了Westgard质控规则，以及失控的逻辑判断，失控原因的分析，失控的处理流程，统计，分析质控数据，做好质控资料的保存。室间质评主要评估实验室的准确度，应与临床样本在同样的条件下进行检测，及时分析总结室间质量评价结果，识别检验结果的差异，持续改进，提升检验质量。当同一实验室内有两个或两个以上检测系统检测同一检验项目时，还要通过实验室内部比对，确保同一实验室内不同的检测系统之间的检验结果的一致性和可比性。

扫码"看一看"

扫码"练一练"

习 题

一、选择题

1. 对同一样品进行重复检测，所得结果

A. 差别越小，精密度越低

B. 差别越小，精密度越高

C. 差别越小，准确度越高

D. 差别越小，准确度越低

E. 差别越大，准确度越高

2. 精密度是指

A. 对同一样品重复进行检测时所有结果的符合程度

B. 样品的检测值与真值的符合程度

C. 样品测定值与平均值的偏差

D. 样品测定值与标准品值的符合程度

E. 样品的测定值与靶值的接近程度

3. 在评价方法精密度的过程中常用的统计学指标是

A. 平均值   B. 标准差和变异系数   C. 标准误

D. 极差   E. 准确度

4. 表示标准差与真值的一致程度的是

A. 准确度   B. 精密度   C. 系统误差

D. 随机误差   E. 总误差

5. 下列哪项属于分析中质量控制

A. 患者准备   B. 标本采集   C. 标本处理

D. 反应条件   E. 标本保存

6. 能用于评价各组数据间的变异度且不受单位影响的是

A. 极差   B. 方差   C. 标准差

D. 变异系数   E. 总误差

7. 精密度是用来表示测量结果中的

A. 系统误差   B. 随机误差   C. 过失误差

D. 恒定误差   E. 标准差

8. 下列哪种因素可能引起过失误差

A. 仪器   B. 试剂   C. 环境

D. 分析人员粗心   E. 检验方法学

9. 某方法经反复测定得出的结果很接近于真值，说明该方法

A. 准确度高   B. 精密度高   C. 灵敏度高

D. 重复性好   E. 线性范围宽

10. 在考察某种方法测定血清总蛋白的精密度时，已知20次测定结果的平均值为62.5g/L，标准差为2.5g/L，那么血清总蛋白的变异系数是

A. 1%   B. 4%   C. 2.5%

D. 6%   E. 10%

二、简答题

1. 什么是全过程质量控制？检验前和检验后质量控制要素分别是哪些？

2. 新批号质控品怎么设置均值和标准差？

3. 简述室内质控失控时的原因分析和失控处理流程。

（肖　利）

第五章

体液蛋白质检验

学习目标

1. **掌握** 主要血浆蛋白质的基本特征和功能；急性时相反应蛋白的种类及用途；临床常用血浆蛋白质的测定原理、方法及其临床意义。

2. **熟悉** 血浆蛋白质功能与分类；相关疾病时血浆蛋白质水平变化的典型特征。

3. **了解** 尿液及脑脊液蛋白的测定方法及标本要求。

4. 具有一定检测血浆蛋白的能力；能正确采集各种体液标本并熟悉处理要求；能独立完成体液蛋白质检测的操作。

5. 能对检验结果的临床意义进行初步解释。

蛋白质（protein）是人体的主要组成成分，是生命活动中的重要物质，参与细胞生理功能的每一个过程。人体内的蛋白质种类繁多，功能各异，体内蛋白质的异常可引发疾病；反之，组织器官的代谢异常或功能障碍时，体液蛋白质种类和含量亦可发生相应的变化。因此，体液蛋白质的检测在疾病诊断、治疗及病情监测方面有重要价值。本章主要学习血浆蛋白质的检验。

第一节　血浆蛋白质概述

扫码"学一学"

血浆蛋白质是血浆中所有蛋白质的总称，是血浆中的主要的固体成分。其种类在1000种以上，目前已分离的血浆蛋白质有500多种。这些蛋白质含量差别很大，多者达每升数十克，少的仅为毫克甚至微克水平。90%以上的血浆蛋白质由肝脏合成如清蛋白、纤维蛋白原、部分血浆凝血因子等，免疫球蛋白及蛋白类激素由浆细胞及其他组织细胞合成。

一、血浆蛋白质的功能及分类

（一）血浆蛋白质的功能

血浆蛋白质是血浆中含量最多的一类有机化合物，60~80g/L。目前已知的血浆蛋白质的一些重要功能可概括如下。

1. 营养功能 体内的单核-吞噬细胞系统，可吞饮完整的血浆蛋白，然后由细胞内的酶类将蛋白质分解为氨基酸，生成的氨基酸扩散进入血液，可供其他细胞合成新的蛋白质之用。

2. 维持血浆胶体渗透压 血浆清蛋白在血浆蛋白类含量最高，分子数量多，是维持血浆胶体渗透压的主要蛋白质,占血浆胶体渗透压的75%~80%。

3. 运输功能 许多血浆蛋白质分子上具有与脂溶性物质结合的位点,脂溶性物质可与这些蛋白质结合成复合物而被运输;另外,血浆中还有一类特殊的运载蛋白,可与激素、维生素、金属离子、药物等进行特异结合来运输。

4. 维持血浆的酸碱平衡 血浆蛋白多以负离子形式存在,血浆蛋白质盐与相应蛋白质构成缓冲对,参与血浆pH的调节。

5. 免疫与防御功能 血浆中的免疫球蛋白(抗体)和补体(一类协助抗体完成免疫功能的蛋白酶)共同发挥作用,清除异物,抵御感染。

6. 凝血、抗凝血及纤溶等功能 各种凝血因子(除Ⅳ因子外均为蛋白质)及抗凝血因子在防止出血、防止血管内凝血中发挥重要功能。

此外,血浆蛋白质还有催化、调控物质代谢等功能。

(二)血浆蛋白质的分类

许多蛋白质的结构和功能还未完全阐明,所以还无法对血浆蛋白质进行恰当的分类,目前主要的分类方法有以下两种。

1. 按分离方法分类 盐析法可将血浆蛋白质分为清蛋白和球蛋白两大类;电泳法依据分辨率的不同可将血浆蛋白质分成数条甚至几十条区带,如采用醋酸纤维素薄膜电泳可将血浆蛋白质分为5条区带,由正极到负极为清蛋白、α_1-球蛋白、α_2-球蛋白、β-球蛋白和γ-球蛋白;采用分辨率更高的琼脂糖凝胶电泳可分离出13条区带;而聚丙烯酰胺凝胶电泳则可分离出30多条区带;而用SDS-PAGE等电聚焦双向电泳可分离出300多种不同的血浆蛋白质。

2. 按生理功能分类 根据各种血浆蛋白质生理功能的区别,可以分成不同的类别(表5-1)。

表5-1 血浆蛋白质的功能及分类

类别	名称	功能特征
运输载体类	脂蛋白	运输胆固醇、甘油三酯、磷脂
	前清蛋白与清蛋白	运输激素、游离脂肪酸、胆红素、药物等
	甲状腺素结合球蛋白	结合甲状腺激素
	皮质素结合球蛋白	结合皮质醇
	类固醇激素结合球蛋白	结合类固醇激素
	视黄醇结合蛋白	结合视黄醇
	转铁蛋白	运输铁
	铜蓝蛋白(亚铁氧化酶)	结合铜
	结合珠蛋白	结合血红蛋白
	血红素结合蛋白	结合血红素
补体蛋白类	C3、C4、B因子、D因子等	参与机体的防御功能
免疫球蛋白类	IgG、IgA、IgM、IgD、IgE	排除外来抗原
凝血和纤溶蛋白类	凝血因子(除Ⅳ因子以外)及纤维蛋白原等	参与血液凝固与抗凝
蛋白酶抑制物	α_1-抗胰蛋白酶、α_1-抗糜蛋白酶等	抑制蛋白酶作用、避免作用过强
血清酶类	脂蛋白脂肪酶(LPL)、卵磷脂胆固醇脂酰基转移酶(LCAT)等	水解甘油三酯、将游离胆固醇转化为胆固醇酯等重要的代谢调节作用
蛋白类激素	胰岛素、胰高血糖素、生长激素等	参与机体多种代谢调节

考点提示 清蛋白维持血浆胶体渗透压。醋酸纤维素薄膜电泳5条区带。

二、血浆中几种主要的蛋白质

（一）前清蛋白

前清蛋白（prealbumin，PA）由肝细胞合成，因SPE电泳时位于清蛋白前面而得名。PA是由4个亚基形成的四聚体，分子量54kD，pI 4.7，在血浆中半寿期约12小时。

PA除可作为组织的修补材料外，还有运载功能。用分辨率高的电泳技术可将PA分成2~3条区带，其中包括两种运载蛋白：①甲状腺素转运蛋白：有调节甲状腺激素代谢的功能，可结合约10%的三碘甲状腺原氨酸（T_3）和甲状腺素（T_4），对T_3亲和力较大，但运输甲状腺激素的作用较甲状腺素结合球蛋白弱；②视黄醇结合蛋白（retinol-binding protein，RBP）：可转运视黄醇（维生素A的一种形式）。

【参考区间】200~400mg/L。

【临床意义】

1. PA分子量小，半寿期短，在营养不良或肝炎早期时，其含量降低往往早于其他血清蛋白质，因此作为早期肝功能损伤的指标，比清蛋白、转铁蛋白具有更高的敏感性。

2. PA可用来评估营养状况，PA水平在100~150mg/L为轻度缺乏，50~100mg/L为中度缺乏，<50mg/L为严重缺乏。

3. PA是负性急性时相反应蛋白，在急性炎症、恶性肿瘤、肝硬化、创伤等时，血浆中PA水平下降。

案例讨论

【案例】

5岁儿童，最近体重下降，情绪不好，有时腹泻。医生询问了膳食情况，进行了体格检查。初步判断为轻度蛋白质-能量营养不良。

【讨论】

1. 什么指标可以对蛋白质-能量营养不良做出诊断？

2. 应建议患者做哪些实验室指标检查以帮助确诊？

（二）清蛋白

清蛋白（albumin，Alb）是由585个氨基酸残基构成的单链多肽，分子量66.5kD，呈球形，pI 4~5.8，半寿期15~19天，是血浆中含量最多的蛋白质，占血浆蛋白总量的57%~68%。在pH7.4的环境中，每分子可带200个以上的负电荷，是血浆中主要的运输载体。人体约有60%的Alb分布于细胞外液。

Alb由肝细胞合成，合成速度受蛋白质摄入量及血浆胶体渗透压的共同调节，肝脏对Alb合成有很强的代偿能力，如肾病综合征时合成量可以增加到正常时的3倍以上。正常情况下每天约有360mg的Alb通过肾小球滤过，但大部分（约95%）被肾小管重吸收，在小管细胞中被降解。

清蛋白具有广泛的生理功能，主要包括如下几方面。

1. 维持血浆胶体渗透压 由于Alb分子量小、数量多，因此能最有效地维持血浆胶体渗透压。

2. 营养作用 Alb可被组织细胞内吞摄取，其分解产物氨基酸可被用于合成蛋白质、组织修补或提供营养。

3. 维持血液酸碱平衡 血浆Alb与其盐组成的缓冲对具有较强的缓冲酸碱的能力。

4. 运输和解毒作用 清蛋白分子带有较多的极性基团，与某些金属离子和化合物有高度的亲和力，很多水溶性差的物质如胆红素、胆汁酸盐、长链脂肪酸、前列腺素、类固醇激素、某些金属离子（如Ca^{2+}、Cu^{2+}、Ni^{2+}）、某些药物（如青霉素、阿司匹林）等都可通过与清蛋白不同程度的可逆结合，从而有效地将这些物质运送到各自的靶细胞。此外，Alb也能结合某些有毒物质并将之运送至解毒器官，代谢后排出体外，从而起到解毒作用。

参考区间及临床意义见本章第二节。

（三）铜蓝蛋白

铜蓝蛋白（ceruloplasmin，Cp），又称铜氧化酶，位于α_2-球蛋白区带，是由1046个氨基酸残基组成的单链多肽。该蛋白由肝实质细胞合成，分子量约132kD，pI 4.4，含糖量8%～9.5%。每分子含6～7个铜原子，由于含铜而呈蓝色，故名铜蓝蛋白，血浆中铜蓝蛋白携带95%的铜离子。

Cp既是铜的运输形式，也是铜的无毒性的代谢库，组织细胞可以利用Cp分子中的铜来合成含铜的酶蛋白，例如单胺氧化酶、抗坏血酸氧化酶等。Cp还具有铁氧化酶活性，可使血液中的Fe^{2+}氧化成Fe^{3+}，Fe^{3+}能结合到转铁蛋白上使铁不具毒性且利于运输。Cp还具有抗氧化的作用，如能催化多酚和多胺类底物氧化。

Cp的稳定性较差，血液离体后，Cp可丢失其分子中的铜而发生自行氧化，蛋白质肽链容易被酶水解，因此采集血液标本后应尽快测定，不能立即测定时需置3～4℃下储存。

血清Cp检测多用免疫化学法。也可利用血清Cp具有氧化酶的特性进行分析，通过酶促反应，使底物转变为氧化型，转化的量与Cp含量成正比，经比色计算后可得到Cp含量。

【参考区间】（免疫扩散法）新生儿：10～300mg/L；6个月～1岁：150～500mg/L；1～12岁：300～650mg/L；>12岁：150～600mg/L。新生儿血中Cp含量很低，出生后逐渐升高，至14岁时至成人水平。

【临床意义】

1. 升高 Cp属于急性时相反应蛋白，在感染、创伤和肿瘤时血浆含量上升，在急性损伤4～20天达到高峰。在妊娠、口服雌激素类药物时其含量亦有明显增加。

2. 降低 见于Wilson病，是本病最有价值的诊断指标。该病为常染色体隐性遗传病，患者血浆Cp含量下降结合铜减少，游离铜增加，尿铜排出增加，由于过多的铜沉积在肝脏引起肝硬化，而沉积在脑基底节的豆状核则导致豆状核变性，因此将本病称之为肝豆状核变性。大部分患者有肝功能损害并伴神经系统症状，如不及时治疗会危及生命，可用铜螯合剂——青霉胺驱铜治疗。此外，重度营养不良、严重肝病及肾病综合征时Cp亦多下降。

（四）转铁蛋白

转铁蛋白（transferrin，TRF或Tf），为血浆中主要的含铁蛋白质，由肝及单核-吞噬细胞系统合成，分子量约76.5kD，为单链糖蛋白，含糖约6%，pI 5.5～5.9，电泳位置在β-区带，半寿期约为7天。TRF能可逆地结合多价阳离子，如铁、铜、锌、钴等。

TRF主要运输由消化道吸收的铁和Hb降解释放的铁，将其运输至骨髓等造血器官，一部分铁以含铁血黄素和铁蛋白的形式储存起来，一部分参与血红蛋白、肌红蛋白等的合成。每分子TRF能结合2个Fe^{3+}。机体缺铁时血浆中TRF含量上升，经铁剂有效治疗后可恢复到正常水平。

TRF常用的测定方法有放射免疫法和免疫散射比浊法，也可通过测定血清总铁后求TRF的含量。

【参考区间】2.5~4.3g/L。

【临床意义】

1. 缺铁性贫血时TRF升高，但饱和度降低，而由于铁利用障碍引起的贫血时TRF正常或降低，血清TRF测定可用于贫血的鉴别诊断。

2. TRF是负性急性时相反应蛋白，在急性时相反应时降低；在慢性肝脏疾病、营养不良等疾病时血清TRF含量亦降低。

3. 妊娠、注射雌激素类药物等可使TRF含量升高。

（五）结合珠蛋白

结合珠蛋白（haptoglobin，Hp）又名触珠蛋白、亲血色素蛋白，为一种能与血红蛋白（Hb）进行不可逆结合的糖蛋白，含糖量12%，电泳时位于α_2-球蛋白区带，分子量（MW）85kD，pI 4.1，是一种急性时相反应蛋白。Hp在肝脏合成，降解也在肝脏进行，半寿期为3.5~4天。

Hp的主要功能是在血浆中与红细胞中释放出的游离血红蛋白不可逆结合，形成稳定的Hp-Hb复合物，每分子Hp可结合两分子Hb。Hp-Hb复合物半寿期约90分钟，肝细胞能迅速将复合物从血浆中摄取并分解，分解释出的铁可以再利用，这一作用可以防止Hb从肾丢失，从而为机体有效地保留铁。Hp和Hb结合后不能重新被利用，而肝脏清除Hp-Hb复合物的速度比肝脏合成Hp快很多，因此溶血时Hp含量急剧下降，一般在一周内可恢复正常。

Hp-Hb复合物是一种高效的过氧化物酶，能将多型核白细胞吞噬过程中生成的过氧化物水解而防止脂类的超氧化作用。结合珠蛋白还是需铁细菌如大肠埃希菌的天然抑菌剂，可能是阻止了这类生物对血红蛋白铁的利用。

测定血清Hp的方法有：①免疫化学法；②Hp-Hb复合物过氧化物酶的活性测定；③电泳法。

【参考区间】成人0.5~2.2g/L，新生儿为成人的10%~20%。

【临床意义】

1. 升高 Hp为正性急性时相反应蛋白，在急性炎症、恶性肿瘤、肝硬化、创伤等情况下血浆含量上升，在反应开始后4~6天开始升高，病情得到控制2周后可恢复正常；肾病综合征及某些肠道疾病时常常伴有血浆蛋白质的丢失，此时肝脏Hp的合成增加，可使血浆Hp含量升高。某些激素如皮质激素和雄性激素刺激后，也可使Hp合成增加而使血浆含量增高。

2. 降低 主要见于各种血管内溶血性疾病，如溶血性贫血、输血反应、疟疾、阵发性睡眠性血红蛋白尿症、蚕豆病、传染性单核细胞增多症等。其降低的程度常与病情轻重相一致，有的甚至低到测不出的程度。轻度溶血时，血浆中游离的Hb能全部与Hp结合而被清除，此时血浆中仅见Hp减少而测不到游离Hb；中、重度溶血时，游离Hb过多，超过Hp结合能力，此时游离Hb才可被检出。由此可见，Hp降低是诊断轻度溶血的一项敏感指标。此外，严重肝病患者由于蛋白质合成能力下降，血浆Hp含量亦下降；雌激素可减少Hp的合成，妊娠、口服避孕药等会使血浆Hp含量降低。

（六）α₁-抗胰蛋白酶

α₁-抗胰蛋白酶（α₁-antitrypsin，α₁-AT或AAT）主要由肝脏合成，为一条含394个氨基酸残基的单链多肽，含糖10%～12%，分子量（MW）51kD，pI 4.8。醋酸纤维素薄膜电泳时位于α₁-球蛋白区带，是这一区带显色的主要成分，该区带中另外2个主要组分为含糖量特别高的α₁-酸性糖蛋白（AAG）和含脂类较多的α-脂蛋白，由于这两种组分中蛋白质含量较少，故染色都很浅。

AAT是一种具有蛋白酶抑制作用的急性时相反应蛋白，也称丝氨酸蛋白酶抑制物，是血清中最主要的蛋白酶抑制物。这类抑制物还包括α₁-抗胰凝乳蛋白酶、抗凝血酶、抗纤溶蛋白酶、抗纤溶酶、C₁失活物、卵清蛋白、甲状腺素结合球蛋白等。

作为蛋白酶抑制物，AAT不仅作用于胰蛋白酶，同时对糜蛋白酶、弹性蛋白酶、纤溶酶、凝血酶、尿激酶和肾素等也有抑制作用，其作用占血清中抑制蛋白酶活力的90%以上。

一般认为AAT的主要功能是拮抗多形核白细胞吞噬作用发生时释放的溶酶体蛋白水解酶。作用机制为：AAT分子量较小，可通过毛细血管壁进入组织液后与蛋白水解酶结合形成复合物后再回到血管内，此复合物有可能转移到α₂-巨球蛋白分子上，最终被单核-吞噬细胞系统降解、消除。AAT对蛋白酶的抑制作用有明显的pH依赖性，在中性和弱碱性环境活性最大，而当pH<4.5时活性基本丧失。

测定血清AAT的方法有很多，采用酸性凝胶电泳或等电聚焦电泳（IFE）可将AAT分为5～8条区带，也可以利用其对蛋白酶的抑制能力进行测定。免疫化学法是目前最常用的测定方法，已有试剂盒供应。

【参考区间】成人：0.83～1.99g/L；新生儿：1.45～2.7g/L。

【临床意义】

1. 升高　AAT作为正性急性时相反应蛋白，在急性炎症、恶性肿瘤、肝硬化、创伤等情况下含量上升，一般24小时后开始升高，3～4天达到峰值。妊娠、长期服用可的松、雌激素类药物也可使血浆AAT含量升高。

2. 降低　血清低AAT可发生于胎儿呼吸窘迫征。AAT缺陷的一些遗传表型常伴有早年（20～30岁）出现的肺气肿。当吸入粉尘和细菌引起肺部多形核白细胞的吞噬作用活跃时，溶酶体弹性蛋白水解酶释放增多，对于AAT缺乏者，失去拮抗的蛋白水解酶可作用于肺泡壁的弹性纤维，使之损伤，再加上感染等因素引起的支气管阻塞，多方面的共同作用导致肺气肿的发生。而某些遗传表型还可引起肝细胞损害，有可能引起肝硬化。

（七）α₁-酸性糖蛋白

α₁-酸性糖蛋白（α₁-acid glycoprotein，α₁-AG或AAG）主要由肝细胞合成，某些肿瘤细胞或脓毒血症时的粒细胞和单核细胞亦可合成。分子量（MW）约40kD，含糖约45%，包括等分子的己糖、己糖胺和唾液酸，pI 2.7～3.5，半寿期为1～3天。AAG分解代谢首先是唾液酸分子的降解，然后蛋白质部分在肝中很快降解消失。

AAG是主要的急性时相反应蛋白，急性炎症时上升，与免疫防御功能有关，但机制还有待于深入研究。有报道指出AAG还可以抑制血小板聚集、影响胶原纤维的形成和参与一些脂类衍生物（如孕酮）的运输。

测定AAG的方法包括：可通过测定分子中糖含量的方法间接计算含量。也可以通过免疫化学法定量，使用AAG抗体，用酶联免疫吸附法（ELISA）、免疫比浊法进行检测。电泳分离有局限性，原因是虽然AAG在α_1-球蛋白部分含量最高，但由于其含有大量的糖而着色很浅。

【参考区间】0.25~2.0g/L。

【临床意义】

1. 升高 AAG为主要的急性时相反应蛋白，急性炎症、恶性肿瘤、肝硬化、创伤、急性心肌梗死等情况下大部分伴有AAG增高，且升高迅速。在急性炎症和外科手术时的当天，即可升高，第4~5天后又迅速下降。溃疡性结肠炎时，AAG血浆含量升高是临床诊断最可靠的指标之一。库欣综合征（Cushing病）或用肾上腺皮质激素治疗等情况使糖皮质激素水平升高也可使血浆中AAG含量增高。

2. 降低 在肝实质病变、营养不良时，由于合成减少而致血中AAG降低。由于AAG的分子量较小，肾病综合征时AAG可通过尿液丢失，某些消化道疾病时可通过粪便丢失，从而导致血液中AAG的含量降低；妊娠、口服避孕药等雌激素水平升高的情况亦可导致AAG的合成减少。

（八）C-反应蛋白

C-反应蛋白（C-reactive protein，CRP）是第一个被认定为急性时相反应的蛋白质。主要由肝细胞合成，分子量115~140kD，pI 6.2。由5条相同的亚基间靠非共价键连接形成圆盘状多聚体，含少量的糖或不含糖，电泳在γ区带，有时可延伸到β区带。

> **知识链接**
>
> **C-反应蛋白的由来**
>
> 1930年，Tillett和Francis首次在急性大叶性肺炎患者的血清中发现一种有Ca^{2+}存在时能与肺炎球菌细胞壁中的C-多糖发生特异性沉淀反应的物质。1941年，Avery等测知它是一种蛋白质，故称为C-反应蛋白（CRP）。

CRP广泛分布于各部分体液中，如血液、胸腹腔积液、心包液、关节液等处，具有类似抗体的功能，能激活补体，促进粒细胞、巨噬细胞的运动和吞噬，有免疫调理作用，表现炎症反应。对血小板凝聚和血块收缩有抑制作用。CRP不受红细胞、血红蛋白、脂质和年龄等因素影响，是反映炎症、感染及疗效的良好指标。

CRP主要测定方法有：放射免疫法、免疫浊度法、ELISA法等。

【参考区间】0.068~8.2mg/L。

【临床意义】

1. CRP升高有临床意义 CRP是目前临床上应用最多的急性时相反应指标，在炎症、创伤、急性心肌梗死、外科手术、肿瘤浸润等许多疾病时，CRP反应非常灵敏，在疾病发生6~12小时内迅速上升，甚至可达正常时的2000倍。因此，血液中CRP的水平可以及时反映病情变化。但CRP在很多疾病或情况下均会升高，因此特异性差，不适用于单一疾病的诊断。它的临床价值主要是在组织损伤的筛查和监测，以及判断患者是否感染、评估抗感染药物的疗效、诊断疾病复发的可能性。

2. 测定CRP结合病史有助于某些疾病的随访 如风湿病的急性期和活动期CRP升高，手术以后如果CRP不下降或再次升高，提示可能并发感染或血栓。自身免疫性疾病如系统性红斑狼疮（SLE），CRP仅轻度升高或不升高，有助于鉴别诊断。在反映病情变化时，CRP明显升高提示病情活动，临床常以CRP维持在10mg/L以下为治疗目标。

CRP可用来协助类风湿关节炎的诊断，急性期和活动期CRP升高。此外CRP还可用来鉴别细菌性感染和病毒性感染，前者CRP升高，后者往往正常。

（九）血清淀粉样蛋白A

人血清淀粉样蛋白A（human serum amyloid A protein，SAA）是一种急性时相反应蛋白，属于载脂蛋白家族中的异质类蛋白质，分子量约12 000kD。在急性时相反应中，经白细胞介素（IL-1）、白细胞介素（IL-6）和肿瘤坏死因子（TNF）刺激，SAA在肝脏中由被激活的巨噬细胞和成纤维细胞合成。SAA在血液中结合在HDL中，增大HDL密度及体积。

SAA的测定方法目前常用单克隆抗体免疫法，其中最常用的是ELISA法及化学发光法。

【参考区间】<10mg/L，化学发光法。

【临床意义】

1. 用以评估急性相反应进程 SAA是个灵敏的参数，它在炎性反应大约8小时后开始升高，且超过参考范围上限时间早于CRP，然而CRP在正常人中的中位数值与参考范围上限的差距，大约有10倍。在SAA中仅有5倍。轻微感染，例如许多病毒感染，SAA升高要比CRP更为常见。在感染性疾病中，SAA的绝对上升要高于CRP，因此SAA测定，尤其对"正常"与微小急性相反应可提供更好的鉴别。

2. 移植排斥反应观察 SAA浓度变化对于移植排异，是一个相当灵敏的指标。研究显示，97%发生肾移植排异的检查依据是SAA的升高，而CRP浓度变化较小。在不可逆转的移植排异检测中，其平均浓度达690±29mg/L，而可逆排异发作病例的相关水平为271±31mg/L。因此SAA浓度可作为首选指标用于排斥反应的监测。

考点提示 ▶ 前清蛋白、清蛋白、转铁蛋白、铜蓝蛋白、结合珠蛋白、C-反应蛋白的概念及临床应用。

上述几种主要血浆蛋白质特征与功能见表5-2。

表5-2 主要血浆蛋白质生化特性与功能

蛋白质种类	成人参考区间	MW（kD）	含糖量	等电点	半寿期	功能简述
前清蛋白（PA）	200~400mg/L	54	0	4.7	12小时	早期肝功能损伤、营养不良指标；负性APP
清蛋白（Alb）	35~55g/L	66.5	0	4~5.8	15~19天	血浆中最多的蛋白质；广泛的运输载体；维持血浆胶体渗透压；负性APP
铜蓝蛋白（Cp）	150~600mg/L	151	8%~9.5%	4.4	4.5天	运输铜；氧化Fe^{2+}；APP

续表

蛋白质种类	成人参考区间	MW（kD）	含糖量	等电点	半寿期	功能简述
转铁蛋白（TRF）	28.6~51.9μmol/L	76.5	6%	5.5~5.9	7天	运输铁；负性APP
结合珠蛋白（Hp）	0.5~2.2g/L	85	12%	4.1	3.5~4天	结合游离血红蛋白；APP
α_1-抗胰蛋白酶（α_1-AT）	0.83~1.99g/L	51	10%~12%	4.8	4天	APP；蛋白酶抑制物
α_1-酸性糖蛋白（α_1-AG）	0.25~2.0g/L	40	45%	2.7~3.5	1~3天	APP
C-反应蛋白（CRP）	0.068~8.2mg/L	115~140	少量或0	6.2		APP

三、疾病时血浆蛋白质的变化

（一）急性时相反应与急性时相反应蛋白

在急性炎症、组织损伤、心肌梗死、烧伤等急性疾病时，血浆中许多蛋白质浓度会发生明显改变，有些蛋白质浓度升高，有些蛋白质浓度降低，随着病情的好转，这些蛋白质又逐渐恢复至正常。这种现象称为急性时相反应（acute phase reaction，APR），而这些浓度发生变化的蛋白质则称为急性时相反应蛋白（acute phase protein，APP）。主要包括α_1-AG、α_1-AT、Hp、Cp、C3、C4、Fib、CRP、PA、Alb、TRF等蛋白质，其中升高的有α_1-AG、α_1-AT、Hp、Cp、C3、C4、Fib、CRP等蛋白质，称为正性急性时相反应蛋白；降低的有PA、Alb、TRF，称为负性急性时相反应蛋白。APR是机体防御功能的一部分，APP浓度变化的幅度与以上病理状态的严重程度以及时间进程有关，但缺乏特异性。

（二）肝脏疾病

血浆中的蛋白质绝大部分由肝细胞合成，当肝脏病变时由于合成功能障碍可导致多种血浆蛋白质水平下降，例如PA、Alb、TRF，其中血浆PA是肝功能损伤的敏感指标，而Alb由于肝脏对其合成的代偿功能强大且半寿期较长，因此对于急性及轻度肝脏病变反应不灵敏，但在肝硬化中，Alb会有明显降低。而急性肝炎等肝脏病变时，可出现急性时相反应，导致许多蛋白质水平升高，如乙肝活动期AAT含量升高，而IgM在发病初期即可升高，肝硬化时AAG、AAT、IgG、Cp、CRP等也有不同程度的升高。

（三）肾脏疾病

许多肾脏疾病时均可致部分血浆蛋白质丢失及部分蛋白质代偿性增加。丢失的蛋白质种类和量与肾小球的损伤程度及蛋白质的分子量有关，当肾脏病变较轻时，小分子量的蛋白质最容易通过损伤的肾小球滤过膜而最先丢失，如PA、α_1-AG、α_1-AT、TRF、IgG等。而某些大分子量的蛋白质无法通过，且因肝细胞代偿性地合成增加，绝对含量不仅不减少甚至可升高如α_2-MG、β-LP（β-脂蛋白）、Hp及IgM等，这种情况称选择性蛋白质丢失。严重肾病时肾小球失去分子筛作用，可导致非选择性蛋白质丢失。

（四）风湿病

风湿病可表现为急性或慢性炎症反应过程，主要累及结缔组织。血浆蛋白质异常变化的特征为：免疫球蛋白特别是IgA、IgG及IgM升高，炎症活动期AAG、Hp及C3升高。

（五）妊娠期及高雌激素血症

正常妊娠时血浆蛋白质表现为：PA、Alb、AAG及IgG略有降低；TRF、AAT、Cp、纤维蛋白原有明显升高；α-脂蛋白有中度升高。使用雌激素治疗及口服避孕药都会出现高雌激素血症，可出现与正常妊娠类似的血浆蛋白质的变化。

（六）遗传性缺陷

个别蛋白质由于编码基因发生突变或缺失导致结构功能发生变异或成分缺乏。可出现遗传性缺陷的蛋白质包括：AAT、Cp、Hp、TRF、补体成分、免疫球蛋白以及罕见的无Alb血症等。

考点提示 ▶ 急性时相反应蛋白。肝病时血浆蛋白质改变。

上述几种疾病的血浆蛋白质变化见表5-3。

表5-3 几种疾病时血浆蛋白质的变化

血浆蛋白质	急性肝炎	肝硬化	选择性蛋白质丢失	风湿病	妊娠期及高雌激素血症
前清蛋白（PA）	↓	↓	↓	N	稍↓
清蛋白（Alb）	N或↓	↓	↓	N	稍↓
铜蓝蛋白（Cp）	—	N或↑	—	—	↑↑
转铁蛋白（TRF）	—	↓	↓	—	↑↑
结合珠蛋白（Hp）	↓	N或↓	—	↑	—
α$_1$-酸性糖蛋白（α$_1$-AG）	N	↓	↓	↑	稍↓
α$_1$-抗胰蛋白酶（α$_1$-AT）	↑	↑↑	—	—	↑↑
α$_2$-巨球蛋白（α$_2$-MG）	—	↑	↑↑	—	—
α-脂蛋白（α-LP）	—	↓	—	—	↑
β-脂蛋白（β-LP）	—	—	↑↑	—	—
C3	—	N或↓	—	↑	—
纤维蛋白原（Fib）	—	N	—	—	↑↑
IgG	—	↑	↓	↑	稍↓
IgA	—	↑↑	↓	↑	—
IgM	↑	N或↑	↑	↑	—
C-反应蛋白（CRP）	—	N	—	—	—

注：↑为升高，↑↑为明显升高，↓为降低，↓↓为明显降低，N为正常，—为缺失。

第二节　体液蛋白质检验

扫码"学一学"

一、血清蛋白质测定

（一）血清总蛋白测定

血清总蛋白（total protein，TP）即血清中各种蛋白质的复杂混合物，包括清蛋白和球蛋白两大类。测定血清总蛋白的方法很多，有许多方法已淘汰不用，主要介绍以下两种方法。

1. 凯氏定氮法 1883年由Kjeldahl首创，根据蛋白质含氮量比较恒定（约占16%）这一元素组成特点，通过测定样品中氮量来换算蛋白质的含量。其测定原理是：将血清与强酸一起进行消化，使血清中的含氮化合物转化为铵盐，再加碱使铵盐成为氨经过蒸馏后得以分离，最后用酸滴定或纳氏试剂显色测定其总氮量。由于血清中除了蛋白质以外还有其他的含氮化合物，因此要将总氮量减去血清中的非蛋白氮量后再乘以6.25即可换算为蛋白质含量。该法结果准确，精密度高，是TP测定的参考方法，但由于操作复杂、用时长，影响因素较多，目前多用于蛋白质标准物的定值和常规方法的校准。

> 📋 **知识链接**
>
> ## 约翰·基耶达与凯氏定氮法
>
> 蛋白质中含有碳、氢、氧、氮、硫等元素。其中，氮元素极为特别，氮在绝大多数蛋白质中含量相当接近，一般为15%~17%，平均值为16%左右。因此，丹麦化学家约翰·基耶达很巧妙地想到，既然氮元素含量稳定，只要准确测量了氮的含量，便能推算出蛋白量。发表于1883年的此方法，无疑为蛋白质的检测做出了巨大贡献。

2. 双缩脲法 是目前实验室测定血清TP的首选常规方法。测定原理是蛋白质分子的两个肽键（–CO–NH–）在碱性条件下能与Cu^{2+}作用生成紫红色络合物，在540nm波长处有明显吸收峰，吸光度在一定范围内与血清蛋白质的含量成正比，由此计算TP的含量。

由于此反应与两分子尿素缩合形成的产物——双缩脲（$H_2N-CO-NH-CO-NH_2$）在碱性环境下与Cu^{2+}作用形成紫红色的反应类似，故称为双缩脲反应。反应见图5-1。

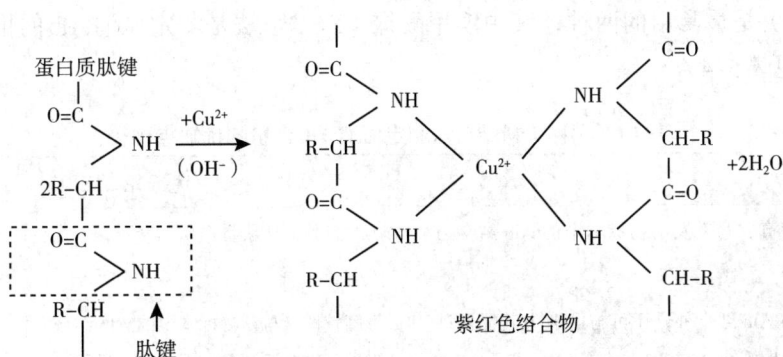

图5-1 双缩脲反应示意图

因至少需含2个甲酰胺基（–CO–NH_2）才能与Cu^{2+}络合，所以氨基酸和二肽无此反应。血液中小分子肽含量极低，故血浆中除蛋白质以外几乎不存在与双缩脲试剂显色的物质，且各种血浆蛋白显色程度基本相同。因此，双缩脲法在临床上广泛使用。

此法操作简单、结果准确、重复性好，干扰物质少，线性范围较宽（在10~120g/L浓度范围内均成良好的线形关系），批内CV值<2%。其缺点是灵敏度较低。

【**参考区间**】健康成年人65~85g/L。

【临床意义】

1. 血清TP升高

（1）血液浓缩　严重呕吐、腹泻、高热、大量出汗、休克及慢性肾上腺皮质功能减退等疾病时由于水分丢失而使血液浓缩，TP浓度可明显升高，但清蛋白/球蛋白比值变化不大，临床称为假性蛋白增多症。

（2）合成增加　多见于球蛋白合成增加，如巨球蛋白血症、多发性骨髓瘤、冷沉淀等单克隆或多克隆性免疫球蛋白病，如多发性骨髓瘤患者血清球蛋白多>50g/L，总蛋白多在100g/L以上。

2. 血清TP降低

（1）营养不良　广义的营养不良包括营养不良和消化吸收不良。

（2）合成障碍　如急性肝细胞坏死、慢性肝炎、肝硬化等导致肝脏合成功能受损时，TP会降低。

（3）血液稀释　如因各种原因引起的钠、水潴留或短时间内静脉注射过多低渗溶液。

（4）丢失过多　外伤引起大量失血，或由肾脏及消化道丢失过多也会引起TP降低。

（5）其他　机体代谢加快、结核、肿瘤等情况时也可能引起TP降低。

（二）血清清蛋白测定

清蛋白（Alb）是血清中含量最多的蛋白质，测定Alb的方法有很多，包括染料结合法、盐析法、电泳法、免疫化学法等，目前实验室应用最广的是染料结合法。

1. 染料结合法　在酸性环境下，清蛋白解离带有正电荷，能与带有负电荷的染料结合产生颜色反应，而球蛋白则结合外源性染料很少，因此可以在不分离清蛋白、球蛋白的情况下直接测定血清Alb的含量。

与Alb结合的染料有多种，其中溴甲酚绿（bromcresol green，BCG）和溴甲酚紫（bromcresol purple，BCP）是最常用的两种，其中溴甲酚绿（BCG）法是测定血清Alb的推荐方法。两者的优缺点见表5-4。

表5-4　两种染料结合法测定血清Alb含量的优缺点比较

	BCG 结合法	BCP 结合法
优点	灵敏度高，与人及动物标本中的 Alb 结合力差异不大	与 Alb 以外的血浆蛋白质结合少，干扰小
缺点	除了与 Alb 结合外，还可与血清中其他多种蛋白质也可结合	灵敏度较低，与动物标本中的 Alb 结合力相当弱，质控血清多采用动物血清制备，因此应用受限

反应原理：BCG全称是3，3′，5，5′-四溴间甲酚磺酰酞，是一种阴离子染料，呈黄色，在pH4.2的缓冲液中与带正电荷的Alb结合成黄绿色复合物，在628nm波长处有明显吸收峰，吸光度与Alb浓度成正比，经与同样处理的Alb标准液比较，即可求得样本中Alb的含量。

虽然BCG存在非特异性结合的问题，但该反应在30秒内对Alb特异，30秒后非特异性增高，因此该法测定血清Alb应严格控制反应时间。

2. 免疫化学法　主要包括免疫比浊法、速率散射比浊法和免疫扩散法等。临床实验室多采用前两种，其原理及特点见表5-5。

表5-5　免疫比浊法与速率散射比浊法的比较

方法	原理	特点
免疫比浊法	在抗体过量情况下，抗原-抗体复合物形成的浊度随抗原量的增加而增加，其透光率随之减少，根据吸光度值计算待测抗原的量	方法特异、结果准确、重复性好，结果一致。用酶标仪和自动生化分析仪均可测定
速率散射比浊法	抗原-抗体复合物的颗粒可导致光散射，散射光的强度与单位时间内抗原-抗体复合物的生成速率（即抗原的量）成正比	简便、快速、结果准确、灵敏度高、重复性好，缺点是需要专用的散射比浊仪和特异的检测试剂

【参考区间】成人：40~55g/L；4~14岁儿童：38~54g/L。

【临床意义】

1. 血清Alb升高　主要见于严重腹泻、呕吐、出汗造成的脱水及休克等原因引起血浆浓缩而导致的假性Alb增高（Alb的绝对值并没有升高）；或者一次性静脉输入过量清蛋白，迄今为止尚未见到真性单纯Alb升高的疾病。

2. 血清Alb降低　临床意义同TP，但许多时候血清Alb与TP降低的程度不一致。急性血清Alb降低多见于急性大量出血、严重灼伤造成大量清蛋白丢失等；慢性Alb降低多见于肝硬化腹水、肾病综合征等疾病，严重时可低至10g/L。清蛋白浓度低于20g/L时，由于血浆胶体渗透压严重下降，患者常表现为水肿。

（三）血清球蛋白测定

血清球蛋白（globulin，G）的含量临床实验室多采用计算法，即血清总蛋白与血清清蛋白的差值即为血清球蛋白的含量，并可同时计算出清蛋白与球蛋白的比值，即A/G值，公式如下：

$$G=TP-A（g/L）$$

$$A/G=清蛋白（g/L）÷球蛋白（g/L）$$

【参考区间】20~40g/L；A/G=（1.2~2.4）/1。

【临床意义】血清球蛋白浓度升高可见于：①自身免疫性疾病，如系统性红斑狼疮、类风湿关节炎、风湿热等；②炎症或急慢性感染，如病毒性肝炎、结核病、疟疾、麻风病、黑热病、血吸虫病等；③恶性M蛋白血症，如多发性骨髓瘤、巨球蛋白血症、淋巴瘤等。

考点提示　血清总蛋白和清蛋白测定。BCG和BCP方法比较。A/G比值概念。

案例讨论

【案例】

患者男性，50岁。乏力、食欲减退，腹胀。体格检查肝大、质地硬。实验室指标：红细胞4.02×10^{12}/L，白细胞5.08×10^9/L，血红蛋白124g/L，血小板210×10^9/L；凝血酶原时间19.3秒，纤维蛋白原含量4.78g/L；AST 135U/L，ALT 115U/L，TP 53.0g/L，ALB 25.4g/L。

【讨论】

1. 该患者最可能的诊断是什么？

2. 计算该患者A/G比值并判断肝脏损伤程度。

二、尿液蛋白质测定

（一）尿液总蛋白的测定

1. 定性测定 详见同套教材《临床检验基础》相关内容。

2. 定量测定 在尿蛋白阳性的情况下，需进行尿液总蛋白定量检测，这对于肾脏疾病的诊断、分期、治疗监测和预后判断有非常重要的意义。尿液中蛋白质的浓度很低（<0.1g/L），因此采用的检测方法灵敏度要非常高，目前已有的尿液总蛋白的定量测定方法有很多，包括比浊法、比色法、染料结合法、免疫测定法、远红外光谱测定法、电阻法、高效液相层析法等，每种方法都有其特点，见表5-6。

表5-6　几种尿液总蛋白定量测定方法的比较

测定方法	特征及优缺点
比浊法	苄乙氯铵比浊法是比浊法中最好的方法。它的灵敏度、准确性，以及对清蛋白、球蛋白的反应均一性上均优于其他比浊法，且线性范围广、重复性好、回收率高、不受氨基糖苷类抗生素影响，还可用于自动化分析
比色法	双缩脲比色法是目前比较好的比色法。对清蛋白、球蛋白反应性一致，显色稳定，重复性好；缺点就是灵敏度低，所需标本量多，测定前要对蛋白进行沉淀浓缩，不能自动化
染料结合法	目前采用的是考马斯亮蓝G-250法及邻苯三酚红钼法。具有灵敏度高，操作简单，快速，重复性好，能自动化的优点；缺点是对不同的蛋白质显色反应不一，前者还容易污染比色杯，不易清洗
免疫测定法	灵敏、特异
远红外光谱测定法	准确、快速、样本准备简单、不需试剂、能实现自动化
电阻法	优点是快速、不需试剂、能实现自动化。但其精确度还需验证
高效液相层析法	该法准确度高、回收率高，糖、维生素C、胆红素等低分子底物不干扰分析结果，且对不同性质和不同分子量的蛋白质反应一致

【参考区间】24小时尿蛋白定量<0.15g。

【临床意义】正常人尿液中含有极少量的蛋白质，当尿蛋白定性为阳性，24小时尿蛋白定量超过0.15g时，称为蛋白尿。病理性的蛋白尿的发生原因很多，主要分为肾前性、肾性、肾后性三个方面的原因。肾前性主要是由于肾前性疾病如溶血导致血液中血红蛋白浓度异常升高，骨骼肌损伤、心肌梗死导致血液中肌红蛋白浓度异常升高，多发性骨髓瘤导致本-周蛋白升高等因素引起；肾性主要是由于肾脏损伤引起，如肾小球性蛋白尿、肾小管性蛋白尿等；肾后性主要是输尿管炎症、结核、肿瘤等因素引起。另外蛋白尿也可能是由生理性、体位性的因素所引起，但这种往往是一过性的，在疾病诊断时要注意排除。

（二）尿液微量清蛋白测定

参见本书有关内容。

三、脑脊液蛋白质测定

脑脊液（cerebrospinal fluid，CSF）蛋白质主要是经脉络膜丛上的毛细血管壁超滤作用生成的，还有一些由中枢神经系统合成的CSF所特有的蛋白质。血液中绝大部分蛋白质不能通过血-脑屏障进入CSF，因此CSF中蛋白质的含量明显低于血液，能通过的主要是分子量较低的蛋白质如清蛋白。

（一）CSF蛋白质定性测定

详见《临床检验基础》相关内容。

（二）CSF蛋白质定量测定

目前CSF蛋白质定量测定方法包括邻苯三酚红钼络合显色法、浊度法、考马斯亮蓝G-250比色法、酚试剂法等，其中《全国临床检验操作规程》推荐采用的是前两种。几种CSF蛋白质定量测定方法的原理和优缺点见表5-7。

表5-7　几种CSF蛋白质定量测定方法的比较

测定方法	原理	优缺点
邻苯三酚红钼铬合显色法	邻苯三酚红和钼酸络合形成红色复合物。该复合物在酸性条件下又与CSF蛋白质形成复合物，在604nm有最大吸收峰，用比色法求出标本中蛋白质的含量	优点：线性范围宽、结果准确、操作简便、显色稳定、对比色杯污染小、葡萄糖对该法无干扰、试剂价廉，应用较广 缺点：表面活性剂对该法有干扰，因此反应中应避免表面活性剂的污染
浊度法（磺基水杨酸-硫酸钠浊度法）	脑脊液中的蛋白质与磺基水杨酸-硫酸钠作用产生白色沉淀，与同样处理的标准液比较，求得蛋白质含量	优点：灵敏度高、线性范围宽、操作简单 缺点：敏感性不如考马斯亮蓝法，必须先经离心沉淀，以排除细胞及细胞蛋白的影响，影响因素多，因此在操作时应注意实验的温度、操作手法对形成浊度等的影响
考马斯亮蓝G-250比色法	考马斯亮蓝G-250在游离状态下呈红色，最大吸收波长为488nm，当它与蛋白质结合后变为青色，蛋白质-色素结合物在595nm处有最大吸收峰，其吸光度与蛋白质含量成正比	优点：灵敏度非常高、显色稳定、操作简便 缺点：容易污染比色杯，对球蛋白显色较浅（也有人认为由于CSF中的蛋白质主要为清蛋白，所以这点对其在CSF蛋白质测定中的应用影响不大）
酚试剂法（Lowry's法）	在碱性溶液中，蛋白质分子中的肽键与Cu^{2+}作用生成紫红色的蛋白质-Cu^{2+}复合物，然后复合物中所含的酪氨酸或色氨酸残基还原酚试剂中的磷钼酸和磷钨酸，生成蓝色的化合物，在一定的浓度范围内，蓝色的深浅与蛋白质的浓度成正比	优点：灵敏度高 缺点：干扰物质多、费时、操作需严格计时

【参考区间】成人：腰池200~400mg/L；小脑延髓池100~250mg/L；脑室50~150mg/L；蛛网膜下隙150~400mg/L。

【临床意义】测定CSF蛋白质主要用于观察血-脑屏障对血浆蛋白质的通透性或鞘内分泌的免疫球蛋白是否增加。CSF蛋白质含量升高是血-脑屏障功能障碍的标志，主要见于中枢神经系统的感染（以化脓性、结核性脑膜炎CSF蛋白质升高最明显，病毒性脑膜炎则轻度升高）、神经根病变（如吉兰-巴雷综合征有蛋白质-细胞分离的现象，即只见CSF中蛋白质含量增高，而不伴有相应程度的细胞数增加）、梗阻（肉芽肿、脓肿、肿瘤等引起）和出血（脑动脉硬化症、高血压等引起）等多种疾病。临床不同情况下CSF蛋白质含量参考表5-8。

表5-8　几种常见疾病时CSF蛋白质含量变化

疾病	脑脊液蛋白含量（mg/L）
细菌性脑膜炎	1000～30000
结核性脑膜炎	500～3000，偶可达10000
浆液性脑膜炎	300～1000
脑炎	500～3000
癫痫	500～3000
脊髓肿瘤	1000～20000
脑瘤	150～2000
脑脓肿	300～3000
脑出血	300～1500
神经梅毒	500～1500
多发性硬化症	250～800

四、体液蛋白质电泳分析

蛋白质电泳是临床实验室的一种常用分析技术，不同来源标本（如血清、尿液、脑脊液、浆膜腔积液等）中的蛋白质均可通过电泳进行分离，从而分析各组分的质和量。目前，蛋白质电泳技术发展很快，种类也很多，如醋酸纤维素薄膜（CAM）电泳、琼脂糖凝胶电泳、聚丙烯酰胺凝胶（PAGE）电泳、等电聚焦电泳（IFE）以及双向电泳等，但临床实验室常用的主要是醋酸纤维素薄膜电泳和琼脂糖凝胶电泳。

（一）血清蛋白质电泳

血清蛋白质电泳对临床疾病的诊断及辅助诊断起着非常重要的作用。采用醋酸纤维素薄膜电泳可将正常人血浆蛋白质分为清蛋白、α_1-球蛋白、α_2-球蛋白、β-球蛋白和γ-球蛋白5条区带，薄膜分辨率高的情况下，β-球蛋白可分为β_1、β_2-球蛋白两条区带。由于血浆中的蛋白质有几百种，因此每一条区带中包括了许多种蛋白质组分，如转铁蛋白、补体C3等多个蛋白组分都在β-球蛋白区带，区带中多个蛋白质组分互相重叠、覆盖；两个区带之间也有少量蛋白质，如IgA存在于β和γ-球蛋白带之间；某些蛋白质组分染色很浅甚至不着色，因此，蛋白电泳分析是一种定性分析，是粗略估计各种区带之间蛋白质的比例以及分析是否有特殊的蛋白成分。

常用的分析方法是根据各区带蛋白质所占的百分比（%）进行分析，也可将各区带的百分比与血清总蛋白浓度相乘后，得到绝对浓度（g/L）后进行分析。

【参考区间】清蛋白：57%～68%；α_1-球蛋白：1.0%～5.7%；α_2-球蛋白：4.9%～11.2%；β-球蛋白：7.0%～13.0%；γ-球蛋白：9.8%～18.2%。

【临床意义】当疾病发生时，血清蛋白质电泳后的区带的数目以及百分比会发生变化。

1. 肝硬化　见增高的γ-球蛋白峰，尤其是出现典型的"β-γ桥"这是肝硬化所特有的，主要是由于IgA、IgM、IgG同时升高，导致β、γ区连续一片，难以分开。

2. 肾病综合征　见α_2-球蛋白、β-球蛋白明显升高，清蛋白明显降低。

3. 多发性骨髓瘤　出现典型的M蛋白峰，是由于多发性骨髓瘤患者浆细胞浸润引起，M蛋白出现在γ区，称为"γ型"，出现在β区，称为"β型"，为多发性骨髓瘤的一项重要诊断指标。

4. 免疫功能低下 见明显降低的 γ–球蛋白。

5. 溶血标本 见 α_2–球蛋白明显升高，主要是溶血导致血色素结合蛋白释放所引起，此时的 α_2–球蛋白"升高"为假性升高，会影响分析结果，因此血清蛋白质电泳不宜使用溶血标本。

几种典型电泳图谱扫描见图5-2。

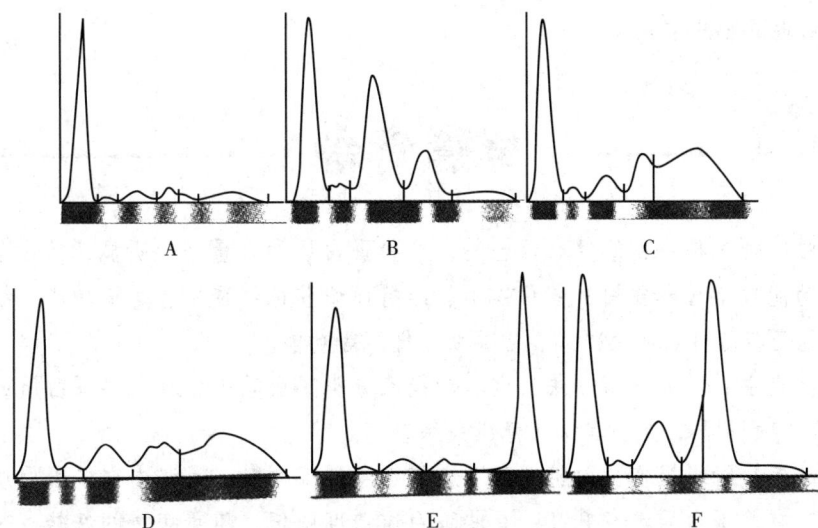

图5-2 几种典型电泳图谱扫描

A.正常人；B.肾病综合征；C.肝硬化（β–γ桥）；D.肝硬化（不典型β–γ桥）；

E.多发性骨髓瘤；F.多发性骨髓瘤（IgA型）

（二）尿液蛋白质电泳

蛋白尿是肾脏疾病最常见的表现之一，鉴别尿液中蛋白质的性质、来源是诊断及治疗各种肾脏疾病的关键。尿液蛋白质电泳可以将尿液蛋白质按分子大小进行分离，根据各组分的出现与否判断肾脏损伤的部位和程度，较为全面地反映肾脏的整体情况。

目前尿液蛋白质电泳多采用十二烷基硫酸钠–聚丙烯酰胺凝胶电泳（SDS–PAGE）。基本原理是在SDS的作用下，屏蔽掉蛋白质之间的电荷差异和结构差异，使尿液蛋白质在电场中仅凭分子量大小进行分离。分子量愈小，泳动愈快，反之则愈慢，若同时与标准蛋白一起电泳，可以判断尿蛋白的性质与分子量的范围。

【**参考区间**】尿蛋白电泳图区带根据分子量大小由小到大排序：如前清蛋白的分子量为54kD，清蛋白的分子量为66.5kD，巨球蛋白的分子量为625~800kD，在尿蛋白电泳图中最前面为前清蛋白，其次为清蛋白和巨球蛋白，其他蛋白根据分子量的大小排列其中。清蛋白为其中的一个组分，在清蛋白区带左右两侧均有蛋白分布，但不突出。

【**临床意义**】尿液蛋白质电泳主要用于蛋白尿的分型。

1. 小分子型蛋白尿 尿液蛋白质电泳图谱中显示位于清蛋白以前的小分子蛋白区带为阳性，分子量 10~70kD，也称为肾小管性蛋白尿，见于以肾小管损伤为主的疾病，如肾小管性酸中毒、急性肾盂肾炎、慢性间质性肾炎早期、药物、重金属引起的肾损害等。

2. 中、大分子型蛋白尿 尿液蛋白质电泳图谱中显示位于清蛋白及清蛋白以后的蛋白区带为阳性，分子量50~100kD，也称为肾小球性蛋白尿，一般见于肾小球损伤为主的疾病，如各类原发性及继发性肾小球肾炎、肾病综合征等。

3. 混合性蛋白尿 电泳图谱中出现大、中、小蛋白区带，分子量10~100kD，则提示肾小球和肾小管均有不同程度的损伤，即整个肾单位受损，如严重间质性肾炎累及肾小球、慢性肾炎晚期以及各种病因引起的慢性肾衰竭等。

考点提示 蛋白尿的概念。尿液总蛋白和微量清蛋白测定方法。血清蛋白电泳典型图谱和尿液蛋白电泳临床应用。

扫码"看一看"

本章小结

血浆蛋白质是多种蛋白的复杂混合物，这些蛋白质的含量差异明显，功能各异。目前已知的重要功能包括营养作用、催化作用、维持血浆胶体渗透压、运输功能、维持血浆的酸碱平衡、免疫与防御功能及凝血、抗凝血、纤溶等功能。

血浆蛋白质主要依据分离方法、生理功能来分类。血浆中各种主要蛋白质的基本特征和主要功能都有所不同，且与其临床意义关系密切。

在急性炎症、组织损伤、心肌梗死、烧伤等急性疾病时，血浆中许多蛋白质浓度会发生明显改变，有些蛋白质浓度升高，有些蛋白质浓度降低，随着病情的好转，这些蛋白质又逐渐恢复至正常。这种现象称为急性时相反应（APR），而这些浓度发生变化的蛋白质则称为急性时相反应蛋白（APP）。APP的变化缺乏特异性，但可以反映病理状态的严重程度和时间进程。

血清总蛋白测定的参考方法为凯氏定氮法，推荐的常规方法为双缩脲法；血清清蛋白测定推荐的常规方法为溴甲酚绿法。

尿液总蛋白定量检测对于肾脏疾病的诊断、分期、治疗监测和预后判断有非常重要的意义。测定CSF蛋白质主要用于观察血-脑屏障对血浆蛋白质的通透性或鞘内分泌的免疫球蛋白是否增加，因为CSF蛋白质含量升高是血-脑屏障功能障碍的标志。

血清蛋白质电泳对临床疾病的诊断及辅助诊断起着非常重要的作用。尿液蛋白质电泳可以根据各组分的出现与否判断肾脏损伤的部位和程度，较为全面地反映肾脏的整体情况。

扫码"练一练"

习题

一、选择题

1. 血浆中含量最高的蛋白质是

A. PA   B. Alb   C. Hp
D. AFP   E. Cp

2. 血浆中不在肝脏中合成的蛋白质是

A. 清蛋白   B. 凝血酶原   C. 纤维蛋白原
D. 免疫球蛋白   E. 转铁蛋白

3. 以下蛋白质中属于负性急性时相反应蛋白的是

A．α_1–AG   B．Fib   C．Alb

D．Cp   E．α_2–MG

4．Hp主要作用是不可逆的结合血浆中的

A．铜   B．药物   C．铁

D．游离血红蛋白   E．维生素A

5．TRF主要作用是运输

A．Cu^{2+} B．Fe^{2+} C．Fe^{3+}

D．维生素D   E．激素

6．血浆胶体渗透压主要靠哪种蛋白质维持

A．α_2–MG   B．Fib   C．Cp

D．Alb   E．PA

7．原发性肝癌的特异性肿瘤标志物是

A．CEA   B．AFP   C．CA125

D．C–反应蛋白   E．CA153

8．测定血清Alb的推荐方法是

A．BCP法   B．BCG法   C．免疫比浊法

D．酚试剂法   E．双缩脲法

9．血清蛋白质采用醋酸纤维素薄膜电泳后，颜色最深的是

A．清蛋白   B．α_1–球蛋白   C．β_1–球蛋白

D．γ–球蛋白   E．β_2–球蛋白

10．以下哪种血清蛋白质电泳图谱的表现是肝硬化所特有的

A．β–γ桥   B．M蛋白带   C．Alb区带颜色变深

D．Alb区带缺失   E．γ–球蛋白区带颜色变浅

11．第一个被认定为急性时相反应蛋白的是

A．α_1–AT   B．α_1–AG   C．CRP

D．Cp   E．Fib

12．血浆中哪一种蛋白质的测定对营养不良和肝功能不全比较敏感

A．清蛋白   B．前清蛋白   C．转铁蛋白

D．β_2–微球蛋白   E．α–脂蛋白

13．Wilson病患者血液中缺乏

A．C反应蛋白   B．铜蓝蛋白   C．甲胎蛋白

D．α_1–抗胰蛋白酶   E．免疫球蛋白

14．血清总蛋白测定，临床上常用的方法是

A．溴甲酚绿法   B．凯氏定氮法   C．双缩脲法

D．紫外分光光度法   E．免疫比浊法

15．尿液总蛋白测定，临床上常用的方法是

A．溴甲酚绿法   B．凯氏定氮法   C．双缩脲法

D．邻苯三酚红钼法   E．免疫比浊法

16．能引起血浆中白蛋白减少的原因不包括

A. 外科手术　　　　　　　B. 系统性红斑狼疮　　　　　C. 慢性肾小球肾炎

D. 严重脱水、腹泻　　　　E. 大面积烧伤

17. 血清清蛋白测定BCG法的pH是

A. pH 3.2　　　　　　　　B. pH 4.2　　　　　　　　　C. pH 5.2

D. pH 6.2　　　　　　　　E. pH 7.2

（18~20题共用备选答案）

A. 双缩脲法　　　　　　　B. BCG法　　　　　　　　　C. 连续检测法

D. 电泳法　　　　　　　　E. 免疫化学法

18. 血清总蛋白的常用测定方法是

19. 血清清蛋白的常用测定方法是

20. 血清前清蛋白的常用测定方法是

（21~22题共用题干）

患者男性，55岁，患严重的背部疼痛及不适，3个月内体重下降3kg，实验室检查：血清总蛋白110g/L，清蛋白39g/L，血清蛋白电泳见γ-球蛋白区带中间部分显著深染，其扫描峰高于清蛋白峰。

21. 其血清蛋白电泳中所见的典型蛋白峰称为

A. 本-周蛋白　　　　　　　B. IgM　　　　　　　　　　C. M蛋白

D. 免疫球蛋白轻链　　　　E. 免疫球蛋白重链

22. 可初步诊断为

A. 多发性骨髓瘤　　　　　B. 肾结石　　　　　　　　　C. 肝硬化

D. 肝癌　　　　　　　　　E. 背部劳损

二、案例分析题

患者女性，32岁。因"感冒"后一周出现全身水肿、腰痛来诊，化验尿常规及血浆蛋白结果如下：尿常规：PRO +++（正常为阴性）；GLU-（正常阴性）；RBC 3~5个/HPF（正常0~1个/HPF）；WBC 3~5个/HPF（正常0~5个/HPF）；24小时尿蛋白定量5g；血浆清蛋白（ALB）22.6g/L。可诊断为何种疾病？其诊断依据又有哪些？

（王长海）

第六章

糖代谢紊乱检验

学习目标

1. **掌握** 糖尿病的概念、诊断标准、分型及各型主要特点；血糖及口服葡萄糖耐量试验的概念、原理、方法学特点、临床意义和注意事项；糖化血红蛋白和糖化血清蛋白测定的原理、方法学特点和临床意义。

2. **熟悉** 血糖的来源、去路及调控机制；胰岛素及C-肽测定、胰岛素及C-肽释放试验的临床意义；低血糖症的概念、分类和诊断标准。

3. **了解** 其他糖代谢紊乱检验的临床意义；糖代谢先天性异常。

4. 能正确采集和处理血液、尿液及其他体液标本；具有独立的糖类物质检测能力；能解释检验结果的临床意义。

5. 具有尊重和保护患者权利的素质及关爱患者的意识。

糖是机体重要的能源及结构物质，反映体内糖含量的重要指标是血糖浓度，正常情况下血糖浓度维持相对稳定，以满足机体需求。当血糖浓度过高或过低，则称为糖代谢紊乱，另外，一些糖代谢过程中酶的先天性异常或缺陷导致的单糖代谢障碍或糖原在体内的累积，也属于糖代谢紊乱的范畴。

糖代谢紊乱中最常见的是糖尿病（diabetes mellitus，DM）引起的高血糖，所以本章主要讨论糖尿病引起的高血糖症及其相关的实验室检验，包括：①血糖浓度测定；②口服葡萄糖耐量试验；③糖化血红蛋白测定；④糖化血清蛋白测定；⑤胰岛素测定及释放试验；⑥C-肽测定及C-肽释放试验；⑦酮体、乳酸测定等。

第一节 概 述

糖是多羟基醛或酮类化合物，机体内主要是糖原和葡萄糖。糖原包括肝糖原和肌糖原，是葡萄糖的贮存形式，葡萄糖则是糖的运输和利用形式，广泛分布于各组织细胞和体液中。

糖的生理功能主要包括：①提供能量。正常情况下，人体所需能量的50%~70%来自于葡萄糖；②作为组织细胞的结构材料，参与重要的生理活动。如糖蛋白和糖脂是生物膜的重要组成成分，其寡糖链作为信号分子参与细胞识别及多种特异性表面抗原鉴定等；③转变为其他物质。糖通过生成中间代谢物为其他生物分子如氨基酸、核苷酸、脂肪酸等的合成提供碳骨架。

扫码"学一学"

113

一、血糖及血糖浓度的调节

血糖（blood glucose）是指血液中的葡萄糖。血糖含量会随进食、运动等变化而有所波动，但正常人空腹血糖浓度相对恒定，一般维持在3.9~6.1mmol/L，这对保证人体各组织特别是中枢神经系统正常的功能活动有极其重要的作用。要维持血糖浓度的相对恒定，必须保持血糖来源和去路的动态平衡，这需要体内神经系统、内分泌激素及肝、肾等组织器官的协同作用。

（一）血糖的来源和去路

1. 来源 血液中葡萄糖的来源主要有：①食物中的糖类物质，在胃肠中经消化后以单糖的形式被吸收进入血液中，是血糖的主要来源；②肝贮存的糖原分解成葡萄糖入血，是空腹时血糖的直接来源；③糖异生作用，在禁食情况下，肝脏可将甘油、某些有机酸及生糖氨基酸等非糖物质通过糖异生作用转变成葡萄糖以补充血糖；④其他单糖的转化，肝脏可以将饮食中摄取的其他己糖如果糖、半乳糖等转变为葡萄糖。

2. 去路 血糖的去路是被组织细胞摄取和利用，包括：①氧化分解供能，通过有氧氧化和无氧分解产生ATP是血糖的主要去路；②肝脏和肌肉等组织将葡萄糖合成糖原而贮存；③转变为非糖物质，如脂肪、非必需氨基酸等；④转变成其他糖及糖衍生物，如核糖、脱氧核糖、氨基多糖等；⑤当血糖浓度过高，超过了肾糖阈（约9.0mmol/L）时，葡萄糖即由尿中排出，出现糖尿。

课堂互动 为什么肾糖阈时，会出现糖尿？

血糖的来源与去路总结为图6-1。

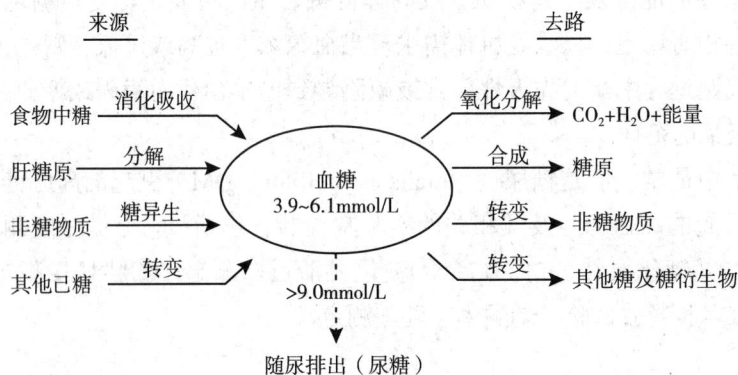

图6-1 血糖的来源与去路

考点提示 空腹血糖浓度；维持血糖稳定的意义；血糖的来源和去路。

（二）血糖浓度的调节

正常人体内存在着精细的调节血糖来源和去路动态平衡的机制，保持血糖浓度的相对恒定是体内神经系统、内分泌激素及组织器官共同调节的结果（图6-2）。

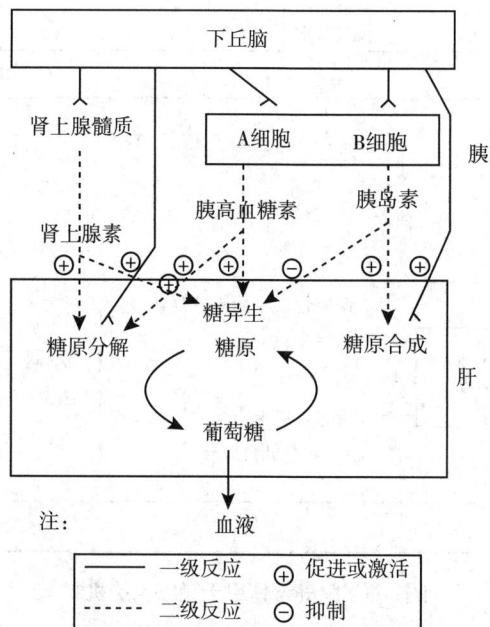

图6-2　血糖调节的主要机制

1. 肝脏的调节作用　肝脏内糖代谢的途径很多，而且有些代谢途径为肝脏所特有，所以肝脏被认为是调节血糖浓度最主要的器官。肝内有许多糖代谢的特异酶，当机体需要时，通过神经体液的作用，使肝细胞内这些酶的活性发生改变，引起一系列糖代谢变化，从而达到维持血糖浓度相对恒定的目的。肝脏对糖代谢具有双向调控功能。当血糖浓度偏低时，肝脏通过特有的葡萄糖-6-磷酸酶将贮存的肝糖原分解，同时肝内糖异生作用也加强，使血糖浓度升高；当血糖浓度偏高时，肝组织摄取葡萄糖增加，肝糖原的合成作用加强，并抑制肝糖原的分解，促进糖转变为脂肪，同时，肝脏内糖异生作用减弱，使血糖浓度降低。

2. 神经系统的调节作用　神经系统对血糖浓度的调节作用主要通过下丘脑和自主神经系统控制激素的分泌，后者再通过影响血糖来源与去路关键酶的活性来实现。神经系统的调节最终是通过细胞水平的调节来达到目的。

下丘脑的腹内侧核和外侧核具有相反的效应，它们分别通过内脏神经和迷走神经，引起肾上腺素、胰高血糖素或胰岛素的释放，或直接作用于肝脏而发挥调控作用。

3. 激素的调节作用　根据激素对血糖调节作用的效果，可分为两组。

（1）降低血糖浓度的激素　胰岛素是降低血糖浓度的主要激素，是由胰岛B细胞分泌的一种蛋白类激素，由51个氨基酸残基组成的两条多肽链结构。胰岛素以单肽链前胰岛素形式合成并贮存于胰岛B细胞，在特殊酶的作用下，前胰岛素（肽链）断裂，产生等分子的活性胰岛素和无活性的C-肽，释放入血循环。其中仅活性胰岛素能促进葡萄糖被细胞摄取和利用，前胰岛素和C-肽均无此作用。由于C-肽没有胰岛素的生理作用，故与胰岛素抗体无交叉反应，不受胰岛素抗体的干扰，所以测定血液中的C-肽能准确地反映胰岛B细胞的贮备功能。

胰岛素发挥作用首先要与靶细胞（主要是肝脏、肌肉和脂肪组织）膜表面的特异性受体结合，触发产生第二信使（cAMP），通过第二信使系统导致细胞内一系列的化学改变，最终达到降低血糖的目的（图6-3）。所以胰岛素的生物活性效应取决于：①靶细胞上胰岛素受体的绝对或相对数目；②到达靶细胞的胰岛素浓度；③胰岛素与靶细胞受体的亲和力；④胰岛素与受体结合后的细胞内改变情况等。

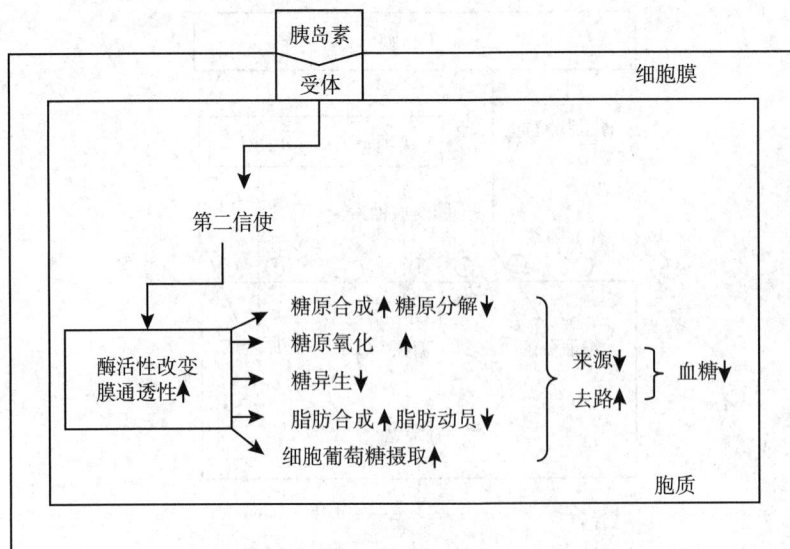

图6-3 胰岛素作用于靶细胞的机制

具有降血糖作用的还有胰岛素样生长因子（insulin like growth factors，IGF），其化学本质是一种多肽，在结构上与胰岛素相似，具有类似于胰岛素的代谢作用和促生长作用。

📋 **知识链接**

IGF是一组具有促生长作用的多肽类物质，其分泌细胞广泛分布在人体肝、肾、肺、心、脑和肠等组织中。IGF族有IGF-Ⅰ和IGF-Ⅱ两种。IGF-Ⅰ的产生更依赖于生长激素（GH），其促生长作用强，是儿童期的重要生长因子。各组织中合成的IGF-Ⅰ多以自分泌或旁分泌方式发挥其促生长的作用，而肝脏所合成的IGF-Ⅰ则进入血循环，以内分泌方式作用于靶细胞。体内IGF-Ⅰ水平受GH的调控，IGF-Ⅰ对GH的分泌亦具有负反馈调节作用，IGF-Ⅱ的类胰岛素作用更强，对胎儿生长起重要作用。

（2）升高血糖浓度的激素　升高血糖的激素包括胰高血糖素、肾上腺素、糖皮质激素和生长素等，通过促进肝糖原分解、加强糖异生、抑制肝糖原合成及减少葡萄糖氧化等途径，使血糖升高。

考点提示 ▸ 血糖调节机制；胰岛素降低血糖的机制。

二、糖尿病及其代谢紊乱

🏥 **案例讨论**

【案例】
某患者，29岁，多饮、多食、多尿，消瘦，易感染，血糖升高多年，近期出现肾衰竭，失明。
【讨论】
1. 该患者最可能的诊断是什么？
2. 该患者诊断的主要依据是什么？

　　高血糖症（hyperglycemia）是指空腹血糖浓度超过7.0mmol/L。若血糖浓度高于肾糖阈值9.0mmol/L，则出现糖尿。高血糖症有生理性和病理性之分。生理性如情绪激动、饮食等原因所致的高血糖，其特点是血糖呈暂时性升高，但空腹血糖正常。病理性高血糖主要表现为空腹血糖受损、糖耐量减退或糖尿病。糖尿病是临床上最常见的病理性高血糖症，是在多基因遗传基础上，加上环境因素、自身免疫的作用，通过未完全阐明的机制，导致胰岛素分泌不足或（和）胰岛素作用低下引起的代谢紊乱综合征。以高血糖为其主要特征，伴有糖、蛋白质、脂肪、水和电解质等一系列代谢紊乱，临床典型病例可出现多尿、多饮、多食、消瘦等症状，长期的高血糖可引起功能紊乱、多器官损害、甚至衰竭，其慢性并发症主要是非特异和特异的微血管病变（以视网膜、肾脏受累为主，还可见冠心病，脑血管病，肢端坏疽等），末梢神经病变。病情严重或应激时可发生多种急性代谢性紊乱，如酮症酸中毒及非酮症性高渗综合征等而危及生命。空腹血糖受损和糖耐量减退是正常糖代谢和糖尿病的中间状态，可视为糖尿病及心血管病变的危险因子和标志。

（一）糖尿病的分型

　　1999年美国糖尿病学会（ADA）、WHO推荐根据病因将糖尿病分为四种类型。

　　1. 1型糖尿病　各年龄均可发病，但常见于儿童和青年人，多数患者可检出自身抗体，这些抗体有的在发病前数年可以检测到，如血清胰岛细胞胞质抗体（ICA）、胰岛素自身抗体（IAA）、谷氨酸脱羧酶自身抗体（GADA）等。患者易出现酮症酸中毒。此型只占糖尿病患者5%~10%，主要病变在于胰岛B细胞破坏导致胰岛素或C-肽绝对缺乏，对胰岛素治疗敏感。

　　2. 2型糖尿病　包括胰岛素抵抗（IR）伴胰岛素相对不足。该型糖尿病占糖尿病患者90%以上。常见于40岁以上的中老年肥胖者，起病缓慢，疾病早期常无明显症状，常以并发症出现为首诊。自身抗体阴性，酮症酸中毒发生率低于1型。

　　3. 特殊类型糖尿病　特殊类型糖尿病（other specific types of diabetes）包括一系列病因比较明确或继发性的糖尿病，主要有以下几类：①胰岛B细胞基因缺陷；②胰岛素受体基因异常导致胰岛素受体缺失或突变；③内分泌疾病（拮抗胰岛素的激素过度分泌）：如肢端肥大症、甲状腺功能亢进、Cushing病等；④胰腺疾病；⑤药物或化学制剂所致的胰岛损伤；⑥感染：先天性风疹及巨细胞病毒感染等。

　　4. 妊娠期糖尿病　妊娠期糖尿病（gestational diabetes mellitus，GDM）是指妊娠期首次发生或发现的糖尿病，包含了一部分妊娠前已患有糖尿病但孕期首次被诊断的患者。妊娠前已确诊为DM者不属GDM，后者称为"糖尿病合并妊娠"。

　　GDM发生与多种因素有关，多数妇女在分娩后血糖将恢复正常水平，但仍约有30%的患者在5~10年后转变成2型DM。因此，不论分娩后血糖是否恢复正常，应于分娩6周后检查血糖，依DM诊断标准重新确定，并长期追踪观察。

（二）糖尿病的代谢变化

　　胰岛素是一种以促进组织合成代谢为主的激素，由于胰岛素绝对或相对缺乏，可以导致一系列代谢紊乱，主要表现在以下四方面：①糖代谢紊乱–高血糖和糖尿；②脂类代谢紊乱–高脂血症、酮症酸中毒；③体重减轻和生长迟缓；④微血管病变、神经病变和白内障等并发症。

1. 糖代谢紊乱 临床主要表现为高血糖症和糖尿。出现高血糖症的原因，一方面是组织细胞对葡萄糖摄取、利用障碍，葡萄糖消耗减少；另一方面由于肝葡萄糖激酶和糖原合成酶活化受限，使糖原合成减少，糖原分解和糖异生作用加强，导致血糖升高。如果血糖过高超过肾糖阈时可出现糖尿。

2. 脂类代谢紊乱 临床主要表现为高脂血症和酮症酸中毒。糖尿病时由于葡萄糖摄取利用障碍，脂肪动员加强，大量脂肪酸和甘油进入肝脏，一方面使肝合成甘油三酯（TG）增多，并以VLDL形式向血液中释放，而血液中脂蛋白脂肪酶（LPL）活性降低，VLDL分解减少，造成高VLDL血症；另一方面脂肪酸氧化分解使乙酰CoA增多，因胰岛素缺乏其不能彻底氧化，进而使胆固醇和酮体的合成增多，形成高TG、高Ch、高VLDL的糖尿病性Ⅳ型高脂血症，同时血中自由脂肪酸（FA）也增多。当酮体生成量超过肝外组织的氧化能力时，会形成酮症酸中毒和酮尿症。

3. 体重减轻和生长迟缓 胰岛素具有促进蛋白质合成，促进肌肉摄取支链氨基酸并抑制肌细胞内氨基酸氧化的作用。胰高血糖素则促进肝细胞摄取氨基酸，活化肝细胞内转氨酶，促进蛋白质分解。糖尿病时两者比值下降则使体内蛋白质合成下降，分解增强，导致机体出现负氮平衡、体重减轻、生长发育迟缓等现象。

4. 微血管病变、神经病变和白内障等并发症 微血管病变是糖尿病患者的严重并发症，其病变主要是肌肉和肾小球等组织的毛细血管基底膜增厚（膜上有大量糖蛋白沉着）以及视网膜血管异常。目前认为与内皮细胞损伤、生长素介质促进黏多糖合成、高血糖导致多种蛋白质糖基化作用增强等有关，临床主要表现为糖尿病性视网膜病变、糖尿病性肾病和糖尿病性神经系统病变等。

脑细胞内葡萄糖增多致山梨醇、果糖增多，使脑细胞内高渗及导致糖尿病性周围神经炎。山梨醇、果糖增多致晶状体内渗透压上升，肿胀，致白内障。

综上所述，糖尿病可引起体内一系列的代谢紊乱，临床上患者出现三多一少症状，即多尿、多饮、多食和体重减少。高血糖引起的高渗性利尿是多尿的根本原因；而多尿所致的脱水刺激机体产生口渴感又导致多饮；体内糖利用障碍，能量代谢紊乱所致的饥饿感使得患者多食；大量蛋白质和脂肪的分解及脱水使患者体重减轻。

考点提示　糖尿病的概念、分型、诊断标准。

三、低血糖症

低血糖症（hypoglycemia）指由于某些病理或生理原因使血糖浓度低于参考值下限，大脑中葡萄糖不足而出现交感神经兴奋性增高和脑功能障碍，其临床症状因人而异，缺乏特异性，常见有心悸、心慌、多汗、面色苍白、饥饿、软弱无力、手足震颤等症状，严重时可出现意识丧失、昏迷甚至死亡。对低血糖症的诊断目前尚无统一的界定标准，多数学者建议空腹血糖参考下限<2.78mmol/L。

临床上一般将低血糖症分为空腹低血糖症和餐后（反应性）低血糖症两类。

1. 空腹低血糖 为临床上常见的低血糖类型。正常人一般不会因为短时的饥饿而发生低血糖，成年人空腹时发生低血糖症往往是由于：①糖摄入不足或吸收不良；②肝功能严重障碍，失去了对血糖的有效调节；③使用降糖药物过量；④胰岛素分泌过多或拮抗激素分泌过少。特别是临床上反复发生的空腹性低血糖提示有器质性疾病，胰岛素瘤是器质性低血糖症中最常见病因。

2. 餐后（反应性）低血糖　可由多种因素引发，如药物、胰岛素抗体、先天性缺陷等，多见于功能性疾病，在临床中往往容易被忽略。常见类型有：①特发性功能性低血糖症：发生于餐后或口服葡萄糖耐量试验2～4小时的暂时性低血糖。每次发作15～20分钟，可自行缓解，多见于情绪不稳定和神经质的人，中年女性多见；②2型糖尿病或糖耐量受损伴有的低血糖症：患者空腹血糖正常，在口服葡萄糖耐量试验后，前2小时似糖耐量受损或2型糖尿病，但食入葡萄糖后3～5小时，血糖浓度迅速降至最低点。其原因可能是持续高血糖引起的胰岛素延迟分泌，出现高胰岛素血症所致；③营养性低血糖症（倾倒综合征）：发生于餐后1～3小时。患者多有上消化道手术或迷走神经切除史。由于胃迅速排空，使葡萄糖吸收增快，血糖浓度明显增高并刺激胰岛素一过性分泌过多，导致低血糖。

低血糖症的诊断标准可以根据Whipple三联征确诊：①低血糖症状；②发作时空腹血糖浓度低于2.78mmol/L；③补充葡萄糖后低血糖症状迅速缓解。

考点提示 ▶ 低血糖症的概念、类型、诊断标准。

四、糖代谢的先天性异常

糖代谢的先天性异常是指因糖代谢的酶类发生先天性异常或缺陷，导致某些单糖或糖原在体内贮积，并从尿中排出。此类疾病多为常染色体隐性遗传，包括糖原贮积病、果糖代谢异常及半乳糖代谢异常等，以糖原贮积病最为常见。

（一）糖原贮积病

糖原贮积病（glycogen storage disease，GSD）是由于参与糖原合成或分解的酶缺乏，糖原不能正常合成或分解，使糖原在肝脏、肌肉等脏器中大量堆积，造成这些器官组织肥大及功能障碍。由于酶缺陷的种类不同，临床表现多种多样，患者可表现为肝大，可伴有低血糖、肌肉萎缩、肌张力低下、运动障碍等。本病多见于男性，常在婴儿期发病，儿童期死亡，仅少数存活至成年。确认需要靠酶的检测。

根据酶缺陷不同，可将其分为13型，其中Ⅰ、Ⅲ、Ⅵ、Ⅸ型以肝脏病变为主，Ⅱ、Ⅴ、Ⅶ型以肌肉组织受损为主，Ⅰ型GSD最为多见。

（二）半乳糖血症

半乳糖血症（galactosemia）是机体不能转化利用半乳糖及其中间代谢产物的一种常染色体隐性遗传性疾病，其特征主要是血和尿中半乳糖增高。引起本病的原因是半乳糖代谢的3种相关酶即：半乳糖激酶（GALK）、1-磷酸-半乳糖尿苷转移酶（GALT）和尿苷二磷酸半乳糖表异构酶（EPIM）中的任何一种先天性缺陷均可致半乳糖血症。经典型半乳糖血症发生于半乳糖代谢的第2步，即GALT缺乏，导致其前体1-磷酸-半乳糖堆积，沉积在肝、肾、晶状体、脑及红细胞等组织细胞中，产生特有的毒性作用。

考点提示 ▶ 糖原贮积病的病因及常见类型。

第二节 糖代谢紊乱常见项目测定

血糖测定是检查有无糖代谢紊乱的最基本和最重要的指标,血糖水平测定和临床症状结合能对糖尿病进行诊断,故糖代谢紊乱检测主要包括血糖及血糖调节物、糖化蛋白及其他相关代谢物,有利于糖尿病及其并发症的早期诊断、病因查找、指导治疗和评估预后等。

一、血清(浆)葡萄糖测定

主要指空腹血糖(FPG),即至少8小时内无摄入能量食物后测定的血清(浆)葡萄糖,是糖尿病最常用的检测项目,绝大部分医院将其列为急诊检验和危急值报告项目。

(一)标本采集与处理

1. 标本采集 血浆、血清和全血均可用于血糖测定。全血葡萄糖浓度比血浆或血清低12%~15%,且受血细胞比容影响,故血浆或血清测定结果更为可靠。如果用血清标本,应使用带分离胶的真空采血管采血;如果用血浆标本,最好选择草酸钾-氟化钠抗凝剂,其中的氟化钠可抑制血细胞(主要是白细胞)中烯醇化酶活性,防止糖的酵解,特别是白细胞增多的患者或细菌污染时,可减少血糖的消耗。推荐以血浆葡萄糖作为糖尿病的诊断指标。由于血糖测定还受饮食、取血部位和测定方法影响,所以除特殊试验外,一般应采集清晨空腹静脉血。

在使用便携式血糖计进行床旁检查(POCT)时,采用的是毛细血管全血标本,由于受到血细胞比容及其他非糖还原物的影响,空腹全血葡萄糖含量比血浆葡萄糖浓度低12%~15%;而在有葡萄糖负荷时,毛细血管血葡萄糖浓度要比静脉血高2~4mmol/L,因此应采用不同的参考区间。

2. 标本处理 由于血细胞对葡萄糖的酵解作用,采集的标本在室温下每小时可使血糖降低5%~7%,故采血后应立即(一般要求在1小时内)分离出血清或血浆,可使血糖在室温下稳定24小时。加入氟化钠的血浆标本中葡萄糖浓度室温下可稳定3天。

(二)测定方法

血糖的测定方法按原理可分为3类:无机化学法、有机化学法和酶法。无机化学法特异性差,已经淘汰;有机化学法主要为邻甲苯胺法,准确度高于无机化学法,但因干扰因素多,试剂有腐蚀性和致癌性,已极少使用,故目前实验室多使用酶法测定血浆(清)葡萄糖。

酶法包括己糖激酶法、葡萄糖氧化酶法和葡萄糖脱氢酶法。其特点是灵敏度高、准确度和精密度好、反应条件温和、操作简单且适用于自动化分析仪。

1. 己糖激酶法 己糖激酶(hexokinase,HK)催化标本中的葡萄糖和ATP发生磷酸化反应,生成葡萄糖-6-磷酸(G-6-P)与ADP。前者在葡萄糖-6-磷酸脱氢酶(G6PD)催化下脱氢,生成6-磷酸葡萄糖酸内酯,同时使$NADP^+$还原成NADPH。反应式如下:

$$葡萄糖+ATP \xrightarrow{HK} 葡萄糖\text{-}6\text{-}磷酸+ADP$$

$$葡萄糖\text{-}6\text{-}磷酸+NADP^+ \xrightarrow{G6PD} 6\text{-}磷酸葡萄糖酸内酯+NADPH+H^+$$

NADPH的生成速率与标本中葡萄糖的浓度呈正比。NADPH在波长340nm有吸收峰，通过监测其吸光度升高速率，计算标本中葡萄糖浓度。

【方法学评价】己糖激酶法特异性及准确度高于GOD-POD法，且不受轻度溶血（Hb<5g/L）、脂血、黄疸、尿酸、维生素C、氟化钠、肝素、EDTA和草酸盐等干扰，被认为是血清（浆）葡萄糖测定的参考方法，特别适用于急诊检验使用，但试剂较贵。

2. 葡萄糖氧化酶法　在葡萄糖氧化酶（glucose oxidase，GOD）的催化下，葡萄糖被氧化为葡萄糖酸，同时消耗溶液中的氧，产生过氧化氢。

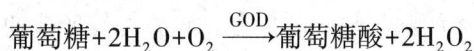

$$葡萄糖 + 2H_2O + O_2 \xrightarrow{GOD} 葡萄糖酸 + 2H_2O_2$$

本法结果监测分为质谱分析法和比色法两类。

质谱分析法（葡萄糖氧化酶–氧速率法、GOD-OR法）是用氧电极监测溶液中氧的消耗量，氧消耗量与葡萄糖浓度成正比。此法准确性和精密度都很好，但需用特殊的分析仪。另外血细胞可消耗氧气，故不能用于全血标本。

比色分析法（葡萄糖氧化酶–过氧化物酶偶联法，GOD-POD法）是葡萄糖氧化酶（GOD）与过氧化物酶（POD）偶联，将过氧化氢分解为水和氧，同时使色素原性氧受体4–氨基安替比林和酚去氢缩合为红色醌类化合物，即Trinder反应。其色泽深浅在一定范围内与葡萄糖浓度成正比，在505nm有吸收峰。

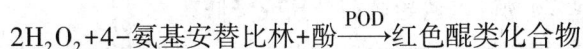

$$2H_2O_2 + 4-氨基安替比林 + 酚 \xrightarrow{POD} 红色醌类化合物$$

【方法学评价】

（1）GOD仅对β–D–葡萄糖高度特异，对α–型葡萄糖无作用，因此测定时为保证标本中葡萄糖的完全氧化需要使α–型葡萄糖变旋为β–型葡萄糖。在实际应用时需加入葡萄糖变旋酶或者适当延长孵育时间促使其变旋。

（2）POD的特异性较低，一些还原性物质如尿酸、维生素C、胆红素和谷胱甘肽等可消耗过氧化氢，使测定结果偏低，出现假阴性。添加了抗干扰成分的试剂盒可消除上述物质的干扰。

GOD-POD偶联法可直接测定脑脊液中葡萄糖的含量，但由于尿液中尿酸等干扰物浓度过高，可使检测结果假性偏低，所以该法不能直接测定尿液中葡萄糖的含量。可使用离子交换树脂除去尿中干扰物再测定。

（3）本法测定血糖线性范围可达19mmol/L，回收率94%~105%；批内 CV 为0.7%~2.0%，批间 CV 约为2%，日间 CV 为2%~3%。其准确度与精密度都能达到临床要求，操作简便，适用于常规检验，是卫生部临床检验中心的推荐方法，也是目前各级医院应用最广泛的方法。

3. 葡萄糖脱氢酶法　葡萄糖脱氢酶（glucose dehydrogenase，GDH）催化葡萄糖脱氢，氧化生成葡萄糖酸（D–葡萄糖酸–δ–内酯）。其反应式如下：

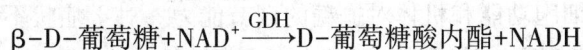

$$β-D-葡萄糖 + NAD^+ \xrightarrow{GDH} D-葡萄糖酸内酯 + NADH$$

向反应液中加入变旋酶可缩短反应到达平衡的时间。在反应过程中，NADH的生成量与葡萄糖浓度呈正比关系，可通过监测340nm处吸光度的增加速率计算葡萄糖的含量。

【方法学评价】

（1）GDH对葡萄糖具有高度特异性，其测定结果与HK法具有良好的一致性。

（2）一般浓度的抗凝剂或防腐剂如肝素、EDTA、柠檬酸盐、草酸盐、氟化物和碘乙酸等均不干扰测定。但当血胆红素≥342μmol/L和血红蛋白≥1g/L时，可使测定葡萄糖浓度分别增高0.72mmol/L和0.22mmol/L。脂血标本会干扰测定，故须做标本对照管。

【参考区间】成人空腹血糖3.9～6.1mmol/L。

【临床意义】

1. 血糖增高 FPG>7.0mmol/L称为高血糖症，可分为生理性和病理性。

（1）生理性高血糖 高糖饮食后1～2小时、情绪激动等，可致血糖短暂升高。

（2）病理性高血糖 ①糖尿病，这是最常见的原因；②其他内分泌系统的疾病，如垂体前叶功能亢进（巨人症、肢端肥大症）、肾上腺皮质功能亢进（库欣病）、甲状腺功能亢进等；③应激性高血糖，如颅脑损伤、脑出血、脑膜炎等所致的颅内压增高等；④脱水引起的血液浓缩，如呕吐、腹泻、高热等。

2. 血糖降低

（1）空腹血糖降低 ①长期饥饿、剧烈运动；②内分泌疾病引起的胰岛素绝对或相对过量，如胰岛B细胞增生或肿瘤引起的胰岛素分泌过多；③对抗胰岛素的激素分泌不足，如垂体、肾上腺皮质或甲状腺功能减退而使生长激素、肾上腺素分泌减少；④严重肝病如急性重型肝炎、肝坏死使肝的生糖作用降低或肝糖原储存缺乏，肝脏不能有效地调节血糖。

（2）反应性低血糖 ①功能性饮食性低血糖；②胃切除术后饮食反应性低血糖；③2型DM或糖耐量受损出现晚期低血糖。

3. 药物影响 某些药物可以诱导血糖升高或降低。

（1）引起血糖升高的药物 噻嗪类利尿药、口服避孕药、儿茶酚胺、吲哚美辛、咖啡因、甲状腺素、肾上腺素等。

（2）引起血糖降低的药物 降糖药、中毒剂量对乙酰氨基酚、抗组胺药、致毒量阿司匹林、乙醇、胍乙啶、普萘洛尔等。

考点提示 空腹血糖测定的主要方法、原理、评价、参考区间和临床意义。

二、口服葡萄糖耐量试验

正常人口服或注射一定量葡萄糖后血糖暂时升高（一般不超过9.0mmol/L），并刺激胰岛素分泌增多，促使大量葡萄糖合成糖原加以贮存，在短时间内血糖可降至空腹水平，这种现象称为耐糖现象。因内分泌功能失调等因素引起糖代谢障碍时，口服一定量葡萄糖后，血糖浓度可急剧升高，而且短时间内不能恢复到原来的浓度水平，称为糖耐量失常。

（一）原理

口服葡萄糖耐量试验（OGTT）是依据耐糖现象设计的一种葡萄糖负荷试验，即人为给予一定量的葡萄糖（口服）后，在2小时内间隔一定时间分别测定被检者的血糖和尿糖水平，用以了解胰岛B细胞功能和机体对血糖的调节能力。对于症状不明显或血糖升高不明显的可疑糖尿病患者可以通过该项试验早期发现或排除糖尿病。

（二）适应证

①无糖尿病症状，随机或空腹血糖异常者；②无糖尿病症状，有一过性或持续性糖尿；③无糖尿病症状，但有明显糖尿病家族史；④有糖尿病症状，但随机或空腹血糖不够诊断标准；⑤妊娠期、甲状腺功能亢进、肝病、感染，出现糖尿者；⑥分娩巨大胎儿的妇女或有巨大胎儿史的个体；⑦不明原因的肾病或视网膜病。

（三）方法

WHO推荐的标准化OGTT。

1. 标本采集　检查前三天停用胰岛素治疗，维持正常的饮食及活动（每天食物中糖含量不低于150g）。试验前应空腹10~16小时，静脉采血2ml左右，迅速分离血清（浆）后测定空腹血糖浓度。

2. 口服葡萄糖　将75g无水葡萄糖溶于250ml冷开水中5分钟内饮完（妊娠妇女常用量为100g）。

儿童葡萄糖用量可按1.75g/kg体重计算，但总量不超过75g。从服第一口开始计时，每隔30分钟取血1次，共4次，历时2小时（必要时可延长至6小时），分别进行血糖测定。同时每隔1小时留取尿液一次检验尿糖。整个试验过程中避免吸烟、喝咖啡、喝茶或进食。

3. 绘制糖耐量曲线　以标本采集时间为横坐标（空腹时为0），血糖浓度为纵坐标绘制糖耐量曲线，如图6-4。

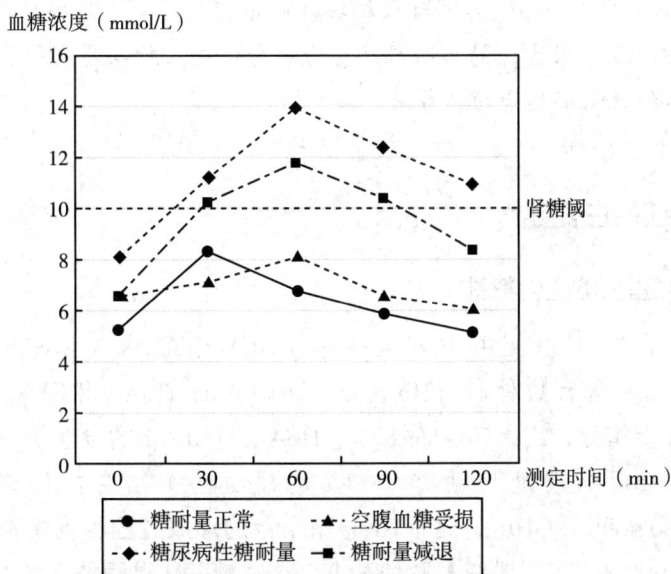

图6-4　葡萄糖耐量曲线

【参考区间】健康成年人：FPG≤6.1mmol/L；服糖后30~60分钟血糖升高达高峰，一般<10.0mmol/L，2h-PG≤7.8mmol/L；同时测定上述各时间的尿糖均为阴性。

【临床意义】OGTT结合FPG结果可协助糖尿病的诊断及相关状态的判定。①FPG<6.1mmol/L，2h-PG<7.8mmol/L为糖耐量正常（NGT）；②FPG 6.1~7.0mmol/L，2h-PG<7.8mmol/L为空腹血糖受损（IFG）；③FPG<7.0mmol/L，2h-PG在7.8~11.1mmol/L为葡萄糖耐量受损（IGT），临床上称为亚临床或无症状性糖尿病；④FPG≥7.0mmol/L，2h-PG≥11.1mmol/L为糖尿病性糖耐量（DM）。

【方法学评价】

1. 虽然OGTT对个体血糖调节能力的评价比FPG更为灵敏，但应该注意：①因为重复性较差，不能单凭1次OGTT结果判断糖耐量异常；②临床糖尿病诊断首推FPG，OGTT并非必需，不应作为常规项目。若FPG<5.6mmol/L或随机血糖<7.8mmol/L足可以排除糖尿病及相关状态，无须做OGTT。

2. OGTT可反映近期体内糖代谢的状况，但受许多因素如年龄、饮食、运动、应激、药物、胃肠功能、标本采集等影响。

3. 胃肠手术等不能口服者，可采用静脉葡萄糖耐量试验（IGTT），但一般情况下不建议做此试验。50岁以上者对葡萄糖的耐受力有下降的趋势，不宜做此试验。

考点提示 口服葡萄糖耐量试验的方法、适应证、评价、注意事项和临床意义。

知识链接

餐后2小时血糖（2h-PG）

餐后2小时血糖实际上是一种简化的葡萄糖耐量试验。一般有两种方法：一种是OGTT；另一种是吃100g面粉制成的馒头或方便面（含糖量相当于75g无水葡萄糖，也叫馒头餐试验），从吃第一口饭的时间开始计算，然后检测2小时后的血糖值。正常人餐后2小时血糖<7.8mmol/L。餐后血糖≥11.1mmol/L时，诊断糖尿病敏感性更高、漏诊率更低。因抽血次数少，简单易行，易为患者接受，所以是临床上用于筛选和发现空腹血糖正常的糖尿病患者的最常用方法。

三、糖化血红蛋白测定

（一）糖化血红蛋白的生化特性

正常成人血红蛋白（Hb）是由HbA_1（占97%）、HbA_2（占2.5%）和HbF（占0.5%）组成。层析分析显示HbA_1中含有数种微量Hb成分，即HbA_1a、HbA_1b和HbA_1c，总称为HbA_1。HbA_1c是HbA_1的主要组分，约占HbA_1的80%，HbA_1a和HbA_1b的含量则非常低。

红细胞内的Hb可缓慢地与糖类（主要是葡萄糖）结合而形成糖化血红蛋白（glycosylated hemoglobin，GHb），这种Hb与糖结合的形成过程称为糖基化作用。糖基化位点主要发生在Hb的β链N末端缬氨酸残基上。这些糖基化过程非常缓慢且不可逆，GHb一旦形成不再解离。GHb的主要成分是HbA_1c，且浓度相对稳定，因此临床上常以HbA_1c代表GHb的水平，也有人将GHb称为HbA_1c。

（二）糖化血红蛋白的测定方法

目前测定GHb的方法可分为两大类：一类是将HbA_1从HbA中分离出来对其进行定量分析，常用的方法有比色法、电泳法、离子交换层析微柱法和亲和层析法等；另一类是分离和定量分析HbA_1c，如高效液相色谱法（high performance liquid chromatography，HPLC）、等电聚焦法及免疫学方法等。由于HbA_1c分离过程耗时，要求技术水平高且必须有高精密度的专业仪器，因此一般不作为常规测定方法。免疫学方法已有试剂盒供应，可以通过生化分析仪进行检测。离子交换层析微柱法和层析法技术简单、操作快速、结果可满足临床对糖尿病监控的要求，是目前推荐的常规方法。高效液相色谱被列为参考方法。

1. 离子交换层析微柱法 先将红细胞样品在等渗盐水中除去细胞中游离的葡萄糖，然后将细胞溶解并离心取上清液，用偏酸缓冲剂处理Bio-Rex70阳离子交换树脂，使之带负电荷。它与带正电荷的Hb有亲和力。HbA及HbA_1均带正电荷，由于HbA_1的两个β链N-

末端正电荷被糖基清除，正电荷较HbA少，二者对树脂的附着力不同。用pH6.7磷酸盐缓冲液可首先将带正电荷较少、吸附力较弱的HbA₁洗脱下来，再用分光光度计在410nm处测定洗脱液的吸光度，计可即算HbA₁占总Hb的百分数。

该测定方法含所有GHb（HbA₁a+HbA₁b+HbA₁c），健康成年人正常参考区间为5.0%~8.0%，均值6.5%，其中A₁c为3.0%~6.0%，其正常参考值随年龄不同而有所不同。本方法受温度影响较大，需控制温度或进行温度校正。HbF往往和HbA₁一道被洗脱，但HbF含量极低，对测定结果影响极小，其他糖化衍生物不会影响结果测定。

2. HbA₁c免疫法　本法是利用抗原抗体反应直接测定溶血后血液中的HbA₁c占总Hb浓度的百分比。

首先用四癸基三甲铵溴化物（tetradecyl trimethyl ammonium bromide，TTAB）作为溶血剂（不溶解白细胞），用来消除白细胞的干扰。将处理好的样本先加入抗体缓冲液，样本中的糖化血红蛋白（HbA₁c）和抗HbA₁c抗体反应形成可溶性的抗原-抗体复合物，由于在HbA₁c分子上只有一个特异性的HbA₁c抗体结合位点，不能够形成凝集反应。然后，加入多聚半抗原缓冲液，多聚半抗原和反应液中过剩的抗HbA₁c抗体结合，生成不溶性的抗体-多聚半抗原复合物，可用比浊法进行测定。

同时在另一个通道上测定Hb浓度。在该通道中，溶血液中的血红蛋白转变为具有特征性吸收光谱的血红蛋白衍生物，用重铬酸盐作标准参照物，进行比色法测定Hb浓度。

【参考区间】

1. IFCC计算方案　$HbA_1c(\%)=\dfrac{HbA_1c}{Hb}\times100\%$

健康成年人HbA₁c：2.8%~3.8%。

2. DCCT/NGSP计算方案（糖尿病控制和并发症试验/美国糖化Hb标准化方案）

$HbA_1c(\%)=87.6\times\dfrac{HbA_1c}{Hb}+2.27$

健康成年人HbA₁c：4.8%~6.0%

【临床意义】

1. 糖尿病患者长期血糖控制的评价指标　GHb的形成是不可逆的，其浓度与红细胞的寿命（平均120天）和该时期内血糖的平均含量有关，而与血糖的短期波动无关，因此GHb反映的是测定前6~8周内受试者血糖的平均水平，是评价糖尿病患者血糖控制效果的良好指标，是糖尿病监控达标的"金标准"。当血糖控制不佳时，GHb可达正常的2倍以上。目前我国糖尿病患者GHb控制标准如下（以离子交换层析法结果为例）。

GHb 4.0%~6.0%表明血糖控制正常；

GHb 6.0%~7.0%表明血糖控制比较理想；

GHb 7.0%~8.0%表明血糖控制一般；

GHb 8.0%~9.0%表明血糖控制较差，应注意饮食；

GHb>9.0%表明血糖控制很差，应注意饮食结构，加强运动，调整治疗方案。

2. 鉴别诊断　对糖尿病性高血糖和应激性高血糖做出鉴别，前者GHb水平多增高，后者正常。

3. HbA₁c水平低于确定的参考区间，可能表明最近有低血糖发作、Hb变异体存在或红细胞寿命短，减少或缩短了红细胞暴露到葡萄糖中的时间。当解释此类患者的HbA₁c结果时应当小心。

4. GHb 对监测糖尿病微小血管并发症、慢性并发症的发生和发展都有积极的意义。若 GHb>9%，说明患者有持续性高血糖存在，会发生糖尿病肾病、白内障等，同时也是急性心肌梗死、脑卒中死亡的高危因素。

> **考点提示** 糖化血红蛋白测定的主要方法、原理、评价、参考区间和临床意义。

四、糖化血清蛋白测定

血清蛋白质分子的氨基末端与葡萄糖可通过非酶促糖基化反应形成高分子酮胺类化合物，这些糖化的血清蛋白称之为果糖胺，即糖化血清蛋白（glycosylated serum protein, GSP）。清蛋白是血清中蛋白最多的成分，半寿期为17~19天，故可通过测定糖化血清蛋白水平来反映1~2周前患者的血糖控制情况。

目前对糖化血清蛋白的测定主要是化学比色法、亲和层析法和果糖胺法，后者操作简单、快速，可用于自动化分析，是目前常用的方法。

果糖胺法是利用酮胺基在碱性溶液中能与硝基四氮唑蓝（NBT）发生还原反应，生成紫红色的甲䐶，最大吸收峰530nm，以1-脱氧-1-吗啉果糖（DMF）作为标准参照物进行比色测定。该法 CV5.4% 左右，不受溶血、脂血、葡萄糖或胆红素干扰，但必须注意测定的标准化，清蛋白标准品的类型会影响实验结果。

【参考区间】1.9 ± 0.25mmol/L。

【临床意义】

1. GSP测定可以反映患者过去1~2周的血糖控制水平，是糖尿病患者血糖监测的一个灵敏指标，能较好了解糖尿病患者短期血糖控制情况，能在短期内得到治疗效果的回馈，特别适用于住院调整用药的患者。

2. 由于测定GSP是观察短期血糖浓度的改变，因此应与GHb结合应用而不是替代。当患者有血红蛋白异变体如HbS或HbC时，会使红细胞寿命下降，此时测定GHb的意义不大，而红细胞寿命和Hb变异体不影响果糖胺的形成，此时测定GSP很有价值。

3. 当清蛋白浓度和半寿期发生明显变化时，会对GSP产生很大影响。当患者血清Alb<30g/L或尿蛋白>1g/L时，如肾病综合征、肝硬化、异常蛋白血症或急性时相反应之后的患者，测定结果只能作参考。

> **考点提示** 糖化血清蛋白测定的主要方法、原理、评价、参考区间和临床意义。

五、胰岛素及C-肽测定

胰岛素（insulin, INS）是胰岛B细胞所产生的多肽激素，主要作用是促进肝、骨骼肌和脂肪组织对葡萄糖的摄取，促进葡萄糖转换成糖原或脂肪储存，抑制肝脏的糖异生，刺激蛋白质合成并抑制蛋白质分解，总的效应是降低血糖。

糖尿病患者血糖升高的主要原因是胰岛素的绝对或相对不足。测定空腹，特别是进食后的胰岛素水平，通过观察在高血糖刺激下胰岛素的释放可进一步帮助我们了解胰岛B细胞的功能。若患者接受过胰岛素治疗，6周后可产生胰岛素抗体，这时测定胰岛素常不能反映患者体内胰岛素的真实水平。

C-肽也是胰岛B细胞的分泌产物，它与胰岛素有一个共同的前体——胰岛素原。一个分子的胰岛素原在蛋白水解酶的作用下，裂解成等分子的C-肽和胰岛素（图6-5），因此其测定意义与胰岛素相同。但C-肽没有生物活性，与外源性胰岛素无抗原交叉，且生成量不受外源性胰岛素影响，很少被肝脏代谢，所以C-肽的测定可以更好地反映B细胞生成和分泌胰岛素的能力。

胰岛素及C-肽测定其标本采集方法及注意事项与OGTT相同，常与OGTT试验同时进行。即在空腹及服糖后的2小时内每隔30分钟采血一次分别测定血胰岛素或C-肽水平。该试验对糖尿病的早期诊断、分型和治疗有重要的参考价值。

胰岛素及C-肽测定方法主要有放射免疫法（RIA）、ELISA法、化学发光免疫分析法（CLIA）和电化学发光免疫分析法（ECLIA）。

【参考区间】空腹胰岛素（CLIA法）：4.0～15.6U/L；空腹胰岛素（ECLIA法）：17.8～173.0pmol/L；C-肽（ECLIA法）：250.0～600.0pmol/L。

【临床意义】

1. 胰岛素增高 常见于2型糖尿病，肥胖者居多，其早期与中期均有高胰岛素血症；胰岛B细胞瘤、胰岛素自身免疫综合征、脑垂体功能减退症、甲状腺功能减退症以及妊娠妇女，应激状态下如外伤、电击与烧伤等患者也较高。

2. 胰岛素减低 常见于1型糖尿病及晚期的2型糖尿病患者；胰腺炎、胰腺外伤、B细胞功能遗传性缺陷的患者及服用噻嗪类药、β受体阻滞剂者可降低。

葡萄糖刺激胰岛素分泌的动态试验有利于糖尿病类型鉴别（图6-5）。

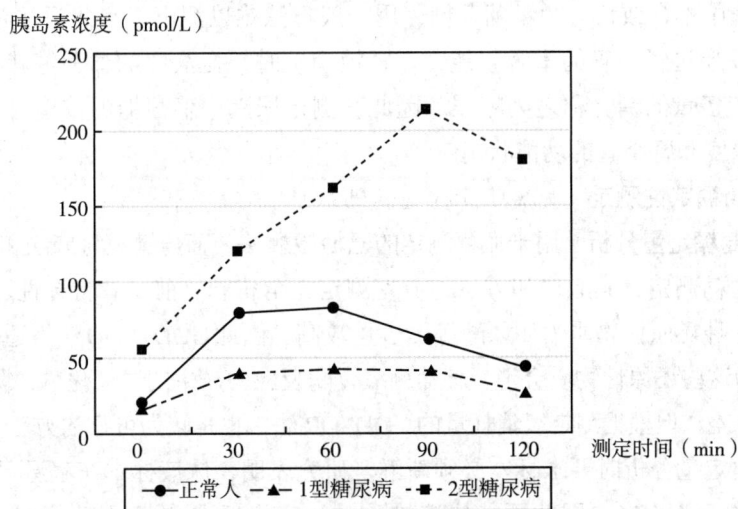

图6-5 胰岛素释放试验曲线

3. C-肽测定常用于糖尿病的分型，它与胰岛素测定的意义相同（图6-6）。

4. C-肽测定还用于指导胰岛素用药的治疗，可协助确定患者是否继续使用胰岛素还是只需口服降糖药或饮食治疗。

5. C-肽可用于低血糖的诊断与鉴别诊断。某些B细胞瘤患者，尤其是存在间歇性胰岛素分泌过多时，胰岛素检测可正常，但C-肽浓度却升高。当注射胰岛素导致低血糖发生时，胰岛素水平会很高而C-肽降低，这是因为药用胰岛素中没有C-肽存在，且外源性胰岛素会抑制B细胞的分泌功能。

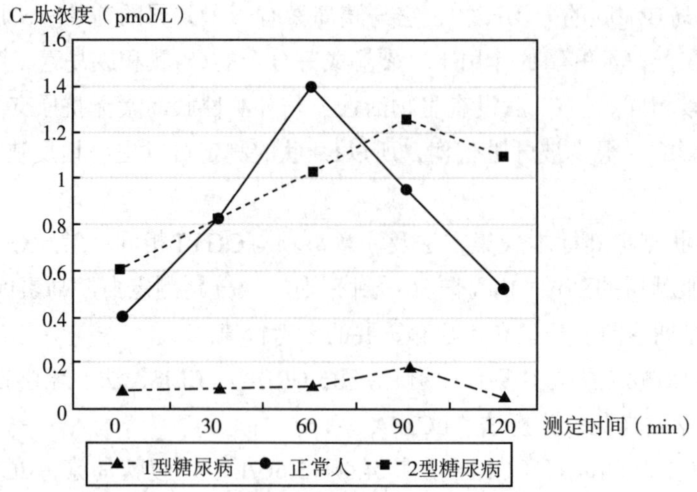

图6-6　C-肽释放试验曲线

6. C-肽和胰岛素同时测定，还可以帮助了解肝脏的变化，因为胰岛素每次血循环都被正常肝脏降解一半，C-肽很少被肝代谢，测定外周血C-肽/胰岛素比值，可以估计肝脏处理胰岛素的能力。

考点提示　胰岛素及C-肽测定的评价和临床意义。

六、尿液葡萄糖测定

正常人尿液中不含或仅有微量葡萄糖，用一般方法难以测出，因此正常人尿糖为阴性。当血糖浓度增高超过肾小管的重吸收能力（肾糖阈）时，血液中的葡萄糖就会从尿液中排出，尿中出现较多量的糖，称之为糖尿。因此，测定尿液中葡萄糖的浓度可以间接反映血液中葡萄糖的浓度和肾小管的功能状况。

1. 尿液葡萄糖定性测定　见《临床检验基础》。

2. 尿液葡萄糖定量分析　用于血糖测定的己糖激酶法、葡萄糖脱氢酶法和邻甲苯胺法亦可用于尿液葡萄糖测定，其原理和方法与血糖测定完全相同。前二者特异性、准确性最高。但由于尿液中各种还原性物质（如尿酸等）含量较高，因此GOD-POD法不适合做尿液中葡萄糖测定，因为这些还原性物质会消耗葡萄糖氧化酶反应中产生的过氧化氢，降低呈色反应，从而造成较大误差。但根据测定氧消耗量的GOD-OR法，也是较为可靠的方法。

尿液葡萄糖定量分析时要求标本必须新鲜。研究表明，尿液标本在室温下存放24小时，尿中葡萄糖大约丢失40%。因此不能快速检验时，应将标本冷藏保存，以防葡萄糖分解。标本如果有浑浊，应离心除去沉淀。

【参考区间】<2.78mmol/24h尿。

【临床意义】

1. 血糖增高性糖尿　如糖尿病、甲状腺功能亢进、肢端肥大症等。

2. 血糖正常性糖尿　①肾糖阈降低所致的肾性糖尿，如家族性糖尿；②因细胞外液容量增加，近曲小管重吸收受抑制，如妊娠等；③肾小管重吸收功能受损，如慢性肾炎或肾病综合征等。

3. 暂时性糖尿　①超过肾糖阈的生理性糖尿，如一次食入糖过多；②应激性：如脑外伤、脑血管意外、急性心肌梗死等。

考点提示　尿液葡萄糖测定的方法、参考区间和临床意义。

七、脑脊液葡萄糖测定

脑脊液（cerebrospinal fluid，CSF）是存在于脑、脑室、蛛网膜下隙内的一种无色透明液体，具有保护脑和脊髓免受外力损伤、调节颅内压、为脑神经细胞提供营养及运输代谢物等功能。当外伤、感染、炎症、肿瘤等原因引起中枢神经系统发生器质性病变时，CSF成分发生改变。脑脊液葡萄糖浓度受下列因素的影响：①血浆葡萄糖浓度；②血–脑屏障的通透性；③脑脊液中葡萄糖酵解程度等。

脑脊液葡萄糖测定方法与血糖测定完全相同，葡萄糖氧化酶或己糖激酶法等均适用于脑脊液葡萄糖测定。由于脑脊液中的葡萄糖含量较低，为血液葡萄糖含量的50%～80%。为了提高测定的敏感度，可将标本用量加倍，最后将计算出的结果除以2。

脑脊液标本应在标本采集后立即送检，若要保存较长时间，应采用血糖抗凝管并置冰箱保存。

【参考区间】婴儿：3.9～5.0mmol/L；儿童：2.8～4.5mmol/L；成人：2.5～4.5mmol/L。

【临床意义】

1. 鉴别诊断　脑脊液葡萄糖含量的测定常用于细菌性脑膜炎与病毒性脑膜炎的鉴别诊断。化脓性或结核性脑膜炎时，由于感染菌对葡萄糖的分解而使CSF葡萄糖含量降低；病毒性感染时，CSF葡萄糖可正常甚或由于血–脑屏障受到损害使CSF葡萄糖增加。②各种原因引起的血糖增高。

2. 颅内肿瘤　常见于髓母细胞瘤、多形性胶质母细胞瘤、星型细胞瘤、脑膜瘤及脑膜肉瘤等，因脑膜肿瘤可阻止葡萄糖通过血–脑屏障，且瘤细胞可分解葡萄糖，故脑脊液葡萄糖含量低。

3. 各种原因引起的高血糖或低血糖可致CSF葡萄糖含量变化。

考点提示　脑脊液葡萄糖测定的方法、参考区间和临床意义。

八、酮体测定

酮体（ketone bodies）是脂肪酸在肝内正常分解代谢的中间产物，主要在肝外如脑、心、肌肉组织等利用，亦可随尿排出体外。其成分包括β–羟丁酸、乙酰乙酸和丙酮三种成分，前两者是酮体的主要组成成分，分别占78%和20%，丙酮仅占2%。正常人血液中酮体含量极少，在某些生理或病理情况下，酮体的生成和利用失去平衡，导致血液中酮体含量升高称为酮血症和酮尿症。血、尿酮体检测对酮症的诊断、评估病情的严重程度及治疗监测十分有用。

（一）尿酮体的测定

测定血清和尿酮体的多种方法中最常用的是硝普盐半定量试验，其原理是乙酰乙酸和丙酮与硝普盐（亚硝基铁氰化钠）在碱性条件下反应生成玫瑰红色化合物，颜色深浅与酮体的含量成正比，通过比色法测定。

【方法评价】

1. 该法是一种传统的酮体检测方法，只能定性或半定量地检测乙酰乙酸和丙酮的浓度。目前已做成试纸条，灵敏度达25~50mg/dl，线性范围达1600mg/dl，但这种方法完全不能测出β-羟丁酸，测丙酮的灵敏度也比乙酰乙酸小5~10倍。因此这只是一种简便易行的筛选试验。

2. 该法是非特异性的，一些物质如水杨酸盐、酚和安替比林都可产生类似颜色。因此，阳性反应只表示可能存在乙酰乙酸。要确证其存在，应将尿液加热，使乙酰乙酸分解为丙酮并将丙酮去掉后，再重复进行一次试验，如结果为阴性，才能证实最先出现的颜色是由乙酰乙酸所产生的。

（二）血酮体的测定

目前血酮体的测定主要是直接针对酮症时浓度最高、且与病情严重程度平行的β-羟丁酸进行检测。在酮体中β-羟丁酸占78%，而且在糖尿病酮症发生早期，β-羟丁酸就可有明显升高，此时乙酰乙酸尚无明显变化。所以测定乙酰乙酸的硝普盐试验常引起临床对总酮量和酮症程度的低估；在酮症恢复期，β-羟丁酸迅速下降时，乙酰乙酸在一定时间内仍然保持升高或下降缓慢，这时用硝普盐法又会引起临床对病情的高估。因此，β-羟丁酸的测定在糖尿病酮症的诊断治疗监测中比乙酰乙酸测定更灵敏，更可靠，同样在糖尿病控制的预告中也非常有价值。

β-羟丁酸测定主要方法有分光光度法、比色法和电化学法，目前应用较多的为分光光度法。其测定原理是：β-羟丁酸在β-羟丁酸脱氢酶（β-HBDH）的催化下脱氢生成乙酰乙酸，由NAD^+接受氢生成NADH。在pH8.5时后者的生成量与样品中β-羟丁酸的浓度成正比，因此用分光光度计监测340nm处吸光度的变化就可以计算样品中β-羟丁酸的含量。

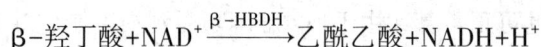

$$\beta-羟丁酸+NAD^+ \xrightarrow{\beta-HBDH} 乙酰乙酸+NADH+H^+$$

【方法评价】

1. 在各种酮体检测技术中，基于分光光度法的酶试剂盒和β-羟丁酸电化学生物传感器能够定量地检测β-羟丁酸。分光光度法可进行定量测定，重复性好、灵敏度高，样品无须预处理，适合在生化分析仪上使用，在临床病情诊断和疗效监测方面有很大的优势，但它需要的分析仪器成本相对较高，不适合家庭使用。

2. 电化学法可进行定量测定，多在床旁检测技术（POCT）血酮检测试纸上使用。血酮试纸把酶的高特异性和电化学电极的高灵敏度特点结合在一起，微量、快速、准确，具有广泛的应用前景。

【参考区间】血酮体（以β-羟丁酸计）0.03~0.3mmol/L或者尿酮体（－）。

【临床意义】

1. 血酮体水平是糖尿病酮症（DK）和糖尿病酮症酸中毒（DKA）诊断的重要指标之一，血酮体检测贯穿DKA诊断、治疗和预防的整个过程中。

在严重DKA时，代谢中的β-羟丁酸与乙酰乙酸的比值明显增高，如果只检测乙酰乙酸，易导致实验结果与病情不符，因为DKA早期，乙酰乙酸的检测结果可为弱阳性；经治疗后，β-羟丁酸转变为乙酰乙酸，检测结果显示酮症加重，因此，DKA时最好是检测β-羟丁酸浓度。

2. 尿酮检出的是丙酮和乙酰乙酸，二者在病情缓解时在酮体中所占比重反而上升，评估具有滞后性。

考点提示 ▶ 尿酮体和血酮体测定的区别、参考区间和临床意义。

九、血液乳酸测定

乳酸测定方法较多，主要介绍目前常用的分光光度法测定血浆乳酸。其原理是在NAD^+存在下，乳酸在乳酸脱氢酶催化下脱氢生成丙酮酸，氧化型NAD^+接受氢转变成还原型NADH。测定NADH的吸光度，可计算出血液中乳酸含量。反应体系中加入硫酸肼可消耗丙酮酸，并促进反应完成。

该方法的正常参考值见表6-5。

表6-5 不同标本乳酸含量

标本	生理状态	乳酸浓度（以 mmol/L 计）	乳酸浓度（以 mg/dl 计）
静脉血	静息时	0.5~1.3	5~12
	住院患者	0.9~1.7	8~15
动脉血	静息时	0.36~0.75	3~7
	住院患者	0.36~1.25	3~11
尿液	24h 尿液	5.5~22mmol	49.5~198mg

【临床意义】乳酸升高见于糖尿病乳酸性酸中毒，肾衰竭，呼吸衰竭，循环衰竭等缺氧和低灌注状态。当乳酸>5mmol/L时称为乳酸酸中毒。乳酸酸血症的严重程度常提示疾病的严重性。当血乳酸水平>10.5mmol/L时存活率仅有30%。对于血气分析无法解释的代谢性酸中毒，可用乳酸测定来检测其代谢基础。

考点提示 ▶ 乳酸测定的临床意义。

第三节 糖尿病的实验室诊断

案例讨论

【案例】

女性，64岁，多饮、多食、消瘦10余年，下肢水肿伴麻木1个月。10年前无明显诱因出现烦渴、多饮，饮水量每日达4000ml，伴尿量增多，主食由6两/日增至1斤/日，体重在6个月内下降5kg，门诊查血糖12.5mmol/L，尿糖（++++），服用降糖药物治疗好转。近1年来逐渐出现视物模糊，眼科检查"轻度白内障，视网膜有新生血管"。1个月来出现双下肢麻木，时有针刺样疼痛，伴下肢水肿。大便正常，睡眠差。既往7年来有时血压偏高，无药物过敏史，个人史和家族史无特殊。

查体：T 36℃，P 78次/分，R 18次/分，BP 160/100mmHg，无皮疹，浅表淋巴结未触及，巩膜不黄，双晶体稍浑浊，颈软，颈静脉无怒张，心肺无异常。腹平软，肝脾未触及，双下肢可凹性水肿，感觉减退，膝腱反射消失，Babinski征（-）。

检验结果：血Hb 123g/L（参考值为120~160g/L），WBC 6.5×10^9/L［参考值为（4~10）×10^9/L］，N 65%，L35%，PLT 235×10^9/L，尿蛋白（+），尿糖（+++），WBC 0~3个/HPF，血糖13mmol/L，BUN7.0mmol/L。

【讨论】

1. 该患者最可能的诊断是什么？
2. 该患者诊断的主要依据是什么？
3. 进一步检查需要检查哪些项目？

一、糖尿病的早期筛查

糖尿病的早期筛查指标包括：①免疫学标志物（包括ICA、IAA、GAD和IA-2抗体等）；②基因标志物，如HLA的某些基因型；③胰岛素分泌，包括空腹分泌、脉冲分泌和葡萄糖刺激分泌；④血糖，包括IFG和IGT。

这些指标不是全部都用，对于1型糖尿病而言，由于检查成本昂贵且尚无有效的治疗方案，故不推荐使用免疫学标志物进行常规筛查，只有下述几种情况下才进行该项检查：①某些最初诊断为2型糖尿病，却出现了1型糖尿病的自身抗体并发展为依赖胰岛素治疗者；②准备捐赠肾脏或部分胰腺用于移植的非糖尿病家族成员；③评估妊娠糖尿病妇女演变为1型糖尿病的风险；④从儿童糖尿病患者中鉴别出1型糖尿病，以尽早进行胰岛素治疗。

对于2型糖尿病，由于在临床诊断时，30%已存在糖尿病并发症，说明至少在临床诊断的10年前疾病就已经发生了，因此，推荐对有关人群进行FPG或OGTT筛查（表6-6）。

表6-6　建议进行空腹血糖或口服葡萄糖耐量试验筛查的人群

1. 所有年满45周岁的人群，每3年进行一次筛查
2. 对于较年轻的人群，如有以下情况，应进行筛查：
（1）肥胖个体，体重≥120%标准体重或者BMI*>27kg/m^2
（2）存在与糖尿病发病高度相关的因素
（3）糖尿病发病的高危种族（如非裔、亚裔、土著美国人、西班牙裔和太平洋岛屿居民）
（4）已确诊妊娠糖尿病或者生育过>9kg体重的婴儿
（5）高血压患者
（6）高密度脂蛋白胆固醇水平≤0.90mmol/L（35mg/dl）或甘油三酯水平≥2.82mmol/L（250mg/dl）
（7）曾经有糖耐量受损或者空腹血糖减低的个体

注：*BMI为体重指数（body mass index），BMI=体重（kg）/身高的平方（m^2）。

考点提示 ▶ 糖尿病早期筛查的项目及人群。

二、糖尿病的生物化学诊断

（一）糖尿病的诊断标准

目前国际通用的是1999年WHO糖尿病专家委员会认可的糖尿病诊断标准：

（1）糖尿病症状+随机血糖浓度≥11.1mmol/L。典型糖尿病症状包括多食、多饮、多尿和不明原因的体重下降。随机血糖指末次进食后任意时间点测得的血糖浓度，即一天中任一时间的血糖浓度。

（2）空腹血糖浓度≥7.0mmol/L。空腹指持续8小时以上无任何热量摄入的状态。

（3）口服葡萄糖耐量试验中2小时血糖（2h-PG）≥11.1mmol/L。OGTT试验采用75g无

水葡萄糖负荷。

以上三种方法都可以单独用来诊断糖尿病，但需要另一天采取静脉血重复试验，两次的试验结果有相关性才能确诊。在无明确高血糖时，应通过重复检测来证实诊断标准1、2。

> **知识链接**
>
> 2010年，美国糖尿病协会（ADA）重新修订了糖尿病的诊断标准，除上述3个标准外，又新增加了HbA₁c≥6.5%这一诊断标准，若HbA₁c 5.7%～6.1%可作为可能患糖尿病的高危标志，认为HbA₁c可以弥补上述标准的不足，是一项既方便又准确的指标。预计在未来可能会纳入C-肽分泌试验这一诊断指标，将会为糖尿病患者提供更加早期的诊断和治疗。

（二）妊娠期糖尿病的诊断标准

1. 筛选　对妊娠24～28周有DM倾向（肥胖，有GDM病史，尿糖阳性，有糖尿病家族史等）的孕妇可在空腹条件下口服50g葡萄糖，然后测定1小时血糖浓度进行妊娠期糖尿病筛查，若血糖≥7.8mmol/L，则为筛查异常，需进一步做葡萄糖耐量试验。

2. 诊断　①空腹早晨测定；②测定空腹血浆葡萄糖浓度；③口服100g或75g葡萄糖；④测定3小时或2小时内的血浆葡萄糖浓度；⑤至少有2项检测结果与①～④诊断标准相符或超过，即可诊断；⑥如果结果正常，而临床疑似妊娠糖尿病，则需在妊娠第3个月重复上述测定。

妊娠期糖尿病的诊断标准见表6-7。

表6-7　妊娠期糖尿病的诊断标准

方法	时间	血浆葡萄糖浓度
100g 葡萄糖耐量试验	空腹血糖	≤5.3mmol/L
	1h	≤10.0mmol/L
	2h	≤8.6mmol/L
	3h	≤7.8mmol/L
75g 葡萄糖耐量试验	空腹血糖	≤5.3mmol/L
	1h	≤10.0mmol/L
	2h	≤8.6mmol/L

注：①妊娠期糖尿病诊断标准长期未统一，上表为 ADA 推荐的 Carpenter/Coustan 诊断标准；②临床采用100g 和75g 葡萄糖耐量试验均可，前者较为常用；③以上检测结果每一个试验中如果有 2 项以上为阳性可诊断为 GDM，1 项阳性为妊娠糖耐量减退（GIGT），各项均阴性为正常。

（三）空腹血糖受损和糖耐量减低的诊断标准

1. 空腹血糖受损（IFG）　空腹血浆葡萄糖浓度为6.1*～7.0mmol/L；口服葡萄糖耐量试验（OGTT）2小时血浆葡萄糖（2h-PG）<7.8mmol/L。

2. 糖耐量减低（IGT）　空腹血浆葡萄糖浓度<7.0mmol/L；口服葡萄糖耐量试验（OGTT）2小时血浆葡萄糖（2h-PG）为7.8～11.1mmol/L；检测结果同时满足以上2项时，

即可诊断。

注：*2003年美国糖尿病协会（ADA）推荐降低空腹血糖受损诊断标准的下限为5.6mmol/L。

考点提示 ▶ 糖尿病、妊娠糖尿病、糖耐量异常的诊断标准。

三、糖尿病并发症的生物化学诊断

MD酮症酸中毒、高渗性非酮症糖尿病性昏迷和乳酸性酸中毒糖尿病性昏迷是糖尿病最常见的急性并发症，但三者的处理方式截然不同。

三者的鉴别诊断主要依据实验室检查结果。诊断MD酮症酸中毒的要点是体内酮体增加和代谢性酸中毒，如尿、血酮体明显强阳性，后者定量多大于5mmol/L，血pH和CO_2结合力降低，碱剩余负值增大，阴离子间隙增大；但血浆渗透压仅轻度上升。高渗性非酮症糖尿病性昏迷的诊断要点是体内的高渗状态，实验室检查结果为"三高"，即血糖特别高（≥33.3mmol/L）、血钠高（≥145mmol/L）、血渗透压高［≥350mOsm/（kg·H_2O）］；尿糖呈强阳性，血清酮体可稍增高，但pH大多正常。乳酸性酸中毒糖尿病性昏迷的诊断要点为体内乳酸明显增加，特别是血乳酸浓度>2mmol/L，pH降低，乳酸/丙酮酸比值>10并除外其他酸中毒原因时，可确诊本病。

糖尿病慢性并发症的实验室监测指标包括：①血糖与尿糖；②糖化蛋白（包括GHb及GA等）；③尿蛋白（微量清蛋白尿与临床蛋白尿）；④其他并发症评估指标，如肌酐、胆固醇、甘油三酯等；⑤胰腺移植效果评估指标，如C-肽和胰岛素等。

考点提示 ▶ 糖尿病并发症类型及检测指标。

本 章 小 结

扫码"看一看"

糖是机体主要的能源物质，也是机体重要的结构成分。

体内糖的主要存在与利用形式是葡萄糖。血液中的葡萄糖称为血糖，通过体内神经系统、内分泌激素及组织器官等共同调节使血糖浓度保持相对恒定。

糖尿病是一组由胰岛素分泌不足或/和胰岛素作用低下引起的代谢性疾病，高血糖是其主要特征，血糖控制不良会出现脂类、蛋白质代谢异常，最终导致多器官功能损害。

根据病因将糖尿病分成四大类：1型糖尿病、2型糖尿病、特殊类型糖尿病、妊娠糖尿病。用于糖尿病实验室诊断的方法主要有空腹或随机血糖测定、口服葡萄糖耐量试验（OGTT）或餐后2小时血糖测定。糖化血红蛋白、糖化血清蛋白利于既往血糖情况的监控，对于判断临床疗效有重要的指导意义。胰岛素和C-肽测定对糖尿病病因查找及分类有重要参考价值，利于指导临床治疗及药物的调配。血/尿酮体测定、乳酸测定对糖尿病并发症临床诊断及指导治疗方面有重要参考意义。

低血糖是指低于参考范围下限的空腹血糖，可由多种原因引起，其诊断依据主要依靠临床表现及血糖测定。

习　题

一、选择题

1. 短期饥饿后，血糖的直接来源及维持血糖恒定的重要机制是

A．肝糖原的分解　　　　　B．氨基酸异生　　　　　C．肌糖原分解

D．甘油异生　　　　　　　E．其他单糖转化

2. 最新的按病因将糖尿病分为以下几类不包括

A．1型糖尿病　　　　　　B．2型糖尿病　　　　　C．特殊类型糖尿病

D．营养不良相关性糖尿病　E．妊娠期糖尿病

3. 对1型糖尿病叙述错误的是

A．多发于青少年

B．起病急

C．易发生酮症酸中毒

D．血中胰岛细胞抗体阴性

E．胰岛素释放试验可见基础胰岛素水平低于正常

4. 对2型糖尿病叙述错误的是

A．胰岛B细胞功能减退　　　　　B．胰岛素相对不足

C．常见于肥胖的中老年人　　　　D．存在胰岛素抵抗

E．常检出自身抗体

5. 糖尿病的诊断标准是

A．OGTT试验，2h血糖≥11.1mmol/L　　B．空腹血糖浓度>7.0mmol/L

C．随机取样血糖浓度>11.1mmol/L　　　D．餐后2h血糖浓度>11.1mmol/L

E．尿糖浓度>1.1mmol/L

6. 糖尿病血糖升高的机制不包括

A．组织对葡萄糖利用减少　　B．糖原合成增多　　　C．糖原分解增多

D．糖异生增强　　　　　　　E．糖有氧氧化减弱

7. 糖尿病患者血中的代谢变化有

A．低钾血症　　　　　　　　B．高脂血症　　　　　C．呼吸性酸中毒

D．代谢性碱中毒　　　　　　E．高蛋白血症

8. 在评价血糖测定时下列各项中错误的是

A．标本尽量不要溶血

B．血浆是测定葡萄糖的最好样品

C．全血分析前放置一段时间会使结果偏低

D．无特殊原因，应空腹抽血测试

E．毛细血管内葡萄糖浓度低于静脉血葡萄糖浓度

9. 关于GHb的叙述下列哪项不正确

A．糖尿病病情控制后GHb浓度缓慢下降此时血糖虽正常，但GHb仍较高

B．GHb形成多少取决于血糖浓度和作用时间

C．GHb反映过去6~8周的平均血糖水平

135

D. 用于早期糖尿病的诊断

E. GHb是HbA与己糖缓慢并连续的非酶促反应产物

10. 某患者最近一次检测空腹血糖为11.6mmol/L，GHb为6.5%，该患者很可能为

A. 新发现的糖尿病患者　　　　　　B. 未控制的糖尿病患者

C. 糖尿病已经控制的患者　　　　　D. 无糖尿病

E. 糖耐量受损的患者

二、案例分析题

男性，40岁，农民，因多食、多饮、消瘦半年，双下肢麻木半个月来诊。患者半年前无明显诱因逐渐食量增加，由原来每天400g逐渐增至500g以上，最多达750g，而体重逐渐下降，半年内下降达5kg以上，同时出现烦渴多饮，伴尿量增多，曾看过中医，服中药治疗1个多月无好转，未验过血。半个月来出现双下肢麻木，有时呈针刺样疼痛。病后二便正常，睡眠好。既往体健，无药物过敏史。个人史和家族史无特殊。

查体：T 36℃，P 80次/分，R 18次/分，BP 130/80mmHg。无皮疹，浅表淋巴结无肿大，巩膜无黄染，双眼晶状体透明无浑浊，甲状腺（−）。心肺（−），腹平软，肝脾肋下未触及。双下肢无水肿，感觉减退，膝腱反射消失，Babinski征（−）。

实验室检查：Hb 125g/L，WBC 6.5×10^9/L，N 65%，L35%，PLT 235×10^9/L；尿常规：尿蛋白（−），尿糖（+++），镜检（−）；空腹血糖（11mmol/L）。

1. 该患者最可能的诊断是什么？

2. 该患者诊断的主要依据是什么？

3. 进一步检查需要检查哪些项目？

（张静文）

第七章

血脂及血浆脂蛋白检验

学习目标 ⬩⬩⬩

1. **掌握** 血脂及血浆脂蛋白的概念、组成和分类；血清总胆固醇、甘油三酯、脂蛋白测定的基本原理、方法、评价和临床意义。

2. **熟悉** 血浆脂蛋白的基本结构特征；高脂蛋白血症的分型及实验室鉴别方法；脂蛋白代谢紊乱及其与动脉粥样硬化的关系；血清（浆）静置试验在高脂蛋白血症分型上的应用；血清载脂蛋白AⅠ及B_{100}测定的基本原理、方法评价和临床意义。

3. **了解** 血脂及血浆脂蛋白的代谢途径；低脂蛋白血症的分类和主要特征。

4. 能够正确地采集血脂标本及对标本的初步处理。

5. 具有熟练进行血清总胆固醇、甘油三酯、脂蛋白及载脂蛋白测定的技术操作能力。

脂类是机体能量的来源和组织结构的重要成分，体内脂代谢状况可通过血脂变化反映出来，血脂代谢异常不仅与动脉粥样硬化（atherosclerosis，AS）的发生和发展有密切的关系，而且对冠心病急性事件（不稳定型心绞痛、急性心肌梗死和冠脉猝死）的发生起重要作用。血脂、血浆脂蛋白及载脂蛋白分析已成为AS和心、脑血管疾病诊断、治疗和预防的重要实验室指标，且应用于糖尿病、肾脏疾病及绝经期后妇女内分泌改变等临床相关疾病的研究中。

第一节 概 述

一、血脂及血浆脂蛋白

血脂是血浆中脂质（类）的总称。包括甘油三酯（triglyceride，TG）、磷脂（phospholipid，PL）、游离胆固醇（free cholesterol，FC）及胆固醇酯（cholesterol ester，CE）、游离脂肪酸（free fat acid，FFA）等。血浆中的胆固醇包括FC和CE，二者合称总胆固醇（Tal cholesterol，TC）。血脂的主要成分是TG、TC和PL，其中TG参与体内能量代谢，而TC则主要参与细胞膜的组成，或转变为类固醇激素和胆汁酸。由于甘油三酯和胆固醇难溶于水，不能直接溶解在血液里被转运，在血浆中它们与特殊的载体蛋白和极性类脂结合成微溶于水的一类球形复合物微粒而被运输，这种复合物称为血浆脂蛋白（lipoprotein，Lp）。

（一）血浆脂蛋白的分类

脂蛋白因其组成的差异，有多种存在形式。目前主要依据各脂蛋白的密度及电泳迁移

扫码"学一学"

扫码"看一看"

率的不同进行分类。

1. 超速离心法 根据各种脂蛋白在一定密度的介质中进行离心时，因漂浮速率不同而进行离心，可将血浆脂蛋白分为四种不同类型，分别是乳糜微粒（chylomicron，CM）、极低密度脂蛋白（very low density lipoprotein，VLDL）、低密度脂蛋白（low density lipoprotein，LDL）和高密度脂蛋白（high density lipoprotein，HDL）。这四类脂蛋白的密度依次增加，而颗粒则依次变小。病理情况下，在VLDL与LDL之间会出现中间密度脂蛋白（intermediate density lipoprotein，IDL）。此外，还有脂蛋白（a）[lipoprotein（a），Lp（a）]，它的密度在LDL与HDL之间，并与此二者重叠。Lp（a）结构与LDL相似，所不同的是Lp（a）含特殊的载脂蛋白（a）。

2. 电泳法 不同密度的脂蛋白所含蛋白质的种类和数量的不同，利用电泳将其分离并与血浆蛋白质的迁移率比较而进行分类。利用琼脂糖电泳可将血浆脂蛋白分为乳糜微粒、前-β、β和α-脂蛋白四条区带，分别相当于超速离心法中的CM、VLDL、LDL以及HDL。IDL位于β-脂蛋白位置，在IDL异常增加时可显现宽β带；Lp（a）电泳时相当于前-β脂蛋白区带。

（二）血浆脂蛋白的组成与结构

各种血浆脂蛋白均由蛋白质、甘油三酯、磷脂、游离胆固醇及胆固醇酯等组成，但各种脂蛋白各成分比例及含量却相差很大。CM颗粒最大，含TG最多，达90%～95%，而蛋白质含量最少，只占1%～2%，密度因此最低，小于0.95。将含有CM的血浆（清）在4℃静置，CM即可自动漂浮。VLDL含TG较CM少，占50%～65%，但其蛋白含量较CM多，占5%～10%，密度较CM大。LDL含FC及CE最多，占45%～50%。HDL含蛋白量最高，约50%，密度最高，颗粒最小。

各种脂蛋白在形态特征上有许多共同之处，成熟的血浆脂蛋白大致为球形颗粒，由两部分组成，即疏水性的核心部分和亲水性的外壳部分。核心由不溶于水的CE与TG组成，表层则覆盖有载脂蛋白和具有极性的PL、FC，它们的极性基团突出于脂蛋白颗粒的表面，向外露在血浆中，而疏水部分掩蔽在脂蛋白内部（图7-1）。

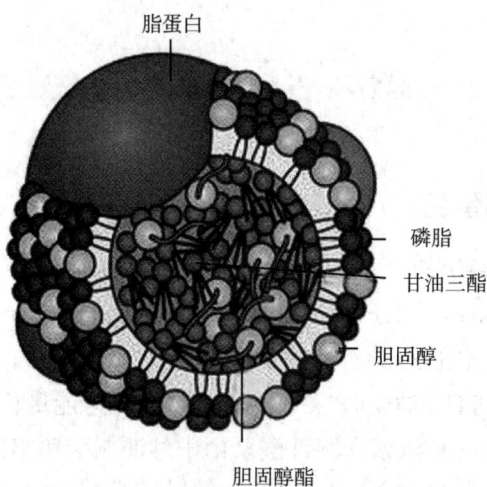

图7-1 血浆脂蛋白结构示意图

这种结构形式能使脂蛋白颗粒稳定均匀地分散存在于血浆，并可与酶及细胞表面的受体接触，在脂蛋白代谢中起关键作用。在血浆酶的作用下，不同脂蛋白颗粒之间核心及外壳各种成分在不断地进行着交换（如CM中TG水解释放出游离脂肪酸；CM所含的ApoA I 和ApoC大量转移到HDL等），使得脂蛋白的密度和颗粒大小也在不断变化。因此，在进行脂蛋白分离时，各种脂蛋白间常有重叠。随着人们对血浆脂蛋白的深入研究，发现各种脂蛋白自身也不均一，基于其颗粒大小和/或脂质组成不同，各类脂蛋白可再分为多种亚类，如HDL存在HDL_2、HDL_3等亚类。各亚类脂蛋白的代谢有差异。各种血浆脂蛋白的特性与主要功能见表7-1。

表7-1 血浆脂蛋白的特性与主要功能

脂蛋白	电泳	密度	电泳位置	颗粒直径(nm)	主要脂质	主要载脂蛋白	来源	主要功能
CM	原位	<0.950	原位	80~500	TG	$ApoB_{48}$、ApoA I、ApoA II	小肠合成	将小肠中来自食物的TG和胆固醇转运至其他组织
VLDL	前-β	0.950~1.006	前-β	30~80	TG	$ApoB_{100}$、ApoAE、ApoCs	肝脏合成	将肝内合成的TG转运至外周组织，经脂酶水解后释放FFA
IDL	β	1.006~1.019	β	27~30	TG、TC	$ApoB_{100}$、ApoE	VLDL中TG经脂酶水解后形成	属于LDL前体，部分经肝脏摄取
LDL	β	1.019~1.063	β	20~27	TC	$ApoB_{100}$	VLDL和IDL中TG经脂酶水解后形成	胆固醇的主要载体，经LDL受体介导而被外周组织摄取利用，与冠心病直接相关
HDL	α	1.063~1.210	α	8~10	PL、TC	ApoA I、ApoA II、ApoCs	肝脏和小肠合成，CM和VLDL脂解后表面物衍生	促进胆固醇从外周组织转运至肝脏或其他组织再分布，HDL-C与冠心病呈负相关
Lp(a)	前-β	1.050~1.120	前-β	25~35	TC	$ApoB_{100}$、Apo(a)	肝脏合成后与LDL形成复合物	可能与冠心病相关

（三）载脂蛋白

脂蛋白中的蛋白质部分称为载脂蛋白（apolipoprotein，Apo），具有结合与转运脂质及稳定脂蛋白的结构等作用，修改并影响与脂蛋白代谢有关的酶的活性，在脂蛋白代谢中具有重要的功能。

1. 载脂蛋白的种类与功能 载脂蛋白的种类很多，一般分为5~7类，其氨基酸序列大多数已明确。按1972年Alaupovic建议的命名方法，用英文字母顺序编码，分为ApoA、B、C、D、E、J等。由于氨基酸组成的差异，每一型又可分若干亚型。例如：ApoA可分A I、A II、A IV；ApoB可分B_{48}、B_{100}；ApoC可分C I、C II、C III等。Berg在研究中发现人血清中有一种新的脂蛋白成分，电泳时位于β和前-β脂蛋白之间，当时认为是LDL的遗传变异，Berg称之为脂蛋白（a）。Lp（a）的颗粒中含有一种特殊的蛋白质即Apo（a）。

载脂蛋白至少有下列5方面的功能：①与脂质的亲和作用而使脂质溶于水性介质中；②运转胆固醇和甘油三酯；③作为脂蛋白外壳的结构成分，与脂蛋白外生物信息相联系；④以配体的形式作为脂蛋白与特异受体的连接物；⑤激活某些与血浆脂蛋白代谢有关的酶类，例如：ApoA I 和C I 能激活LCAT。

2. 载脂蛋白的一般特性 各种载脂蛋白在分子量、合成部位及在几种血浆脂蛋白中的分布有很大不同，构成血浆脂蛋白的几种主要Apo的特征见表7-2。

表7-2 构成血浆脂蛋白的几种主要Apo的特征

载脂蛋白	相对分子量（kD）	血浆浓度（g/L）	载体	功能	合成部位
A I	28.3	1.00~1.50	HDL、CM	HDL结构蛋白，激活LCAT	肝、小肠
A II	17.5	0.35~0.50	HDL	HDL结构蛋白，抑制LCAT	肝
A IV	46	0.13~0.16	CM、HDL	激活LCAT，参与胆固醇逆转运	肝、小肠
B_{48}	264	0.03~0.05	CM	转运TG	
B_{100}	550	0.80~1.00	LDL、VLDL	转运TG、TC，识别LDL受体	肝、小肠
C II	8.8	0.03~0.05	VLDL、CM、HDL	激活LPL，抑制肝脏摄取CM和VLDL	肝
C III	8.7	0.12~0.14	VLDL、CM、HDL	抑制LPL活性，抑制肝脏摄取HDL	肝
E	34	0.03~0.05	VLDL、HDL、CM	促进CM残粒和IDL摄取，运输TG	肝、巨噬细胞
（a）	500	0~1.0	Lp（a）	抑制纤维蛋白溶酶活性	肝

（四）脂蛋白受体

脂蛋白受体是一类位于细胞膜上的糖蛋白，它能以高度的亲和方式与相应的脂蛋白配体作用，从而介导细胞对脂蛋白的摄取与代谢，故脂蛋白受体在调节血浆脂蛋白水平、运送脂蛋白至细胞、参与脂质代谢以及从血和外周组织中有效清除具有潜在致动脉粥样硬化的脂蛋白等方面起重要作用。比较常见的脂蛋白受体有LDL受体、残粒受体及清道夫受体。

1. LDL受体　LDL受体（low density lipoprotein receptor，LDL-R）广泛分布于肝细胞、动脉壁平滑肌细胞、肾上腺皮质细胞、血管内皮细胞、淋巴细胞、单核细胞和巨噬细胞，但各组织或细胞LDL受体活性差别很大。LDL受体识别$ApoB_{100}$、ApoE，在细胞结合、摄取和降解脂蛋白，如LDL、VLDL等脂蛋白过程中起介导作用，既保证肝外组织对胆固醇的需要，又保护细胞避免胆固醇过度堆积，从而维持胆固醇代谢平衡。

血浆中65%~70%的LDL是依赖LDL受体被清除的。LDL与受体结合后，LDL颗粒被吞饮入细胞，然后进入溶酶体。在溶酶体中，LDL颗粒中的胆固醇酯被水解释放出游离胆固醇，甘油三酯被水解成脂肪酸，载脂蛋白B_{100}被水解成氨基酸。在家族性高胆固醇血症（familial hypercholesterolemia，FH）杂合子人群中（约占1/500），LDL受体仅为正常人的一半，导致细胞对LDL摄取不足，结果血浆LDL胆固醇只有约40%被清除，血中胆固醇水平接近于正常人的两倍。

2. 残粒受体　残粒受体（remnant receptor）能识别ApoE，是清除血液循环中CM残粒和β-VLDL（一种修饰型LDL）残粒的主要受体，它也能结合含ApoE的HDL，又称为ApoE受体。

3. 清道夫受体　清道夫受体（scavenger receptor）主要存在于巨噬细胞及血管内皮细胞表面，介导修饰LDL（如氧化型LDL和β-VLDL）从血液循环中清除。巨噬细胞能持续性地通过清道夫受体摄取修饰LDL中的胆固醇，而导致胆固醇堆积，促使巨噬细胞形成泡沫细胞，从而进一步形成动脉壁粥样斑块。

（五）脂质转运蛋白

20世纪70年代中期，有人发现血浆中脂蛋白部分含有一种特殊的转运蛋白，能促进血浆各脂蛋白间胆固醇酯、甘油三酯和磷脂的单向或双向转运和交换，这类特殊转运蛋白称脂质转运蛋白（lipid transfer protein，LTP）。LTP包括三种成分：胆固醇酯转运蛋白（cholesterol ester transfer protein，CETP），磷脂转运蛋白（phospholipid transfer protein，PTP）和甘油三酯转运蛋白（triglyceride transfer protein，TTP）。

（六）脂蛋白代谢

人体血浆脂蛋白代谢可分为外源性代谢途径和内源性代谢途径。外源性代谢途径是指食物中摄入的胆固醇和甘油三酯在小肠中合成CM及CM代谢的过程，而内源性代谢途径则是指肝脏内合成甘油三酯、胆固醇和磷脂后进一步合成VLDL，释放至血液后转变为IDL和LDL，并被肝脏或其他器官代谢的过程。HDL参与将胆固醇从外周组织运输到肝脏的过程称胆固醇的逆向转运。

1. 外源性代谢途径　CM是运输外源性TG的主要形式。食物中的TG在肠道中经胰脂肪酶水解成脂肪酸和一脂酰甘油后被小肠黏膜上皮细胞吸收再重新合成TG，连同合成及吸收的胆固醇、磷脂与ApoB$_{48}$、ApoAⅠ、ApoAⅡ和ApoAⅣ等共同形成CM。CM经小肠淋巴管及胸导管进入血液循环，在经过肌肉、心脏及脂肪组织时，CM在毛细血管内皮细胞表面脂蛋白脂肪酶（lipoprotein lipase，LPL）的作用下，其内核TG逐步被分解，释放出游离脂肪酸。游离脂肪酸可用作能量物质，但大部分被组织细胞摄取并重新酯化合成TG贮藏起来。在代谢过程中，CM颗粒逐渐变小，表面的ApoAⅠ、ApoAⅡ、ApoAⅣ、磷脂及胆固醇转移给HDL。同时，CM接受来自HDL和VLDL的ApoC和ApoE，形成富含胆固醇的CM残粒，CM残粒通过其表面的ApoE与肝细胞表面的ApoE受体（残粒受体）结合，被肝细胞迅速摄取后进行代谢转变。

2. 内源性代谢途径　肝脏可利用葡萄糖、脂肪酸和氨基酸等原料合成甘油三酯、胆固醇和磷脂，然后与ApoB$_{100}$、C、E等共同组成VLDL释放入血，故VLDL是运输内源性TG的主要形式。小肠黏膜细胞亦可合成少量的VLDL。在血液中VLDL经历了与CM类似的分解代谢过程，即在LPL及ApoCⅡ作用下，VLDL内核的TG被水解，释放出游离脂肪酸，其表面ApoC和ApoE转移到HDL颗粒中去，而Apo B$_{100}$则保留在VLDL残粒中。有研究结果表明，只有一半的VLDL残粒逐步转变成IDL，进一步转变为LDL并代谢，另一半的VLDL被肝细胞摄取并代谢。

LDL是运输胆固醇的主要脂蛋白，其主要功能是将胆固醇转运到外周组织。LDL与细胞膜上的LDL受体结合后，被细胞内吞，进入溶酶体并被水解释放出FC，FC除可被细胞利用合成激素或重新酯化贮藏外，还可负反馈地抑制细胞胆固醇合成。若LDL受体缺陷，导致血浆LDL升高，患者出现高胆固醇血症及动脉粥样硬化。

3. 胆固醇的逆向转运途径 HDL可将胆固醇从外周组织（包括动脉粥样斑块）运回到肝脏进行再循环或以胆酸的形式排泄，这一过程称胆固醇的逆向转运。HDL是含有ApoAⅠ、AⅡ、磷脂和胆固醇的最小的脂蛋白。在肝脏（主要）和小肠（较少）合成的HDL属于新生的，为圆盘状颗粒。释放入血的新生HDL可结合外周组织细胞膜上的游离胆固醇，在血浆LCAT作用下胆固醇酯化成胆固醇酯并贮存在HDL内核，其作用是将胆固醇从外周组织运回肝脏代谢。HDL运输胆固醇酯进入肝脏的途径有三条：①通过结合ApoA的特殊受体，肝脏直接摄取HDL；②含ApoE的HDL通过ApoE与肝细胞表面的ApoE受体或残粒结合进入肝脏；③在CETP的作用下，HDL中的胆固醇酯转移到富含TG的脂蛋白（如CM和VLDL）中，通过肝细胞膜上的受体介导将胆固醇间接运至肝脏内。

二、脂蛋白代谢紊乱

脂蛋白代谢紊乱的常见表现是高脂血症或高脂蛋白血症，目前已经认识到血浆HDL降低也是一种脂代谢紊乱。

（一）高脂蛋白血症

高脂血症（hyperlipidemia）是指血浆中TC和/或TG水平升高。高脂蛋白血症（hyperlipoproteinemia）是指血浆中CM、VLDL、LDL、HDL等脂蛋白出现一种或几种浓度过高的现象。近年已逐渐认识到血浆HDL-C降低也是一种脂质代谢紊乱。高脂蛋白血症主要有三种分类法。

1. 按临床表型分类 目前国际上通用的是以Fredrickson分类法为基础，经WHO修订的分型系统，主要是根据血浆（清）外观、血TC、TG浓度以及各种血浆脂蛋白升高程度的不同而进行分型。该分型法只是描述异常脂蛋白的表现，而忽略引起高脂血症的病因，故称表型分类。此种分型有助于临床选择治疗方案，但具有很大的局限性。按此法分型可将高脂蛋白血症分为五型或包括亚型在内分六型（表7-3）。

表7-3 高脂蛋白血症WHO分型法

表型	血浆（清）4℃过夜外观	TC	TG	CM	VLDL	LDL	备注
Ⅰ	奶油上层，下层澄清	↑→	↑↑	↑↑	↑→	↓→	罕见，易发胰腺炎
Ⅱa	澄清	↑↑	→	→	→	↑↑	常见，易发冠心病
Ⅱb	澄清或轻混	↑	↑	→	↑	↑	很常见，易发冠心病
Ⅲ	奶油上层，下层浑浊	↑↑	↑	↑	宽β带	很少见，易发冠心病
Ⅳ	澄清或浑浊	↑→	↑	→	↑↑	→	较常见，易发冠心病
Ⅴ	奶油上层，下层浑浊	↑	↑↑	↑↑	↑↑	↓→	较少见，易发胰腺炎

注：↑↑表示浓度明显升高；↑表示浓度升高；→表示浓度正常；↓表示浓度降低。

（1）Ⅰ型高脂蛋白血症 又称家族性高乳糜微粒血症或脂蛋白酶缺乏症，主要生化特征是血浆中CM浓度增加，甘油三酯水平升高，胆固醇水平可正常或轻度增加。血浆外观浑浊，4℃冰箱中静置过夜，其表面呈奶油状，下层澄清。在临床上较为罕见，属于常染色体隐性遗传病，从婴儿期即可出现。其发病原因是基因突变导致脂蛋白脂肪酶LPL遗传性缺陷或缺乏LPL的激活剂。

（2）Ⅱa型高脂蛋白血症　血浆中LDL水平升高，血浆外观澄清。血脂测定只有TC水平升高，而TG水平则正常。此型临床上常见。

（3）Ⅱb型高脂蛋白血症　血浆中VLDL和LDL水平均有增加，血浆外观澄清或微浑。血脂测定TC和TG水平均有增加。此型临床上很常见。

（4）Ⅲ型高脂蛋白血症　又称为异常β-脂蛋白血症，主要是由于血浆中乳糜微粒残粒和VLDL残粒水平增加。血浆外观浑浊，常可见一模糊的奶油样表层。血浆中胆固醇和甘油三酯浓度均明显升高，血清脂蛋白电泳图谱上β-脂蛋白与前β蛋白带融合，呈一个宽而浓染的色带，称为"宽β带"。此型高脂蛋白血症在临床上很少见。

（5）Ⅳ型高脂蛋白血症　也称内源性高甘油三酯血症。血浆中VLDL水平增加，血浆外观可以是澄清也可呈浑浊状。4℃冰箱中过夜，其表面无奶油状。血浆TG水平明显升高，TC水平正常或偏高。此型高脂蛋白血症在临床上较常见。

（6）Ⅴ型高脂蛋白血症　也称混合性高甘油三酯血症。血浆中CM和VLDL水平均升高。4℃冰箱中过夜，其表面呈奶油状，下层浑浊。血浆TG和TC水平均升高，以TG升高为主。此型高脂蛋白血症易于发生危及生命的胰腺炎，在临床上较少见。

Ⅱb型高脂蛋白血症常与Ⅳ型高脂蛋白血症混淆，测定LDL-C浓度对于鉴别两者很有帮助。当LDL-C>3.65mmol/L时即为Ⅱb型高脂蛋白血症，否则为Ⅳ型高脂蛋白血症。

表型分类法有助于高脂血症的诊断和治疗，但较繁琐。在临床上诊治血脂代谢紊乱时，认为不必过分强调高脂蛋白血症的分型，因为这种分型并不是病因诊断，而且有时也会发生变化。为了指导治疗，提出了高脂血症的简易分型方法，即将高脂血症分为高胆固醇血症、高甘油三酯血症和混合型高脂血症（表7-4）。

表7-4　高脂血症简易分型

分型	TC	TG	相当于WHO表型
高胆固醇血症	↑↑	—	Ⅱa
高甘油三酯血症		↑↑	Ⅳ（Ⅰ）
混合型高脂血症	↑↑	↑↑	Ⅱb（Ⅲ、Ⅳ、Ⅴ）

*括号内为少见类型。

2. 按是否继发于全身性疾病分类　分为原发性和继发性高脂血症。继发性者由一些全身性疾病引起血脂异常，如糖尿病、肾病综合征、肾衰竭、甲状腺功能减退症、肝胆疾病、系统性红斑狼疮、肥胖症、饮酒等。此外，某些药物如β-受体阻断药、降压药等也可引起血脂异常。

（1）糖尿病　糖尿病尤其是控制不良者，常表现为Ⅳ型高脂蛋白血症。由于胰岛素的缺乏，不仅促使肝脏生成VLDL增加，而且因LPL活性降低，导致VLDL清除减少。主要表现为血清TG、VLDL水平升高，TG严重升高者有发生急性胰腺炎的危险。

（2）甲状腺功能低下（甲减）　甲状腺激素是调节正常生命活动的重要激素，甲状腺激素水平的高低对机体的脂质代谢有很大影响。甲减可影响脂蛋白代谢的各个环节，如LPL活力降低、IDL代谢障碍、LDL受体功能下降、血浆LDL清除减慢等。常表现为Ⅱa或Ⅱb型高脂蛋白血症。患者血TC水平升高，可同时有血TG水平升高。

（3）肾脏疾病　肾病综合征时的高脂血症由脂蛋白降解障碍和合成过多双重机制引起。当尿蛋白排量少时，以降解障碍为主；当尿蛋白>10g/d时，以合成增多为主。主要表现为血清VLDL和LDL升高，呈Ⅱb或Ⅳ型高脂血症。慢性肾衰竭常见血清TG升高，主要由于血浆VLDL和IDL颗粒增加，尽管TC水平多正常，但HDL-C总是降低。慢性肾衰竭表现为Ⅳ型高脂蛋白血症，还可出现载脂蛋白水平的异常，主要表现为高ApoAⅣ、ApoB$_{100}$，低ApoC。

（4）药物　降血压药可影响血浆脂蛋白的代谢，利尿剂可升高TC和TG水平。β-受体阻断药可升高TG，降低HDL。长期大量应用糖皮质激素治疗可促进脂肪分解，使血浆TC和TG水平上升。

（5）其他　血脂异常还可见于肝胆系统疾病（如各种原因引起的胆道阻塞、胆汁性肝硬化）、胰腺炎、长期过量饮酒等。

3. 高脂血症的基因分型法　近年来，随着分子生物学的迅速发展，人们对高脂血症的认识已逐步深入到基因水平。目前已发现有相当一部分高脂血症患者存在单一或多个遗传基因的缺陷，多具有明显的家族聚集性，有明显的遗传倾向，临床上称之为家族性高脂血症（表7-5）。如家族性高胆固醇血症、家族性异常β-脂蛋白血症。

表7-5　家族性高脂血症的临床特征

常用名	基因缺陷	临床特征	表型分类
家族性高胆固醇血症	LDL-受体缺陷	以胆固醇升高为主，可伴轻度甘油三酯升高，LDL明显增加，可有肌腱黄色瘤，多有冠心病和高脂血症家族史	Ⅱa Ⅱb
家族性ApoB$_{100}$缺陷症	ApoB$_{100}$缺陷	同上	同上
家族性混合型高脂血症	不清楚	胆固醇和甘油三酯均升高，VLDL和LDL都增加，无黄色瘤，家族成员中有不同型高脂蛋白血症，有冠心病家族史	Ⅱb
家族性异常β脂蛋白血症	ApoE异常	胆固醇和甘油三酯均升高，CM和VLDL残粒以及IDL明显增加，可有掌皱黄色瘤，多为ApoE$_2$（2/2）表型	Ⅲ
家族性高甘油三酯血症	不清楚	以甘油三酯升高为主，可有轻度胆固醇升高，VLDL明显增加	Ⅳ

（二）低脂蛋白血症

脂蛋白代谢紊乱不仅表现为高脂蛋白血症，也可以出现低脂蛋白血症，主要有以下几种类型。

1. 家族性低β-脂蛋白血症　这是一种常染色体显性遗传病，主要特征是血浆LDL减少、血浆总胆固醇显著降低。该病的主要缺陷可能是肝脏LDL受体上调，伴随胆汁酸过度合成，因而使血浆中VLDL在转化为LDL前已被肝脏分解代谢。临床表现为脂类吸收不良、棘形红细胞、视网膜色素沉着和神经性肌肉退变。

2. β-脂蛋白缺乏血症　这是一种罕见的常染色体隐性遗传病，其特征是ApoB合成分泌缺陷，使含ApoB的脂蛋白如CM、VLDL和LDL合成代谢障碍，伴随脂肪吸收和代谢紊乱，血浆胆固醇明显降低。杂合子患者除缺乏LDL外，没有明显的临床症状。纯合子患者从幼儿时期起就有脂肪瘤，生长发育不良。可出现视网膜色素沉着、运动失调等症状。

3. 家族性低α-脂蛋白血症　该病系常染色体显性遗传，其主要特征为血浆HDL-C水平低于同年龄、同性别对照者。由于α-脂蛋白合成障碍（即ApoAⅠ和ApoAⅠ/ApoCⅢ缺乏）所致的低水平HDL-C者常伴随早期发生的动脉粥样硬化。

4. Tangier病　Tangier病（ApoAⅠ缺乏，Tangier是地名）是一种罕见的常染色体隐性遗传病，纯合子患者几乎测不到HDL-C、ApoAⅠ和ApoAⅡ。血浆TC和LDL-C也常降低，TG正常或增高。临床表现为扁桃体肿大，呈橙色，肝脾大，角膜浑浊，有的出现间歇性周围神经炎。

第二节　血脂、脂蛋白及载脂蛋白测定

扫码"学一学"

目前临床上开展的血脂测定项目包括TC、TG、HDL-C及其亚类、LDL-C、Lp（a）以及部分载脂蛋白如ApoAⅠ、ApoB等。其中TC、TG、HDL-C、LDL-C测定是血脂测定的四个基本指标，绝大多数实验室都作为常规测定项目。血浆（清）4℃冰箱中过夜观察其分层现象及清澈度可初步估计各种脂蛋白的变化状况。血浆脂蛋白电泳结合TC、TG水平有助于高脂血症分型。

一、血脂标本的采集与检验质量控制

血脂分析是受检验前因素影响最大的测定项目，应力求做到标准化，需要特别强调"分析前"各个环节的质量管理，包括受试者的准备、标本采集、合格的试剂、校准物选用和检测方法的选择。

1. 标本采集前的准备　受试者的准备工作非常重要，但往往被忽视。我国《中国成人血脂异常防治指南》（2016年修订版）中建议：采集标本前受试者应处于稳定代谢状态，至少2周保持一般饮食习惯和稳定体重；取血前24小时内不进行剧烈身体活动；采集标本前受试者禁食约12小时。如血脂检测异常，应在2个月内进行再次或多次测定，但至少要相隔一周。妊娠后期各项血脂都会增高，应在产后或哺乳停止后3个月查血，才能反映其基本血脂水平。应注意有无使用影响血脂的药物，如降血脂药、避孕药、噻嗪类利尿剂、受体阻断药、免疫抑制剂、某些降压药、降糖药、胰岛素及其他激素制剂等。采血前应根据所用药物的特性，停止用药数天或数周，否则应注明用药信息。

2. 受检重点人群　20岁以上的成年人至少每5年测量一次空腹血脂。对于缺血性心血管病及其高危人群，则应每3~6个月测量一次空腹血脂。对于因缺血性心血管病住院治疗的患者应在入院时或24小时内检测血脂。

3. 采血体位　除非是卧床的患者，一般采用坐位采血。体位可影响水分在血管内外分布，因此影响血脂水平。例如站立5分钟可使血脂浓度提高5%，15分钟可提高16%，故采血前至少应静坐5分钟。一般采取肘静脉取血，也可取其他臂静脉。止血带的使用不宜超过1分钟，穿刺成功后应立即松开止血带，然后抽血。静脉阻滞5分钟，可使TC增高10%~15%。

4. 标本处理　标本应尽快送检，室温下放置30~45分钟后离心，分离血清。放置时间不得超过3小时。血清分离后必须吸出，转移至有盖小试管中，以防水分挥发。如当天不能测定，可暂存放于4℃冰箱中，至少可稳定4天。如需长期保存，可低温保存，用作总胆固醇测定标本，-20℃保存即可；用作甘油三酯、脂蛋白、载脂蛋白测定标本，最好保存在-70℃。标本不要反复冻融。

5. 测定方法的选择　应采用美国疾病控制中心（CDC）或全国临床检验操作规程推荐

的操作方法。测定TC、TG和用沉淀法测定HDL-C浓度时，最好采用血清标本，而在分离脂蛋白时，则宜采用血浆标本。若采用血浆，由于脂蛋白的某些方法受肝素的影响，应选EDTA-Na$_2$抗凝剂。EDTA抗凝血中的TC和TG水平比血清中约低3%，可将结果乘以1.03，近似折算为血清浓度。EDTA浓度越高，血浆血脂水平下降程度越大。

在分析结果时，应考虑到脂质和脂蛋白水平本身有较大的生物学波动，可以由于季节变化、月经周期及伴发疾病等原因所致。例如：血脂水平有季节性变化的特点，对于体检对象，为了前后比较，应在每年同一季节检查，以便于结果的对比分析。

二、血清（浆）静置试验

血清（浆）静置试验是将患者空腹12小时后采集的静脉血分离出血清（浆）置4℃冰箱中过夜，然后观察其分层现象及清澈度。正常空腹血清应清澈透明。空腹血清浑浊，表示TG升高，可放在4℃冰箱过夜后进一步观察。如果上层出现奶油样且下层清澈，表明CM升高，VLDL正常，可能为Ⅰ型高脂血症；如果上层出现奶油样且下层浑浊，表明CM及VLDL均升高，可能是Ⅴ型；空腹血清浑浊，4℃冰箱中过夜后仍为均匀浑浊，表明VLDL升高，此时应进一步测定TC，TC升高者可能是Ⅲ或Ⅱb型，而TC正常者则可能为Ⅳ型；Ⅱa型高脂血症血清也清澈透明。

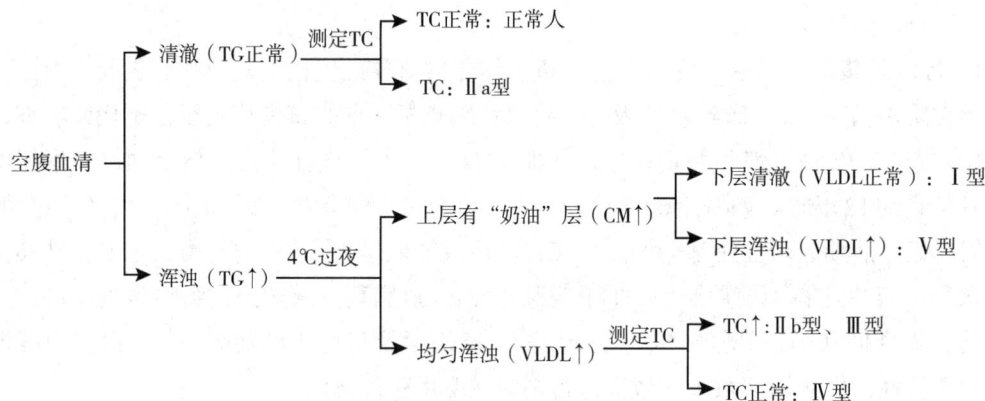

图7-2　血脂检验用于高脂血症分型示意图

📋 **知识链接**

乳糜血（俗称牛奶血），简单来说，乳糜血就是"泛着浮油的血"或称为"脂血"，血浆呈乳白色或浑浊状，这种血不能捐给别人，还得特别注意是否有血脂肪异常的病症，如有高脂血症。根据捐血中心统计，国内捐血人乳糜血的比例高达百分之一。理论上乳糜血给患者输用并没有健康危害，但乳糜血含有多量的微粒子，流入患者体内可能引起微血管堵塞，因此医院血库一般不采用。

三、血清（浆）总胆固醇测定

血清TC测定的参考系统完整，决定性方法为放射性核素稀释-质谱法，参考方法为化学法中的正己烷抽提L-B反应显色法（ALBK法），常规方法为酶法。在我国，高效液相色谱（HPLC）法也被推荐作为TC测定的参考方法。

（一）化学法

化学测定法是将胆固醇及其酯在酸性条件下与显色剂作用呈色的一种测定方法，标本中的胆固醇通常需抽提纯化。

显色剂主要有两类：①醋酸–醋酐–硫酸；②高铁硫酸。这些显色反应须用强酸试剂，干扰因素多，准确测定有赖于从标本中抽提、皂化、纯化过程，因而操作较繁，不适于分析大批量标本，且不适于自动分析。

知识链接

1885年Liberman发现胆固醇在硫酸、醋酐溶液中显绿色，1890年Burchard用此反应测定胆固醇称为L–B反应。试剂中醋酸与醋酸酐作为胆固醇的溶剂与脱水剂，浓硫酸既是脱水剂又是氧化剂，所生成的绿色产物主要是胆烷五烯磺酸，其吸收峰为620nm。L–B反应的色泽易受硫酸浓度和水分的影响，也易受放置时间和反应条件如温度、光照等的影响。放置时间延长或温度升高易使绿色消退，因而在使用时要对试剂和反应条件等严格控制，且试剂腐蚀性强，对胆固醇与胆固醇酯的显色强度不一致是L–B反应的主要不足之处。由于该法中胆固醇酯的水解步骤不可省略，故方法繁琐。Abell法也是以L–B反应测定胆固醇的。美国CDC的脂类标准化实验室协同有关学术组织对Abell法作了评价和实验条件最适化，称之为ALBK法，已被国际上公认为参考方法。其测定结果与同位素稀释–质谱法（决定性方法）测定结果接近。

（二）酶法

胆固醇氧化酶法（COD–PAP法）测定始于20世纪70年代，其特异性高，精密度和灵敏度都能很好地满足临床实验室的要求。由于操作简便，试剂无腐蚀性，既可以手工分析，又特别适用于自动生化分析，国内外均推荐COD–PAP法作为测定胆固醇的主要方法，是胆固醇测定的常规方法。

【原理】总胆固醇（TC）是指血液中各脂蛋白所含胆固醇及胆固醇酯的总和，血TC约1/3为游离胆固醇，2/3为胆固醇酯。COD–PAP法测定TC的基本原理是：先用胆固醇酯酶（CEH）水解胆固醇酯生成脂肪酸和游离胆固醇；胆固醇被胆固醇氧化酶（cholesterol oxidase，COD）氧化生成Δ^4–胆甾烯酮和H_2O_2，然后在POD催化下，H_2O_2与4–AAP及酚反应，生成红色醌亚胺（Trinder反应）。醌亚胺的最大吸收峰在500nm左右，吸光度与标本中的总胆固醇含量成正比。反应式如下：

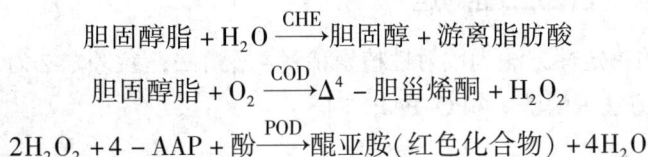

$$胆固醇脂 + H_2O \xrightarrow{CHE} 胆固醇 + 游离脂肪酸$$

$$胆固醇脂 + O_2 \xrightarrow{COD} \Delta^4 - 胆甾烯酮 + H_2O_2$$

$$2H_2O_2 + 4 - AAP + 酚 \xrightarrow{POD} 醌亚胺(红色化合物) + 4H_2O$$

胆固醇酶测定法的单试剂中，除了上述三种酶（采用"三酶合一"）、酚和4–AAP外，还有维持pH恒定的缓冲液、胆酸钠、表面活性剂以及稳定剂等。双试剂则分为R1和R2，R1含胆酸钠、酚及其衍生物，聚氧乙烯类表面活性剂和缓冲系统。R2含CEH、COD、POD、4–AAP和缓冲系统。各组分的最终浓度与单一试剂相同。试剂中胆酸钠是为了提高胆固醇酯酶的活性，表面活性剂的作用是促进胆固醇从脂蛋白中释放出来。

【方法学评价】

1. 优点 本法灵敏度高、准确度高、精密度好，线性范围宽。虽然血清中多种非胆固醇甾醇会不同程度地与本试剂显色，而正常人血清中非胆固醇甾醇约占TC的1%，故在常规测定时这种影响可以忽略不计。

2. 缺点 ①某些胆固醇酯酶对胆固醇酯的水解不完全，不能用纯胆固醇结晶以有机溶剂配制的溶液作为TC分析的校准液，而应以参考方法（ALBK法）准确定值的血清作为标准，此校准液（品）相当于三级标准。校准液定值的准确性由参考血清（二级标准）转移而来即可溯源。商品试剂盒中配备的校准液应依据我国国家技术监督局批准的人血清胆固醇标准（国家一级标准GBW09138）定值。如用胆固醇水溶液作校准，结果往往比ALBK法略低；②表面活性剂，如吐温-40可以干扰胆固醇酯酶的作用，而聚乙烯醇6 000可使结果提高1%～2%；③本法具有氧化酶反应途径的共同缺陷，易受到一些还原性物质如尿酸、胆红素、维生素C和谷胱甘肽等的干扰。胆红素<410μmol/L；血红蛋白<7g/L；甘油三酯<28.5mmol/L时，对结果无明显干扰。

【参考区间】 我国《中国成人血脂异常防治建议》（2016）提出的标准为：合适范围为<5.2mmol/L；边缘升高为≥5.2且<6.2mmol/L；升高为≥6.2mmol/L。

【临床意义】 TC除了作为高胆固醇血症的诊断指标之外，不能作为其他任何疾病的诊断指标，对于动脉粥样硬化和冠心病而言，TC水平是一个明确的独立危险因子，与冠心病的发病率呈正相关。

影响TC水平的因素有：①年龄与性别，TC水平往往随年龄上升，但到70岁或80岁后有所下降，中青年女性低于男性，女性绝经后较同年男性高；②长期的高胆固醇、高饱和脂肪酸、高热量饮食和酗酒可使TC增高；③遗传因素，如家族性高胆固醇血症（LDL受体缺陷）、家族性ApoB缺陷症、多源性（polygenic）高TC、混合性高脂蛋白血症等；④其他：如缺乏运动、脑力劳动、精神紧张等可能使TC升高。

高TC血症是冠心病的主要危险因素之一。病理状态下，高TC有原发与继发两类。原发的如家族性高胆固醇血症（LDL受体缺陷）、家族性ApoB缺陷症、多源性高TC、混合性高脂蛋白血症。继发的见于肾病综合征、甲状腺功能减退、糖尿病、妊娠等。

低TC血症也有原发的与继发的。前者如家族性的无或低β脂蛋白血症；后者如甲亢、营养不良、慢性消耗性疾病等。

肝脏是胆固醇及卵磷脂胆固醇酰基转移酶（LCAT）合成的器官。严重肝病患者，血清TC不一定很低，但由于血清LCAT活力低下，血清胆固醇酯占TC的比例可低至50%以下。

四、血清（浆）甘油三酯测定

血清TG测定的决定性方法为放射性核素稀释-质谱法；参考方法为二氯甲烷抽提，变色酸显色法；常规方法为酶法（GPO-PAP法）。

（一）化学法

化学法的基本原理是利用正庚烷、异丙醇和稀硫酸混合溶剂选择性提取TG（抽提），而消除磷脂、游离甘油和葡萄糖等干扰物质的影响。经KOH消解（皂化），使TG水解生成甘油，再以过碘酸在酸性溶液中将甘油氧化成甲醛（氧化）最后进行显色定量（显色）。其中比较准确的是变色酸显色法（Van-Handel法），比较简便的是乙酰丙酮显色法。故要经历抽提、皂化、氧化和显色4个步骤，但均因操作步骤繁多、不能自动化等不适应检验工作的发展而逐渐退出临床实验室。

美国CDC将化学法（Van-Handel方法）修改后作为内部参考方法。此法抽提完全，去除了磷脂和甘油的干扰，以变色酸作显色剂，具有灵敏度高、呈色稳定等优点。

（二）酶法

酶法始于20世纪70年代初，包括偶联丙酮酸激酶、乳酸脱氢酶的紫外分光光度法，甘油脱氢酶法，甘油氧化酶法，磷酸甘油脱氢酶法等多种。早期的酶测定法大都先用碱水解TG并沉淀蛋白质，然后用酶来测定甘油，操作繁琐。1980年后出现了全酶单一试剂法，具有简便、快速、微量和准确等优点，既可用于自动化分析，也可用于手工操作，其中较为重要的有三种方法。

磷酸甘油氧化酶法（GPO-PAP法）使用最为普遍，其原理为用脂蛋白脂肪酶（LPL）使血清中TG水解成甘油与脂肪酸，甘油激酶（GK）及三磷酸腺苷（ATP）将甘油磷酸化生成3-磷酸甘油，以磷酸甘油氧化酶（GPO）氧化3-磷酸甘油产生H_2O_2，最后以Trinder反应显色，A_{500nm}的值与TG浓度成正比。反应式如下：

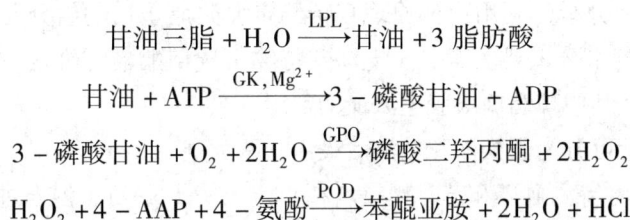

$$甘油三脂 + H_2O \xrightarrow{LPL} 甘油 + 3\ 脂肪酸$$

$$甘油 + ATP \xrightarrow{GK, Mg^{2+}} 3-磷酸甘油 + ADP$$

$$3-磷酸甘油 + O_2 + 2H_2O \xrightarrow{GPO} 磷酸二羟丙酮 + 2H_2O_2$$

$$H_2O_2 + 4-AAP + 4-氨酚 \xrightarrow{POD} 苯醌亚胺 + 2H_2O + HCl$$

本法酶试剂比较稳定，灵敏度高，线性范围也比较宽。目前国内外多数TG商品试剂根据上述原理配制，用一步终点法测定。此法的测定结果中包括血清中游离甘油（FG），若要去除FG的干扰得到真正的TG值，可用外空白法或内空白法。外空白法需加做一份不含LPL的酶试剂测定FG（游离甘油）作为空白值；内空白法又称两步法或双试剂法，前述GPO-PAP试剂分成两部分，其中LPL和4-AAP组成试剂Ⅱ，其余部分组成试剂Ⅰ。测定时，血清首先加试剂Ⅰ，37℃孵育，第一步反应如下：

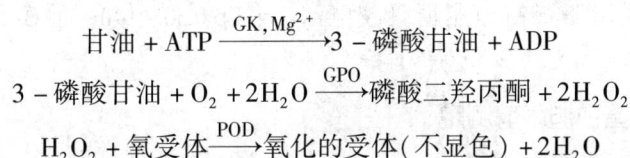

$$甘油 + ATP \xrightarrow{GK, Mg^{2+}} 3-磷酸甘油 + ADP$$

$$3-磷酸甘油 + O_2 + 2H_2O \xrightarrow{GPO} 磷酸二羟丙酮 + 2H_2O_2$$

$$H_2O_2 + 氧受体 \xrightarrow{POD} 氧化的受体(不显色) + 2H_2O$$

上述反应中，因无LPL，血清中TG不能水解；FG在GK和GPO催化下生成H_2O_2，但因试剂中无4-AAP，Trinder反应不能完成；然后加入试剂2，启动TG的分解反应，最后生成红色苯醌亚胺，反应式同前。该法通过血清分步反应除去FG的干扰，

此两步法为中华医学会检验分会推荐方法。线性范围0.05~11.4mmol/L。酶反应的最后一步为Trinder反应，其影响因素与胆固醇酶测定法相同。胆红素和维生素C可使测定结果偏低，但胆红素<205μmol/L，血红蛋白<6g/L时，对测定结果均无影响。

【参考区间】不同地区、人种的TG参考值因环境与遗传因素而异，不能笼统地制定所谓"正常值及正常范围"。我国人群低于欧美人，成年以后随年龄上升。TG水平的个体间差异比TC大，呈明显正偏态分布。

我国《中国成人血脂异常防治建议》提出的标准（2016）为：合适范围为<1.70mmol/L；边缘升高为≥1.7且<2.3mmol/L；升高为≥2.3mmol/L。

【临床意义】原发性高TG血症多有遗传因素，包括家族性高TG血症与家族性型高脂（蛋白）血症等。继发性高TG血症见于糖尿病、糖原累积病、甲状腺功能减退、肾病综合征、妊娠、口服避孕药、酗酒等。大量前瞻性的研究证实，富含TG的脂蛋白是CHD的独立的危险因子，TG增加表明患者存在代谢综合征，需进行治疗。TG降低比较少见，甲状腺功能亢进、肾上腺皮质功能减退和肝功能严重损伤时可以见到TG降低。

五、血清（浆）脂蛋白测定

目前用于测定血浆脂蛋白的方法有超速离心法、电泳分离法和血浆脂蛋白胆固醇测定法，以后者最为常用。由于直接测定脂蛋白含量较为困难，但根据血浆脂蛋白中胆固醇含量较为稳定的特点，因此目前常以测定各种脂蛋白中胆固醇总量代表脂蛋白水平。即测定HDL、LDL或VLDL中的胆固醇，分别称为高密度脂蛋白胆固醇（high density lipoprotein cholesterol，HDL-C）、低密度脂蛋白胆固醇（low density lipoprotein cholesterol，LDL-C）或极低密度脂蛋白胆固醇（very low density lipoprotein cholesterol，VLDL-C）。

（一）血清脂蛋白电泳测定法

血清脂蛋白电泳分析是利用电泳原理直接测定血浆脂蛋白的组分及相对含量，对高脂蛋白血症的分型具有十分重要的意义。电泳支持物可选用醋酸纤维素薄膜、琼脂糖凝胶和聚丙烯酰胺凝胶等，其中琼脂糖凝胶电泳最为常用。

脂蛋白电泳分析可分为预染法和电泳后染色法两大类。

1. 预染法 先将待测血清和苏丹黑染料按一定比例（9:1）混合进行预染处理，离心后取上清液进行电泳分析。操作比较简单，分离效果直观，临床常用。其缺点是染液中残存的染料颗粒可停留在加样处，不易与乳糜微粒区分。

2. 电泳后染色法 是用电泳方法先将血浆脂蛋白各成分分开，再用苏丹黑或油红O进行染色。

血清脂蛋白琼脂糖凝胶电泳自阴极起，位于加样原点处的是CM，然后依次为β-Lp、前β-Lp和α-Lp。正常人通常出现2~3条区带，即α-Lp、前β-Lp和β-Lp。

【参考区间】血清脂蛋白琼脂糖凝胶电泳：α-Lp 0.30~0.40；前β-Lp 0.13~0.25；β-Lp 0.50~0.60；CM阴性。

（二）高密度脂蛋白胆固醇测定

HDL-C测定的参考方法是用超速离心分离HDL，然后用化学法（ALBK法）或酶法测定其胆固醇含量，此法需特殊设备，而且不易掌握。目前多用沉淀分离法和直接测定法。

1. 沉淀分离法（磷钨酸-镁法，PTA-Mg²⁺法） 用PTA与Mg^{2+}作沉淀剂，可沉淀含ApoB的脂蛋白，包括LDL、VLDL及脂蛋白（a）。而HDL中不含ApoB，不被沉淀。上清液中只含HDL，再用酶法测定其胆固醇含量。标本应为早晨空腹12小时后的血，当天测定。如需冷冻保存，只能冻1次，冻融后立即测定。最好能用低温离心，离心温度过高会使沉淀不完全。

方法评价：本法试剂价廉易得，使用方便，能得到较好的结果，1995年曾被中华医学会检验分会推荐作为常规测定方法，但该法因有一个离心分离的操作而不适合做自动分析。

除磷钨酸-镁外，下述3类沉淀剂以前也较常使用：①肝素-锰（Hp-Mn^{2+}），此法有时不能将VLDL沉淀完全，且不适合于酶法测上清液中的HDL-C，现已较少采用；②硫酸葡聚糖-镁（DS-Mg^{2+}）为20世纪80年代初推荐的方法，可取得准确结果，但试剂昂贵；③聚乙二醇6000（PEG 6000）沉淀法易于沉淀富含TG的脂蛋白（主要为VLDL），但此法准确度与精密度较差，不宜推荐。

2. HDL直接测定法（匀相法） 大致分三类，分别是聚乙二醇/抗体包裹法、酶修饰法和选择性抑制法（又称掩蔽法），这类试剂的具体配方均未公开。

选择性抑制法是目前国内应用最多的方法，其原理为：分两步反应，第一试剂用聚阴离子及分散型表面活性剂（即反应抑制剂），后者与LDL、VLDL和CM表面的疏水基团有高度亲和力，吸附在这些脂蛋白表面形成掩蔽层，但不发生沉淀，能抑制这类脂蛋白中的胆固醇与酶试剂起反应。第二试剂含胆固醇测定酶及具有对HDL表面的亲水基团有亲和力的表面活性剂（即反应促进剂），使酶与HDL中的胆固醇起反应。

此类方法免去了标本预处理（沉淀）步骤，便于自动化，快速简便，准确性能满足常规应用的要求，已取代沉淀法成为临床实验室的常规方法。

【参考区间】 我国《中国成人血脂异常防治建议》提出的标准（2007）为：理想范围为>1.04mmol/L；升高为≥1.55mmol/L；减低为<1.0mmol/L（2016年修订）。

【临床意义】 流行病学与临床研究证明，HDL-C与冠心病发病呈负相关，HDL-C低于0.9mmol/L是冠心病危险因素。HDL-C大于1.55mmol/L被认为是冠心病的"负"危险因素。HDL-C下降还多见于心、脑血管病，肝炎，肝硬化等患者。高TG血症往往伴以低HDL-C，肥胖者的HDL-C也多偏低。吸烟可使HDL-C下降，适量饮酒、长期体力劳动和运动会使HDL-C升高。

（三）低密度脂蛋白胆固醇测定

低密度脂蛋白水平通常以LDL-C含量表示，参考方法亦为超速离心法。因LDL-C测定方法较繁琐，多以Friedewald公式计算（1972年首次提出），虽然方便，但影响测定准确性的因素较多。20世纪80年代发展了两种化学方法，一种是以化学法替代超速离心分离VLDL，然后测定HDL+LDL部分的胆固醇（C），减去HDL-C，即得LDL-C。另一类是选择性沉淀LDL的方法，其中以聚乙烯硫酸（PVS）法最为常用，是一种间接测定LDL-C方法，但不适合自动分析。90年代出现免疫沉淀法测LDL-C，用免疫学原理沉淀血清中的非LDL脂蛋白，测定LDL-C的特异性高，精密度好，但试剂成本高，不易在临床推广。近年出现的直接法（匀相法）是适合现代自动分析的LDL-C测定法。与直接测定HDL-C相似，不需要标本预处理，适用于大批量标本自动分析，测定结果能满足临床要求。

1. Friedewald公式法 LDL-C=TC-HDL-C-TG/5（以mg/dl为单位时），或LDL-C=TC-HDL-C-TG/2.2（以mmol/L为单位时）。以Friedewald公式计算LDL-C水平，在一般情况下也能得到可被临床接受的近似结果。但此公式假设VLDL内Ch与TG之比固定不变，VLDL-C用TG的1/5表示（以mg/dl为单位时）或TG的1/2.2表示（以mmol/L为单位时）。公式中三项脂类的结果是三个变量，任何一项测定若不准确都会影响LDL-C结果。TG>4.25mmol/L时不能应用此公式计算，否则结果偏差太大。

2. 聚乙烯硫酸盐沉淀法 本法并非对LDL-C作直接测定，而是用聚乙烯硫酸（PVS）选择性沉淀血清中LDL，再以血清TC减去上清液（含HDL与VLDL）胆固醇即得LDL-C值。试剂中含EDTA用以去除两价阳离子，避免VLDL共同沉淀，辅以聚乙二醇独甲醚（PEGME）加速沉淀。胆固醇测定同TC测定。

3. 直接测定法 匀相的LDL-C直接测定法有二类，一类是以α-环糊精、硫酸葡聚糖和聚氧乙烯-聚氧丙烯封闭共聚多醚（POE-POP），抑制非LDL脂蛋白与胆固醇酯酶和胆固醇氧化酶的反应（也可称选择性抑制），从而仅使LDL-C被酶水解并测定。另一类是以不同的表面活性剂的双试剂使非LDL-C与LDL-C分两步水解，因先消除非LDL-C而被称为消除法，是目前应用较广的直接测定法。

根据各类脂蛋白物理化学性质不同，与表面活性剂反应也不相同的原理，在第一反应中，表面活性剂Ⅰ使非LDL脂蛋白的结构改变，促进了与胆固醇酯酶（CEH）和胆固醇氧化酶（COD）的反应，使非LDL脂蛋白在第一反应中被消除，而LDL受到表面活性剂Ⅰ的保护，不与CEH和COD反应。第二反应中表面活性剂Ⅱ促进未被消除的LDL-C与CEH和COD反应，并经Trinder反应显色测定。

目前各类方法测定的LDL-C值都包括IDL和Lp（a）的胆固醇在内，在流行病与冠心病危险因素研究中所有LDL-C都包含IDL-C和Lp（a）-C，沿用多年已成习惯。在一般血清中IDL-C很少（约0.05mmol/L，即2mg/dl），但在高TG血症时可以增加。一般Lp（a）-C 0.08~0.10mmol/L（3~4mg/dl），如Lp（a）-C较高时，有必要对LDL-C值进行校正。

【参考区间】LDL-C水平随年龄上升，中、老年人平均2.7~3.1mmol/L（105~120mg/dl）。我国《中国成人血脂异常防治建议》提出的标准（2016）为：理想水平为<2.6mol/L；合适范围为<3.4mol/L；边缘升高为≥3.4且<4.1mmol/L；升高为≥4.1mmol/L。

【临床意义】LDL-C增高是动脉粥样硬化发生发展的主要脂类危险因素。由于TC水平同时也受HDL-C水平的影响，所以最好以LDL-C代替TC作为冠心病危险因素指标。美国国家胆固醇教育计划成人治疗专业组规定以LDL-C水平作为高脂蛋白血症的治疗决策及其需要达到的治疗目标。

（四）脂蛋白（a）测定

Lp（a）的结构蛋白中既有ApoB又有特征性的Apo（a），且Apo（a）分子中含有与纤溶酶原（Pg）同源的抗原决定簇，加之Apo（a）的分子量变异较大，这些造成了Lp（a）测定方法学的复杂性。

Lp（a）测定有两类方法，一是以免疫化学原理测定其所含Apo（a），结果以Lp（a）质量表示，也有以Lp（a）颗粒数mmol/L表示的。另一类方法测定其所含的胆固醇，结果以Lp（a）-C表示。目前大都用免疫学方法测定。

脂蛋白Lp（a）和特异性抗体（羊抗人Lp（a）抗血清）相结合，形成不溶性免疫复合物，使反应液产生浑浊，其浊度高低即透光度减少、吸光度增加反映血清样品中Lp（a）的含量。

【参考区间】正常人群的Lp（a）水平呈明显的正偏态分布，个体差异极大。虽然个别人可高达1000mg/L以上，但80%的正常人在200mg/L以下。一般将Lp（a）参考值定位300mg/L以下，高于此水平者冠心病危险性明显增高。

【临床意义】肝脏是LP（a）合成的主要场所。Lp（a）不是由极低密度脂蛋白（VLDL）转化而来，也不能转化为其他脂蛋白，系一类独立的脂蛋白。血清Lp（a）水平主要决定于遗传，个体间Lp（a）水平可相差100倍，但同一个体血浆Lp（a）水平的变化则相对较小。环境、饮食、药物对它的影响不明显。体内LDL受体缺陷可影响Lp（a）浓度，可能与体内Lp（a）合成增加有关。血清Lp（a）水平是动脉粥样硬化性疾病的独立危险因素，与动脉粥样硬化成正相关。

六、血清载脂蛋白测定

血清载脂蛋白（Apo）测定采用免疫化学法。目前比较适合于临床实验室的是免疫浊度法，包括免疫散射比浊法（INA）和免疫透射比浊法（ITA）。血清中的载脂蛋白与特异性抗体结合成免疫复合物沉淀产生浊度。当抗体过量时，浊度即与抗原量成正比。

【参考区间】

1. 成人血清ApoAI 平均值1.40~1.45g/L，女性略高于男性，不同年龄变化不明显，血脂正常者多为1.20~1.60g/L。

2. 成人血清ApoB 无论性别含量均随年龄上升，70岁以后不再上升或开始下降。中青年人平均0.80~0.90g/L，老年人平均0.95~1.05g/L。

【临床意义】在HDL组成中蛋白质占50%，而蛋白质中ApoAI占65%~70%，即ApoAI是HDL的主要结构蛋白，因此血清ApoAI可以代表HDL水平，并与HDL-C的水平呈明显的正相关。但由于HDL的颗粒大小和组成的不均一性，尤其是病理状态下其组成往往发生变化，ApoAI的升降不一定与HDL-C成比例。故同时测定ApoAI与HDL-C对病理和生理状态的分析更有帮助。冠心病患者ApoAI偏低，脑血管病患者ApoAI也明显低下。家族性高TG血症患者HDL-C往往偏低，但ApoAI不一定低，不增加冠心病危险；但家族性混合型高脂血症患者，ApoAI和HDL-C都会偏低，冠心病危险性增加。

虽然LDL、IDL、VLDL和Lp（a）颗粒中均含有$ApoB_{100}$，但血清中LDL居多，故约90%的ApoB分布在LDL中，即ApoB是LDL的主要结构蛋白，因此，血清ApoB可直接反映LDL的含量，两者呈显著正相关。但当高TG血症时，因VLDL极高，ApoB也会相应地增加。流行病学和临床研究已确认，高ApoB是冠心病的危险因素。且多数临床研究指出，ApoB是各项血脂指标中较好的动脉粥样硬化标志物。药物干预实验表明，降低ApoB可以减少冠心病发病及促进粥样斑块的消退。

冠心病、肾病综合征和糖尿病等都有ApoAI下降和ApoB升高。临床上常将ApoAI和ApoB比值作为冠心病的危险指标。

📋 案例讨论

【案例】

患者，男，58岁，因心前区向左臂呈放射状胸痛发作6小时后入院，心电图检查示前壁心梗。该患者家族中多人患高胆固醇血症（其兄66岁死于心肌梗死，其妹46岁，血浆TC为10.3mmol/L）。

【讨论】

1. 针对该患者目前的状况和病史，建议做哪些急诊生化检查项目和进一步需做哪些生化检查？

2. 实验室评价结果是什么？

扫码"看一看"

本 章 小 结

血脂的主要成分是TG、TC和PL，在血浆中它们与特殊的载体蛋白结合成微溶于水的脂蛋白而被运输。血浆脂蛋白因其结构及组成的差异，用超速离心法或电泳分离法均可分为四大类，CM主要转运来自食物中的外源性TG，VLDL主要转运肝脏合成的内源性TG，LDL主要将肝脏合成的内源性胆固醇转运至肝外组织，而HDL则将外周组织中的胆固醇逆向转运至肝脏代谢。

载脂蛋白具有结合与转运脂质及稳定脂蛋白结构等功能，在脂蛋白代谢中具有重要的生理功能。

高脂蛋白血症主要有按临床表型分类、是否继发于全身性疾病及基因分型三种分类法。高脂血症是促进AS发病全过程的三大主要因素之一，且高胆固醇血症是缺血性心脏疾患、动脉粥样硬化症的独立危险因素。

目前临床上开展的血脂测定项目包括TC、TG、HDL及其亚类胆固醇、LDL-C、Lp（a）以及部分载脂蛋白如ApoAⅠ、ApoB等。其中TC、TG、HDL-C、LDL-C测定是血脂测定的四个基本指标。

血清TC测定的决定性方法为放射性核素稀释-质谱法；参考方法为化学法中的ALBK法；常规方法为酶法（COD-PAP法）。在我国，高效液相色谱（HPLC）法也被推荐作为TC测定的参考方法。血清TG测定的决定性方法为放射性核素稀释-质谱法；目前尚无公认的TG测定的参考方法，二氯甲烷-硅酸-变色酸法是美国疾病预防与控制中心采用的参考方法；常规方法为酶法（GPO-PAP法）。

血清脂蛋白电泳分析支持物可选用醋酸纤维素薄膜、琼脂糖凝胶和聚丙烯酰胺凝胶等，其中琼脂糖凝胶电泳最为常用。血浆脂蛋白电泳结合TC、TG水平有助于高脂血症分型。

血清Lp（a）水平是动脉粥样硬化性疾病的独立危险因素，与动脉粥样硬化成正相关。冠心病、肾病综合征和糖尿病等都有ApoAⅠ下降和ApoB升高。总之：血脂、血浆脂蛋白及载脂蛋白分析已成为AS和心、脑血管疾病诊断，治疗和预防的重要实验室指标，并应用于糖尿病、肾脏疾病及绝经期后妇女内分泌改变等临床相关疾病的研究中。

扫码"练一练"

习 题

一、选择题

1. 血浆脂蛋白直径由大到小的顺序是

A. LDL、VLDL、CM、HDL
B. HDL、LDL、VLDL、CM
C. VLDL、LDL、HDL、CM
D. CM、VLDL、LDL、HDL
E. HDL、VLDL、LDL、CM

2. 下列脂蛋白中蛋白质含量最高的是

A. CM
B. VLDL
C. LDL
D. HDL
E. Lp（a）

3. 与动脉粥样硬化发生率呈负相关的脂蛋白是

A. HDL
B. VLDL
C. CM

D. LDL 　　　　　　　　　　E. IDL

4. 运输内源性甘油三酯的脂蛋白主要是下列哪一种

A. CM 　　　　　　　　　　B. VLDL 　　　　　　　　C. LDL

D. HDL 　　　　　　　　　　E. Lp（a）

5. 载脂蛋白 A Ⅰ 是下列哪种脂蛋白的主要结构蛋白

A. Lp（a） 　　　　　　　　B. LDL 　　　　　　　　　C. VLDL

D. CM 　　　　　　　　　　E. HDL

6. 运输内源性胆固醇的脂蛋白主要是下列哪一种

A. HDL 　　　　　　　　　　B. VLDL 　　　　　　　　C. LDL

D. CM 　　　　　　　　　　E. Lp（a）

7. 下列哪项比值降低表示心血管疾病危险度加大

A. ApoA Ⅰ /ApoA Ⅱ 　　　　B. ApoA Ⅱ /Apoc Ⅲ 　　　C. ApoB/ApoC Ⅰ

D. ApoA Ⅰ /ApoB 　　　　　E. ApoA Ⅱ /ApoB

8. 目前常规检验方法中，通常测定下述何种物质来反映人体内 HDL 的含量

A. HDL 中的甘油三酯 　　　　B. HDL 中的胆固醇 　　　C. HDL 中的磷脂

D. HDL 中的载脂蛋白 　　　　E. HDL 中的脂蛋白（α）

9. 清道夫受体有广泛的配体谱，其配体的共同特点是

A. 都含有 Apo A 　　　　　　B. 都含有 Apo B_{100} 　　　C. 都含有 Apo B_{48}

D. 都含有 Apo E 　　　　　　E. 都为阴性化合物

10. 下列各种脂蛋白中，能够抑制纤溶酶活性的脂蛋白是

A. VLDL 　　　　　　　　　B. LDL 　　　　　　　　　C. HDL

D. Lp（a） 　　　　　　　　E. CM

11. HDL 中存在的主要载脂蛋白是

A. ApoA Ⅰ 　　　　　　　　B. $ApoB_{100}$ 　　　　　　C. ApoC

D. ApoE 　　　　　　　　　E. $ApoB_{48}$

12. LDL 中存在的主要载脂蛋白是

A. ApoA 　　　　　　　　　B. $ApoB_{100}$ 　　　　　　C. ApoC

D. ApoE 　　　　　　　　　E. $ApoB_{48}$

13. 下列关于 Lp（a），下列说法错误的是

A. Lp（a）是动脉粥样硬化性疾病的独立危险因子

B. Lp（a）水平在个体间相差较大

C. Apo（a）与纤溶酶原具有高度同源性

D. Apo（a）可从 Lp（a）上脱落下来，剩下不含 Apo（a）仅含 $ApoB_{100}$ 的颗粒称 LDL

E. 肝脏是 Lp（a）合成的主要场所

14. 下列哪种脂蛋白可以将肝脏合成的内源性胆固醇运转至肝外组织

A. CM 　　　　　　　　　　B. VLDL 　　　　　　　　C. LDL

D. HDL 　　　　　　　　　　E. Lp（a）

15. 下列哪种脂蛋白参与胆固醇的逆向转运

A. CM 　　　　　　　　　　B. VLDL 　　　　　　　　C. LDL

D. HDL
E. Lp（a）

16. Ⅰ型高脂蛋白血症的血清检查特点是

A. 冰箱放置过夜后，血清透明，胆固醇正常，甘油三酯稍高

B. 冰箱放置过夜后，血清上层为奶油层，下层清澈，胆固醇正常或稍高，甘油三酯明显增加

C. 冰箱放置过夜后，血清上层为奶油层，下层乳白，胆固醇稍高，甘油三酯增高

D. 冰箱放置过夜后，血清透明，胆固醇明显增加，甘油三酯正常

E. 冰箱放置过夜后，血清乳白，胆固醇正常，甘油三酯稍高

二、简答题

1. 影响血脂分析前变异的因素主要有哪些？

2. 临床表型分类法如何对高脂蛋白血症进行分类？

3. 磷酸甘油氧化酶法（GPO-PAP法）测定血清中TG，如何去除FG的干扰？

（林　青）

第八章

体液和酸碱平衡检验

学习目标 ⫶⫶⫶⫶⫶

1. **掌握** 体液中水、电解质平衡及紊乱；钙、磷、镁的生理功能、代谢及其调节、测定的临床意义及方法评价；血气及酸碱平衡紊乱理论、检查指标、参考值及临床意义；血气分析技术标本采集和运送。

2. **熟悉** 钾、钠、氯测定及方法学评价。

3. **了解** 血气分析技术仪器原理。

4. 能正确采集和处理血液、尿液及其他体液标本；具有独立电解质检测能力；能解释检验结果的临床意义。

5. 具有尊重和保护患者权利的素质及关爱患者的意识。

人体内含有大量的水，这些水和溶解在水中的物质统称为体液（body fluid）。溶解在水中的物质，主要包括各种无机盐、低分子有机化合物和蛋白质，这些物质常以离子形式存在，称为电解质（electrolyte），葡萄糖、甘油、尿素等不能解离的物质统称为非电解质，大多数有机化合物都是非电解质。正常情况下，体液中的各种物质保持动态平衡即在一定范围内变动但又保持相对稳定，这些物质的相对稳定是维持人体正常生命活动的必需条件。

正常人体动脉血pH在7.35~7.45范围内波动，机体通过各种调节机制，排出体内组织细胞代谢产生的多余酸性、碱性物质和摄入食物中的多余酸性和碱性物质，调节HCO_3^-与H_2CO_3比例，维持体液pH在正常范围内，这个过程称为酸碱平衡（acid-base balance）。体内酸性物质主要由体内组织细胞代谢产生，碱性物质主要来源于食物摄入。在某些病理条件下，如腹泻，可引起体液容量、成分、pH发生变化，进而造成水、电解质和酸碱平衡紊乱，影响细胞的正常生理功能，严重时危及患者生命。因此，水、电解质和酸碱平衡紊乱的生物化学检验已成为临床疾病诊断、治疗和预后判断的重要依据。

第一节 水、电解质平衡紊乱

一、体液组成及电解质分布

人体的各部分体液彼此隔开，成分有较大的差异。正常成人体液总量约占体重的60%，其中细胞内液（intracellular fluid，ICF），约占体重的40%，细胞外液（extracellular fluid，

扫码"学一学"

ECF），约占体重的20%。细胞外液又可分为组织间液或组织液（约占15%）、血浆（约占5%），血浆是最为活跃的部分，是各部分体液与外界环境进行物质交换的主要场所。细胞外液是细胞直接接触和赖以生存的环境，又称为内环境。各部位体液之间受机体生理机制的调节处于动态平衡。

细胞膜对离子具有选择性的通透作用，电解质在细胞内、外液分布明显不均。血浆和细胞间液的电解质成分大致相同，在功能上可以认为是一个体系。液体中主要的阳离子有Na^+、K^+、Ca^{2+}、Mg^{2+}等，主要阴离子有Cl^-、HCO_3^-、磷酸根（HPO_4^{2-}、$H_2PO_4^-$）、SO_4^{2-}及有机阴离子如乳酸根、蛋白质负离子（Pr^-）等。细胞外液中阳离子以Na^+为主，其次为Ca^{2+}。阴离子以Cl^-最多，HCO_3^-次之。细胞内液阳离子主要是K^+，阴离子主要是HPO_4^{2-}和蛋白质离子（表8-1）。细胞内、外液中钠和钾浓度差别主要依赖Na^+，K^+-ATP酶（钠泵）的主动转动。

表8-1　体液中各种电解质含量

分类	电解质	血浆（mmol/L）	细胞间液（mmol/L 水）	细胞内液（mmol/L 水）
阳离子	Na^+	142	147	15
	K^+	5	4	150
	Ca^{2+}	2.5	2.5	2
	Mg^{2+}	2	2	27
阴离子	Cl^-	103	114	1
	HCO_3^-	27	30	10
	HPO_4^{2-}	2	2	100
	SO_4^{2-}	1	1	20
	蛋白质	14	<0.1	45

体液中的阳离子总数应与阴离子总数相等，维持电中性。阴离子常随阳离子总量的改变而变化，而某一种阴离子的减少会使另一种阴离子增加来维持电中性。体液中起渗透作用的主要是电解质，其大小取决于溶质颗粒数目或离子的多少，细胞内液和外液渗透压相等，是维持细胞内、外液平衡的基本保障。细胞外液中Na^+含量较高，在维持细胞外液的渗透压及体液容量方面起着决定性的作用，而细胞内液的渗透压主要依靠K^+来维持。电解质的主要功能是维持体液的渗透压平衡和酸碱平衡；维持神经、肌肉和心肌细胞兴奋性；参与新陈代谢等生理功能的活动等。如Ca^{2+}作为因子Ⅳ参与血液凝固、作为"第二信使"调节细胞内代谢、是许多酶（脂肪酶、ATP酶等）的激活剂等；Mg^{2+}是300多种酶的辅助因子，广泛参与人体物质代谢中许多酶促反应。

$$神经肌肉兴奋性 \propto \frac{[Na^+]+[K^+]}{[Ca^{2+}]+[Mg^{2+}]+[H^+]}$$

$$心肌兴奋性 \propto \frac{[Na^+]+[Ca^+]+[OH^-]}{[K^+]+[Mg^{2+}]+[H^+]}$$

考点提示 电解质分布；电解质生理功能。

二、水代谢

水是机体中含量最多的成分，大部分以结合水存在，其余以自由水的形式存在。正常人每天水的摄入和排出处于动态平衡之中，水的来源主要有饮水、食物水、代谢水，排出水分主要通过消化道（粪）、皮肤（显性汗和非显性蒸发）、肺（呼吸蒸发）和肾（尿）等方式。水平衡紊乱表现为总体水过少（脱水）或过多（水肿），或变化不大但水分布有明显差异，即细胞内液增多而细胞外液减少，或细胞内液减少而细胞外液增多。水平衡紊乱常伴有电解质及渗透压的平衡紊乱。临床上水、钠代谢失衡是相伴发生的，单纯性水（或钠）增多或降低非常少见。水平衡紊乱包括脱水（dehydration）、水肿或水中毒（water intoxication）。

> **知识链接**
>
> 小分子水、高氧水、磁化水、呈弱碱性的水等概念夸大或者捏造科学概念，没有证据表明这些所谓的功能水有特别的功能。

（一）脱水

体液丢失造成细胞外液减少，称为脱水。根据血浆钠浓度，临床上将脱水分为高渗性脱水（hypertonic dehydration）、等渗性脱水（isotonic dehydration）和低渗性脱水（hypotonic dehydration）三种类型（表8-2）。

表8-2　脱水分类

	高渗性脱水	等渗性脱水	低渗性脱水
特点	水丢失多于Na^+丢失，血浆渗透压升高	水和钠等比例丢失，渗透压正常	水的丢失小于钠的丢失，渗透压降低
原因	水摄入不足或丢失过多	消化液丢失、大面积烧伤、反复放出胸腔积液、腹腔积液等	体液丢失时，只补充水而不补充电解质
实验室检查	血浆Na^+>147mmol/L	血浆Na^+为137～147mmol/L	血浆Na^+<137mmol/L

1. 高渗性脱水　水的丢失大于钠的丢失，造成细胞外液中Na^+浓度升高，血浆Na^+浓度大于147mmol/L，渗透压升高，细胞内水向细胞外液转移，造成细胞内液明显减少。主要原因：①水丢失过多，如经肺不感蒸发、经皮肤大量出汗、经肾丢失，经胃肠道丢失；②饮水不足，如呕吐、昏迷的患者，脑部病变损害渴觉中枢。临床表现为口渴、唇舌干燥、眼窝下陷、尿少和尿比重增高。实验室检查可发现有血液浓缩现象，血清钠升高，尿比重增高。高渗性缺水机体也缺钠，机体更缺水，才导致血钠浓度升高。

2. 等渗性脱水　水和钠等比例地丢失，血浆Na^+浓度为137～147mmol/L，渗透压保持正常，各部分液体之间无明显水的转移。细胞外液量减少，细胞内液量正常，循环血量不足。主要原因：①胃肠道消化液的丧失（腹泻、呕吐等）；②大量抽放胸、腹腔积液，大面积烧伤等。临床表现为恶心，眼窝凹陷，皮肤干燥、松弛、乏力、少尿等，但无口渴，血压不稳定或下降，严重时可导致休克。微循环障碍可导致产生大量酸性代谢产物，易发生代谢性酸中毒。实验室检查可发现有血液浓缩现象，血清钠一般正常，尿钠减少，尿比重增高，血气分析可及时发现是否存在酸（碱）中毒。

3. 低渗性脱水　水的丢失小于钠的丢失，血浆Na^+浓度小于137mmol/L，渗透压降低，细胞外液量减少，细胞内液量增多。主要原因：①丢失体液时，只补充水而不补充电解质，如胃肠道消化液的丧失（腹泻、呕吐等）；②肾脏失钠，如长期服用排钠性利尿药物（如氯噻嗪类、呋塞米等）。临床表现为恶心、呕吐、头晕、视物模糊、软弱无力、起立时易晕倒，易发生休克，甚至死亡。实验室检查可发现有血液浓缩现象，血清钠降低，尿比重降低。

（二）水肿

机体摄入水过多或排出减少，导致组织间隙或体腔内过多的体液潴留，称为水肿，又称稀释性低血钠。水肿可表现为局部性或全身性，同时也可根据水肿的发生部位冠以器官或组织的名称来命名。主要原因：①各种原因所致的抗利尿激素分泌过多；②肾功能不全，排尿能力下降；③机体摄入水分过多。皮下水肿是水肿的重要特征，临床表现为水过多所致的脑细胞肿胀可出现一系列神经症状如头痛、嗜睡、谵妄，甚至昏迷；慢性水中毒出现恶心、呕吐、嗜睡等。体重明显增加，皮肤苍白。实验室检查可发现有血液稀释现象，血清钠浓度降低，渗透压降低。

考点提示 ▶ 脱水的病因及机制；水肿的病因。

案例讨论

【案例】
患儿2岁，腹泻、呕吐，伴发热2天，体检有中度脱水征，体温38℃，尿少，精神萎靡。

【讨论】
1. 该患者最可能的诊断是什么？
2. 主要根据哪项实验室检查结果判断脱水？

三、电解质代谢

（一）钠的代谢及平衡紊乱

机体的钠，50%分布于细胞外液中，40%~45%在骨骼内，5%~10%在细胞内液。正常成人钠的来源主要是食物中的NaCl，每日需要NaCl为4.5~9.0g。钠在小肠黏膜上皮以离子形式主动吸收，Na^+排泄主要通过肾脏，少量由汗液排出。肾脏对Na^+的排泄有严格的调节作用，尿中排出Na^+量随摄入Na^+量的多少而增减，这对于维持体内Na^+含量的恒定有重要意义，排泄特点：多吃多排、少吃少排、不吃不排。成人血清钠为137.0~147.0mmol/L，细胞外液Na^+浓度的改变可由钠、水任一含量的变化而引起，因此钠平衡紊乱常伴有水平衡紊乱。钠平衡紊乱包括高钠血症、低钠血症。高钠血症根据渗透压不同分为等渗、低渗和高渗性高钠血症；低钠血症根据渗透压不同分为等渗、低渗和高渗性低钠血症。

1. 高钠血症 血清Na^+浓度>147.0mmol/L称为高钠血症。高钠血症可因摄入钠增多或体液中水丢失增多引起。根据发生的原因和机制，高钠血症分为浓缩性高钠血症和潴留性高钠血症两种。浓缩性高钠血症最常见，临床上主要见于水排出过多而无相应的钠丢失，如尿崩症、水样泻、换气过度、大汗以及糖尿病患者。高钠血症使细胞外液渗透压增高，出现口渴，并因细胞内水向细胞外转移，导致细胞内脱水。

2. 低钠血症 血清中Na^+浓度<137.0mmol/L称为低钠血症。低钠血症可由水增多或钠减少引起，临床上常见于水增多引起的低钠血症，根据病因可分为肾性和非肾性两大类原因。

（二）钾的代谢及平衡紊乱

K^+是细胞内液主要阳离子，细胞内钾浓度高达160mmol/L，而血清钾浓度为3.5～5.3mmol/L，钾的摄入与排出量处于动态平衡。人体内的钾主要来源于食物，成人每日需K^+ 3～4g。一般天然食物含钾都比较丰富，蔬菜、果品、肉类均含有丰富的K^+，由于食物中K^+含量很丰富，很少出现K^+的缺乏。约90%的K^+在肠道以离子形式主动吸收。肾脏排K^+量可根据K^+的摄入量和其他排出途径的排泄情况而变化，但对K^+的控制能力不如保Na^+能力强。K^+的排泄主要通过肾脏，80%～90%经肾脏随尿排出，10%经肠道随粪便排出，经汗液也可以排出少量的K^+（约5mmol）。肾脏排泄特点：多吃多排、少吃少排、不吃也排。肾对钾的排泄受多种因素的影响，如酸碱紊乱可影响肾脏对钾的排泄：酸中毒时，细胞外液H^+浓度增高，H^+通过细胞膜H^+–K^+交换机制进入细胞，而K^+则从细胞内移出，引起细胞外液K^+浓度增高，肾小管上皮细胞泌H^+作用增强，尿钾增多；碱中毒时，引起低血钾，尿钾排泄减少。钾重要的生理功能：维持细胞膜静息电位的物质基础，钾参与多种新陈代谢过程，调节细胞内外液的渗透压和酸碱平衡，维持神经肌肉组织的兴奋性以及维持心肌正常功能。钾的代谢紊乱有低钾血症和高钾血症，以低钾血症为常见。

1. 低钾血症　血钾浓度<3.5mmol/L。主要原因：①钾摄入不足：长期进食不足（如慢性消耗性疾病）或者禁食者（如术后较长时间禁食）。②钾丢失或排出增多：严重腹泻、呕吐、胃肠减压和肠瘘者；长期应用肾上腺皮质激素或利尿剂（呋塞米、依他尼酸等利尿剂）时，可引起低血钾。③细胞外钾进入细胞内：见于大量输注葡萄糖和胰岛素，或代谢性、呼吸性碱中毒时。④低镁血症，镁离子缺乏时，Na^+，K^+–ATP酶不被激活，肾小管细胞则不能泵入K^+和泵出细胞内Na^+，可能导致肾脏排钾过多。临床表现肌无力，可致呼吸肌受累，引起呼吸困难或窒息，厌食、呕吐和腹胀、肠蠕动消失等肠麻痹表现。心脏受累可出现传导阻滞和节律异常，心电图出现异常变化。但并非所有患者都有心电图异常改变，故不应以心电图异常来诊断低钾血症，心电图检查可作为辅助性诊断手段。低钾血症的临床表现有时很不明显，特别是当患者伴有严重的细胞外液减少时，这时的临床表现主要是缺水、缺钠所致的症状。低钾血症可致代谢性碱中毒，这是由于K^+由细胞内移出，与Na^+–H^+的交换增加（每移出3个K^+，即有2个Na^+和1个H^+移入细胞内），使细胞外液的H^+浓度降低；远曲肾小管Na^+–K^+交换减少，Na^+–H^+交换增加，使排H^+增多。使患者发生低钾性碱中毒，尿却呈酸性。

> 📋 **知识链接**
>
> 临床中常有无法经消化道进食，但能正常排尿、排便的患者，如胃肠手术后、癌症晚期不能进食患者，这些患者易出现低钾。补钾注意事项：尽量口服补钾；禁止静脉推注钾，静脉滴注切忌过快，血清钾浓度突然增高可导致心跳骤停，静脉补钾过程中必须注意对肾功能的监测；见尿补钾。

2. 高钾血症　血钾浓度>5.3mmol/L。主要原因：①钾输入过多：钾溶液输入速度过快或量过大，特别是有肾功能不全、尿量减少，又输入钾溶液时易于引起高血钾。②钾排泄障碍：如急性肾衰竭、应用保钾利尿剂如螺内酯、盐皮质激素不足。③细胞内的钾向细胞外转移：如大面积烧伤，组织细胞大量破坏，细胞内钾大量释放入血。临床表现感觉异常和肢体软弱无力等。严重高钾血症者常有心动过缓或心律不齐，高血钾可致心跳骤停。高钾血症，特别是血钾浓度超过7mmol/L，心电图都会有异常变化。代谢性酸中毒，细胞内钾向细胞外转移，同时肾小管上皮细胞泌H^+增加，泌K^+减少，使钾潴留于体内。

（三）氯的代谢及平衡紊乱

氯是细胞外液中主要阴离子，血浆浓度为90~110mmol/L。氯主要来源于食物中的NaCl。氯在体内的变化基本与钠一致，肾脏是氯的主要排出途径。血清氯水平一般与碳酸氢盐水平呈相反关系，因为Cl^-与HCO_3^-为细胞外的两个主要阴离子，机体为了重新吸收和再生更多的碳酸氢盐，就必须从尿中排出更多的氯以维持电解质平衡。氯重要的生理功能：具有调节机体渗透压和水、电解质的功能，并参与胃液中胃酸的生成。临床上低氯血症常多见。

考点提示 ▶ 钠、钾、氯的代谢及紊乱；钾代谢紊乱的病因。

（四）钙、磷、镁的代谢

钙盐、磷酸盐是机体含量最多的无机盐，主要储存在骨和牙齿，以羟磷灰石形式存在（表8-3，表8-4）。

表8-3 钙、磷、镁在体内的分布

组织/相对分布（%）	钙	磷	镁
骨和齿	99	85	55
软组织	1	15	45
细胞外液	<0.2	<0.1	1
总量（克/摩）	1000（25）	600（19.4）	25（1.0）

表8-4 钙、磷、镁血浆中的存在形式

形式	钙	磷	镁
游离（%）	50	55	55
结合（%）	40	10	30
复合物（%）	10	35	15
总浓度（mmol/L）	2.11~2.52	0.85~1.51	0.75~1.02

1. 钙代谢 钙（Ca）是人体含量最丰富的矿物质，占体重的1.5%~2.2%，其中99%的钙分布在骨骼和牙齿中，其余1%钙分布于体液和其他组织中，骨骼是钙最大的储藏库。

（1）钙的吸收 正常成人每日需钙量2~3g，食物钙主要存在于乳制品及水果蔬菜中。小肠（十二指肠上段）是钙吸收的主要场所。钙的吸收与许多因素有关：①活性维生素D_3促进钙、磷吸收；②与年龄成反比，40岁以后钙的吸收直线下降，这也是老年人易出现骨质疏松的原因之一；③肠道pH明显影响钙的吸收，酸性环境能促进钙的吸收；④食物中的植酸、草酸等能与钙结合成为不溶性盐，抑制钙的吸收；⑤食物中钙磷比例对钙吸收也有的一定影响，钙与磷的比例为2:1时钙的吸收最佳。

（2）钙的排泄 从肠道排出的钙，占人体每日排钙总量的80%，20%经肾脏排出。钙的分泌量可因高钙膳食而增加，但尿钙的排泄量与血液中钙浓度的呈正相关，血钙低于2.4mmol/L时，尿中钙浓度几乎为零。严重腹泻时因排钙增多可引起低钙血症。

（3）钙的生理功能　降低毛细血管和细胞膜的通透性，降低神经、肌肉的兴奋性；血浆钙作为血浆凝血因子Ⅳ参与凝血过程；骨骼肌中的钙可引起肌肉收缩；钙是重要的调节物质：影响膜的通透性、作为第二信使、许多酶的激活剂。

（4）血钙　血液中的钙几乎全部存在于血浆中，血浆中的钙称为血钙（blood calcium），约占机体总钙的0.1%。血浆（清）钙可分为可扩散钙和非扩散钙两大类。可扩散钙约占60%，能透过毛细血管壁；①游离钙，约占血浆总钙的50%，能直接发挥生理作用；②复合钙，约占血浆总钙的10%。非扩散钙是指与血浆蛋白质（主要是清蛋白）结合的钙，约占40%，不能透过毛细血管壁，也不具有生理功能，是钙在血液中的储存形式。非扩散钙与离子钙可以互相转化。

离子钙的浓度受血浆pH的影响，当pH降低时，钙游离出来，使离子钙浓度升高；当pH升高时，离子钙浓度降低。当血浆蛋白质明显减少，蛋白结合钙下降，离子钙仍可正常。pH每改变0.1个单位，血浆游离钙浓度将改变0.05mmol/L。血浆中 $[Ca^{2+}]$、$[H^+]$、$[HCO_3^-]$ 的关系是：

$$[Ca^{2+}] = K \frac{[H^+]}{[HCO_3^-]} \quad （K为常数）$$

临床上碱中毒时，尽管测定的血浆总钙量不低，但患者易出现抽搐。

2. 磷代谢　磷占体重的0.8%～1.2%，约86%的磷分布于骨，其余分布在全身其他组织及体液中，骨骼是钙最大的储藏库。

（1）磷的吸收　正常成人每日进食磷量1.0～1.5g，以有机磷酸酯和磷酸为主。小肠上段（空肠最快）是磷的主要吸收部位，在肠管内磷酸酶的作用下分解为无机磷酸盐。磷的吸收较钙容易，吸收率高达60%～70%，低磷膳食可高达90%，故临床上缺磷现象较少见。但食物中有过多的钙、镁、铁、铝离子时，容易与磷酸结合，生成不溶性磷酸盐而影响磷的吸收。

（2）磷的排泄　磷主要经肾脏和肠道排泄，70%的磷经肾脏排出，30%由肠道排出。磷的排出量与血液中磷酸盐浓度呈正相关，当血液中磷酸盐浓度升高时，肾小管对磷的重吸收减少，尿磷升高；若血液中磷酸盐浓度降低，则肾小管对磷的重吸收增加，尿磷升高。

（3）磷的生理功能　血中磷酸盐是血液缓冲体系的重要组成成分；细胞内的磷酸盐参与许多酶促反应；构成核苷酸辅酶类的辅酶；细胞膜磷脂在构成生物膜结构、维持膜的功能和在代谢调控上均起重要作用。

（4）血磷　血液中的磷以有机磷和无机磷形式存在，有机磷主要存在红细胞内，无机磷主要存在血浆中。血磷通常是指血浆中的无机磷，80%～85%以 HPO_4^{2-} 的形式存在，其余以 $H_2PO_4^-$ 的形式存在。正常成人血磷浓度为0.85～1.51mmol/L。血磷浓度不如血钙稳定，儿童时期因骨骼生长旺盛，血磷与碱性磷酸酶（ALP）都会增高，随着年龄的增长，逐渐降至成人水平。血钙与血磷保持一定的数量关系，正常人钙、磷浓度（mg/dL）乘积为36～40。

3. 镁代谢　镁在人体内的总量为21～28g，约占体重的0.03%。约60%以磷酸镁及碳酸镁的形式存在于骨组织中，20%～30%存在于骨骼肌，其余约10%分布在其他组织中。从体液中镁的分布看，细胞内液的镁的含量约占总量的39%，是细胞内仅次于钾的主要阳离子。仅有约1%的镁存在于细胞外液中。

（1）镁的吸收　镁存在于除脂肪以外的所有动物组织及植物性食品中，每日摄入量约为250mg，其中2/3来自谷物和蔬菜。因此一般情况下，很少会发生缺镁。镁吸收主要在回肠，以主动转运过程吸收。摄入量与排出量成一定正比关系。消化液中含有大量的镁。长期或短期大量丢失消化液是造成缺镁的主要原因。消化道手术或造瘘术后未及时补充镁，便会出现血镁降低。骨质疏松的绝经期妇女患者中有60%发生镁吸收不良。高镁可影响成骨作用。

（2）镁的排泄　体内镁的主要排泄途径是肾。每日经肾小球滤过的镁总量为2~2.4g，绝大多数由肾小管（特别是髓袢）重吸收入血，仅有5%~10%随尿排出。镁的排泄量因摄入量不同及地区差异而不同。红细胞中的镁约为血清镁的3倍，故测血清镁时应防止溶血。

（3）镁的生理功能　Mg^{2+}与体内重要的生物高分子蛋白质、核酸、酶的结构、代谢与功能都有密切关系，在维持机体内环境的相对稳定和维持机体的正常生命活动中起着重要的作用。镁对神经、肌肉的兴奋性有镇静作用，降低神经、肌肉兴奋性，Mg^{2+}浓度减少会导致神经肌肉应急性增加，血清镁与血清钙在生理作用上有相互拮抗的关系。镁是近300种酶的辅助因子，广泛参与各种生命活动。

（4）血镁　正常人血清镁约为0.81mmol/L（0.75~1.02mmol/L）。血清镁有三种存在形式：①离子镁，约占55%。②与重碳酸、磷酸、柠檬酸等形成的镁盐约占15%。③与蛋白结合镁约占30%。后两类属于可滤过镁，只有离子镁才具有生理活性。

（五）钙、磷、镁代谢的调节

钙、磷、镁代谢的主要由甲状旁腺素、降钙素、1，25-（OH）$_2$-D$_3$激素调节，肾脏、骨骼、小肠是激素调节的主要靶器官（图8-1）。

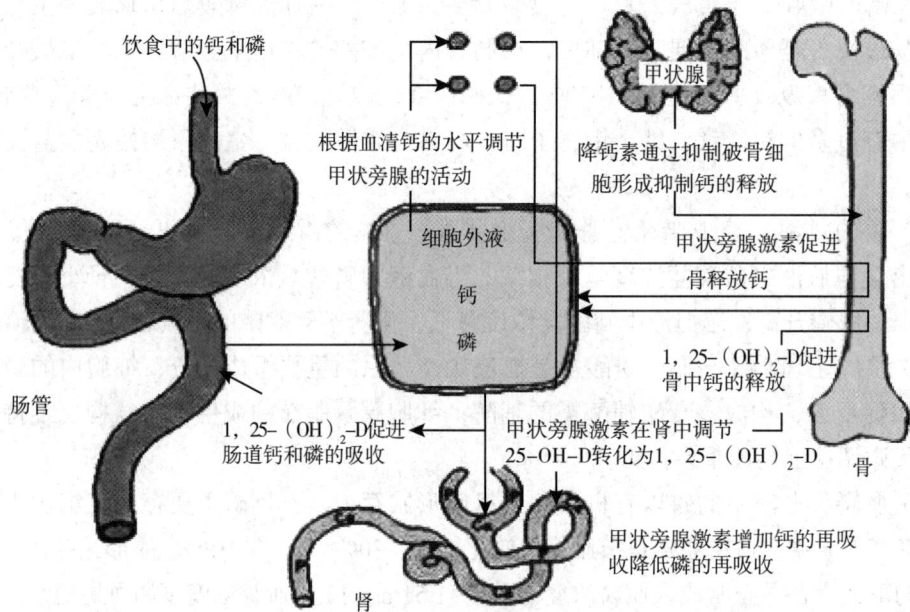

图8-1　PTH、CT、活性维生素D$_3$与血钙、血磷的恒定

1. 甲状旁腺素　甲状旁腺素（parathyroid hormone，PTH）为调节血钙的主要激素，作用表现为升高血钙，降低血磷，酸化血液。甲状旁腺素是由甲状旁腺主细胞合成并分泌的一种氨基酸多肽。初合成的前甲状旁腺素原（115个氨基酸残基），在粗面内质网去掉N端25个氨基酸残基形成甲状旁腺素原，后者在高尔基复合体内从N端去掉一个肽，形成84个氨基酸残基的PTH，分子量9500。PTH合成与分泌受细胞外液Ca^{2+}浓度的负反馈调节，血钙浓度与PTH分泌呈负相关关系。

PTH的靶器官是骨、肾和小肠。①PTH对骨的作用：促进溶骨，提高血钙。②PTH对肾的作用：作用于肾远曲小管和髓袢上升段促进钙的重吸收，抑制近曲小管及远曲小管对磷的重吸收，升高血钙，降低血磷，尿磷增加。能促进高活性的1，25-（OH）$_2$-D$_3$的合成，促进小肠对钙、磷的吸收。③PTH对小肠的作用：促进小肠对钙的重吸收，这一作用是通过活性维生素D来实现的。④参与镁代谢的主要激素，PTH可以动员骨镁促进小肠对镁的吸收，促进肾小管对镁的重吸收，血镁升高。

2. 1，25-（OH）$_2$-D$_3$ 　1，25-（OH）$_2$-D$_3$为调节钙、磷代谢的主要激素。作用表现为升高血钙和血磷。维生素D又称钙化醇，为类固醇衍生物。天然的维生素D有两种：VitD$_2$（麦角钙化醇）、VitD$_3$（胆钙化醇）。肝和肾是VitD$_3$活化的主要器官，仅活化的VitD$_3$有生物学活性。肝细胞微粒体中的维生素D$_3$-25-羟化酶系，在NADPH、O$_2$和Mg^{2+}参与下将维生素D$_3$羟化生成25-（OH）-D$_3$，25-（OH）-D$_3$与血浆中特异的α$_2$-球蛋白结合，运输至肾，在肾近曲小管上皮细胞线粒体中1α-羟化酶系的催化下，羟化生成1，25-（OH）$_2$-D$_3$。1，25-（OH）$_2$-D$_3$具有很强的生理活性，被视为维生素D的活化型，被认为是一种激素。

1，25-（OH）$_2$-D$_3$的靶器官是骨、肾和小肠。①对骨的作用：具有双重性，一方面与PTH协同作用，加速破骨细胞的形成，促进溶骨。另一发面促进小肠对钙磷的吸收，使血钙和血磷升高，增强成骨细胞活性，以利于骨的钙化。1，25-（OH）$_2$-D$_3$维持骨盐溶解与沉积的过程对立统一，有利于骨的更新与生长。另外，1，25-（OH）$_2$-D$_3$能增强PTH对骨的作用，1，25-（OH）$_2$-D$_3$缺乏时，PTH作用明显减弱。②对肾的作用：促进肾小管上皮细胞对钙磷的重吸收，其机制是增加细胞内钙结合蛋白的生物合成。③对小肠的作用：促进肠黏膜对钙、磷的吸收，同时也能促进镁的吸收。

维生素D$_3$缺乏时，钙、磷代谢障碍，儿童易发生佝偻病，成人可发生骨质软化症。此外，严重的肝肾功能障碍时，维生素D$_3$转变为活性维生素D$_3$能力下降，也可发生佝偻病和骨质软化症。

3. 降钙素 　降钙素（calcitonin，CT）总作用表现为降低血钙和血磷，抑制溶骨作用，促进尿钙、尿磷的排出。CT是由甲状腺滤泡旁细胞合成、分泌的一种由32个氨基酸残基组成的单链多肽激素。CT的分泌随血钙升高而增加，两者呈正相关。CT的作用与PTH相反，CT的靶器官是骨、肾和小肠。①对骨的作用：抑制间叶细胞转化为破骨细胞、抑制破骨细胞的活性、促使破骨细胞向成骨细胞的转化，通过以上作用，抑制溶骨作用，促进骨盐沉积，降低血钙。②对肾的作用：CT可直接作用于肾脏的近曲小管，抑制钙磷的重吸收，使尿钙、尿磷的排出增加，降低血钙、血磷。③对小肠的作用：通过抑制1，25-（OH）$_2$-D$_3$的生成，使血钙和血磷降低（表8-5）。

表8-5　钙、磷、镁代谢调节

激素	小肠		肾脏		骨骼		血清		尿液	
	钙吸收	磷吸收	钙重吸收	磷重吸收	成骨	溶骨	钙	磷	钙	磷
1，25-（OH）$_2$-D$_3$	↑↑	↑	↑	↑	↑	↑	↑	↑	↓	↓
PTH			↑	↓		↑↑	↑	↓	↓	↑
CT	↓			↓	↓	↓	↓	↓	↑	↑

注：↑表示升高；↑↑表示明显升高；↓表示降低。

考点提示 钙、磷、镁的代谢及紊乱；PTH、1，25-（OH）$_2$-D$_3$、CT对钙、磷代谢的调节。

案例讨论

【案例】

患儿男，5岁，为了防止佝偻病，家长长期给予维生素AD丸。患儿近期出现乏力，表情淡漠，经检查键反射减弱，神经、肌肉兴奋降低。

【讨论】

1. 应首先考虑的诊断是？
2. 生化检查最可能出现的变化是？

知识链接

维生素D缺乏性佝偻病是常见的儿童营养缺乏症，由于儿保工作的大力开展，目前，重度佝偻病在我国已显著减少，农村中预防工作尚未完全普及，轻、中度佝偻病的发病率仍然较高。精神神经症状与低血磷引起的神经功能紊乱有关，表现为多汗、夜惊、好哭等；骨骼表现主要鸡胸、颅骨软化、出牙晚、前囟大，闭合迟、膝内翻（"O"形腿）或膝外翻（"X"形腿）。

维生素D中毒主要由于在防治佝偻病时错误诊断和过度使用维生素D制剂所致。常见中毒的原因：家长认为维生素都是营养药，吃得越多越好，"多吃"或"常吃"鱼肝油；出牙晚、走路迟、烦躁、多汗、后枕秃、体弱等症状中一二项，家长即误为佝偻病而大量服用D$_2$或D$_3$；对维生素D敏感的患儿每天摄取维生素D 4000IU，经1~3个月后即可出现中毒症状。轻症：中毒早期可表现有低热、烦躁、厌食、恶心、呕吐、腹泻、便秘、口渴、无力等。重症：晚期可出现高热、多尿、少尿、脱水、嗜睡、昏迷、抽搐等症状。严重者可因高钙血症和肾衰竭而致死。

扫码"学一学"

第二节 体液电解质检验

钾、钠、氯测定是临床常见的组合检测项目之一。血清、血浆或全血都可以用于电解质测定，但血清与血浆之间，动脉血与静脉血之间的参考区间有一定差异。

一、标本的采集和处理

钠、钾、氯测定临床最常用的标本是静脉血，其次是尿液。正确采集标本是获得准确、可靠检验结果的关键，标本采集时应尽可能避免一切干扰因素，选择最佳的采集时间，减少饮食和药物影响，减少昼夜节律带来的干扰。①剧烈运动，使血清许多成分含量发生变化，影响钾、钠、钙的测定。②避免使用含钾钠的抗凝剂，若使用ISE法或比色法测定，则不能使用肝素铵，以免造成假性升高。③血液标本采集后应及时分离血清或血浆，分离不

及时的血液标本可发生红细胞与血清之间成分的相互转移，从而影响一些项目的检验结果。④钾在红细胞内含量是血清中的20倍，轻微的溶血也会造成血钾含量增高，在测定血钾时要严格避免溶血出现。⑤在分离血清，常用的竹签也可对钾、钙、氯的测定造成影响，竹签中的钾是血清钾的20倍。⑥钠在红细胞中的含量是血清中的2倍，分离后的标本如果不能及时检测，一般应放置于4℃冰箱内保存，以免发生溶血。⑦标本存放时需加塞，以防止水分挥发而使标本浓缩，使结果升高。⑧标本测定前冷藏可使钾结果偏高，标本测定前37℃温育则结果偏低，长时间放置，可使钾结果偏高。血浆钾比血清钾低0.2~0.5mmol/L。⑨尿液标本常选用甲苯防腐，甲苯可在尿液表面形成薄膜，防止细菌繁殖，防止尿液腐败或变性。

二、血清钠的测定

（一）检测方法

血清钠测定可选用原子吸收分光光度法（AAS）、火焰发射分光光度法（FES）、离子选择电极法（ISE）或紫外–可见光分光光度法进行。FES法是测定钠、钾、氯的参考方法，火焰发射分光光度法（FES）具有快速、准确、精密度高、特异性好以及成本低廉的优点，但所使用的是丙烷等燃气，给实验室带来了安全隐患，目前临床实验室已极少使用。目前临床实验室常用的是ISE，ISE法具有标本用量少，快速准确，操作简便，适合装备于大型自动生化分析仪等优点。是目前所有方法中最为简便准确的方法。

（二）测定原理

1. 离子选择电极法（ISE） 离子选择性电极是一类利用膜电位测定溶液中离子活度或浓度的电化学传感器。将钾、钠、氯离子选择电极和一个参比电极连接起来，置于待测的电解质溶液中形成测量电池。当被选择离子与ISE电极膜接触反应时，电位计电路中的电动势立即发生变化，产生电位差。电位差的大小与溶液中的离子浓度正比。根据Nernst方程式计算出样本中的离子浓度。通常选用对Na^+、K^+敏感的玻璃膜电极，Na^+电极离子交换膜的主要成分是硅酸锂，它对Na^+的选择性高于对K^+选择性数千倍。

2. 火焰发射分光光度法（FES） 火焰光度法又称火焰发射光谱法，是一种发射光谱分析方法，它是利用火焰的热能使原子被激发而发射出特异的光谱来进行测定的方法。发射光谱线的强弱与样品中Na^+、K^+的浓度呈正比。

3. 酶法 邻–硝基酚–β–D–半乳糖苷（ONPG）在钠–依赖性β–半乳糖苷酶水解下生成邻–硝基酚和半乳糖，邻–硝基酚的生成量与Na^+浓度呈正比。邻–硝基酚在碱性条件下呈黄色，可在405nm处测定吸光度的升高速率，即可计算Na^+的浓度。

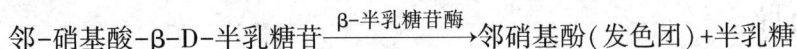

$$邻\text{–}硝基酸\text{–}\beta\text{–}D\text{–}半乳糖苷 \xrightarrow{\beta\text{–}半乳糖苷酶} 邻硝基酚(发色团)+半乳糖$$

【参考区间】血清钠：137~147mol/L；尿钠：130~260mmol/L。

【临床意义】

1. 高钠血症 血浆中$Na^+>147mmol/L$。因摄入钠过多或水丢失过多而引起。根据发生的原因和机制，分为浓缩型和潴留型两种。浓缩型较常见，主要见于水排出过多而无相应的钠丢失（如水样泻、尿崩症、出汗过多）和糖尿病患者由于水随大量尿糖排出。

2. 低钠血症 血浆中$Na^+<137mmol/L$。可由水增多或钠减少引起，临床上常见于水增多引起的。①肾性因素：肾功能损害排钠增多引起：渗透性利尿、肾上腺功能低下、肾素

生成障碍以及急、慢性肾衰竭等。②非肾性因素：常见于循环血容量减少继发ADH大量分泌导致水潴留引起的稀释性低钠血症。如肝硬化腹水、心衰、呕吐、腹泻、肠瘘、大量出汗和烧伤等。

【方法学评价】

1. 离子选择电极 只对水相中的活化离子产生选择性响应，与标本中脂肪、蛋白无关。间接ISE法需要稀释液来稀释样本，对于高脂样本由于脂蛋白占有大量体积，从而使测定结果出现假性降低。直接ISE法不需要样本稀释，因而测定结果不受高脂样本的影响，临床实际工作中以间接ISE法为主。

2. 脂血标本 采用离子选择电极方法测定，将造成假性低钠血症，可高速离心分离后测定。红细胞中钠的含量仅为血浆中的1/10，即使溶血对钠浓度测定影响也不大。

3. 酶法测定 不需要特殊仪器，但价钱昂贵。

三、血清钾的测定

（一）检测方法

血清钾和血清钠测定一样，血清钾测定可用AAS、FES、ISE或紫外－可见光分法进行。临床实验室常用的是ISE和酶法。

（二）测定原理

1. 离子选择电极法（ISE） 用缬氨霉素膜制成的钾电极，对钾具有很高的选择性。

2. 酶法 利用对丙酮酸激酶的激活作用，后者催化磷酸烯醇式丙酮酸变为乳酸同时伴有还原型辅酶Ⅰ的消耗，在波长340nm处测NADH的吸光度下降

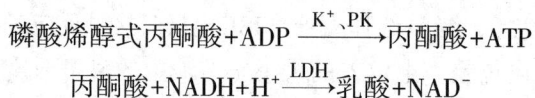

$$磷酸烯醇式丙酮酸+ADP \xrightarrow{K^+、PK} 丙酮酸+ATP$$

$$丙酮酸+NADH+H^+ \xrightarrow{LDH} 乳酸+NAD^-$$

【参考区间】血清钾：3.5~5.3mmol/L；尿钾：25~100mmol/L。

【临床意义】见钾的代谢及平衡紊乱。

【方法学评价】

1. 血浆钾比血清钾低0.2~0.5mmol/L，血液凝固时血小板破裂会释放出一部分钾。

2. 若使用ISE法测定，则不能使用肝素铵抗凝，以免造成假性升高。

3. 标本避免溶血，血清或血浆标本应及时分离，如全血标本放置室温过长，因细胞代谢作用，使血钾进入到细胞内而血钾降低，温度达到45℃，血钾降低。

📷 案例讨论

【案例】

患者女，56岁。生化检查各项指标均正常，唯有K⁺高达22.3mmol/L。

【讨论】

1. 导致高钾的原因有哪些？

2. 导致高钾的原因最可能是？

3. 这种情况下要求患者抽血复查，如何采集血标本？

四、血清氯的测定

（一）检测方法

测定血清氯的方法有同位素稀释质谱法、库仑滴定法、硫氰酸汞比色法、ISE法、硝酸汞滴定法和酶法。核素稀释质谱法是氯测定的决定性方法，临床常用的检测方法为ISE法和硫氰酸汞比色法。

（二）测定原理

1. 离子选择电极法（ISE） 氯电极是由$AgCl$、$FeCl_3$–HgS为膜性材料制成的固体膜电极，对样本中的Cl^-有特殊响应。氯电极总是与钠、钾电极配套使用，测定氯所需的试剂和定标液也是与钠、钾电极应用的缓冲液和校准液组合在一起。

2. 硫氰酸汞比色法 血清中氯离子与硫氰酸汞反应，生成氯化汞和游离的硫氰酸根（SCN^-），SCN^-与Fe^{3+}反应生成红色的硫氰酸铁，在480nm处比色，吸光度大小与氯化物含量呈正比。

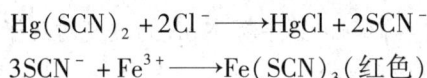

$$Hg(SCN)_2 + 2Cl^- \longrightarrow HgCl + 2SCN^-$$
$$3SCN^- + Fe^{3+} \longrightarrow Fe(SCN)_3（红色）$$

3. 酶法 Cl^-是淀粉酶的激动剂，可以使淀粉酶活化，淀粉酶催化人工合成底物2–氯–4–硝基苯酚–β–D麦芽庚糖苷（CNP-G7）使其水解产生2–氯4–硝基苯酚，此产物在波长405nm处有最大吸收峰，与2–氯–4–硝基苯酚的生成量成正比。

【参考区间】血清（浆）氯：99~110mmol/L；脑脊液氯化物：120~132mmol/L；尿氯化物：170~250mmol/L。

【临床意义】血清（血浆）中的Cl^-波动基本上无临床意义，却是潜在水、酸碱平衡紊乱的重要标志，有助于区分酸碱平衡紊乱的类型。

1. 低氯血症 临床上多见，常见于氯化钠的异常丢失或摄入减少如严重呕吐、腹泻，胃液的丢失等。利尿剂使用如氢氯噻嗪、呋塞米等可抑制肾小管对Na^+和Cl^-的重吸收，增加其在尿液中排出，而Cl^-的排出又较血Na^+为多。故可出现原发性低氯血症。代谢性碱中毒，血CO_2潴留，机体可以通过血液缓冲系统、细胞内外离子交换与肾脏代偿作用，使HCO_3^-代偿性升高同时伴有血Cl^-降低。

2. 高氯血症 临床上常见于水钠潴留、高氯性代谢性酸中毒、尿道阻塞、过量注射生理盐水等。

【方法学评价】

1. 离子选择电极法 ISE法是目前测定Cl^-最好的、也是使用最多的方法，具有简便、快速、准确、精密等优点。

2. 硫氰酸汞比色法 分析范围为80~125mmol/L，乳糜血会产生浑浊而干扰测定。反应对温度也非常敏感，吸光度随温度升高而增加，温度也应不低于20℃，室温过低产生浑浊，影响比色。本法对氯离子并非特异，可以与F^-、I^-呈色反应。接受大量含离子药物治疗时，可使血清氯测定结果偏高。

五、血清钙的测定

血清钙检测包括离子钙（游离钙）与总钙的测定。离子钙直接发挥生理作用，因此离子钙比总钙更有临床价值，但在反映机体内钙总体代谢状况上，还是不能完全代替总钙的检测。

（一）血清离子钙（ICa²⁺）的测定

主要有透析法、超滤法、金属指示剂、ISE法。ISE法是测定ICa²⁺最常用的方法，也是ICa²⁺测定的参考方法。此方法简便、快速、重复性好，正确和敏感性高。

【参考区间】1.15～1.42mmol/L。

【方法学评价】

1. 测定离子钙的标本最好用血清，可减少纤维蛋白对电极的污染。不能使用EDTA、柠檬酸盐、草酸盐和氟化物抗凝的标本。在急检时，可使用肝素抗凝全血测定Ca²⁺，以减少血液凝固和离心分离血清的时间。但要控制肝素钠或肝素锂的终浓度在15IU/ml血液，可将肝素结合钙的影响降低至最低水平。

2. 在异常蛋白血症时，离子钙测定较为准确。血浆总钙浓度易受总蛋白浓度的影响，尤其是清蛋白浓度的影响，但蛋白浓度变化一般不影响离子钙的浓度。

3. 血液离子钙受多种因素影响，其中标本pH的改变对离子钙的影响较大。pH降低时，离子钙增加；pH升高时，离子钙减少。

（二）血清总钙测定

1. 检测方法 主要有滴定法、原子吸收分光光度法、同位素稀释质谱法、火焰光度法、酶法等。IFCC推荐的钙测定的决定性方法为同位素稀释质谱法（ID-MS法），参考方法为原子吸收分光光度法，分光光度法（OCPC法、MTB法）是目前实验室测定总钙的常规方法。WHO和我国原卫生部临床检验中心（1997年）推荐的常规方法为邻甲酚酞络合酮（o-cresolphthalein com-plexone OCPC）法。原子吸收分光光度法精密度高，血红蛋白、胆红素、脂类均不明显干扰分析结果，是快速检测血钙的理想方法，主要缺点是仪器价格昂贵，不适合临床常规应用，普及应用受到限制。

2. 测定原理

（1）邻甲酚酞络合酮（o-cresolphthalein com-plexone，OCPC）法 OCPC是一种金属络合指示剂和酸碱指示剂，在碱性溶液中可与Ca²⁺螯合生成紫红色螯合物，与同样处理的钙标准液比较，即可求得血清Ca²⁺的含量。

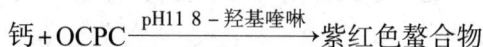

$$钙+OCPC \xrightarrow{pH11\ 8-羟基喹啉} 紫红色螯合物$$

（2）甲基麝香草酚蓝（methyl thymol blue，MTB）法 MTB是一种酸碱指示剂和金属络合剂，在碱性溶液中与Ca²⁺螯合后，生成蓝色化合物，在612nm处有吸收峰。

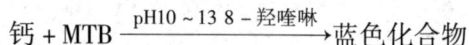

$$钙+MTB \xrightarrow{pH10～13\ 8-羟喹啉} 蓝色化合物$$

【参考区间】成人：2.11～2.52mmol/L，儿童：2.25～2.67mmol/L。

【方法学评价】

（1）测定器皿清洁干燥，试剂最好用聚乙烯塑料瓶保存，配置试剂需要高质量的双蒸水。8-羟基喹啉溶解度低，易结晶析出。

（2）邻甲酚酞络合酮（OCPC）法 测定血浆总钙操作简便、快速、稳定，同时适于手工和自动化分析仪。但不能用钙的螯合剂及草酸盐做抗凝剂的标本；胆红素可产生负干扰，可用血清对照消除，溶血的标本可产生正偏差。镁离子也可与OCPC试剂产生紫红色络合物，因此，试剂中加入 8-羟基喹啉是起络合镁离子的作用，以消除镁离子的干扰。pH 对 OCPC 试剂的显色有很大影响，pH 10.5~12 时，反应的敏感性最好，所以选用 pH11.0 为宜。

（3）甲基麝香草酚蓝（MTB）法　MTB 是一种优良的金属络合剂，也是酸碱指示剂。其水溶液在 pH 6.5~8.5 为浅蓝色，在 10.5~11.6 为灰色，在 12.7 以上为深蓝色。为保证测定的精密准确，显色反应必须控制在 pH 10~13 之间的强碱环境中进行。为防止微量钙和其他金属离子的污染，最好使用一次性试管，或对所用的玻璃器皿严格清洗。本法的优点是反应条件容易控制，由于本法不受标本空白本底的影响，溶血和黄疸标本均对检测结果不产生干扰。本法也适合于高脂血、母乳、浑浊尿液、奶制品、各种营养液等标本中钙离子的测定。

【临床意义】

（1）血清钙升高　临床上高血钙症比较少见，血钙升高常见于：①原发性甲状旁腺功能亢进如甲状旁腺腺瘤，PTH 分泌过多；②甲状旁腺素异位分泌；③恶性肿瘤骨转移是引起血钙升高最常见的原因；④维生素 D 中毒，长期大量服用维生素 D 时；⑤其他：肾上腺功能不全、酸中毒、脱水等情况。

（2）血清钙降低　临床上较多见，尤多见于婴幼儿。血钙降低常见于：①甲状旁腺功能低下，PTH 分泌不足。②维生素 D 缺乏：婴幼儿缺乏维生素 D 可引起佝偻病，成人引起骨软化病。③新生儿低血钙症：新生儿期常见惊厥原因之一。④长期低钙饮食或吸收不良。⑤严重肝病、慢性肾病、尿毒症等时，血浆蛋白减低，可使非扩散性钙降低，血清总钙降低，游离钙大多正常。⑥血 pH 影响血清游离钙浓度：酸碱中毒总钙不变，离子钙可有改变。酸中毒，游离钙增加。

六、血清磷的测定

人体内的磷元素尚不能直接测定。血清中无机磷酸盐主要有 $H_2PO_4^-$ 和 HPO_4^{2-}，二者在不同 pH 环境中能相互转换。

（一）检测方法

测定方法有磷钼酸还原法、染料结合法、紫外分光光度法、酶法、同位素稀释质谱法、原子吸收分光光度法等。测定血清磷的决定性方法是放射性核素稀释质谱法（ID-MS 法），WHO 推荐的常规方法是比色法，我国卫生部临床检验中心（1997 年）推荐的常规方法是以硫酸亚铁或对甲氨基酚硫酸盐（米吐尔）做还原剂的还原钼蓝法，实验室现多采用紫外分光光度法。

（二）测定原理

1. 米吐尔直接显色法　无机磷在酸性溶液中与钼酸铵反应生成磷钼酸铵复合物，用还原剂对甲氨基酚硫酸盐（米吐尔）还原生成钼蓝。在试剂中加入吐温-80 以抑制蛋白质的干扰。

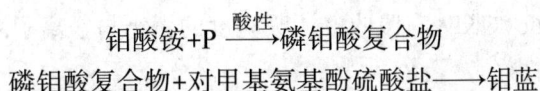

$$钼酸铵+P \xrightarrow{酸性} 磷钼酸复合物$$
$$磷钼酸复合物+对甲基氨基酚硫酸盐 \longrightarrow 钼蓝$$

2. 硫酸亚铁磷钼蓝比色法　用三氯醋酸沉淀蛋白，在无蛋白血滤液中加入钼酸铵试剂，与无机磷结合生成磷钼酸铵，再以硫酸亚铁为还原剂，还原成蓝色化合物（钼蓝）。

3. 紫外分光光度法　血清中无机磷在酸性溶液中与钼酸铵反应生成的磷钼酸铵复合物，

在340nm或325nm处的吸光度值与无机磷含量成正比。

【参考区间】

0.85～1.51mmol/L。

【临床意义】

1. 血清无机磷升高 ①甲状旁腺功能减退；②慢性肾功能不全：血磷上升，血钙降低；③维生素D中毒；④多发性骨髓瘤及某些骨病、骨折愈合期；⑤其他：甲状腺功能亢进、酮症酸中毒等情况。

2. 血清无机磷降低 ①原发性或继发性甲状旁腺功能亢进，抑制肾小管重吸收；②维生素D缺乏：见于佝偻病、软骨病等；③肾小管病变；④胰岛素过多症，糖的利用均增加，需要消耗大量无机磷酸盐参加磷酸化作用，导致血磷下降。

【方法学评价】

1. 血标本宜采用血清或肝素抗凝的血浆。应避免使用枸橼酸钠、EDTA和草酸盐作为抗凝剂。

2. 标本应避免溶血，因为红细胞中含有高浓度的有机磷酯，在贮存期间易水解生成无机磷。

3. 米吐尔试剂宜少量配置，放置时间不宜过长。

4. 血清中磷是稳定的，4℃可稳定数天，冷冻时可稳定数月。放置避免水分的蒸发。

5. 米吐尔直接显色为单一试剂，不除蛋白，快速简便精密度和准确度都能达到较高的水平，硫酸亚铁还原法通常采用去蛋白滤液进行测定，显色稳定（60分钟内吸光度不变）特异性高，操作简便，线性范围宽。

6. 紫外分光光度法反应快，操作简便，可用于自动化生化分析测定。但黄疸、溶血、高脂血清在340nm波长处有吸收，溶血标本可使检验结果偏高。

七、血清镁的测定

（一）检测方法

测定方法有比色法、荧光法、离子层析法、离子选择电极法、酶法、原子吸收分光光度法、同位素稀释质谱法等。其中决定方法是同位素稀释质谱法，参考方法是原子吸收分光光度法，我国卫生部临床检验中心推荐的常规方法是分光光度法（MTB、Calmagite法）。分光光度法准确度和精密度较好，且适宜自动化分析，在临床实验室广泛使用，最近又发展了酶学方法用于血清镁的测定。

（二）测定原理

1. 原子吸收分光光度法 用酸性氯化镧作稀释剂将血清稀释50倍，镁的空心阴极灯（镁灯）发射特征性的285.2nm光谱，在通过火焰时被待测标本中处于基态的镁原子蒸汽所吸收，其光吸收的量与火焰中镁离子的浓度成正比。特异性强，灵敏度和准确性高。

2. 甲基麝香草酚蓝比色（MTB）法 MTB是一种金属络合剂，血清钙离子和镁离子在碱性溶液中能与MTB结合，生成蓝紫色的复合物，加入乙二醇双–四乙酸（EGTA）可掩蔽钙离子的干扰，在600nm波长处有吸收峰，吸光度的大小与镁离子浓度成正比。本法与原子吸收分光光度法相关性好。

3. Calmagite染料比色法 Calmagite俗称钙镁试剂。在碱性条件下，血清中镁与Calmagite染料生成紫红色络合物，吸收峰在520nm波长。应用EGTA去除Ca^{2+}的干扰，使用表面活性剂可使蛋白质胶体稳定，不必去除血清蛋白质即可直接测定。本法反应迅速，显色性好，适合于手工操作及大多数自动分析仪。

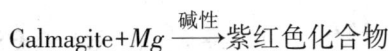

$$Calmagite+Mg \xrightarrow{\text{碱性}} 紫红色化合物$$

4. 酶法 标本中镁离子激活异梓檬酸脱氢酶（ICD），催化异梓檬酸脱氢生成 α-酮戊二酸，同时将 $NADP^+$ 还原成 NADPH，导致340nm波长处吸光度升高，升高的速率与标本中的镁离子成正比。

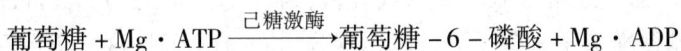

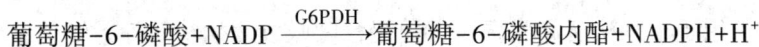

$$葡萄糖 + Mg \cdot ATP \xrightarrow{\text{己糖激酶}} 葡萄糖 - 6 - 磷酸 + Mg \cdot ADP$$

$$葡萄糖 - 6 - 磷酸 + NADP \xrightarrow{\text{G6PDH}} 葡萄糖 - 6 - 磷酸内酯 + NADPH + H^+$$

【参考区间】0.75~1.02mmol/L。

【临床意义】

1. 血清镁升高 ①肾功能不全，特别是在少尿、无尿时期，血镁潴留；②其他：甲低、Addison病、多发性骨髓瘤等。

2. 血清镁减低 多见，且常伴有水电解质紊乱。①镁摄入量不足，如禁食、呕吐、慢性腹泻等。②尿排镁量过多，如肾功不全多尿期、服用利尿剂、肝硬化腹水利尿后等。③甲状旁腺功能亢进、原发性醛固酮症、糖尿病酸中毒、长期服用皮质激素时也可出现血镁降低。

【方法学评价】

1. 血标本采集后尽快分离，避免溶血，红细胞中的镁约为血清镁的3倍。不能采用含有枸橼酸盐、草酸盐、乙二胺四乙酸二钠等能与镁结合的抗凝剂的标本。溶血标本对本测定有明显的正干扰；脂血标本应去脂处理后，方可测定。

2. 试剂宜置于塑料瓶中保存。显色剂已褪色则不可使用。

3. 试剂防止污染，如自来水、器皿清洗不洁、试剂交叉污染等。

4. EGTA为一种金属络合剂，在碱性条件下能络合钙而不络合血镁，可消除钙的干扰；表面活性剂则可消除蛋白质的干扰。

5. 比色法应用最广泛，操作简便，费用低，适用于自动生化分析系统。但试剂空白吸光度高，受胆红素和其他阳离子的干扰，试剂稳定性差及试剂中含有腐蚀性或毒性成分等缺点。

考点提示 钾、钠、氯、钙、磷、镁测定、方法学评价及临床意义；电解质标本的采集和处理。

案例讨论

【案例】

患者，女，65岁。电解质：钾 8.35mmol/L，钠 138.4mmol/L，氯 102.5mmol/L，二氧化碳结合力（CO_2-CP）25.2mmol/L，钙1.82mmol/L。一天前生化结果均正常，未发现标本溶血，血液凝固良好，血量较少，结果复查无异常。

【讨论】

1. 钾、钠、氯、钙的参考区间是多少？

2. 引起结果异常最可能的原因是什么？

3. 抗凝剂对电解质检测的影响有哪些？

第三节 血气分析相关检验

机体可以通过血液缓冲系统、肺和肾脏等自身的酸碱平衡调节体系，使动脉血液pH在7.35~7.45范围内。血气通常指血液中的氧气和二氧化碳。血气分析（analysis of blood）是利用血气分析仪检测血液中氧分压、二氧化碳分压和pH，并以这三个指标计算出其他相关参数的过程。常用于下列疾病和状况：①急慢性呼吸衰竭病情及疗效评估；②脑神经的障碍对呼吸及代谢的影响；③肾脏疾病；④心脏疾病；⑤内分泌及代谢紊乱；⑥消化道疾病；⑦麻醉；⑧术后管理；⑨监护治疗；⑩呼吸窘迫综合征等。血气分析的参数与酸碱平衡指标是临床上一组重要的生物化学检查项目。

一、血气分析的方法

（一）血液标本的采集和保存

正确采集是进行血气分析十分重要的环节，标本采集或处理不当所引起的误差远大于仪器分析产生的误差。血气分析的血液标本主要采自动脉血或动脉化的毛细血管血，一般不使用静脉血。动脉血为最佳标本，动脉血中的气体含量几乎无部位差异，能真实反映体内代谢氧化作用和酸碱平衡的状况。

1. 标本采集方法

（1）患者取血前的准备 让患者处于安静、舒适状态，卧床5分钟后采集。尽量使患者的呼吸稳定，短暂的屏气或者呼吸急促都会造成血气含量波动，从而影响测定结果。对于正在治疗过程中的患者，采血时要特别注意：①进行辅助或人工呼吸时，采血前至少要等20分钟，让其在完全控制自如的人工呼吸状态下采血；②患者进行氧气吸入时，需注明氧气流量，以备计算出该患者每分钟吸入的氧含量；③体外循环患者，须在血液得到混匀后再进行采血；④血气分析首选肝素抗凝，常用浓度为500~1000U/ml为宜，肝素锂抗凝比肝素钠好，因为锂含量比钠少，可减少血中微纤维形成的可能；一些仪器将血气与电解质测定配套进行，可排除同一样本测定钠时出现错误。

（2）动脉血的采集方法 桡动脉、肱动脉、股动脉、足背动脉以及其他动脉都可以进行采血，理想的穿刺部位是桡动脉。肱动脉为次选穿刺部位。①消毒穿刺点及其附近皮肤、采集人员的左手食指和中指后，以左手绷紧皮肤，右手持注射器，用左手食指和中指触摸动脉搏动最明显处并固定，以30°~45°进针；②因动脉血的压力较高，血液会自动注入针筒内，至2ml后拔出针头，用消毒干棉签按压采血处（穿刺点）止血10~15分钟；③拔针后，注射器不能回吸，只能稍外推，使血液充满针尖空隙，并排出第一滴血弃之，以便空气排尽，防止气泡滞留在血液中；④立即用软木塞或橡皮塞封闭针头（针头斜面埋入橡皮中即可），以隔绝空气，搓动注射器，使血液与肝素混合，并立即送检；⑤如血样本不能及时测定，将其保存于4℃环境中，但不得超过2小时。

（3）动脉化毛细血管血的采集 动脉化毛细血管血即在采血部位用45℃水热敷，促使循环加速，血管扩张，局部毛细血管血液中PO_2和PCO_2值与毛细血管动脉端血液中的数值相近，此过程称为毛细血管动脉化。采血部位以手指、耳垂或婴儿的手足跟及拇趾为宜。用45℃水热敷采血部位5~15分钟或直至皮肤发红，常规消毒后刺入皮肤约3mm，使血液快速自动流出，弃去第一滴血后迅速用肝素化的毛细玻璃管（可用lmg/ml的肝素溶液充满后在60~70℃烘干而成）一端接触血液，让血自动流入直至充满全管，切忌气泡进入。待血装满后，立即从玻璃管的一端放入一小钢针，并尽快用橡皮泥封住玻璃管两端，然后手持磁铁沿玻璃管纵轴来回滑动，以带动管内小铁针来回运动而使血液与肝素混合，放至低温下待测。不能挤压，挤压出来的血液测定结果不可信。未充分动脉化的毛细血管血的PO_2测定值偏低，对pH、PCO_2和HCO_3^-的测定结果影响不明显。

（4）静脉血的采集　一般不用静脉血做血气分析，只有在动脉采血较困难或特殊需要时才使用。所测结果不适用于了解体内O_2的运输状态，静脉血PO_2要低60~70mmHg（7.98~9.31kPa）；PCO_2要高2~8mmHg（0.27~1.06kPa）；pH要低0.02~0.05。静脉采血一般采前臂静脉，采血前可将手及前臂浸入45℃水中20分钟，使静脉血动脉化，然后消毒、穿刺采血。采静脉血时禁用止血带，只能缓缓抽吸，以免引起气泡。静脉血只适合于代谢性酸碱平衡紊乱的判断，不适于PO_2测定，故PO_2及有关推算数据仅供参考。

2. 标本的储存　采血后立即测定，一般不宜存放，因为刚采出的全血，血细胞代谢仍在进行，O_2不断被消耗，CO_2不断地产生。有报道称，血样本在体外37℃保存时，每10分钟PCO_2约增加0.133kPa（1mmHg），pH约降低0.01。但在4℃保存时，1小时内pH、PCO_2值没有明显变化，PO_2值则稍有改变。因此，采集的血样本应在30分钟内检测完毕，否则需要将血样本置于冰水中保存，但最多不超过2小时。在30分钟至2小时内测定的血PO_2值仅供参考。防止血标本与空气接触，血标本应处于隔绝空气的状态。空气中PO_2高于血液，PCO_2低于血液，如果血液与空气接触，大气中氧气进入血液，造成血液PO_2偏高，CO_2从血液弥散到大气中，使血液PCO_2测出结果偏低。

（二）样本的测定

目前使用的血气分析仪生产厂家多，型号各异，都是全自动仪器，性能和操作系统相似，一般按说明书根据仪器指令进行操作。仪器实际上是测定血浆PO_2、PO_2和pH，测出这三个指标后，再通过仪器运算出其他指标。电极系统有pH测定系统、$PaCO_2$电极和PaO_2电极，管道系统主要由测定室、转换盘系统、气路系统、溶液系统及泵体等。

1. 启动　按仪器要求分别接通主机和空气压缩机电源，使空气压缩机压力达到额定要求，然后再开启二氧化碳气瓶，使CO_2气流量达到要求，分别检查清洁液、参比液、标准缓冲液1和2等液体是否按要求装备。

2. 定标（校准）　定标有两点定标（pH、PCO_2）和一点定标（PO_2）两种方式。一般使用两种pH缓冲液（定标液）进行定标，一种是低pH缓冲液（37℃，pH 6.841），另一种是高pH缓冲液（37℃，pH 7.383）。两点定标是先用上述两种缓冲液对pH电极系统进行定标，再用混合后的两种不同含量的气体对PCO_2进行定标。两点定标是让仪器建立合适的工作曲线。一点定标是每隔一定的时间检查一下电极偏离工作曲线的情况。现代血气分析仪的定标一般由仪器自动完成。在微处理器的控制下，定标气体或缓冲液在一定循环时间内被自动送入，持续监测校正物的pH、PO_2和PCO_2。一般循环定标时间设为每30分钟进行一次一点定标和每8小时进行一次两点定标。

3. 测量　从开机到两点定标完成后，仪器屏幕上显示"READY"，表明已准备好，此时进样进行测定。一般测量用注射器进样或毛细管进样两种方式进行。打开进样器，选择自动或手动进样，进样前将样本再次混匀，挤去针筒内血液少许。进样时，用注射器将动脉血缓慢注入，当血液到达电极组合通道上方的液敏传感器时，仪器停止接收标本并开始进行分析测定，约60秒后便能打印出多项参数，测量结束后仪器自动冲洗管道，干燥后，进行一点定标，重新进入"READY"状态，又可进行下一个标本的分析。

4. 维护与保养 按照说明书要求，对仪器进行定期维护与保养，特别是电极的保养尤为重要。

（三）血气分析的质量控制

1. 质控物 目前使用最多的质控物是水剂缓冲液。具有稳定、使用方便等优点。使用应注意：室温平衡后，用力振摇2～3分钟，使气相与液相平衡；开启后，立即注入仪器中检测，观察所测结果；如检测数据偏离参考范围，应检查原因；过期的质控物不能使用，无参考范围说明书的质控物不能用；受温度影响较大，其水相中的PCO_2随温度上升而下降，pH增加。

2. 血液标本 采集标本一定要按要求严格操作，采血量不低于1ml；避免标本与空气接触；排除采集时混入血样中的小气泡；密封好标本容器；检测时要注意将标本充分混匀。

3. 温度 准确恒定的温度（37℃±0.1℃）是准确测定血气及pH的基本条件，温度的变化可造成测定结果读数的漂移，影响测定结果。

4. 操作规程 仪器操作人员要熟悉仪器的测定原理，严格执行统一操作规程，以保证测定结果准确可靠。

5. 对精密度和准确度的要求 ①pH：测定误差不应超过0.01单位，实际数据计算不应超过±0.005单位；②PO_2：测定误差不应超过0.665kPa（5mmHg），精密度不应超过0.133kPa（1mmHg）；③PCO_2：测定误差不应超过0.399kPa（3mmHg），精密度不应超过0.106kPa（0.8mmHg）。

> **考点提示** 血气分析血液标本的采集和处理；血气分析的质量控制。

二、血气分析与酸碱平衡常用的指标与参数

（一）酸碱度（pH）

血液中氢离子活度的负对数，即pH=$-\log[H^+]$。血液和细胞外液的$[H^+]$的浓度约为40mmol/L，动脉血pH受血液缓冲对的影响，主要是血液中缓冲对$NaHCO_3/H_2CO_3$的影响。根据Henderson–Hasselbalch方程（H–H方程）：

$$pH = pKa + \log\frac{[HCO_3^-]}{[H_2CO_3]}$$

式中，pKa为碳酸解离常数的负对数，pKa等于6.1（37℃）。H_2CO_3由CO_2溶解量（dCO_2）决定，而dCO_2=溶解系数（α）×PCO_2。37℃时，α=0.03mmol·L^{-1}·$mmHg^{-1}$。所以上述公式可改写为：

$$pH = pKa + \log\frac{[HCO_3^-]}{\alpha \times PCO_2}$$

正常情况下，当血液HCO_3^-为24mmol/L，PCO_2为40mmHg时，$[NaHCO_3]/[H_2CO_3]$=20：1，pH=7.40。任何原因引起HCO_3^-或PCO_2改变都会引起pH的改变。

【参考区间】动脉血pH 7.35～7.45，相当于$[H^+]$为35～45nmol/L。

【临床意义】动脉血pH本身不能区分酸碱平衡紊乱的类型，即不能判定是代谢性的还是呼吸性的酸碱平衡紊乱。

1. 动脉血pH超出参考区间　①pH<7.35为酸中毒；②pH>7.45为碱中毒。pH有一定的局限性，不能区分酸碱紊乱的类型，既不能判断是代谢性的还是呼吸性酸碱平衡紊乱。

2. pH正常　并不能排除酸碱平衡紊乱。如正常酸碱平衡状态；代偿期酸碱平衡紊乱。

（二）氧分压（PO$_2$）

氧分压（partial pressure of oxygen，PO$_2$）是指物理溶解在血液中的O$_2$所产生的张力。血液中97%～98%的O$_2$与Hb以氧合血红蛋白（HbO$_2$）形式存在，极少量以物理溶解形式在血液中存在，且必须先有物理溶解才能发生化学结合。肺通气和换气功能可造成PO$_2$下降，PO$_2$是缺氧的敏感指标。

1. Hb与O$_2$的结合　可逆、快速、不需要酶的催化；主要受PO$_2$的影响，在运输过程中，当PO$_2$升高时，O$_2$与Hb结合，PO$_2$降低时，O$_2$与Hb解离。肺部PO$_2$高，Hb与O$_2$结合而释放CO$_2$；相反，组织中PCO$_2$高，PO$_2$低，O$_2$从HbO$_2$中释放到组织细胞供利用；O$_2$与Hb结合为氧合作用，而不是氧化作用；1分子Hb可结合4分子O$_2$；理论上1g Hb能结合1.39ml的O$_2$，但正常情况下血液中存在高铁血红蛋白、CO，故实际值仅为1.34ml，故在临床工作中常用1.34ml来表示血液中的总氧浓度（ctO$_2$）。

2. 血氧饱和度（oxygen saturation，SatO$_2$）　Hb的氧含量与氧容量的百分比，是评价缺氧程度的重要指标。

$$SatO_2(\%) = \frac{[HbO_2]}{[Hb+HbO_2]} \times 100$$

式中，Hb指未与O$_2$结合的Hb分子。Hb+HbO$_2$指RBC中所有Hb的含量。

氧容量指100ml血液中Hb所能结合的最大O$_2$量，约为20.1ml/100ml，取决于Hb的浓度。氧含量指100ml血液中Hb实际结合的O$_2$量，取决于PO$_2$。

3. 氧解离曲线（oxygen dissociation curve）　以SaO$_2$为纵坐标、PO$_2$为横坐标作图，所得的S形曲线称为氧合血红蛋白解离曲线，简称氧解离曲线。Hb与O$_2$的结合和解离可受多种因素影响，使Hb对O$_2$的亲和力发生变化，氧解离曲线的位置偏移。通常用P$_{50}$来表示Hb对O$_2$亲和力。SaO$_2$达到50%时相应的PO$_2$称为P$_{50}$，P$_{50}$正常参考值为3.54kPa（26.5mmHg）。P$_{50}$增大，表明Hb对O$_2$亲和力降低，曲线右移。P$_{50}$减小，表明Hb对O$_2$亲和力增加，曲线左移。

（1）血液pH和PCO$_2$的影响　当血液pH和PCO$_2$降低时，Hb与O$_2$的亲和力降低，氧解离曲线右移，释放O$_2$增加。pH和PCO$_2$升高时，Hb对O$_2$亲和力增加，曲线左移，这种因pH改变而影响Hb携带O$_2$能力的现象称为Bohr效应。

（2）温度的影响　温度降低，Hb对的O$_2$亲和力升高，结合更牢固，氧解离曲线左移；温度上升，Hb对的O$_2$亲和力降低，曲线右移，释放氧增加。

（3）2,3-二磷酸甘油酸（2,3-DPG）　2,3-DPG是红细胞糖酵解中2,3-DPG侧支循环的产物，其浓度高低直接导致H的构象变化，从而影响Hb对O$_2$亲和性。2,3-DPG浓度升高，Hb对的O$_2$亲和力降低，曲线右移；2,3-DPG浓度降低，Hb对的O$_2$亲和力升高，氧解离曲线左移。

（4）CO　CO既妨碍Hb与O$_2$结合，又妨碍Hb与O$_2$解离，CO与Hb的亲和力是O$_2$的250倍，氧解离曲线左移。

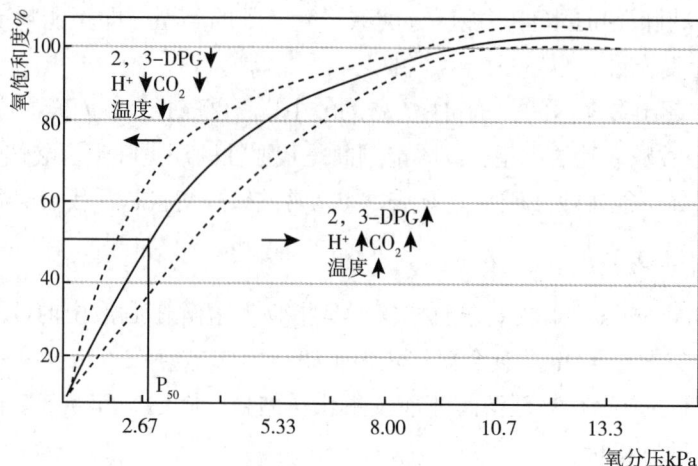

图8-2 氧解离曲线

总之pH降低，PCO_2升高，温度升高，2，3-DPG增高，氧解离曲线右移；pH升高，PCO_2、温度和2，3-DPG降低及CO中毒，氧解离曲线左移。

【参考区间】动脉血PO_2：75~100mmHg；静脉血PO_2：35~40mmHg。

【临床意义】肺通气和换气功能障碍可造成血PO_2降低，见于各种肺部疾病，如慢性支气管炎、肺气肿、肺心病等。PO_2<55mmHg（7.32kPa）提示呼吸功能衰竭，PO_2<30mmHg（4kPa）有生命危险。

（三）二氧化碳分压（PCO_2）

二氧化碳分压（partial pressure of carbon dioxide，PCO_2）是指物理溶解在血液中的CO_2所产生的张力，反映肺泡通气情况。通气量增加，CO_2排出增加，PCO_2下降；通气量减少，CO_2排出也减少，$PaCO_2$上升，称之为呼吸性因子。PCO_2可影响pH，故既是血气指标又是酸碱指标，是二者联系的环节。

【参考区间】动脉血PCO_2 35~45mmHg（4.66~5.99kPa）。

【临床意义】PCO_2是反应呼吸性酸、碱中毒的重要指标。

1. PCO_2<35mmHg 低碳酸血症，提示肺通气过度，常见呼吸性碱中毒或处于代谢性酸中毒的代偿期。

2. PCO_2>45mmHg 高碳酸血症，提示肺通气不足，常见呼吸性酸中毒或代谢性碱中毒的代偿期，如慢支、肺气肿、肺心病。

3. >50mmHg（6.65kPa） 为呼吸衰竭。

4. 代谢性酸中毒、代谢性碱中毒 PCO_2变化不明显，但由于代偿可发生变化。代谢性酸中毒时，碳酸盐消耗，为了维持碳酸盐/碳酸的20/1，代偿性的呼吸加深加快，CO_2呼出增多，继发性低碳酸血症。反之，代谢性碱中毒时，则可出现继发性的高碳酸血症。

（四）二氧化碳总量（TCO_2）

二氧化碳总量（total carbon dioxide，TCO_2）是指血浆中各种形式存在的CO_2总量，包括HCO_3^-（占95%），物理溶解的CO_2（占5%）和极少量的H_2CO_3、蛋白氨基甲酸酯及CO_3^{2-}等。TCO_2是代谢性酸碱中毒的指标之一，但受体内呼吸及代谢两方面因素的影响。其计算公式为：

$$TCO_2=[HCO_3^-]+PCO_2\times0.03$$

【参考区间】动脉血 TCO_2 23～28mmol/L。

【临床意义】增高见于代谢性碱中毒或呼吸性酸中毒。降低见于代谢性酸中毒或呼吸性碱性中毒。

（五）实际碳酸氢盐及标准碳酸氢盐

HCO_3^- 是体内碱储的主要成分，对酸有较强的缓冲能力，其变化直接影响pH，是判断酸碱平衡的主要参考依据。有实际碳酸氢根（AB）和标准碳酸氢根（SB）两种。

1. 实际碳酸氢盐（actual bicarbonate，AB） 实际碳酸氢盐是指血浆中 HCO_3^- 的实际浓度，指未接触空气的血液在37℃时分离的血浆的量 $[HCO_3^-]$ 。AB是代谢性酸碱中毒的重要指标，但受呼吸影响。

2. 标准碳酸氢盐（standard bicarbonate，SB） 指特定条件下（37℃、PCO_2 40mmHg、PO_2 100mmHg）测定出的血浆中的 $[HCO_3^-]$ 。SB较好地反映了代谢因素的变化，不受呼吸因素的影响，代表血液中 HCO_3^- 的储备量。数值的增减反映代谢因素的变化。

【参考区间】动脉血 AB：22～27mmol/L；动脉血：SB 22～27mmol/L。

【临床意义】

1. SB排除了呼吸因素的影响，是反映代谢性酸、碱中毒的可靠指标。SB升高为代谢性碱中毒；SB降低为代谢性酸中毒。

2. AB=SB=正常，正常酸碱平衡状态；AB=SB<正常，为代谢性酸中毒未代偿；AB=SB>正常，为代谢性碱中毒未代偿。

3. AB>SB，为呼吸性酸中毒或代谢性碱中毒，提示有 CO_2 的潴留（多见于通气不足），AB<SB，呼吸性碱中毒或代谢性酸中毒，提示 CO_2 排出过多（多见于过度通气）。

（六）缓冲碱

缓冲碱（buffer base，BB）指全血中具有缓冲作用的阴离子总和，包括 HCO_3^-、Pr^-、Hb^- 及少量的有机酸盐和无机磷酸盐等。$BB^-=HCO_3^-+Pr^-+Hb^-\approx50mmol/L$ 。较AB、BB更全面反映了中和酸的能力。

【参考区间】全血缓冲碱 45～54mmol/L。

【临床意义】缓冲碱受血浆蛋白、Hb以及呼吸和电解质等多种因素的影响，一般认为它不能确切反映代谢性酸碱平衡状态。BB降低为代谢性酸中毒或呼吸性碱中毒；BB增高为代谢性碱中毒或呼吸性酸中毒。

（七）碱剩余

碱剩余（base excess，BE）是指在标准条件（37℃、$PaCO_2$ 为40mmHg、SaO_2 为100%）下，将1L全血的pH调整到7.40时所需加入的酸量或碱量。若用酸滴定使pH达7.4，则血液的BE升高，即有碱剩余，BE为正；若用碱滴定，则为碱不足，BE为负。BE是诊断代谢性酸碱平衡紊乱的客观指标。

$$校正BE=BE\times0.3\times[(100-SaO_2\%)/100]（0.3为常数）$$

$$实际上BE=\triangle BB=BB-NBB（BB为实际缓冲碱；NBB为正常缓冲碱）$$

【参考区间】动脉血：±3mmol/L。

【临床意义】正值增大碱血症，主要是代碱；负值增大酸血症，主要是代酸。

（八）阴离子间隙

阴离子隙（anion gap，AG）为未测定阴离子（undetermined anion，UA）与未测定阳离子（undetermined cation，UC）之差。未测定阴离子指除经常测定的 Cl^- 和 HCO_3^- 外的其他阴离子，如某些无机酸（硫酸、磷酸等）、有机酸（乳酸、β-羟丁酸、乙酰乙酸等），Cl^- 和 HCO_3^- 占血浆阴离子总量的85%，称可测定阴离子；未测定阳离子指除 Na^+、K^+ 外的其他阳离子，如 Ca^{2+}、Mg^{2+} 等，Na^+、K^+ 占血浆阳离子的90%，称可测定阳离子。根据Donna平衡学说：［阴离子］=［阳离子］，因［K^+］很低，故可忽略不计。

$$UA+(Cl^-+[HCO_3^-])=Na^++UC$$

表示：

$$AG=UA-UC=Na^+-(Cl^-+[HCO_3^-])$$

【参考区间】 AG：10~16mmol/L，平均12mmol/L。

【临床意义】 AG实际上是反映血浆中固定酸含量的变化，主要由 SO_4^{2-}、HPO_4^{2-} 及有机酸根组成，也受 Pr^- 的影响。

1. 升高时 有助于鉴别酸中毒的类型（AG增高型代谢性酸中毒和AG正常型代谢性酸中毒）。

2. AG增高 为代谢性酸中毒，如代谢性酸中毒，如乳酸、乙酰乙酸、β-羟丁酸等增多（糖尿病）或肾衰竭所致酸中毒。

3. AG降低 在诊断酸碱平衡紊乱方面的意义不大，仅见于未测定阴离子减少或未测定阳离子增多，如低蛋白血症等。

4. 高氯型代谢性酸中毒 HCO_3^- 减少由增加代偿，而AG值变化不大。

（九）潜在 HCO_3^-

潜在 HCO_3^-（potential bicarbonate，PB）或潜在碱（potential base）指排除并存高AG代谢性酸中毒的掩盖作用以后的 HCO_3^-。根据Donna平衡学说，AG增加多少，HCO_3^- 降低多少，假如无代谢性酸中毒影响时，PB=实测［HCO_3^-］+ΔAG。

【临床意义】 PB主要用于辅助判断代谢性酸中毒时是否合并代谢性碱中毒。

PB>预计的［HCO_3^-］，提示合并代碱。PB<预计的［HCO_3^-］，提示合并代酸。

> **考点提示** 血气分析检查指标、参考值及临床意义。

第四节　酸碱平衡紊乱

一、酸碱平衡紊乱的类型

根据血液pH变化，可将酸碱平衡紊乱分为两大类：pH<7.35称为酸中毒（代谢性酸中毒、呼吸性酸中毒），pH>7.45称为碱中毒（代谢性碱中毒、呼吸性碱中毒）。根据按起因分：代谢性酸碱平衡紊乱（代谢性酸中毒、代谢性碱中毒），呼吸性酸碱平衡紊乱（呼吸性酸中毒、呼吸性碱中毒）。根据代偿情况：分代偿性和失代偿性酸碱平衡紊乱。根据情复杂情况：分单纯性和混合性酸碱平衡紊乱。

（一）酸碱平衡的调节

机体不断生成和摄取酸或碱性物质，但血液pH并不发生显著变化。体液中的缓冲系统以及肺和肾对酸碱平衡的有效调节作用，维持pH稳定。

1. 血液的缓冲调节　血液中的缓冲系统主要有碳酸氢钠/碳酸缓冲系统、磷酸氢盐缓冲系统、血红蛋白及氧合血红蛋白缓冲系统、蛋白质缓冲系统等，其中碳酸氢钠/碳酸缓冲系统是酸碱平衡作用中最强的缓冲系统。血浆中$NaHCO_3$称为碱贮备，以二氧化碳结合力表示。

2. 细胞对pH的缓冲　组织细胞通过膜内外的离子交换和细胞内液的缓冲系统起调节作用，H^+、HCO_3^-等在细胞外液中升高时，可通过H^+-K^+交换和Cl^--HCO_3^-交换，进入细胞内，进入细胞内的H^+可与细胞内的化学缓冲物质结合。细胞内液量远大于细胞外液量，但细胞外液中缓冲物质的浓度是高于细胞内液，二者化学缓冲总能力大致相等。

3. 肺的调节　肺的调节作用主要是通过改变肺泡通气量来控制挥的，H^+或CO_2升高，均能刺激呼吸中枢；H^+还对颈动脉体和主动脉体的化学感受器起刺激作用，这都可引起呼吸加深加快，增加肺泡通气量，使CO_2排出增加。

4. 肾的调节　近端小管以Na^+-H^+逆向转运的方式泌H^+和重吸收$NaHCO_3$、远端小管和集合管主动泌H^+、酸化尿液并重吸收HCO_3^-、近端小管以非离子扩散和Na^+-NH_4^+逆向转运方式泌NH_3、远端小管和集合管以非离子扩散泌NH_3。

以上四方面的调节共同维持体内的酸碱平衡，但在作用时间和强度上是有差别的。血液缓冲系统反应最为迅速，但缓冲作用不持久；肺的调节作用效能大，可在数分钟内开始发挥作用，但仅对CO_2有调节作用；细胞内液的缓冲较慢；肾脏的调节作用发挥更慢，但强大而持久，能有效地排出固定酸，保留$NaHCO_3$。

（二）单纯性酸碱平衡紊乱

单纯性酸碱平衡紊乱分为四种：代谢性酸中毒、代谢性碱中毒、呼吸性酸中毒和呼吸性碱中毒。

1. 代谢性酸中毒　原发性［HCO_3^-］降低，［HCO_3^-］/［H_2CO_3］比值降低，血液pH下降。是临床上最常见的酸碱失衡紊乱。

（1）病因及机制　①酸负荷增多是代谢性酸中毒的主要原因：内源性固定酸生成过多（乳酸酸中毒、酮症酸中毒）；肾排酸减少（严重肾衰竭）；外源性固定酸摄入过多（水杨酸中毒、甲醇中毒、含氯的成酸性盐摄入过多）。②碱过少：HCO_3^-丢失过多（腹泻、大面积烧伤）；肾HCO_3^-重吸收和生成减少（近端肾小管性酸中毒、大量使用碳酸酐酶抑制剂、速输入大量无HCO_3^-的液体）③高血钾常导致代谢性酸中毒，细胞外液K^+浓度增加时，通过H^+-K^+交换，引起细胞外H^+增加，导致代谢性酸中毒，细胞内H^+下降，细胞内呈碱中毒。在远端小管上皮细胞泌K^+功能增强，K^+-Na^+交换增强而抑制H^+-Na^+交换，使远曲小管上皮细胞泌H^+减少，致使血液中H^+浓度升高，而尿液呈碱性，称为反常性碱性尿。

（2）代谢性酸中毒的代偿调节　①血液缓冲系统：HCO_3^-及其他缓冲碱消耗，通过H^+-K^+交换，K^+转移到细胞外液，引起高钾血症。②肺调节：H^+浓度增加刺激颈动脉体和主动脉体化学感受器，反射性引起呼吸中枢兴奋，引起呼吸加深加快，CO_2排出增多，从而在低水平维持［HCO_3^-］/［H_2CO_3］比值在20∶1，使pH恢复到正常范围；③肾脏的调节：肾可通过H^+-Na^+交换、泌NH_3增多以排泄过多的酸，调节和恢复血浆HCO_3^-浓度及pH，同时使尿液酸化。在肾功能障碍引起的代谢性酸中毒时，肾脏的纠酸作用几乎不能发挥作用。

如果酸性物质继续增加，超过肺和肾的调节能力，造成HCO_3^-减少超过H_2CO_3减少，$[HCO_3^-]/[H_2CO_3]<20:1$，血浆pH<7.35，此即为失代偿性代谢性酸中毒。

（3）血气分析 ①血液pH可正常（完全代偿）或降低（代偿不全或失代偿）；②HCO_3^-浓度原发性下降，AB、SB、BB值均降低，BE负值增大；③肺的代偿PCO_2下降，AB<SB；④K^+增高；⑤当固定酸增多时，阴离子间隙（AG）增高；⑥HCO_3^-丢失过多时，AG正常，K^+浓度下降（由于K^+丢失）而Cl^-浓度增高。

2. 代谢性碱中毒 原发性$[HCO_3^-]$升高，$[HCO_3^-]/[H_2CO_3]$比值升高，血液pH升高。

（1）病因及机制 ①H^+丢失过多是代谢性碱中毒的主要原因：经胃丢失（胃液中H^+丢失、Cl^-丢失可引起低氯性碱中毒、K^+丢失可引起低钾性碱中毒）、经肾丢失（袢利尿剂利尿、盐皮质激素过多，尤其是醛固酮）②HCO_3^-负荷增加是代谢性碱中毒的重要原因如摄入过多的碱③低钾血症导致的代谢性碱中毒，低钾血症时，K^+向细胞外液转移，发生代谢性碱中毒而细胞内H^+增多。肾小管上皮细胞内缺K^+，K^+-Na^+交换减少，而H^+-Na^+交换增多，H^+排出增多使尿液呈酸性，称为反常性酸性尿。④肝衰竭也可引起代谢性碱中毒，肝衰竭时，血氨增高，可导致代谢性碱中毒。

（2）代谢性碱中毒的代偿机制 ①血液缓冲系统：H_2CO_3、磷酸盐及蛋白质中的H^+中和，通过H^+-K^+交换，K^+转移到细胞内液，引起低钾血症；②肺调节：pH增加，抑制呼吸中枢，呼吸变浅、变慢，肺通气量减少，使CO_2潴留，PCO_2升高，调节$[HCO_3^-]/[H_2CO_3]$比值趋向正常，维持pH的稳定；③肾脏的调节：血浆H^+浓度下降和pH升高使肾小管上皮细胞内的碳酸酐酶和谷氨酰胺酶活性减弱，泌H^+和NH_3减少，肾脏通过使尿中HCO_3^-重吸收减少排出增多，改善碱中毒的程度。由于HCO_3^-从尿中排出增加，在代谢性碱中毒时尿液呈碱性，但在低钾性碱中毒时，肾小管上皮细胞内酸中毒导致泌H^+增多，尿液呈酸性。急性代谢性碱中毒时肾代偿不起主要作用。

肾对代谢性碱中毒的调节作用主要由体内K^+、Cl^-水平决定，当低K^+或低Cl^-血症时，肾仍保持对$NaHCO_3$的重吸收，而不能充分发挥对碱中毒的代偿作用。如果进一步恶化，超过机体代偿能力时，血浆$[HCO_3^-]/[H_2CO_3]$比值>20:1，血浆pH>7.45，此即为失代偿性代谢性碱中毒。

（3）血气分析 ①血液pH可正常（完全代偿）或升高（代偿不全或失代偿）；②HCO_3^-原发性升高，SB、AB、BB升高，BE正值增大；③PCO_2代偿性上升，AB>SB；④K^+降低。

3. 呼吸性酸中毒 原发性PCO_2升高（高碳酸血症），使H_2CO_3水平增高，$[HCO_3^-]/[H_2CO_3]$比值降低，血液pH下降。

（1）病因及机制 ①通气障碍是导致呼吸性酸中毒最常见的原因（呼吸中枢抑制、呼吸肌麻痹、呼吸道阻塞、胸廓病变）如肺部感染、异物阻塞、气胸、肿瘤压迫、慢性梗阻性肺病、肺纤维化、严重哮喘、呼吸窘迫综合征等。②吸入气CO_2含量过高可引起呼吸性酸中毒，如呼吸机使用不当。

（2）呼吸性酸中毒的代偿机制 ①血液缓冲作用：胞内外离子交换及细胞内缓冲作用是急性呼吸性酸中毒的主要代偿方式，通过H^+-K^+交换，K^+转移到细胞外液，引起高钾血症；红细胞的缓冲作用，H^+主要被血红蛋白或氧合血红蛋白缓冲，Cl^--HCO_3^-交换，血浆中HCO_3^-浓度有所增加，而Cl^-浓度则降低。急性期在10~15分钟内即出现血浆HCO_3^-浓度明显升高，维持pH在正常的范围；②呼吸调节：高碳酸血症可以刺激呼吸中枢，使呼吸加快加深，加速CO_2排出；③肾脏调节：肾排酸保碱增强是慢性呼吸性酸中毒的主要代偿形式，主要表现为肾小管加强排H^+保Na^+作用，增加HCO_3^-的重吸收，使血浆中HCO_3^-增多，$[HCO_3^-]/[H_2CO_3]$比值仍维持在20∶1，pH仍在正常范围内。

但当H_2CO_3浓度过高，超过机体的代偿能力时，虽经肾的调节，但$[HCO_3^-]/[H_2CO_3]$比值仍<20∶1，血浆pH<7.35，此即为失代偿性呼吸性酸中毒。

（3）血气分析　①急性呼吸性酸中毒时PCO_2原发性增高，AB轻度增高，SB、BB和BE维持正常，AB>SB，pH<7.35。②慢性呼吸性酸中毒时PCO_2原发性增高，SB、AB、BB均明显增高，BE正值增大，AB>SB、pH多数在正常范围下限（代偿性慢性呼吸性酸中毒），严重时可小于7.35（失代偿性慢性呼吸性酸中毒）。

4. 呼吸性碱中毒　原发性PCO_2下降，H_2CO_3水平降低，$[HCO_3^-]/[H_2CO_3]$比值增高，血液pH升高。

（1）病因及机制　肺通气过度是各种原因引起呼吸性碱中毒的基本发生机制。①肺部功能紊乱致呼吸过度，如肺炎、肺栓塞、间质性肺疾病、肺水肿等；②刺激呼吸中枢，如代谢性脑病（如由肝脏疾病引起）、中枢神经系统疾病（如脑膜炎、脑炎、脑外伤及脑肿瘤）、某些药物如（水杨酸、氨）、甲状腺功能亢进、高热、革兰阴性杆菌败血症等；③人工呼吸机使用不当，肺通气过度等。

（2）呼吸性碱中毒的代偿机制　①细胞内液缓冲是急性呼吸性碱中毒的主要代偿方式，急性呼吸性碱中毒时，细胞内血红蛋白、磷酸和蛋白等非碳酸氢盐缓冲系统释放H^+，消耗HCO_3^-，使H_2CO_3浓度升高，通过H^+-K^+交换，K^+转移到细胞内液，引起低钾血症，这种缓冲作用十分有限，所以急性呼吸性碱中毒往往是失代偿的；②肾排酸减少是慢性呼吸性碱中毒的主要代偿形式，主要由肾小管上皮细胞对H^+、NH_3分泌减少，H^+-Na^+交换减少，HCO_3^-的重吸收减少，排出增加，尿液呈碱性，使$[HCO_3^-]/[H_2CO_3]$比值维持在20∶1，pH在正常范围内。单纯型慢性呼吸性碱中毒时，实测$[HCO_3^-]$在预测$[HCO_3^-]$的范围之内。如果实测值超出预测值的最大值，表明$[HCO_3^-]$过多，合并代谢性碱中毒；反之，呼吸性碱中毒合并代谢性酸中毒。

当血浆H_2CO_3浓度过低，通过机体代偿，血浆$[HCO_3^-]/[H_2CO_3]$比值仍>20∶1，血浆pH>7.45，此即为失代偿性呼吸性碱中毒。

（3）血气分析　①血液pH可正常（完全代偿）或升高（代偿不全或失代偿）；②PCO_2原发性下降；③HCO_3^-浓度代偿性下降，AB降低，AB<SB。③急性呼吸性碱中毒时，SB、BB、BE均正常，pH>7.45；④慢性呼吸性碱中毒时，AB明显降低，SB、BB降低，BE负值增大。

酸碱平衡紊乱时生化指标的变化见表8-6，单纯性酸碱平衡紊乱的血气分析参数见表8-7。

表8-6　酸碱平衡紊乱时生化指标的变化

	代谢性酸中毒	代谢性碱中毒	呼吸性酸中毒	呼吸性碱中毒
主要病因	固定酸生成过多；固定酸排泄障碍；$[HCO_3^-]$丢失过多	胃液丢失过多；利尿剂排氯	呼吸功能障碍引起CO_2潴留	肺换气过度引起CO_2呼出过多
机体主要代偿	呼吸加深加快使$[H_2CO_3]$降低，肾泌H^+、NH_3增多，重吸收$[HCO_3^-]$增多	与代谢性酸中毒相反	肾泌H^+、NH_3增多，重吸收$[HCO_3^-]$增多	与呼吸性酸中毒相反
原发性改变	$[HCO_3^-]$降低	$[HCO_3^-]$升高	PCO_2升高	PCO_2降低
pH	降低	升高	降低	升高
PCO_2	继发性降低	继发性升高	原发性显著降低	原发性显著升高
$[HCO_3^-]$	原发性显著降低	原发性显著升高	继发性升高	继发性降低

183

表8-7 单纯性酸碱平衡紊乱的血气分析参数

项目	代谢性酸中毒			代谢性碱中毒		
	未代偿	部分代偿	完全代偿	未代偿	部分代偿	完全代偿
pH	↓	↓	=	↑	↑	=
BE	↓−	↓−	↓−	↑+	↑+	↑+
AB	↓	↓	↓	↑	↑	↑
SB	↓	↓	↓	↑	↑	↑
BB	↓	↓	↓	↑	↑	↑
TCO_2	↓	↓	↓	↑	↑	↑
PCO_2	=	↓	↓	=	↑	↑↑

考点提示 血气分析单纯性酸碱平衡紊乱的判断。

（三）混合性酸碱平衡紊乱

两种或三种不同类型的单纯型酸碱平衡紊乱同时存在，称为混合型酸碱平衡紊乱。混合型酸碱平衡紊乱包括二重酸碱平衡紊乱和三重酸碱平衡紊乱。二重酸碱平衡紊乱可以有不同的组合形式，通常将两种酸中毒或两种碱中毒合并存在，使pH向同一方向移动的情况称为酸碱一致型或酸碱相加型酸碱平衡紊乱，而将一种酸中毒与一种碱中毒合并存在，使pH向相反方向移动时，称为酸碱混合型或酸碱相消型酸碱平衡紊乱。

1. 相加型二重酸碱平衡紊乱 两种性质的酸中毒或碱中毒同时存在，pH明显变化，PCO_2和〔HCO_3^-〕呈反向变化。

（1）代谢性酸中毒合并呼吸性酸中毒 呼吸性因素和代谢性因素均朝酸性方向变化，代谢性酸中毒HCO_3^-原发性降低，PCO_2代偿减少；呼吸性酸中毒为PCO_2原发增高，HCO_3^-代偿升高，HCO_3^-浓度减少时肺不能代偿，PCO_2多时肾脏也不能代偿，因此两者不能相互代偿，呈严重失代偿状态，并形成恶性循环，可导致患者死亡。患者AB、SB、BB均降低，BE负值增大，AB>SB，PCO_2升高，pH明显降低，AG增大，血浆K^+浓度升高。可见于严重肺水肿、糖尿病酮症酸中毒并发肺部感染引起呼吸衰竭、心跳骤停和慢性阻塞性肺疾患合并心力衰竭、药物及一氧化碳中毒等。

（2）代谢性碱中毒合并呼吸性碱中毒 呼吸性和代谢性因素均朝碱性方向变化，代谢性碱中毒为原发性HCO_3^-增高，经代偿出现PCO_2增高；而呼吸性碱中毒则为原发性PCO_2降低，代偿使HCO_3^-减少，两者不能相互代偿，呈严重失代偿，预后极差。PCO_2降低，血浆HCO_3^-浓度升高，AB、SB、BB均升高，BE正值增大，AB<SB，pH明显升高，血浆K^+浓度降低。常见于临终前的患者，也可见于严重肝病伴呕吐或利尿失钾者，或见于肝衰竭、败血症、中枢神经系统疾病伴呕吐或明显利尿者。

2. 相抵型二重酸碱平衡紊乱 一型酸中毒伴有一型碱中毒。

（1）呼吸性酸中毒伴代谢性碱中毒 呼吸性酸中毒由于CO_2潴留而HCO_3^-代偿升高，代谢性碱中毒通过呼吸抑制使PCO_2继发增高，结果HCO_3^-与PCO_2增高，表现为同向明显升高，AB、SB、BB均升高，BE正值增大，AB>SB，pH可正常、略低或略高。常见于慢性阻塞性肺疾患伴呕吐、应用排钾利尿剂及或氯缺乏等。

（2）代谢性酸中毒伴呼吸性碱中毒 HCO_3^-与PCO_2明显降低，表现为同向显著降低，

AB、SB、BB均降低，BE负值增大，AB<SB，血浆Cl^-常增高，AG可轻度或中度升高，pH可正常或轻度变化。常见于：①糖尿病、肾衰竭或感染性休克及心肺疾病等危重患者伴有高热或机械通气过度；②慢性肝病高血氨并发肾衰竭；③水杨酸或乳酸盐中毒、有机酸（水杨酸、酮体、乳酸）生成增多，水杨酸盐刺激呼吸中枢可发生典型的代谢性酸中毒合并呼吸性碱中毒的混合型酸碱失衡。

（3）代谢性酸中毒伴代谢性碱中毒　由于导致血液HCO_3^-浓度升高和降低的原因同时存在，HCO_3^-与PCO_2呈相反变化，有不同程度的抵消，血浆pH、［HCO_3^-］、PCO_2在正常范围，AG升高。此型的诊断除参考病史外，高AG水平对诊断有重要意义，如患者AG增高但［HCO_3^-］增高或正常或［HCO_3^-］降低小于AG增高，可能为混合性代谢性酸、碱中毒。见于剧烈呕吐合并腹泻并伴有低钾血症和脱水、肾衰竭、糖尿病酮症酸中毒或乳酸性酸中毒患者发生剧烈呕吐。

3. 三重性酸碱平衡紊乱　在代谢性酸中毒合并代谢性碱中毒的基础上，再伴有一种呼吸性酸中毒或呼吸性碱中毒，称为三重性酸碱平衡紊乱。由于同一患者不可能同时存在呼吸性酸中毒和呼吸性碱中毒，因此，三重酸碱平衡紊乱只存在两种类型。①呼吸性酸中毒合并代谢性酸中毒和代谢性碱中毒，PCO_2显升高，AG>16mEq/L，［HCO_3^-］一般也升高，血Cl^-明显降低。见于严重呼吸功能不全伴有K^+排出过多等；②呼吸性碱中毒合并代谢性酸中毒和代谢性碱中毒，PCO_2降低，AG>16mEq/L，［HCO_3^-］可高可低，血Cl^-一般低于正常。可见于肝衰竭、酮症酸中毒伴有剧烈呕吐等。

三重混合型酸碱失衡比较复杂，必须在充分了解原发病情的基础上，结合实验室检查进行分析才能得出正确结论。

二、酸碱平衡紊乱的判断方法

酸碱平衡紊乱极其复杂，患者的病史和临床症状能为酸碱平衡紊乱的判断提供重要线索，实验室的血气分析和无机离子测定结果可为酸碱平衡紊乱的判断提供决定性依据。因此，对于酸碱平衡紊乱的判断，应在充分了解病史和临床表现、吸氧及肺通气状况等的基础上，根据血气分析结果进行综合分析。

酸碱平衡相关的实验室指标有很多，酸碱平衡紊乱的判断主要抓住pH、PCO_2、HCO_3^-三个指标。首先以pH作为血液酸碱度的指标，缺氧及肺通气状况的判断主要依靠PO_2及PCO_2。

（一）病史

密切结合病史、找出引起酸碱平衡紊乱的原发性改变是判断酸碱平衡紊乱类型的重要依据，对病史分析，可大致了解患者是呼吸因素还是代谢因素引起的酸碱平衡紊乱：根据患者用药情况、肾功能、肺功能状态的综合分析等，对于正确判断酸碱平衡紊乱的性质及种类发挥重要作用。主要由于通气功能改变而导致的酸碱平衡紊乱，PCO_2原发性改变，主要由于肾脏疾病或休克等而导致的酸碱平衡紊乱，HCO_3^-为原发性改变。也可通过计算［HCO_3^-］、PCO_2的变化率，谁的变化率大，谁就是原发因素。

（二）根据代偿情况可判断是单纯性还是混合性酸碱平衡紊乱

代谢性酸碱平衡紊乱时主要依靠肺代偿，而呼吸性酸碱平衡紊乱主要由肾代偿，一般来说，代谢性酸中毒的呼吸代偿在数分钟内就开始，24小时内可达到最大代偿；代谢性碱中毒呼吸代偿需1天开始，3~5天可达到最大代偿；呼吸性酸中毒的肾代偿1天后开始，5~7天达到最大代偿；呼吸性碱中毒的肾代偿6~18小时开始，3天可达到最大代偿。通过发病时间和代偿性指标预估值计算，可进一步判断酸碱紊乱类型。代偿调节引起与原发性改变方向一致的继发性改变，但有一定的限度（表8-8）。

表8-8 单纯性酸碱平衡紊乱的代偿预期值

紊乱类型	原发变化	代偿变化	代偿时限	代偿预期值计算公式	代偿极限
代谢性酸中毒	$[HCO_3^-]\downarrow$	$PCO_2\downarrow$	12~24h	$PCO_2=40+([HCO_3^-]-24)\times1.2\pm2$	10mmHg
代谢性碱中毒	$[HCO_3^-]\uparrow$	$PCO_2\uparrow$	3~5d	$PCO_2=40+([HCO_3^-]-24)\times0.9\pm5$	55mmHg
急性呼吸性酸中毒	$PaCO_2\uparrow$	$[HCO_3^-]\uparrow$	<10min	$[HCO_3^-]=24+(PCO_2-40)\times0.07\pm1.5$	30mmol/L
慢性呼吸性酸中毒	$PaCO_2\uparrow$	$[HCO_3^-]\uparrow$	5~7d	$[HCO_3^-]=24+(PCO_2-40)\times0.4\pm2.5$	45mmol/L
急性呼吸性碱中毒	$PaCO_2\downarrow$	$[HCO_3^-]\downarrow$	<10min	$[HCO_3^-]=24-(40-PCO_2)\times0.2\pm2.5$	18mmol/L
慢性呼吸性碱中毒	$PaCO_2\downarrow$	$[HCO_3^-]\downarrow$	2~3d	$[HCO_3^-]=24-(40-PCO_2)\times0.5\pm2.5$	15mmol/L

注：表中 PCO_2 单位为mmHg；$[HCO_3^-]$ 单位为mmol/L。

原发呼吸性酸中毒和呼吸性碱中毒分别以>72小时和>48小时作为选择慢性代偿公式的依据。对于代偿时间不到而达到或超过代偿范围，或代偿时间已超过而未达到或超过代偿范围的，在分析时应注意是混合性酸碱失衡的表现。此时通过代偿预估值能判断是否为合并其他酸碱平衡紊乱。

1. 测定值在代偿预估值范围内 原发变化指标改变后病程已达到或超过代偿器官代偿所需要的时间，可诊断为单纯性酸碱紊乱。病程时间不够而尚未代偿或代偿不充分，可诊断为混合性的酸碱紊乱。如代谢性酸中毒在 $[HCO_3^-]$ 下降后病程不到12小时，但 PCO_2 下降到代偿预估值范围内，说明合并呼吸性碱中毒。

2. 测定值在代偿预估值范围外 病程时间短未达到代偿时限，测定值（在代偿变化方向上）未能达到代偿预估值，可诊断为单纯性酸碱紊乱，部分代偿；测定值（在代偿变化方向上）超过代偿预估值可诊断为混合性的酸碱紊乱。如代谢性酸中毒在 $[HCO_3^-]$ 下降后病程不到12小时，PCO_2 未能达到代偿预估值范围（即大于代偿预估值范围），说明是单纯性酸碱紊乱；若 PCO_2 下降并超过代偿预估值范围（即小于代偿预估值范围），说明合并呼吸性碱中毒。

病程达到或超过代偿所需要的时间，原发指标改变后病程已达到或超过代偿器官代偿所需要的时间，则可认为是混合性的酸碱紊乱。例如：代谢性酸中毒在 $[HCO_3^-]$ 下降后病程超过24小时，如 PCO_2 大于代偿预估值范围内，说明合并呼吸性酸中毒；如 PCO_2 小于代偿预估值范围内，说明合并呼吸性碱中毒。

（三）根据AG、PB变化，判断是否存在二重或三重酸碱平衡紊乱

AG是判断是否有三重混合型酸碱平衡紊乱不可缺少的指标。如果AG值正常，则不会有三重酸碱平衡紊乱；AG>16mmol/L，提示可能有高AG性代谢性酸中毒；AG>30mmol/L，高AG性代谢性酸中毒，同时提示有三重混合型酸碱平衡紊乱的可能。如果AG升高，在判断酸碱失衡时，要对 $[HCO_3^-]$ 进行补偿。因为导致AG升高的酸性物质中和了血中的 HCO_3^-。碱补偿值为 $\Delta AG=AG-12=\Delta[HCO_3^-]$，未被固定酸中和前实际的 $[HCO_3^-]$ 值=实测 $[HCO_3^-]+\Delta[HCO_3^-]$。

PB主要用于辅助判断代谢性酸中毒时是否合并代谢性碱中毒。若PB>预计的$[HCO_3^-]$，提示合并代碱；若PB<预计的$[HCO_3^-]$，提示合并代酸。

（四）三重性酸碱平衡紊乱的判断

需根据pH、PCO_2、HCO_3^-以及AG值、代偿预估值、潜在$[HCO_3^-]$、电解质和病史综合判断。判断三重性酸碱平衡紊乱的关键是代谢性酸中毒与代谢性碱中毒共存时的鉴别。判断参考方法如下：①确定呼吸性酸碱平衡紊乱的类型，并计算其代偿预估值。②根据高AG值确定代谢性酸中毒的存在。③计算潜在$[HCO_3^-]$，如潜在$[HCO_3^-]$大于代偿预估值，则说明同时有代谢性碱中毒存在。对三重性酸碱平衡紊乱的判断，应结合患者病史、各种血气和酸碱分析指标、电解质指标以及机体的代偿调节等情况进行综合分析。

（五）动态观察综合分析

有时对酸碱平衡紊乱的诊断单靠一份检测结果是不够的，必须多次复查进行动态观察才能做出可靠的诊断。

案例讨论

【案例】

某患者，男，29岁，浅表性呼吸，发绀，动脉的血气分析指标为：pH=7.28，AB=30mmol/L，SB=20mmol/L，PCO_2 6.1kPa。

【讨论】

1. 该患者酸碱平衡紊乱是哪个类型？
2. 判断的主要依据是什么？

知识拓展

2018年11月2日，美国圣地亚哥法庭做出判决，酸碱体质理论创始人罗伯特·欧阳被罚赔偿一名癌症患者1.05亿美元。持续16年的伪科学骗局，"酸碱体质理论"终于收场！这位养生理论家当庭认罪，表示所谓酸碱体质理论纯粹是瞎编乱造的欺骗。

虽然近年来，不少医学科普文章指出，目前尚未有可靠的医学证据证明"酸碱体质"，其保健原理没有任何科学依据。但仍有不少保健品打着"调和人体酸碱性"的旗号在销售。很多人迷信酸儿辣女，认为怀孕后多吃酸的就能生男孩。身体的酸碱值有一个自身的平衡，通过吃东西来改变酸碱值的做法没有科学依据。此外，也没有研究证明吃酸的和生儿子有必然的联系。

国外的确有酸碱体质的说法。美国约翰霍普金斯大学的"最新癌症研究报告"里面就有"酸性体质是万病之源"的说法。研究显示，某些肿瘤组织周围环境的确会偏酸。但是，这是肿瘤细胞的代谢和正常细胞不同造成的结果，而不是偏酸的环境造成了肿瘤。

扫码"看一看"

扫码"练一练"

本章小结

体液分为内液（ICF）和细胞外液（ECF）。细胞外液又可分为组织液和血浆（约占5%），血浆是各部分体液与外界环境进行物质交换的主要场所。细胞外液又称为内环境。溶解与水中的物质，如各种无机盐、低分子有机化合物和蛋白质，称为电解质。细胞外液中阳离子以 Na^+ 为主，其次为 Ca^{2+}。阴离子以 Cl^- 最多，HCO_3^- 次之。细胞内液阳离子主要是 K^+，阴离子主要是 HPO_4^{2-} 和蛋白质离子。氯在体内的变化基本和钠一致。

根据血液 pH 变化，可将酸碱平衡紊乱分为两大类：pH<7.35 称为酸中毒，pH>7.45 称为碱中毒。根据按起因分：代谢性酸碱平衡紊乱和呼吸性酸碱平衡紊乱。根据代偿情况分：代偿性酸碱平衡紊乱和失代偿性酸碱平衡紊乱。根据情复杂情况分：单纯性酸碱平衡紊乱和混合性酸碱平衡紊乱。单纯性酸碱平衡紊乱分为四种：代谢性酸中毒、代谢性碱中毒、呼吸性酸中毒和呼吸性碱中毒。混合型酸碱平衡紊乱包括二重酸碱平衡紊乱和三重酸碱平衡紊乱。

代谢性酸中毒：原发性 $[HCO_3^-]$ 降低，$[HCO_3^-]/[H_2CO_3]$ 比值降低，血液 pH 下降。是临床上最常见的酸碱失衡紊乱。

代谢性碱中毒：原发性 $[HCO_3^-]$ 升高，$[HCO_3^-]/[H_2CO_3]$ 比值升高，血液 pH 升高。

呼吸性酸中毒：原发性 PCO_2 升高（高碳酸血症），使 H_2CO_3 水平增高，$[HCO_3^-]/[H_2CO_3]$ 比值降低，血液 pH 下降。

呼吸性碱中毒：原发性 PCO_2 下降，H_2CO_3 水平降低，$[HCO_3^-]/[H_2CO_3]$ 比值增高，血液 pH 升高。

习 题

一、选择题

1. 钾离子主要存在于

A. 细胞外液   B. 细胞内液   C. 平滑肌

D. 骨骼肌   E. 骨骼

2. 血清钠的参考值为

A. 105～125mmol/L   B. 135～145mmol/L   C. 155～165mmol/L

D. 165～185mmol/L   E. 185～195mmol/L

3. 血浆钾离子浓度会降低的情况是

A. 创伤   B. 高烧   C. 严重腹泻

D. 饱食后   E. 缺氧

4. 钠、钾、氯离子的主要排泄器官是

A. 皮肤   B. 肠道   C. 肝脏

D. 肾脏   E. 肺

5. 血清钾的参考值为

A. 2.5～3.5mmol/L   B. 3.5～5.5mmol/L   C. 5.5～6.5mmol/L

D. 6.5～7.5mmol/L   E. 7.5～8.5mmol/L

6. 钠、钾测定的常规方法是

A. 离子选择电极法　　　　B. 原子吸收分光光度法　　C. 滴定法

D. 酶法　　　　　　　　　E. 比浊法

7. 当酸中毒时，血浆中

A. 结合钙增加，游离钙减少　　　　　B. 结合钙增加，游离钙增加

C. 结合钙减少，游离钙增加　　　　　D. 结合钙减少，游离钙不变

E. 结合钙和游离钙均不变

8. 关于钙代谢的叙述，正确的是

A. 在胃吸收　　　　　　B. 被动吸收　　　　　　　C. 偏碱时促进吸收

D. 食物中的草酸促进吸收　　E. 活性维生素D促进吸收

9. 对钙、磷的摄取、利用和储存起调节作用的激素是

A. 甲状腺激素　　　　　B. 甲状旁腺激素　　　　　C. 生长激素

D. 生长抑素　　　　　　E. 胰岛素

10. 关于血钙的叙述，错误的是

A. 血钙浓度过低可引起抽搐

B. 低钙可引起佝偻病

C. 血钙主要受胰岛素调节

D. 可采用偶氮砷法测定血钙

E. 恶性肿瘤骨转移是引起血钙升高常见原因之一

11. 正常人血液pH为

A. 6.00~6.20　　　　　　B. 6.35~6.45　　　　　　C. 6.80~7.00

D. 7.35~7.45　　　　　　E. 7.80~8.00

12. 机体代谢中酸碱平衡作用最强的缓冲系统是

A. 碳酸氢钠/碳酸缓冲系统

B. 磷酸氢盐缓冲系统

C. 血红蛋白及氧合血红蛋白缓冲系统

D. 碳酸氢钾/碳酸缓冲系统

E. 蛋白质缓冲系统

13. 下列各组结果最有可能诊断为呼吸性酸中毒的是

A. pH下降，PCO_2升高，HCO_3^-升高

B. pH下降，PCO_2升高，HCO_3^-降低

C. pH下降，PCO_2降低，HCO_3^-降低

D. pH升高，PCO_2降低，HCO_3^-升高

E. pH升高，PCO_2升高，HCO_3^-降低

14. 血气分析时标本的采集处理中错误的是

A. 采动脉血或动脉化毛细血管血

B. 以肝素抗凝

C. 立即分析

D. 不须与空气隔绝

E. 测定前混匀

15. 血气分析首选的抗凝剂是

A. 肝素　　　　　　　　B. EDTA-K₂　　　　　　　C. 氟化钠草酸钾

D. 枸橼酸钠　　　　　　E. 柠檬酸钠

二、简答题

1. 简述体液电解质分布特点。

2. 临床生化检验中电解质组合检验指标有哪些，其参考区间为多少？

3. 简述血气分析标本的采集、处理。

4. 简述单纯性酸碱平衡紊乱分类及指标的变化。

三、案例分析题

患者，男，13岁，近来常乏力，多饮多尿，体重减轻，查体：T 37℃，P 92次/分，R 29次/分，BP 120/70mmHg。营养差、烦躁，意识模糊，面色潮红，呼吸急促，被动体位查体不配合，全身皮肤弹性可，无黄染、浅表淋巴结未扪及，甲状腺不大，双肺呼吸音粗，其他心肺检查未见明显异常，腹软肝脾未触及，双肾区无叩击痛，双下肢无水肿。实验室检查：空腹血浆 GLU35mmol/L，Na^+122mmol/L，K^+6.2mmol/L，$TCO_2$10mmol/L。血气分析：pH7.22、$PCO_2$13.2mmHg、BE^-19.5mmol/L、〔HCO_3^-〕5.3mmol/L。尿常规：GLU（++++）、KET（++）。

1. 该患者的初步诊断是什么？

2. 判断依据？

（张　勇）

第九章

维生素和微量元素检验

扫码"学一学"

学习目标

1. **掌握** 主要微量元素和维生素的生物学作用及代谢；血清铁和总铁结合力，以及血锌、血铜的测定及其临床应用与评价；主要微量元素和维生素的分类、测定原理和方法。
2. **熟悉** 主要微量元素和维生素的性能评价。
3. **了解** 主要微量元素和维生素的临床意义。
4. 能正确采集和处理血液、尿液及其他标本；具有独立的维生素及微量元素检测能力；能解释检验结果的临床意义。
5. 具有尊重和保护患者权利的素质及关爱患者的意识。

微量元素（trace element）和维生素（vitamin）虽然在人体中含量甚微，但它们对机体的新陈代谢、生长发育、能量供应等影响甚大且无可替代。微量元素与维生素的缺乏和过量都会对机体产生不良影响，继而出现疾病。体内微量元素及维生素的功能复杂多样，它们与体内其他物质之间既相互作用、彼此协同，又相互拮抗，从而保持着动态平衡状态。

如今微量元素和维生素的检测已成为生物化学检验的重要内容之一，倍受临床重视。因此，探索微量元素、维生素平衡的规律性、相互作用以及与疾病的关系等，对于指导临床诊断和治疗均具有十分重要的意义。

第一节 维生素测定及临床应用

维生素（vitamin）是维持人体正常生理功能所必需的一类微量低分子有机化合物。虽需要量很小，但绝对不可缺少。除维生素B_3、维生素D、维生素K外，大多维生素不能在体内合成，必须由食物提供。研究显示，维生素不仅是防治佝偻病、贫血、夜盲症、口角炎等维生素缺乏病所必需的，而且具有预防慢性退化性疾病的保健功能。

一、维生素的分类与功能

维生素的种类很多、性质不同，根据其脂溶性和水溶性的大小可分为两类。重要维生素的生理功能见表9-1。引起维生素缺乏的常见原因有：①维生素的摄入量不足，如膳食构成或调配不合理、食品加工不当、烹调及储存方式不当、偏食行为等。②机体的吸收利用率低，如消化系统消化吸收功能障碍、胆汁的分泌减少等。③维生素的需要量相对增高，如妊娠、慢性消耗性疾病等。④食物以外的维生素供给不足，如日照不足等。

表9–1　重要维生素的活性形式和生理功能

分类	英文简称	活性形式	主要生理功能
脂溶性维生素			
维生素A	VitA	11-顺视黄醛、视黄醇、视黄酸	维持视觉；维护上皮组织细胞的健康；抗氧化；抑制肿瘤生长；维持机体免疫
维生素D	VitD	1，25-（OH）₂D₃	促进钙磷吸收，调节钙磷代谢；促进骨盐代谢与骨的正常生长；调节基因转录；对骨细胞具有多种作用
维生素E	VitE	生育酚	抗氧化，维持生物膜结构与功能；维持生育功能；抑制肿瘤细胞的生长和增殖；调节血小板黏附和聚集作用；促进蛋白质更新合成
维生素K	VitK	2-甲基-1，4-萘醌	参与凝血因子Ⅱ、Ⅶ、Ⅸ、Ⅹ的合成；参与骨钙代谢
水溶性维生素			
维生素B₁（硫胺素）	VitB₁	TPP	是 α-酮戊二酸氧化脱羧酶和磷酸戊糖转醇的辅酶；抑制胆碱酯酶；维持神经功能
维生素B₂（核黄素）	VitB₂	FMN FAD	参与体内生物氧化与能量代谢酶功能；参与维生素B₆和烟酸的代谢；抗氧化活性
维生素PP（烟酸、烟酰胺）	VitPP VitB₃	NAD⁺ NADP⁺	参与体内物质和能量代谢；与核酸的合成有关；降低血胆固醇水平；葡萄糖耐量因子的组成成分
维生素B₆（吡哆醇、吡哆醛、吡哆胺）	VitB₆	磷酸吡哆醛及其胺	参与氨基酸、脂肪代谢；促进维生素B₁₂、铁和锌的吸收；参与多种酶反应；参与造血；促进体内抗体的合成
泛酸	VitB₅	CoA	构成辅酶A和酰基载体蛋白，参与量代谢
生物素	biotin	羧化酶辅酶	构成羧化的辅酶，参与体内CO₂的固定和羧化过程；参与胰淀粉酶和其他消化酶的合成
叶酸	VitB₉	FH₄	以FH₄的形式参与一碳单位的代谢，与蛋白质和核酸合成、红细胞和白细胞成熟有关
维生素B₁₂（钴胺素）	VitB₁₂	甲基钴胺素、5′-脱氧腺苷钴胺酸	与THFA协同参与甲基的转移；作为甲基丙二醛单辅酶A变位酶的成分
维生素C	VitC	抗坏血酸	促进抗体的合成、抗病毒和防癌作用；改善铁、钙叶酸的利用；参与羟化反应，促进胶原合成、类固醇的羟化、氨基酸的代谢及神经递质的合成；清除自由基；参与解毒和造血作用

（一）脂溶性维生素

包括维生素A、维生素D、维生素E和维生素K，溶于脂肪及脂溶剂，不溶于水；在食物中常常与脂类共存，吸收与肠道中脂类密切相关；除维生素K外，均易在体内储存，故摄取过多，容易在体内蓄积从而产生毒性作用；如果有长期腹泻或者胆道梗阻等脂类吸收不良疾病，则脂溶性维生素吸收受限，严重时出现缺乏症状。

（二）水溶性维生素

包括维生素B和维生素C，在体内储存较少，机体饱和后，剩余的水溶性维生素随尿液排出。机体摄入量过少时，缺乏症状出现较快；一般情况下无毒性，但过量摄入时，也可能会产生毒性作用。水溶性维生素主要的功能是作为辅酶的成分或以辅酶的形式来调节机体代谢。

考点提示 ▶ 维生素的分类；重要维生素的生理功能。

二、维生素的测定与评价

维生素测定的方法主要有分光光度法、荧光法、高效液相色谱法（HPLC）、气相色谱法、微生物定量法、生物鉴定法、放射化学分析法、各种色谱法等。HPLC和气相色谱法有较高的分离效能，可纯化、定性、定量，并可同时完成多种维生素自动分离检测，在临床上使用较多。荧光法灵敏快速，有较好的选择性；分光光度法简单快速，不需特殊仪器；放射化学分析法灵敏、特异性好；生物鉴定法，样品不需详尽分离，但测定过程费时费力；微生物定量法，此方法选择性高，主要用于水溶性维生素，但操作繁琐、耗时过长，需专人负责。根据样本不同、检验项目不同，所采用的方法也有区别，临床主要维生素的测定方法与评价见表9-2。

表9-2　主要维生素的测定方法与评价

维生素	测定方法	方法评价
脂溶性维生素		
维生素A	分光光度法、荧光测定法、HPLC法	HPLC法特异，不受β-胡萝卜素和六氢番茄红素的干扰。是目前测定视黄醇的推荐方法
维生素D	放射竞争性蛋白结合法（RBP）、HPLC法	放射竞争性蛋白结合法快速、灵敏、准确、标本用量少，是实验室广泛采用的方法
维生素E	荧光测定法、HPLC法	荧光法迅速、灵敏、精密，胆固醇、胡萝卜素和维生素和维生素A无干扰，HPLC法比荧光法更精密、更准确
维生素K	分光光度法、HPLC法	
水溶性维生素		
维生素B₁	血清用HPLC法、尿样用荧光测定法	荧光测定法简单、快捷，但铁氰化钾有剧毒
维生素B₂	荧光测定法、微生物学定量法	首选荧光测定法，微生物学定量法麻烦费时、需无菌
维生素PP	分光光度法、微生物学定量法	
维生素B₆	荧光测定法、微生物学定量法、HPLC法	微生物学定量是经典方法
叶酸	放射免疫法、微生物学定量法、荧光测定法、HPLC法、RBP法	RBP法简单、快速、精密，临床应用最广泛
维生素B₁₂	放射免疫法、微生物学定量法、化学发光法、电化学发光法、HPLC法	放射免疫法敏感、准确、技术简单，适宜于常规使用
维生素C	分光光度法、荧光测定法、HPLC法	分光光度法以2,4-二硝基苯肼最常用；HPLC法能测定氧化形式和还原形式，是推荐方法

维生素分析较为复杂，采血前应禁食，标本避免溶血，在分析过程中应注意避光、干燥、冷冻、隔绝氧气、通入惰性气体、选择合适溶剂等。水溶性维生素检测标本处理流程是溶剂提取-酶处理-酶提取；脂溶性维生素检测标本处理流程是萃取-皂化-提取-初纯化。标本提取后应尽快完成分析测定，无论是水溶性还是脂溶性维生素均可用HPLC法检测其样本中的含量，只是成本较高。

（一）脂溶性维生素检测

1. 高效液相色谱（HPLC）法　高效液相色谱检测样品中的维生素A、维生素D和维生素E的原理：样品中的维生素A、维生素D和维生素E经皂化提取处理后，将其从不皂化部分提取至有机溶剂中，用高效液相色谱法C18反相柱将维生素A、维生素D和维生素E分离，经紫外检测器检测，并用内标法定量。

什么是内标法?

取标准被测成分，按依次增加或减少的已知阶段量，各自分别加入各单体所规定的定量内标准物质中，调制成标准溶液。分别取此标准液的一定量注入色谱柱，根据色谱图取标准被测成分的峰面积或峰高和内标物质的峰面积或峰高的比例为纵坐标，取标准被测成分量和内标物质量之比或标准被测成分量为横坐标，制成标准曲线。

然后按单体中所规定的方法调制试样液，调制试样液时，预先加入与调制标准溶液等量的内标物质，然后按制作标准曲线时的同样条件下得出色谱图，求出被测成分的峰面积或峰高和内标物质的峰面积或峰高之比，再按标准曲线来求出被测成分的含量。

内标物的选取原则：能与被测成分完全分离，但其保留时间又尽可能接近被测成分的稳定的物质。

2. 三氯化锑比色法　三氯化锑比色法检测样品中维生素A和维生素D的原理：维生素A与三氯化锑可生成蓝色可溶性络合物，维生素D与三氯化锑结合生成一种黄色化合物，其呈色强度与维生素A、维生素D的含量呈正比。

（二）水溶性维生素检测

1. 荧光法

（1）检测样品中维生素B_1的原理　硫胺素在碱性铁化钾溶液中被氧化为嘧噻色素，紫外线照射下，嘧噻色素发出荧光。在没有干扰和给定条件下，荧光强度与嘧噻色素成正比。

（2）检测样品中维生素B_2的原理　核黄素在波长525nm下发生黄绿色荧光，在稀溶液中它的荧光强度与核黄素的浓度成正比；加入低亚硫酸钠时，它可将维生素B_2还原为无荧光物质，再测定残余荧光，两者差为样本中核黄素所产生的荧光强度。

2. 2, 4-二硝基苯肼比色法　检测样品中维生素C的原理：总维生素C包括还原型、脱氢型和二酮古乐糖酸，样品中还原型维生素C经活性炭氧化为脱氢维生素C，再与2, 4-二硝基苯肼作用生成红色的脲，在浓硫酸中显色稳定，脲的量与总维生素C含量成正比。

3. 微生物学定量法　检测样品中维生素PP的原理：*L.arabinosus*17-5的生长需要维生素PP，培养基中若缺乏维生素PP，则该细菌便不能生长。在一定条件下，细菌的生长情况和其代谢物乳酸的浓度与培养基中维生素PP的含量成正比，因此可通过测定浑浊度或酸度来测定样品中维生素PP的含量。

三、维生素测定的临床应用

临床上测定维生素主要有几个方面的应用：①诊断维生素缺乏症；②监视营养状况、作为营养评价指标；③疾病的防治与抗衰老（如维生素E）。在维生素检测时，我们往往不直接检测血液或者尿液样本中的维生素A、维生素D等，而是检测其样本中各种维生素的活化形式或代谢产物。

（一）维生素缺乏症

当维生素供给不足、摄入量不足、机体吸收利用率降低，或需要量相对增高，都会引起维生素缺乏症（表9-3）。

（二）维生素中毒

水溶性维生素摄入过多时，多以原型从尿中排出体外，不易引起机体中毒，但非生理性大剂量摄入，有可能干扰其他营养素的代谢。脂溶性维生素大量摄入时，可导致体内积存过多而引起中毒（表9-3）。

表9-3　主要维生素缺乏或过量引起的症状

维生素	缺乏	过量
脂溶性维生素		
维生素 A	夜盲症、眼干燥症、皮肤粗糙	神经、肝与皮肤损伤、高脂高钙血症、骨与软组织钙化
维生素 D	佝偻病、骨软化症、骨质疏松症	高钙血症、高钙尿症、高血压、软组织钙化
维生素 E	未成熟早产儿和某些新生儿的溶血性贫血及接触高压氧引起的溶血性贫血（罕见）	可抑制生长，干扰血液凝固等
维生素 K	低凝血酶原血症	合成的维生素 K 的化合物可引起出血，溶血性贫血及其他疾病
水溶性维生素		
维生素 B_1	脚气病、末梢神经炎	乏力、头痛等
维生素 B_2	口角炎、舌炎、阴囊炎	肾功能障碍
维生素 PP	皮炎、腹泻、痴呆（癞皮病）	烟酸引起的面部潮红，肝功能不正常，可能有非典型囊样斑状水肿
维生素 B_6	高同型半胱氨酸血症	周围感觉神经病
叶酸	巨幼细胞贫血、同型半胱氨酸血症	损害神经系统
维生素 B_{12}	巨幼细胞贫血、高同型半胱氨酸血症、神经脱髓鞘	哮喘、荨麻疹、湿疹、面部水肿、寒战等过敏反应
维生素 C	坏血症	铁吸收过度、胆固醇升高、肾结石、膀胱结石等，降低免疫力，滥用维生素 C 可能会加快动脉硬化

🩺 案例讨论

【案例】

某患者，男性，65岁，双下肢凹陷性水肿，发现出血点14天。患者两个星期前无明显诱因的双下肢凹陷性水肿，皮肤有出血点，无肢体活动障碍。患者食欲不佳、乏力，无发热、腹痛、腹胀、心悸、胸闷，无牙龈及鼻出血。患者主诉：大肠癌根治术近1年，术后拒绝蔬菜、水果，每日仅进食米饭。

【讨论】

1. 该患者最可能的诊断是什么？
2. 该患者诊断的主要依据是什么？

第二节　微量元素测定及临床应用

　　人体内的化学元素有80多种，其中氢、氧、碳、氮、钠、镁、磷、硫、氯、钾和钙是人体不可缺少的宏量元素（major element）。而含量占人体总重量不到1/10000，且每人每日需要量在100mg以下的化学元素称为微量元素。虽然微量元素的需求量很小，但其种类繁多，生理作用复杂而多样，与体内其他元素和物质之间相互作用、彼此协调、相互拮抗以保持动态平衡。微量元素对人体生命活动也有较大影响，可影响内分泌系统、免疫系统、心血管系统、胚胎及胎儿发育、机体的生长发育、神经系统结构和功能，以及肿瘤的发生发展。

一、微量元素的分类与代谢及生物学意义

　　根据微量元素生物学作用的不同，可将其划分为3类。其中对维持机体生命、保持机体正常生理功能所必需，缺乏时会导致某种疾病或严重功能不全的微量元素称为必需微量元素（essential trace element）。对人体无明显生理功能，也不是机体所必需的微量元素称为非必需微量元素。这类微量元素中有些对人体有害，如汞、铅；有些则作用不明，如钛、锆等（表9-4）。将微量元素分为必需与非必需、无害或有害是相对的。因为所有的微量元素，当摄入过多，蓄积时间过长时，都可出现毒性及不良反应；即使是有害的元素，只要在体内含量极微，一般仍可无害。

表9-4　微量元素的分类

分类	微量元素
必需微量元素	铁（Fe）、铜（Cu）、锌（Zn）、氟（F）、碘（I）、硒（Se）、锰（Mn）、钼（Mo）、钴（Co）、钒（V）、铬（Cr）、锡（Sn）、镍（Ni）、锶（Sr）
非必需微量元素	锆（Zr）、钛（Ti）、铌（Nb）、钡（Ba）
有害微量元素	铍（Be）、镉（Cd）、汞（Hg）、铅（Pb）、铝（Al）、砷（As）

（一）必需微量元素

1. 铁（ferrum，Fe）

　　（1）铁的代谢　铁是人体内含量最多的必需微量元素，总量为3~5g。在体内分布很广，几乎所有的组织都含有铁。约有70%的铁存在于血红蛋白、肌红蛋白、血红素酶类、辅助因子及运载铁中，称为功能性铁；剩余30%的铁主要以铁蛋白和含铁血黄素的形式存在于肝、脾和骨髓中，作为体内贮存铁，其中铁蛋白中的铁可以被立即动用。铁在人体的分布脾含量最高。摄取的铁主要在十二指肠及空肠上段吸收，其吸收率低于10%。食物中存在的磷酸盐、碳酸盐、植酸、草酸等可与铁结合形成不溶性铁盐，影响铁吸收；胃酸分泌减少同样也会抑制铁吸收。正常人体排铁量很少，可在体内代谢中被机体反复利用。主要通过粪便、肾脏和汗腺排泄，其中90%从肠道排出。此外，女性月经期、哺乳期也会丢失部分铁。铁在体内的代谢过程见图9-1。

食物摄入植物铁（Fe^{3+}）或动物铁（Fe^{2+}）

肠腔中在巯基和维生素C作用下还原

Fe^{2+}

十二指肠及空肠上段

吸收入血

Fe^{2+}

氧化

Fe^{3-}

与脱铁蛋白结合

铁蛋白
（储存形式）

血液中

Fe^{2+}

铜蓝蛋白

Fe^{3+}

与转铁蛋白结合

铁蛋白
含铁血黄素

单核-巨噬细胞

血红蛋白

红细胞

肌红蛋白
含血红素酶

组织

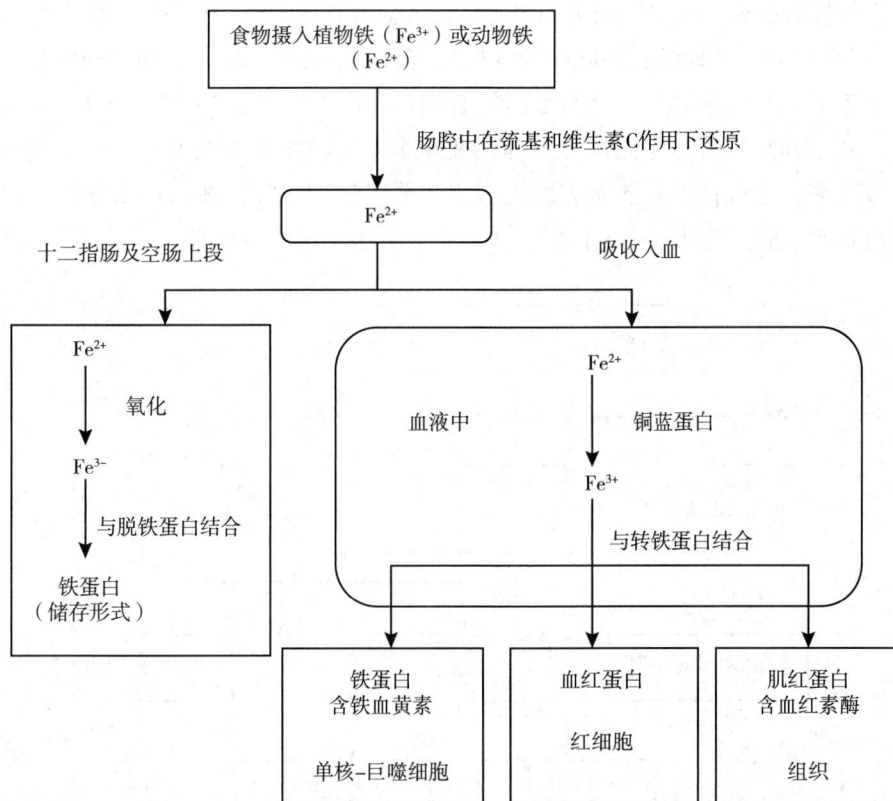

图9-1 铁在体内的代谢过程

（2）铁的生物学作用 ①维持正常造血功能：铁在骨髓造血细胞中与卟啉结合形成高铁血红素，再与珠蛋白结合生成血红蛋白。红细胞中的铁约占机体总铁的2/3。②参与体内氧的转运、交换和组织呼吸过程：铁是血红蛋白、肌红蛋白、细胞色素及某些呼吸酶的成分。③增强免疫功能：铁可使人体内T淋巴细胞功能、血清补体活性、吞噬细胞功能中性粒细胞的杀菌能力保持正常，同也可使机体的抗感染能力增强。④影响其他微量元素代谢：缺铁可致锌、钴、镁、铅的代谢障碍。

2. 铜（cuprum, Cu）

（1）铜的代谢 正常人体内一般含铜100~200mg，大部分以结合状态存在，小部分以游离状态存在。铜主要存于肌肉、骨骼和肝，少量分布于血液中，微量存在于含铜的酶类。铜主要在小肠被吸收，少量由胃吸收，铜被吸收入血后，与血浆中清蛋白结合进入肝脏形成铜蓝蛋白，再由肝脏进入血液和各处组织。铜主要通过胆汁随粪便排出，少部分经肠壁、尿液和皮肤排泄。血浆中的铜大多与铜蓝蛋白结合或存在于骨细胞内，很少滤过肾小球，正常情况下尿液中含铜量甚微，但当铜的排泄、存储和铜蓝蛋白合成失衡时会出现铜尿。

（2）铜的生物学作用 ①构成含铜酶和铜结合蛋白，许多含铜酶作为氧化酶，参与体内氧化还原过程，对细胞内代谢、神经传导和内分泌功能均有重要作用。②参与铁代谢和红细胞生成，铜能促进肠道Fe^{3+}转变成Fe^{2+}，增强铁的吸收，加速血红蛋白及铁卟啉的合成，从而促进幼稚红细胞的成熟，维持正常的造血功能。铜蓝蛋白具有氧化酶的活性，能将Fe^{2+}氧化成Fe^{3+}，后者与转铁蛋白结合，有利于铁的运输。

3. 锌（zinc, Zn）

（1）锌的代谢 锌是体内含量仅次于铁的微量元素，成人体内含锌2~2.5g，贮存量最大的是肌肉和骨骼组织，其中肌肉中的锌占体内锌总量的62.2%，骨骼中的锌占体内锌总量的28.5%；以视网膜、前列腺及胰腺中浓度最高。血液中的锌存在于红细胞的碳酸酐酶内的约80%，分布于血浆的约18%，分布于白细胞的约2%。且血浆中的锌约有1/3与清蛋白呈松散结合，其余则与球蛋白牢固结合。锌主要在十二指肠和空肠中吸收，食物中的植酸可影响锌的吸收率，纤维素、锌的营养状况等也可影响锌的吸收，体内锌缺乏时，吸收率增高。主要由粪便、尿、乳汁及头发排泄，失血也是锌丢失的重要途径。

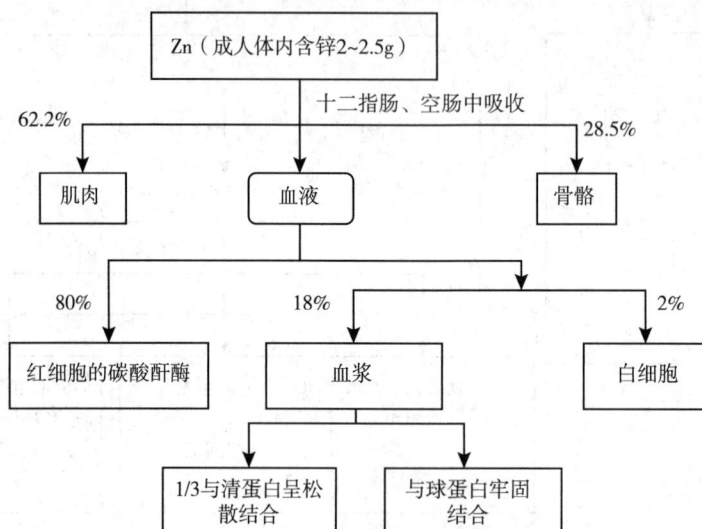

```
                  ┌─────────────────────────┐
                  │ Zn（成人体内含锌2~2.5g） │
                  └─────────────────────────┘
                         十二指肠、空肠中吸收
       62.2%                                        28.5%
    ┌────────┐          ┌────────┐          ┌────────┐
    │  肌肉  │          │  血液  │          │  骨骼  │
    └────────┘          └────────┘          └────────┘
              80%           18%            2%
  ┌──────────────┐   ┌────────┐    ┌────────┐
  │红细胞的碳酸酐酶│   │  血浆  │    │ 白细胞 │
  └──────────────┘   └────────┘    └────────┘
              ┌──────────────┐  ┌──────────────┐
              │1/3与清蛋白呈松│  │与球蛋白牢固  │
              │  散结合      │  │  结合        │
              └──────────────┘  └──────────────┘
```

图9-2　锌在体内的代谢过程

（2）锌的生物学作用　①锌可作为多种酶的功能成分或激活剂，与200多种酶的活性有关，如DNA聚合酶、RNA聚合酶、胸腺核苷酸酶、谷氨酸脱氢酶、乳酸脱氢酶等，在组织呼吸及蛋白质、糖、脂肪和核酸的代谢中有重要作用。②锌是DNA聚合酶的必需组成部分，能够促进机体的生长发育和组织再生。③锌参与维生素A的代谢调节，在维持正常味觉、促进食欲、维护性功能和保护皮肤健康中起重要作用。④锌能增强机体免疫功能，当人和动物缺锌时，T细胞功能显著降低，免疫力降低。

4. 硒（selenium，Se）

（1）硒的代谢　人体内硒的总量为14~21mg。食物中的硒主要在十二指肠吸收，以硒半胱氨酸的形式存在。体内硒主要分布于肝、胰腺、肾和脾等的软组织中，肾中浓度最高。体内硒的主要通过尿液和汗液排出，部分未吸收的硒也可从肠道排出，毛发也能排出微量的硒。

大多硒经尿排出，占55%~60%。

（2）硒的生物学作用　①以硒半胱氨酸形式参与多种酶的组成，如谷胱甘肽过氧化物酶（glutathioneperoxidase，GSH-Px）的活性部分。②参与辅酶A和辅酶Q的合成，在三羧酸循环及呼吸链电子传递中发挥重要作用。③刺激淋巴细胞产生抗体，提高机体抵抗力。④硒的抗氧化作用，可降低氧化损伤，调节细胞内氧化还原反应，影响细胞的增殖，从而具有保护心血管、维护视器官健全功能及抗肿瘤的作用。⑤硒可在机体银、汞、镉金属中毒时与其形成复合物，降低毒物毒性作用。

5. 铬（chromium，Cr）

（1）铬的代谢　人体内铬含量约60mg。铬的吸收主要在小肠中段吸收，其次是回肠和十二指肠，也可经口、呼吸道、皮肤吸收。铬的吸收与它的化学形态密切相关，有机铬的吸收率为20%～30%，而无机铬仅有1%～3%。入血后与运铁蛋白结合运至肝及全身，主要分布在肝、肾、脾等组织中。人体内的铬主要经尿液排出，少量随胆汁、粪便、汗液、毛发等排出。

（2）铬的生物学作用　①增强胰岛素的作用及调节血糖，主要通过形成葡萄糖耐量因子（glucose tolerance factor，GTF）使胰岛素与膜受体上的巯基形成二硫键（-S-S-键），在糖代谢等过程中协助胰岛素发挥作用。②铬可增加胆固醇的分解和排泄，缺铬可造成胰岛素生物学效应降低，糖代谢、脂代谢紊乱，出现高胆固醇血症，从而易诱发动脉粥样硬化和冠心病。③铬可与机体中核蛋白、蛋氨酸、丝氨酸等结合，缺铬可影响蛋白质代谢及生长发育。

6. 钴（cobalt，Co）

（1）钴的代谢　正常人体内含钴量约为1.5mg，几乎全部存在于维生素B_{12}中。钴主要由消化道和呼吸道吸收，某些重金属离子能影响钴的吸收，如铁在十二指肠的转运过程与钴相似，所以这两种金属存在着吸收竞争。人体内的钴主要经尿液排出，少量从粪便和汗液排出。

（2）钴的生物学作用　①钴作为维生素B_{12}的组成成分，主要促进红细胞的成熟。②体内钴主要以维生素B_{12}的形式发挥作用，维生素B_{12}参与机体一碳单位代谢，影响细胞增殖和分化。因此，钴的缺乏可导致叶酸利用率下降，骨髓造血功能降低，造成巨幼细胞贫血。③维生素B_{12}能促进铁吸收及动员储存铁，也能促进锌吸收及利用。④钴能拮抗碘缺乏，产生类似甲状腺的功能作用。

7. 锰（manganese，Mn）

（1）锰的代谢　正常人体内含锰量为12～20mg，吸收率为3%～4%。锰主要在小肠吸收，膳食纤维、钙、磷促进吸收，植酸盐、铁抑制吸收。吸收入血的锰与血浆球蛋白结合为转锰素分布到全身。体内的锰90%以上由肠道排出，少量从尿中排出，也有微量从汗、头发和指甲中排出。

（2）锰的生物学作用　①锰是体内多种酶的组成成分或激活剂，如精氨酸酶、丙酮酸羧化酶等，锰与多糖聚合酶的活性有关。②维持骨骼正常发育，锰缺乏使黏多糖合成受到干扰，影响软骨和骨骼生长，导致骨骼畸形。③促进糖和脂肪代谢及抗氧化功能。④锰也与造血、生殖和中枢神经系统功能有关，缺锰可使生殖功能紊乱，精子减少，性欲减退；还可引起神经障碍，发生抽搐、共济失调等症状。

8. 氟（fluorine，F）

（1）氟的代谢　正常人体内含氟量约为2.6g，氟由胃肠道迅速吸收进入血液，以离子形式分布到全身，主要存在于骨、牙齿及指甲中。大部分骨骼组织中的氟离子形成氟磷灰石沉积在骨和牙齿钙化组织。氟与骨骼之间形成一种可逆性的螯合代谢池，氟在骨骼中的沉积与年龄呈反比关系。肾脏为无机氟的主要排泄途径，每天摄入的氟有50%～80%从尿中排出，少量经粪便、毛发、汗液排出。

（2）氟的生物学作用　①防治龋齿，促生长。氟对骨、牙齿的形成有重要作用，可增加骨硬度和牙齿的耐酸蚀能力，氟缺乏时易发生龋齿，氟过量常引起氟中毒而使牙齿呈斑釉状。②参与氧化还原和钙磷代谢。

9. 碘（iodine，I）

（1）碘的代谢　正常人体内含碘量为20～25mg。主要从食物中摄入，溶于水形成碘离子，以消化道吸收为主。吸收后的碘有70%～80%被摄入甲状腺细胞内贮存、利用，其余分布于血浆、肾上腺、皮肤、肌肉、卵巢和胸腺等处。碘主要通过肾脏排泄，其余可由汗腺、乳腺、唾液腺和胃腺分泌排出。

（2）碘的生物学作用　①促进生物氧化，调节能量转换，促进蛋白质合成和神经系统发育。②碘主要用于甲状腺激素T_3、T_4的合成，甲状腺激素在调节机体能量的转换和利用，维持正常生长发育和智力发育方面发挥着重要作用。③促进糖和脂肪代谢，碘主要通过甲状腺产生功能，因此具有甲状腺的生物学功能。④激活体内许多重要的酶。⑤调节组织中的水盐代谢。⑥促进维生素的吸收和利用。

其他必需微量元素的生理功能归纳在表9-5中。

表9-5　其他必需微量元素的生理功能

元素	含量(g)	吸收部位	转运载体	主要生理功能
锶	0.32	未明确	红细胞、β-球蛋白	维持血管功能和通透性，骨骼和牙齿组成部分
钒	0.018	胃肠道	未明确	刺激骨髓造血，促生长，参与胆固醇和脂肪代谢
锡	0.017	呼吸道、皮肤	未明确	促进蛋白质和核酸合成，促进生长，催化氧化还原
镍	0.01	呼吸道、小肠	清蛋白	参与细胞激素和色素的代谢，刺激造血，激活酶
钼	0.005	呼吸道、消化道	钼-铜蛋白	组成氧化还原酶，抗铜贮铁，维持动脉弹性

考点提示　必需微量元素的代谢及生理功能。

（二）有害量元素

有害微量元素所引起的疾病愈来愈受到人们的重视，特别是由于工业界大量使用或开采金属、合金等而暴露在环境中，造成不少职业和环境引起的疾病。

1. 铅（plumbum，Pb）　铅是一种具有神经毒性的重金属元素，铅可以铅烟、铅尘及各种氧化物等多种形式被人体经呼吸道和消化道摄入体内，随血液循环流至全身，引起以神经、消化、造血系统障碍为主的全身性疾病。铅主要分布于肝、肾、脾、胆、脑中，尤以肝中的浓度最高，大部分铅经肾脏随尿排出，少量也可随粪便和毛发排出。

铅在体内无任何生理作用，铅中毒的机制中最重要的是导致卟啉代谢紊乱，使血红蛋白合成障碍；铅可致血管痉挛、直接作用于成熟红细胞而引起溶血、可使大脑皮质兴奋和抑制的正常功能产生紊乱，从而引起一系列的神经系统症状等。

2. 汞（mercury，Hg）　汞俗称水银，金属汞及其化合物主要以蒸气和粉尘形式通过呼吸道、消化道、皮肤进入人体，蓄积的主要部位是肾脏，其次是肝、脾和脑组织。汞主要经肾脏缓慢随尿排出，还可由肺呼出，也可随粪便、汗液、乳汁、唾液少量排出。

汞属剧毒物质，其作用主要通过汞与酶的各种活性基团如氨基、羧基，特别是巯基（-SH）有高度亲和力，可与之结合使酶失活，影响细胞的正常代谢；此外还可通过激活Ca^{2+}介导反应、免疫致病性等造成组织损伤。

3. 砷（arsenic，As）　砷有多种化合物，其中三氧化二砷（As_2O_3，俗称砒霜）是人们最熟悉的，另外还有硫化砷、三硫化二砷、三氯化砷和氢化砷等。砷广泛分布在环境中，它本身的毒性并不大，但它的化合物，如三氧化二砷毒性很大。砷及其化合物主要经呼吸道、消化道和皮肤吸收，吸收入血后主要与血红蛋白结合，随血液分布到全身组织和器官，主要随尿液和粪便排出。

砷化物的毒性作用，主要是与人体细胞中的巯基（–SH）有很强的亲和力，进入机体的砷可与许多含巯基的酶结合，特别是易与丙酮酸氧化酶的巯基结合，使酶丧失活性，丙酮酸不能进一步氧化，影响细胞的正常代谢，引起神经系统、毛细血管和其他系统的功能性和器质性病变。

4. 镉（cadmium，Cd）　镉主要通过呼吸道、皮肤吸收，也可通过被污染的植物和土壤、食品经消化道吸收，分布到全身各个器官。主要随粪便排出，其次是经肾随尿液排出，少量也可随胆汁排出。

镉化合物可抑制肝细胞线粒体氧化磷酸化过程，对各种氨基酸脱羧酶、过氧化物酶、脱氢酶等均有抑制作用，从而使组织代谢发生障碍。镉还可直接损伤组织细胞和血管，引起水肿、炎症和组织损伤。

5. 铝（Aluminum，Al）　铝摄入增加主要来自铝食具、炊具、铝尘、食物、饮料、铝制剂等，主要由胃肠道吸收。人体摄入铝后仅有10%～15%能排泄到体外，血液中铝离子与清蛋白、运铁蛋白结合，没有结合的铝很快分布到各组织器官中，在肝、脾、肾等部位积累。大部分随尿液排出体外，粪便、胆汁、乳汁也可排出少量的铝。

铝的毒性可导致机体许多脏器受损。铝能直接损害成骨细胞的活性，从而抑制骨的基质合成。同时，消化系统对铝的吸收，导致尿钙排泄量的增加及人体内含钙量的不足。铝在人体内不断地蓄积和进行生理作用，还能导致脑病、骨病、肾病和非缺铁性贫血。铝还会抑制胃蛋白酶的活性，与多种蛋白质、酶等人体重要成分结合，影响体内多种生化反应，妨碍人体的消化吸收功能。金属铝可以通过改变T淋巴细胞数量、转化功能、亚群变化和细胞增殖等影响细胞免疫功能。铝盐一旦进入人体，首先沉积在大脑内，可能导致脑损伤，造成严重的记忆力丧失。脑组织对铝元素有亲和性，脑组织中的铝沉积过多，可使人记忆力减退、智力低下、行动迟钝。

铝中毒临床主要表现为高铝血症、消化道症状、铝贫血、铝骨病、铝脑病等。

二、微量元素的测定与评价

准确检测微量元素在人体中的含量是医学理论研究与临床应用的前提和基础，如果没有准确地检测，根本谈不上研究与应用。

（一）微量元素测定方法

随着微量元素研究和应用的不断发展，人体微量元素的测定向着高灵敏度、高准确度、高精密度、超痕量分析和化学状态分析等方面迅速发展。常用分析方法主要有以下几种。在临床医学上广泛应用的方法主要为生化法、电化学分析法、原子吸收光谱法这几种。

1. 生化法　包括锌原卟啉法、双硫腙法、其他比色法等。常采用血液做标本，用血量较大，需要前处理，操作复杂，澄清血清耗时长，而血清受近期饮食等因素影响极大，从而使数据缺乏客观准确性；另外，试剂成本较高，检测元素种类受限制，灵敏度达不到临床检测的要求，重复性差。

2. 电化学分析法　目前尚有部分基层医院和非正规医疗机构采用，常称之为电位溶出法或溶出伏安法等。

仪器价格较低，可以用于痕量的测量，但误差较大，测定多种元素时，重复性差，对环境和实验人员污染严重，很难将仪器保养到最佳条件，前处理极其繁杂耗时，整个实验很难控制，结果非常不稳定。

上述的两种方法均可以在临床测定人体微量元素中应用，但由于其自身的种种弊端，已基本被现代更先进、更准确的方法所取代。其中应用最为广泛的是原子吸收光谱法。

3. 原子吸收光谱法 根据样品中待测元素原子化的方法不同，分为火焰原子吸收光谱法、化学原子吸收光谱法和石墨炉原子吸收光谱法。原子吸收光谱分析法（AAS）方法简便、灵敏、准确。使得正确检测各种含量在ppm或ppb级的微量元素成为可能，应用广泛，已成为目前微量元素检测的最常用方法。其缺陷在于不能直接测定非金属元素，不能同时测定多种元素。

AAS法的基本原理：从空心阴极灯或光源中发射出一束特定波长的入射光，在原子化器中待测元素的基态原子蒸气对其产生吸收，未被吸收的部分透射过去。通过测定吸收特定波长的光量大小，来求出待测元素的含量。

4. 其他方法

（1）电感耦合等离子体发射光谱法（ICP-AES） 具有灵敏、准确、快速、干扰少，且能进行多元素同时测定的优点，是目前微量元素检测的常用方法，但仪器结构复杂，价格昂贵，所以普及较慢。

（2）紫外-可见分光光度法 该法操作简便，易于推广，但由于该法在生色过程极易污染，而且灵敏度很低，只能检测少数高含量的元素。

（3）中子活化分析法（neutron activation analysis，NAA） 是微量元素检测分析中灵敏度最高的一种方法。该方法可对同一样品同时进行多元素测定，试样无须分离，用量小，干扰少，简便快速，但由于中子源放射性强，成本高，故不易推广。

（4）酶活性恢复法 是近年发展最迅速、最简便、最特异的方法，许多微量元素都可以被准确测定。

（二）标本的采集和预处理

1. 标本的采集 采样时对被采样人的基本情况调查是必要的，调查内容主要是：年龄、性别、职业（有无金属接触史），采样时间以及其他信息。标本的采集一般遵循针对性、适时性、代表性3个原则。

常用于测定微量元素的标本有两类：①组织标本，包括各器官组织、毛发和指甲；②体液标本，包括全血、血清、间隙液、尿液和精液。影响准确测定微量元素的关键因素之一是污染，严格的防污染措施必须从样本采集之前开始，贯彻包括预处理直到分析过程的始终。

（1）血液标本 血液是临床上最常用的检测标本，可取静脉血或末梢血，按需求选择全血、血浆、血清、白细胞、血小板、红细胞等。常用的是血清，通常为清晨空腹静脉血或毛细血管血，采血后应即刻检测，若需放置，应在4℃冷藏，在-20℃和-80℃超低温还可保存更长时间。要防止标本溶血，否则会造成某些微量元素浓度偏高，特别容易受影响的是血清锌。血检易污染，造成交叉感染，采样不方便，可反映短时间内身体微量元素状况，且受饮食、疾病等方面的影响较大，只作为临床指导。

（2）尿液标本 尿可反映体内微量元素的代谢和排泄状况，是除血液外临床上用得较多的标本。但尿液标本浓度偏低、影响因素较多，待测元素的含量完全取决于尿的浓度，由于每天不同时间内排出的尿量变化极大，进餐和饮水后尿量增加而浓度降低。尿的临床分析，常以早晨首次排出的尿做标本，它是夜间积存于膀胱内的24小时内最浓缩的尿，也是各日间性质差别最小的尿。

根据需要也可采集24小时尿、晨尿、1小时尿等。采集后的尿标本应放置在吸附性能差、能密闭的一次性的塑料容器中，放2~8℃冰箱保存或加入防腐剂苯甲酸，测定时微热，使沉淀溶解后再取样。

（3）毛发标本　包括头发、胡须、腋毛等，其中头发是常用标本。头发作为标本的优点有很多，如样品易取、易存；头发中微量元素的含量因长时间积累比血、尿液等人体其他部分中含量高、较为稳定，分析相对容易，而且还能真实地反映微量元素贮存状况。但头发裸露在外，易受到人体所到过的各种环境污染。

（4）唾液标本　唾液反映体内微量元素经机体代谢后被排泄的状况。唾液微量元素受个体、年龄、性别、季节和精神等因素影响，因而采样应在早晨空腹时进行。

2. 标本的预处理　标本的预处理是微量元素分析过程中质量控制的重要一环，根据检测元素、标本种类，待测元素的性质、含量、仪器性能及测定方法等，选用简便、快速、安全、高效、回收率高、空白值低、重现性好的预处理方法。

（1）稀释法　是最常用的预处理方法之一，常用于血清、唾液、尿液等体液标本，纯水、稀酸溶液、有机溶剂和含体液标本改进剂的溶液都可作为标本的稀释剂，稀释剂的种类和释度的大小选择由标本的类别、待测元素的种类、含量、测定方法和干扰情况而定。

（2）高温干灰化法　多用于不溶于水的标本，特别是难溶元素的检测。标本在炉中高下，有机物经氧化挥发被除去，包括微量元素在内的金属元素及其化合物则以灰化形式被保留。本方法操作简单，一般不加试剂，污染小，空白值低，能处理批量标本，临床应用较为广泛。

（3）常压湿消化法　是将标本和混合氧化液置于敞口的容器中，在一定条件下加热煮沸水解或回流消化的方法。该法无须特殊设备，适用于一些难以消化的样品、毛发和组织样品。对含汞、砷、银、镍等的临床样品效果令人满意。但需注意消化温度的控制和安全性问题。

除上述常用方法外，还有高压温消化法、燃烧法、低温灰化法、水解法、微波消化法等多种处理方法，在临床实际检测中应综合多方面因素选择确定。

3. 微量元素检测的质量控制　微量元素在自然界普遍存在，任何细微的内、外界因素都可能影响其结果的可靠性，所以质量控制在微量元素分析过程中非常重要。

质量控制包括分析前的质量管理、分析时的质量管理及统计质量控制。而现在一些实验人员往往忽视了理论学习和分析前的质量管理，片面追求简便快速，直接采取末梢血来检测，而这又是分析过程中的质量控制手段所无法控制的，得到结果就偏差巨大，应采用国家标准的仪器和实验方法。

（三）主要微量元素测定

1. 血清铁和总铁结合力测定　血清中铁的含量很低，均以Fe^{3+}形式与运铁蛋白结合，故血清铁测定的同时要进行总铁结合力（total iron-binding capacity，TIBC）测定。血清总铁结合力（total iron-binding capacity，TIBC）是指血清中运铁蛋白与铁结合的总量，正常人血循环中的运铁蛋白仅有20%~55%被饱和，通常用测定TIBC的方法来间接测定运铁蛋白的水平。血清铁和TIBC同时检测临床意义更大，血清铁和总铁结合力的百分比称为铁饱

扫码"看一看"

和度（铁饱和度=血清铁/总铁结合力×100%）。比色法是作为测定血清铁的首选方法，可自动化分析也可手工操作。

（1）测定原理　亚铁嗪比色法测定血清铁和总铁结合力。血清中的铁以Fe^{3+}形式与运铁蛋白结合成复合物，在酸性介质中铁从复合物中解离出来，再被还原剂还原成Fe^{2+}，与亚嗪直接作用生成紫红色复合物，在562nm处有吸收峰，与同样处理的铁标准液比较，即可求得血清铁含量。将过量铁标准液加到血清中，使之与未带铁的运铁蛋白结合，多余的铁被轻质碳酸镁粉吸附除去，然后测定血清中总铁含量，即为总铁结合力。

（2）参考区间　①血清铁：男性10.6~36.7μmol/L；女性7.8~32.2μmol/L。②血清总铁结合力：48.3~72μmol/L。③铁饱和度：20%~55%。

2. 血清铜的测定　血清铜的测定首选方法为原子吸收分光光度法，也可采用比色法。目前，临床上普遍采用选择性较好的比色法，但灵敏度低，血清用量大且需去蛋白质，不易自动化。

（1）测定原理　①原子吸收分光光度法。用等量去离子水稀释血清，吸入原子化器，标本中的铜在高温下离解成铜原子蒸气。铜的空心阴极灯发射的324.5nm谱线中，部分发射光被蒸气中基态铜原子吸收，光吸收的量与火焰中铜离子的浓度成正比。用10%甘油水溶液做标准液的稀释剂，使标准液的黏度与血清相近，在同样的试验条件下制成标准曲线，可得出标本中铜的含量。②双环己酮草酰二腙比色法测定血清铜。于血清中加稀盐酸，使血清中与蛋白结合的铜游离出来，加入三氯醋酸沉淀蛋白质，滤液中的铜离子与双环己酮草酰二腙反应，生成稳定的蓝色化合物，与同样处理的标准液比较，即可求得血清铜含量。

（2）参考区间　①原子吸收分光光度法：男性11.0~22.0μmol/L；女性12.6~24.4μmol/L。②比色法：男性10.99~21.98μmol/L；女性12.56~23.55μmol/L。

3. 血清锌的测定　血清锌测定常用的测定方法是原子吸收分光光度法和吡啶偶氮萘酚比色法。锌在各种标本中含量极微，整个测定过程均应严格防止锌污染。要避免采用玻璃容器存放标本，去离子水或试剂容器一般用聚乙烯制品。

（1）测定原理　吡啶偶氮萘酚比色法测定血清锌。用三氯乙酸等沉淀剂去除血浆或血清中的蛋白质，高价铁、铜被维生素C还原成低价，和其他金属离子被氰化物络合。Zn^{2+}与氰化物络合，用水合氯醛选择性地释放锌，锌暴露并与吡啶偶氮萘酚反应生成红色的复合物，在555nm波长处比色即可测定锌的浓度。

（2）参考区间　①原子吸收分光光度法：11.6~23.0μmol/L。②吡啶偶氮萘酚比色法：9.0~20.7μmol/L。

目前临床常用的是基于极谱法、火焰原子吸收法或者电位溶出法+溶出伏安法的微量元素分析仪，可同时或者单独自动检测锌、铁、钙、镁、镉、铅、铜、锰、磷等，而且可以支持实验室LIS系统。

4. 全血铅的测定　全血铅的测定方法有原子吸收光谱法、二硫腙络合法和溶出伏安法等。其中石墨炉原子吸收光谱法为参考方法。

（1）测定原理　石墨炉原子吸收光谱法。血样用TritonX-100做基体改进剂，溶血后用硝酸处理，在283.3nm波长处用石墨炉原子吸收光谱法测定铅的含量。

（2）参考区间　成人<0.97μmol/L（<200μg/L）；儿童<0.48μmol/L（<100μg/L）。

知识链接

血铅是当前最可行、最能灵敏地反映铅对人体健康危害的指标。

1. 职业卫生国家标准中对血铅的规定指标：

（1）职业性慢性铅中毒诊断标准GBZ37—2002

观察对象：血铅≥1.94μmol/L（0.4mg/L或400μg/L）

轻度中毒：血铅≥2.91μmol/L（0.6mg/L或600μg/L）

文件规定：非职业性慢性铅中毒的诊断和处理亦可参照使用。

（2）职业接触铅及其化合物的生物限值（WS/T112—1999）

生物监测指标：血铅

生物限值：1.94μmol/L（400μg/L）

2. 儿童血铅的相关规定

《儿童高铅血症和铅中毒分级和处理原则（试行）》中"诊断与分级"规定

儿童重高铅血症和铅中毒要依据儿童静脉血铅水平进行诊断。

（1）高铅血症　连续两次静脉血铅水平为100~199μg/L。

（2）铅中毒　连续两次静脉血铅水平等于或高于200μg/L；并依据血铅水平分为轻、中、重度铅中毒。

轻度铅中毒：血铅水平为200~249μg/L；中度铅中毒：血铅水平为250~449μg/L；重度铅中毒：血铅水平等于或高于450μg/L。

儿童铅中毒可伴有某些非特异性的临床症状，如腹痛、便秘、贫血、多动、易冲动等；血铅等于或高于700μg/L时，可伴有昏迷、惊厥等铅中毒脑病表现。

三、微量元素测定的临床应用

测定人体微量元素，确定必需微量元素的营养状况，判断有害元素在体内的蓄积，对了解人体的健康状况、营养水平和监视环境质量，探讨病因、评估病情、疾病诊断、治疗以及预防等，都具有十分重要的意义。

（一）铁

1. 铁缺乏　血清铁降低。人体缺铁按缺铁的程度不同可分为三期：①铁减少期，体内储存铁减少，血清铁浓度下降，无临床症状。②红细胞生成缺铁期，即血清铁浓度下降，运铁蛋白浓度降低和游离原卟啉浓度升高，但血红蛋白浓度尚未降至贫血标准，处于亚临床阶段。③铁性贫血期，此时血红蛋白和红细胞比积下降，并伴有缺铁性贫血的临床症状。

2. 铁中毒　血清铁增高。常见于利用障碍，如巨幼细胞贫血、再生障碍性贫血、铅中毒、维生素B_6缺；释放增多，如溶血性贫血、急性肝炎、慢性活动性肝炎；铁蛋白增多，如白血病、含铁血黄素沉着症、反复输血；铁摄入过多，如铁剂治疗过量。

（二）铜

1. 铜缺乏　血清铜降低。常见于营养不良、低蛋白血征、肾病综合征、遗传性疾病（如wilson病和卷发综合征）等。

2. 铜中毒 血清铜增高。常见于胆汁郁滞、恶性肿瘤、某些血液病（如再生障碍性贫血、缺铁性贫血、白血病等）、风湿病、感染、心肌梗死、糖尿病、充血性心力衰竭等。也可见于因结晶硫酸铜烧伤或意外误服、食用被污染的水和食物造成的急性铜中毒；长期接触铜尘、铜烟的工人可引起的慢性铜中毒。

（三）锌

1. 锌缺乏 血清锌降低。常见于酒精性肝硬化及慢性肝脏疾病、急性传染病、慢性感染、急性组织损伤（如急性心肌梗死）、肾病综合征、慢性肾功能不全、胃肠道吸收障碍、胰腺疾病、糖尿病、肺癌及恶性淋巴瘤等。

2. 锌中毒 血清锌增高。常见于儿童不适当补锌、长期使用锌剂治疗，工业污染急性锌中毒，也可见于甲状腺功能亢进、高血压等。

（四）其他必微量元素

其他必需微量元素的缺乏症和过多症见表9-6中。

表9-6 其他必需微量元素的缺乏症、过多症

元素	主要缺乏症	主要过多症
氟	龋齿、骨质疏松、贫血	氟斑牙、氟骨症、骨质增生
碘	甲状腺肿、克汀病	高碘性甲状腺肿、碘性甲状腺功能亢进
硒	肿瘤、心血管疾病、心肌坏死、克山病、大骨节病	皮肤痛觉迟钝、手指震颤、皮疹、胃肠功能紊乱、高热
锰	骨软、神经紊乱、生殖受抑	乏力、帕金森病、心肌梗死
钼	心血管病、克山病、生长慢、龋齿	脱毛、痛风、贫血、侏儒症
钴	心血管病、贫血、脊髓炎、气喘	心肌病变、心力衰竭、高血脂
钒	胆固醇高、生殖低下、贫血、冠心病	结膜炎、鼻咽炎、心肾受损
铬	糖尿病、心血管病、高血脂	损伤肝肾、皮肤炎症、致癌
锡	抑制生长	贫血、胃肠炎、影响寿命
镍	生长慢、肾衰竭、磷脂代谢异常	咽痛、皮肤炎、白血病、肺癌
锶	骨质疏松、抽搐症、贫血	关节痛、大骨节病、肌肉萎缩

案例讨论

【案例】

某患者，女性，27岁，6个月前出现面色苍白、头晕的症状，半个月前症状加重，出现心慌、气短、眼花，无胸痛。期间患者饮食正常，睡眠正常，体重正常。结婚一年，无子，月经初潮15岁，7天/28天，末次月经3天前。婚后月经量明显增多。

查体：T 36.8℃（36~37.0℃），P 104次/分（60~100次/分），R 18次/分（12~20次/分），BP 125/73mmHg。贫血貌，无淋巴结肿大，皮肤、黏膜无出血点，无黄疸，心、肺无异常，肝、脾不大。

实验室检查：Hb 61g/L，RBC 2.9×10^{12}/L，HCT 0.214，MCV 71fl，MCH 24pg，MCHC 284g/L，WBC 6.3×10^9/L，N65%，L25%，PLT 262×10^9/L，网织红细胞1.5%，尿蛋白（−），大便潜血（−），血清铁345μg/L。

【讨论】

1. 该患者的诊断及诊断依据是什么？

2. 需要与哪些疾病相鉴别？

3. 需进一步完善哪些检查？

本章小结

维生素可分为脂溶性维生素和水溶性维生素两大类。脂溶性维生素包括维生素A，D、E、K等，可随脂类一同吸收；水溶性维生素包括维生素B族和维生素C等，可溶于水。微量元素可分为必需微量元素、非必需微量元素和有害微量元素。微量元素和维生素的缺乏与过量都会不同程度地引起人体生理的异常或发生疾病，应予以高度重视。本章需在掌握微量元素和维生素的代谢、生理功能和标本采集及处理的基础上，熟悉各类维生素及微量元素的测定方法，准确进行维生素和微量元素的测定。

扫码"看一看"

扫码"看一看"

扫码"练一练"

习 题

一、单选题

1. 维生素B$_{12}$又称为

A. 烟酸 　　　　　　　B. 叶酸 　　　　　　　C. 维生素PP

D. 钴胺素 　　　　　　E. 生物素

2. 下列不属于脂溶性维生素的是

A. 维生素A 　　　　　B. 维生素C 　　　　　C. 维生素D

D. 维生素E 　　　　　E. 维生素K

3. 下列哪一组元素属人体必需的微量元素

A. 铜、钙、硒、铁、铬 　　　　　　B. 碘、铜、汞、锌、铬

C. 硅、铜、钒、锌、碘 　　　　　　D. 氟、硒、铅、铁、铬

E. 铁、碘、氟、锌、锰

4. 下列哪种元素缺乏会引起克山病心肌病变

A. 铁 　　　　　　　　B. 铜 　　　　　　　　C. 硒

D. 钙 　　　　　　　　E. 硅

5. 谷胱甘肽过氧化物酶中含有的微量元素是

A. 铁 　　　　　　　　B. 硅 　　　　　　　　C. 锰

D. 硒 　　　　　　　　E. 铜

6. 作为胰岛素辅因子，有增强胰岛素作用的微量元素是

A. 铬　　　　　　　　B. 钴　　　　　　　　C. 锰

D. 硒　　　　　　　　E. 锌

二、多选题

7. 测量微量元素的标本通常有

A. 血液　　　　　　　B. 尿液　　　　　　　C. 唾液

D. 指甲　　　　　　　E. 头发

8. 下列哪些维生素缺乏会造成巨幼细胞贫血

A. 维生素K　　　　　B. 维生素PP　　　　　C. 叶酸

D. 泛酸　　　　　　　E. 维生素B_{12}

9. 下列哪些不是氟中毒所引起的疾病

A. 龋齿　　　　　　　B. 氟骨症　　　　　　C. 氟斑牙

D. 贫血　　　　　　　E. 骨质增生

10. 下列与缺碘有关的是

A. 地方性克汀病　　　B. 地方性甲状腺肿

C. 高碘性甲状腺功能亢进　　D. 高碘性甲状腺肿

E. 食海产品过多

三、简答题

1. 简述亚铁嗪比色法测定血清铁和总铁结合力的测定原理。

2. 试述血清铁测定的临床意义。

（牛文华）

第十章

治疗药物浓度监测

学习目标 •••••••••

1. **掌握** 药物在体内的基本过程；治疗药物浓度监测标本的种类、采集时间及预处理；治疗药物浓度监测的应用范围及临床开展 TDM 的主要药物。

2. **熟悉** 治疗药物浓度监测常用方法的原理、优缺点及应用范围；治疗药物浓度监测的临床应用。

3. **了解** 药代动力学的概念；药动学常用参数。

第一节 概 述

随着我国医药事业的不断发展，以及临床患者数量的增加、疾病种类的不断变化，临床医生如何合理地选择治疗药物的种类以及剂量，根据不同患者的特征制定合理、有效而且安全的个体化治疗方案，已成为医学领域所关注的问题，因此治疗药物浓度监测作为一种有效的检测手段已广泛应用于临床。治疗药物浓度监测（therapeutic drug monitoring，TDM）是在临床药理学、药物代谢动力学和临床化学的基础上，应用现代化灵敏、可靠的检验分析技术，检测患者血液或尿液、唾液等其他体液中的药物浓度，获取相关药代动力学参数，指导临床医生合理选择药物的种类和剂量，制定和调整个体化用药方案，以保证临床用药的合理性、有效性和安全性。国外将 TDM 称为临床药物代谢动力学监测（clinical pharmacokinetic monitoring）。随着对 TDM 不断深入的研究，被监测的药物种类不断地增加，检测的范围不断扩大，已经从对药物总浓度的监测，向药物活性代谢物、游离药物等监测发展。

一、药物在体内的基本过程

药物进入体内（除血管直接给药）后都要经过四个代谢过程，即吸收、分布、生物转化与排泄。该过程与药物在体内浓度维持的时间、作用的快慢及强弱均有密切关系。

（一）药物吸收

药物吸收（drug absorption）是指药物从给药部位进入血液循环的过程（血管内给药不存在吸收过程）。

1. 皮下或肌内注射给药 药物主要是通过毛细血管内皮细胞的间隙，以滤过的方式进入到血液循环中。药物的吸收速度受注射部位的血管多少和药物分子大小及理化性质的

扫码"学一学"

扫码"看一看"

影响。

2. 口服给药 是通过胃、肠道黏膜上皮细胞以被动扩散方式进行吸收，主要的吸收部位在小肠。药物本身的脂溶性、分子大小等理化性质、药物制剂的种类及质量、胃排空速度、肠蠕动等胃肠道功能状态以及胃肠血流动力学状况等因素会影响药物的吸收。某些药物在口服后被吸收，随肝门静脉血流经肝脏时，有部分会被肝细胞中的酶代谢转化，使进入体循环的药量减少，这一现象称"首过消除"（first pass elimination）效应。药物的代谢能力存在较大的个体差异，首过消除较强的药物，口服相同剂量后在不同个体中会出现不同的血药浓度。

（二）药物分布

药物分布（drug distribution）是指药物随着血液循环到达身体的各个器官、组织（包括作用部位和非作用部位），并转运进入细胞间隙及细胞内的过程。药物在体内的分布可以达到动态的平衡，由于药物的理化性质的不同及个体因素的差异，大部分的药物分布是不均匀的。药物在体内的分布关系到药物的储存和消除速度，更关系到药物的疗效和毒性。只有达到作用的靶器官，并且维持适当的治疗药物浓度以及时间，才能达到有效、安全的治疗效果。其靶器官的药物浓度与血浆或血清药物浓度相关，因此可通过测量血浆或血清药物浓度对药物的治疗效果进行监测。

影响药物分布的主要因素如下。

1. 药物的理化性质 药物的分子量大小、脂溶性、等电点、极性等因素都会影响药物的分布。分子量小、脂溶性大、极性小、非解离型的药物更容易通过生物膜。而分子量大的药物不容易通过生物膜，因此其分布达到平衡的过程较长；脂溶性药物在脂肪含量高的组织部位分布较好，储存量较大；而水溶性较强的药物则会在各种体液内大量储存，然后随着尿液排出体外。

2. 细胞内、外液pH的差异 生理情况下细胞外液的pH约为7.4，细胞内液的pH约为7.0，乳汁的pH稍低，约为6.7。由于药物的解离受到体液pH的影响，弱酸性药物主要分布在血液等细胞外液中，而弱碱性药物则主要分布在细胞内液和乳汁中。

3. 药物与血浆蛋白的结合 绝大多数的药物都可和血浆中的蛋白不同程度地进行可逆的结合，并保持动态的平衡。与蛋白质结合率高的药物代谢慢、作用时间长。药物和血浆蛋白的可逆性结合，是药物在体内的一种暂时储存形式及调节方式。只有游离的药物进入到靶器官后才能发挥其药理作用，产生生物学效应，因此过于牢固的结合会严重降低甚至完全抑制药物的作用。药物与血浆蛋白的结合具有饱和性，当两者结合达到饱和后，增加药物剂量会使游离药物浓度增高，使其一直维持有效的治疗浓度，达到有效的治疗效果；但不能超过安全的药物浓度，否则会造成不良反应。因此需要对药物浓度进行监测。

各种药物与血浆蛋白结合位点不同，同时血浆蛋白同一位点也可以结合理化性质相近的药物，存在竞争性抑制，会使游离药物的浓度发生改变，这对高血浆蛋白结合率的药物尤其重要。如抗凝血药双香豆素的血浆蛋白结合率高达99%，若同时服用抗感染药保泰松，竞争同一蛋白结合位点，可使双香豆素血浆蛋白结合率降为98%，导致游离药物浓度增加了一倍，容易产生自发性出血等不良反应。此外，血浆中蛋白浓度改变，也对血浆蛋白结合率产生影响。

基于以上多种原因，理想的TDM应直接测定血浆中游离部分的药物浓度。如果需要测定药物的总浓度时，需要注意血浆蛋白的含量对结果产生的影响。

4. 主动转运或特殊亲和力的影响　少数药物可被某些组织细胞主动摄取而形成浓集，如甲状腺滤泡上皮细胞对I⁻的主动摄取浓集，使甲状腺中I⁻浓度比血浆高数十倍。另有少数药物对某些组织、细胞成分具有特殊的亲和力或形成难解离的共价结合，导致药物在这些部位的浓集。

5. 组织器官膜屏障作用　血-脑（眼）屏障是脂质屏障，只有高度脂溶性的药物才能通过其扩散进入到脑脊液、脑组织和房水中。胎盘屏障和一般的生物膜没有明显的区别，在药物的分布上几乎没有影响，因此孕妇用药时必须要考虑药物对胎儿的影响，慎重选择药物。

6. 器官和组织的血液供应的影响　血液供应丰富的器官和组织，药物浓度通常较高。

（三）药物代谢

药物代谢（drug metabolism）是指生物体对药物进行的化学转化过程，又称为药物生物转化（drug biotransformation）。药物代谢的主要器官是肝脏，主要在肝细胞微粒体混合功能氧化酶（肝药酶）的催化下，发生氧化、还原、水解及结合反应后进行转化。药物经过肝脏的代谢后可能会失去药物活性，称为药物灭活；有些药物在经过肝脏代谢后才有药理活性，称为药理活化，因此药物的生物转化具有双向性。

药物在体内的代谢过程存在着较大的个体差异，至少有200余种常用的药物为肝微粒体混合功能氧化酶的诱导剂或抑制剂。这些药物长期使用时，会对自身及与其同时使用的其他药物的代谢能力产生一定的影响。如肝药酶抑制剂氯霉素在使用两天后，可使降血糖的药物甲苯磺丁脲稳态血药浓度上升将近一倍。肝药酶的代谢也存在着饱和性，当药物浓度超过其最大转化能力时，将导致药物消除动力学方式发生改变。此外，某些药物代谢酶的遗传缺陷、吸烟、饮酒和饮茶等也可导致药物代谢能力的改变，导致药物浓度的异常变化。

（四）药物排泄

药物排泄（drug excretion）是指药物及其代谢产物通过排泄器官或分泌器官从体内排出的过程。药物的排泄器官主要包括肾、肺、肝及腺体（乳腺、唾液腺）等，其中肾脏是药物排泄的主要器官。游离型药物及其代谢物通过肾小球滤过膜滤入原尿中，部分药物也可经过近曲小管的分泌进入原尿。原尿中的游离型药物可不同程度地被肾小管重吸收，代谢物由于极性较高而不会被重吸收。此外，药物可经肝脏代谢后排入肠腔，随粪便排出；挥发性气体药物可经肺排出；少量药物也可经汗液排出。

药物经过代谢和排泄后，使原始药量在体内减少，该过程称为药物消除（drug elimination）。

二、治疗药物浓度监测与药物代谢动力学

药物代谢动力学（pharmacokinetics）简称药动学，是指在动力学的理论基础上，研究药物在体内吸收、分布、代谢和排泄的过程及其发生量变的规律，并应用数学模型和公式予以解释，这种用数学的方式建立的模拟药物在体内过程的模型称为药物动力学模型，最常用的是房室模型和消除动力学模型；在临床TDM工作中，应用药动学监测给药后个体体内药物浓度随时间改变的变化，并求算出有关药动学参数，并结合上述动力学模型、数学公式和相应药动学参数，对个体化的用药方案进行制定和调整，使临床药物治疗更有效、

安全和经济。

如没有药动学基础，当测得某种药物浓度，仅代表采样瞬间该个体体液中的药物浓度。在药动学理论指导下，则可确定最适的采样时间，并根据测定的药物浓度确定采样前后药物的变化规律，及时调整用药剂量，指导临床治疗。下面列举药物代谢动力学常用参数。

1. 消除速率常数　消除速率常数（elimination rate constant，k）是指单位时间内消除的药量与初始药量的比值，反应药物从测量部位消除的速度，受药物代谢及排泄过程影响。k是反映体内药物消除快慢的重要参数，k值越大表示药物消除的越快。同一药物在不同个体之间消除的速率不同；但在同一个体，若无明显的生理性及病理性影响药物在体内的过程，则k值一般不变。

2. 消除半衰期　消除半衰期（elimination half life）是指血浆药物浓度下降一半所需要的时间，也称为消除半寿期。一般用$t_{1/2}$表示，单位为时间单位。同k值一样，反映药物在体内消除的快慢。每种药物的半衰期不同，同种药物的半衰期也存在个体差异，且同一个体在不同的病理情况下，半衰期也不同。因此，临床上可根据实际测得的半衰期，调整给药方案，以保证安全有效的血药浓度。

3. 生物利用度　生物利用度（bioavailability，F）是指血管外用药时，药物被机体吸收进入体循环的相对量和速率，又称为吸收分数，用F表示。包括绝对生物利用度F_{abs}和相对生物利用度F_{rel}。F_{abs}=（A/D）×100%（A为进入体循环的量，D为口服剂量）。F_{rel}主要用于药剂等效性研究。生物利用度是用来反应药物制剂吸收程度的参数。

4. 表观分布容积　表观分布容积（apparent volume of distribution，V）是指当药物在体内达到分布平衡后，体内药物按血药浓度均匀分布所需要的体液总容积。反映药物分布的广泛程度或药物与组织成分的结合度。V越大，表示药物分布的越广泛、组织摄取多，而血药浓度低。V是一理论容积，不代表真实的容积。

5. 药物消除速率　药物消除速率（drug clearance，DC）指单位时间内机体消除药物的表观分布容积。单位为ml/min。DC表示药物从血液或血浆中消除的速率，反映排泄器官和代谢器官除去药物的能力。

6. 血药浓度–时间曲线　血药浓度–时间曲线（time-concentration curve，c–t）以血药浓度为纵坐标，以给药时间为横坐标，绘制体内药量随时间变化的关系（时量关系）曲线。

口服单剂量药物后，血药浓度–时间曲线可由以下过程组成：潜伏期，是指从给药后到开始显现疗效的这段时间；持续期，是指药物保持有效浓度或基本疗效的这段时间，时间的长短取决于药物的消除速率；残留期，是指药物浓度降到有效浓度以下至未完全消除的这段时间，残留期长的药物反复应用容易蓄积而引起中毒。

7. 药–时曲线下面积　药–时曲线下面积（area under the curve，AUC）指血药浓度–时间曲线下的面积。AUC是一次用药后药物的吸收总量，主要反映药物的吸收程度。

8. 稳态血药浓度　稳态血药浓度（steady–state plasma concentration，C_{ss}）是指从体内消除的药量与进入体内的药量相等时的血药浓度，又称坪浓度，单位为mg/ml或μg/ml。此时血药浓度维持在一个恒定水平。

9. 峰浓度　峰浓度（peak concentration，C_{max}）指血管外用药时所能达到的最大浓度。

10. 达峰时间　达峰时间（time of the peak concentration，t_p）指血管外用药时血药浓度持续上升，达到某一浓度后转为下降，达到最高血药浓度时所需要的时间。

11. 稳态谷浓度　稳态谷浓度（steady-state concentration minimum，$C_{ss.min}$）指达到稳态浓度后，在下一个剂量给药前的最低浓度。

12. 负荷剂量　负荷剂量（loading dose，D）指对于半衰期较长的药物，为了能在短时间内达到药物的治疗浓度而给予的超过常规剂量的药物量。

13. 吸收速率常数　吸收速率常数（absorption rate constant，k_a）表示单位时间内机体在给药部位吸收药物的速率，为固定比值，反映药物被吸收的快慢。

> **考点提示**　治疗药物进入体内，要经过吸收、分布、代谢和排泄四个基本的过程。

扫码"学一学"

第二节　治疗药物浓度监测标本的采集、预处理和常用方法

不同的药物或同一种药物的不同剂型及不同的给药方式等，都可导致药物在体内的过程不同，需根据药物在体内过程的特点采集合适的标本、确定恰当的采样时间和进行必要的预处理。用于TDM的标本主要有血液、尿液和唾液等体液标本。

一、常用标本

1. 血液标本　除了局部用药，药物的运输、代谢和排泄都要经过血液循环来进行，绝大多数药物在分布达到动态平衡后，其血药浓度和作用部位的药物浓度具有相关性，也和药物疗效存在量效的相互关系。因此检测血液标本的药物浓度可直接反映体内药物浓度的变化。在长期的研究及临床实践基础上，我国已经建立了许多药物的治疗浓度范围及中毒水平的资料，而且血液也较易于采集，因此，血液是TDM工作中最常用的标本。因为药物和血浆纤维蛋白并不结合，经研究证实许多药物在血浆和血清中的浓度相等，所以血浆和血清均可作为TDM的标本。但为了避免抗凝剂与药物间发生可能的化学反应及对测定产生未知的干扰，首选血清为检测标本。大多数药物可与血浆蛋白不同程度的发生可逆性结合，而在作用部位发生主要药理作用的为游离药物浓度，但在现有的技术条件下，游离药物浓度检测很难开展，因此目前临床主要测定血清或血浆药物总浓度。

血液标本通常在外周静脉采集。为了能更准确地反映整个体循环中的药物浓度，静脉注射或滴注用药时，禁止在同一侧静脉采血；口服或注入药物后短期内不宜采血，肌内注射或皮下用药后，应尽量避免在注射部位回流静脉采集血液。

2. 唾液标本　唾液标本可无损伤地进行采集，较易获得，采集方式患者更易接受。唾液中药物多是由血浆中的游离药物经过被动扩散而来，且唾液中蛋白含量较少，所以唾液中的药物浓度与血浆中游离药物浓度相关性较好。由于唾液的pH波动较大，而血浆的pH较稳定，造成两者的pH差值较大，导致药物在两种体液中的解离度和分配不稳定。

由于唾液的成分受到机体的状态及多种因素的影响较大，以唾液为标本进行TDM，必须是唾液和血浆中浓度比值较恒定的药物，如乙酰氨基酚、水杨酸类、苯妥英钠、苯巴比妥、氨茶碱、甲磺丁脲、碳酸锂等，特别是碳酸锂，非常适宜用唾液作为TDM标本。对有口腔炎症者，炎性渗出物可能干扰药物测定，不宜用唾液作为TDM标本。

唾液标本的收集宜在自然分泌状态下进行。可采用自然吐出，或用特制的负压吸盘进

行采集。

3. 尿液标本 尿液标本较易收集，大多数药物（游离部分）都可通过肾小球滤过膜过滤到原尿中。随着尿液的浓缩，尿液中的药物浓度增高，因此更易于监测。但尿液的pH受饮食、水电解质等各种因素的影响，较唾液pH的波动更大，因此在实际工作中TDM尿液标本很少使用。但对用于治疗泌尿系统感染的药物及可产生肾小管损害的药物，由于更接近药物作用的靶器官，检测尿液药物浓度更有意义。

4. 脑脊液标本 对于作用于中枢神经系统的药物，采集脑脊液更接近于药物作用部位，能更准确地反映药物的浓度。但由于标本采集的操作较复杂，在TDM中应用极少。

二、标本采集时间

TDM是指导临床合理用药、制定个体化用药方案的重要依据，其标本采集时间的合理性及采集方法的正确选择是结果准确性的重要保证。应根据TDM的目的，在药代动力学理论指导下，结合患者的具体情况确定标本采集的适当时间。

1. 多剂量服药的血液标本的采集时间 采集时间应在多剂量服药后血药浓度达到稳态血药浓度后。此时，药物的吸收速率与消除速率达到了动态平衡，血药浓度相对稳定，为测定血药浓度最佳时期。恒速静脉滴注时，稳态后血药浓度维持恒定，任何时间均可采集；口服或注射给药时，稳态血药浓度将在一定范围内波动，可测定峰浓度和稳态谷浓度，根据临床需要进行选择。

2. 急诊患者血液标本采集时间 急诊患者一般在首剂负荷剂量后再采集峰值血样。对于急诊患者，由于病情危急，给予负荷剂量是期望在短期内使血药浓度达到治疗范围。但此时要特别注意由于首剂翻倍造成的血药浓度过高，而引起严重的不良反应，因此测定稳态血药浓度才更有临床价值。

3. 急性药物中毒的诊断和疗效监测采样时间 用于诊断急性药物中毒时应立即取样测定，有利于及时采取治疗措施，了解抢救效果。

4. 计算个体药代动力学参数的血标本采集时间 ①在血药浓度–时间曲线中每个时相取样不得少于3点，此外，在两相转折点附近至少取样2点，以便较准确地判断转折点。②消除时相取样时间尽量长，并保证时间跨度至少在两个半衰期以上。

三、标本的预处理

TDM工作中，只有少数方法可直接使用所采集的标本进行测定，大多数的标本需要进行预处理后才能进行测定。预处理的目的是使用适当的方法减少干扰成分、浓缩和纯化药物，以提高检测的灵敏度及特异性，预处理的方式不能破坏检测的成分。预处理的项目有除蛋白、提取和化学衍生化反应。

1. 除蛋白 血液（血浆）、唾液和尿液标本含有微量的蛋白质，而蛋白质会对多种检测方法产生干扰，可用沉淀离心法、色谱法、超滤法和超速离心法去除。其中以沉淀离心法最方便快捷，可选用合适的酸、碱和有机溶剂，与提取同步进行，最为常用。用沉淀离心法除蛋白时，当蛋白质变性沉淀时，破坏药物与血浆蛋白的结合，因此将与血浆蛋白结合的药物释放出来，测得的药物浓度是游离药物和与蛋白结合的药物的总浓度。因此，需测定游离药物浓度时，不宜选用此法，应选用光谱法、超滤法或超速离心等相对温和的方法。

2. 提取 为了尽可能的浓缩待测的组分，减少干扰，提高检测的灵敏度，除免疫化学法外，进行TDM的标本均需进行提取。常用的提取方法有液−液提取法和液−固提取法。液−液提取法是指样本和提取介质都是液相，大多药物为有机化合物，可在不同pH的溶液中发生不同程度的解离。选择对待检测组分分配比高，不与样本发生混溶及乳化的有机溶剂，将待测样本进行酸化或碱化，使待检测的组分以脂溶性较高的状态存在，全部分配到提取液中，而干扰成分由于极性较高而留在标本中，离心后将有机提取相和水相样本进行分离，即完成待测组分的提取。液−固提取法又称固相柱提取法。根据待测组分的理化性质的差异，选择提取短色谱柱，待检测样本经过该提取柱后，再选用合适的溶剂进行洗脱，选择性收集含有待测组分的洗脱液，即完成提取，进一步检测。

3. 化学衍生化反应　用光谱法和色谱法对标本进行测定时，根据待测物的化学结构和检测方法的要求，通过化学衍生化反应，特异性地引入显色（可见−分光光法）、发光（荧光、磷光、化学发光）基团，以提高检测的灵敏度和特异性。

四、标本保存

1. 标本采集后，血药浓度仍处在变化之中，应立即测定。
2. 如不能立即测定，应及时分离血清（浆），放于4℃冷藏或放于−20℃冷冻。
3. 24小时尿液标本应加入防腐剂后保存。

五、常用方法及评价

治疗药物浓度监测的方法较多，由于治疗药物在吸收和代谢后，存在于体内的浓度很低，不仅受到结构相似的内源性物质的干扰；还易受到和药物的原型极其相似的代谢产物的干扰，因此要采用特异性强、灵敏度高、准确性较好的检测方法。临床上主要有光谱法、色谱法（层析法）、免疫化学方法等。

1. 光谱法

（1）原理　利用药物或其代谢物对紫外光有最大吸收峰，或药物及代谢物受光激发后发射荧光、药物的特异的显色反应等特点，应用紫外光、荧光和可见光分光光度法检测。

（2）常见的方法　紫外−可见光谱法、火焰发射光谱法、原子吸收光谱法和荧光光谱法。

（3）优缺点　优点：成本较低，设备相对较简单，易于操作，推广方便。缺点：灵敏度低、特异性较差，易受到光谱学特征相同或相近的代谢物及内源性物质、同时使用的其他药物的干扰。

（4）应用　用于测定治疗血药浓度水平较高时、用药安全范围较宽的药物，如阿司匹林、对乙酰氨基酚、氨茶碱、苯妥英钠等。

2. 色谱法

（1）原理　色谱法又称层析法。根据样本中各组分的理化性质不同，通过层析作用达到分离组分的目的，再使用适当的检测仪器，可同时进行定性和定量分析。

（2）常见的方法　薄层色谱法（TLC）、气相色谱法（GC）和高效液相色谱法（HPLC）。

（3）优缺点　优点：特异性强、灵敏度高、重复性好，可对同一样本中多种药物及其代谢产物同时进行检测。缺点：仪器昂贵，技术要求高。

（4）应用　薄层色谱法（TLC）的灵敏度及重复性均低于其他色谱法，只用于毒物的检测；气相色谱法（GC）和高效液相色谱法（HPLC），通过微电脑控制层析条件、程序和数据处理，特异好、灵敏度高、重复性好，可同时完成同一标本中多种药物组分分析，用于绝大多数有机化合药物的检测。高效液相色谱法（HPLC）为TDM推荐使用方法。

3. 免疫化学法

（1）原理　某些药物本身即半抗原或抗原，可制备与其对应的特异性抗体，利用抗原抗体发生特异性结合的免疫学方法可对药物进行检测。

（2）常见的方法　放射免疫法（RIA）、荧光免疫法（FIA）、酶免疫法（EIA）和荧光偏振免疫法（FPIA）。

（3）优缺点　优点：免疫化学法灵敏度极高，可达ng甚至pg检测水平，标本用量少，一般不需预处理，操作简便，已有可供实验室使用的商品试剂盒，便于推广。缺点：试剂盒较贵，有效期短；特异性易受内源性物质及同时使用的其他药物等因素的干扰，造成结果的假性增高。

（4）应用　主要应用于地高辛、奎尼丁、吗啡、他克莫司、美托洛尔、环孢素A、卡马西平、克拉霉素、非洛地平等药物的检测。

4. 其他方法　毛细管电泳技术（CE）采用高电场强度的电泳方式，具有微量、高效、灵敏的特点，并可进行自动化检测。抑菌试验用于抗菌药物的浓度测定。

> **考点提示**　治疗药物浓度监测的方法主要有光谱法、色谱法（层析法）、免疫化学方法等。

第三节　治疗药物浓度监测的临床应用

为了了解药物治疗的效果、不良反应，需要对靶器官的药物浓度进行监测。当药物在体内达到平衡，靶器官中的药物浓度与血浆中的药物浓度具有相关性，可通过监测血浆中的药物浓度评价药物的疗效。

一、治疗药物浓度监测的应用范围

临床治疗中可选用的药物种类繁多，并非所有药物都需要TDM。当某种药物本身具有客观的、简便的可量化的临床药效指标时，则不需要进行TDM。如监测血压可评价降压药的疗效；监测血糖可评价降糖药的疗效；监测凝血酶原时间可评价抗凝血药物的疗效等。一个良好的临床指标优于血药浓度监测。还有一些药物，其可使用剂量的安全范围大，不易产生毒性反应，这类药物也不需要进行TDM。血药浓度监测只是药物临床疗效的间接指标。

（一）需进行TDM的药物应符合以下的基础条件

1. 血药浓度的变化可以反映药物作用部位的浓度变化。
2. 药效与药物浓度的相关性好，超过了药效与药物剂量的相关性。
3. 有效血药浓度范围和中毒浓度已明确。
4. 药理效应不能用简便的可量化的临床指标进行评价。
5. 可建立特异性强、灵敏度高和准确性好的简便快速的检测分析方法。

扫码"学一学"

（二）药物需进行TDM的原因

1. 药物的有效治疗浓度范围窄　某些药物的有效治疗浓度范围较窄，血药浓度稍高则会出现不良反应，血药浓度稍低即无治疗效果；某些药物的治疗指数低，治疗浓度与中毒浓度基本接近甚至重叠，极易中毒，如氨茶碱的治疗浓度为10~20μg/ml，而最小中毒浓度为20μg/ml；洋地黄毒苷的治疗浓度为14~30ng/ml，而最小中毒浓度为30ng/ml；庆大霉素的治疗浓度为0.5~10μg/ml，而最小中毒浓度为12μg/ml。通过TDM才能保证其既达到安全有效的血药浓度，又不会引起不良反应，合理用药。

> 📋 **知识拓展**
> ----------------------------------
> 　　有效血药浓度范围（therapeutic range）是指最低有效浓度和最低毒性反应浓度之间的血药浓度范围。临床在个体化给药时尽量维持在有效血药浓度范围内，以达到最佳治疗效果。

2. 长期用药　长期用药的患者，依从性差，经常不按时用药，从而导致治疗效果较差；长期使用某种药物，导致耐药性的产生；以控制病症的发作或复发为目的的长期用药等，需要定期进行TDM，可及时发现患者在治疗过程中是否停药、减量，也可发现不明原因导致的血药浓度变化，从而及时调整用药方案和剂量。

3. 某种药物在治疗不同疾病时需要达到不同的血药浓度时　如地高辛在治疗慢性充血性心衰时要求治疗浓度为0.8~1.6ng/ml，而治疗房颤时治疗浓度需达到2.0ng/ml左右或更高，而该浓度多会导致慢性充血性心衰患者出现心律失常等中毒反应，借助TDM可将血药浓度控制在治疗目的所需范围之内，保证疗效和安全用药。

4. 某些药物的中毒表现和疾病本身的症状难以区分时　多数药物中毒时有其特殊的临床表现，较好区分，但某些药物中毒后的临床表现与其疾病本身症状极其相似，很难作出鉴别诊断。因此，是剂量不足导致的治疗疗效差，还是由于药物过量所致的不良反应，需要借助TDM才能准确的进行鉴别诊断，调整治疗方案。

5. 合并用药发生相互作用而导致影响疗效或发生不良反应时　某些药物同时使用，会导致药物的相互作用，而影响药物在体内的吸收、分布、代谢和排泄过程，导致影响疗效或发生不良反应。可通过TDM，进行药物剂量的调整。

6. 药物治疗无效查找原因时　对于诊断十分明确，用药合理无误，但患者预期的治疗效果不理想时，需要借助TDM查找相关原因，患者是否按医嘱用药或因药品质量存在问题、患者个体差异等原因导致未达到有效治疗浓度，以利于及时调整治疗方案。

7. 某些疾病影响药物在体内的过程时　某些疾病会影响药物在体内的过程，如胃肠道疾病可影响口服药物的吸收；肝脏疾病可影响药物的代谢；肾功能不全的患者，影响药物的排泄。如链霉素的半衰期正常为2~3小时，肾衰竭时可增加到50小时以上。

8. 某些药物在体内过程个体差异较大时　药物在体内过程存在个体差异较大时，很难通过控制使用剂量及临床经验来估算血药浓度，需要借助TDM，制定给药方案。

二、治疗药物浓度监测的临床应用

目前临床开展TDM的主要药物见表10-1。

表10-1 临床开展TDM的主要药物

药物分类	药物名称
强心苷	地高辛、洋地黄毒苷
抗菌药	氨基糖苷类、氯霉素、万古霉素、美罗培兰、阿米卡星等
平喘药	氨茶碱
抗癫痫药	苯妥英钠、卡马西平、扑米酮、苯巴比妥、丙戊酸钠、乙琥胺等
抗心律失常药	利多卡因、奎尼丁、普鲁卡因胺等
抗抑郁药	丙米嗪、阿米替林、地昔帕明、多虑平等
抗恶性肿瘤药	甲氨蝶呤、阿霉素、环磷酰胺等
β-受体阻断药	普萘洛尔、美托洛尔、阿替洛尔等
免疫抑制药	环孢素A等
抗躁狂症药	碳酸锂

三、注意事项

1. 药物的血药浓度经监测一直维持在最佳浓度，但治疗效果却并不理想。应考虑是否由于长期用药而产生耐药。

2. 药物的血药浓度经监测并未达到有效治疗浓度，但治疗疗效却很好，而一旦达到有效治疗浓度就出现了不良反应。应考虑是否存在个体差异，如是否为高敏体质，血浆蛋白结合率是否降低等。

3. 如体液中未检出药物浓度或药物浓度过低时，及时查找原因。是否患者自行停药，应提高患者依从性；或者药物质量存在问题，应及时纠正。

考点提示 ▶ 临床开展TDM的主要药物有强心苷、抗癫痫药等。

案例讨论

【案例】

患者男性，65岁，高血压病史近20年，近一年内出现反复夜间阵发性呼吸困难，症状逐渐加重而来院就诊。经诊断为慢性心衰，给予口服地高辛进行治疗。

【讨论】

1. 患者口服地高辛期间是否要进行血药浓度监测？原因是什么？

2. 地高辛有效血药浓度范围为多少？

本章小结

治疗药物浓度监测（therapeutic drug monitoring，TDM）是在临床药理学、药物代谢动力学和临床化学的基础上，应用现代化灵敏、可靠的检验分析技术，检测患者血液或尿液、唾液等其他体液中的药物浓度，获取相关药代动力学参数，指导临床医生合理选择药物的种类和剂量，制定和调整个体化用药方案，以保证临床用药的合理性、有效性和安全性。

治疗药物通过口服、注射或静脉滴注等方式进入体内，一般要经过吸收、分布、代谢和排泄四个基本的过程。临床医生可在药动学理论指导下对个体化的用药方案进行制定和调整，使临床药物治疗更有效、安全和经济。

用于TDM的标本主要有血液、尿液和唾液等体液标本。TDM工作中，只有少数方法可直接使用所采集的标本进行测定，大多数的标本需要进行预处理后才能进行测定。预处理的项目有除蛋白、提取和化学衍生化反应。治疗药物浓度监测的方法较多，临床上主要有光谱法、色谱法（层析法）、免疫化学方法等。

临床开展TDM的主要药物有强心苷、抗癫痫药、抗心律失常药、β-受体阻断药、平喘药、抗抑郁药、抗躁狂症药、免疫抑制药、抗菌药、抗恶性肿瘤药等。

习题

扫码"练一练"

一、单选题

1. 关于药物分布描述错误的是

A. 分子量小容易通过生物膜

B. 弱酸性药物主要分布在细胞外液中

C. 与蛋白质结合率高的药物代谢慢

D. 血液供应丰富的器官药物浓度较低

E. 少数药物对某些组织具有特殊的亲和力

2. 单位时间内消除的药量与初始药量的比值是指

A. 消除速率常数　　　　B. 消除半衰期　　　　C. 生物利用度

D. 表观分布容积　　　　E. 药物消除速率

3. 血浆药物浓度下降一半所需要的时间是指

A. 消除速率常数　　　　B. 消除半衰期　　　　C. 药物消除速率

D. 表观分布容积　　　　E. 达峰时间

4. 治疗药物浓度监测标本除蛋白最常用的方法是

A. 沉淀离心法　　　　B. 色谱法　　　　C. 超滤法

D. 超速离心法　　　　E. 放射免疫法

5. 下列哪一项不需要监测血药浓度

A. 地高辛　　　　B. 氯霉素　　　　C. 利多卡因

D. 甲氨蝶呤　　　　E. 对乙酰氨基酚

6. 采用光谱法进行治疗药物浓度监测的优点是

A. 设备较简单　　　　B. 灵敏度强　　　　C. 特异性好

D. 重复性好　　　　E. 标本用量少

7. 对消除速率常数描述错误的是

A. 是指单位时间内消除的药量与初始药量的比值

B. 反应药物从测量部位消除的速度

C. 受药物代谢及排泄过程影响

D. k 值越大表示药物消除得越慢

E. 同一药物在不同个体之间消除的速率不同

8. 稳态血药浓度是

A. 是指从体内消除的药量与进入体内的药量相等时的血药浓度

B. 指血管外用药时所能达到的最大浓度

C. 指下一个剂量给药前的最低浓度

D. 指下一个剂量给药前的最高浓度

E. 指下一个剂量给药前的最高浓度与最低浓度的平均值

9. 色谱法检测的缺点是

A. 技术要求低　　　　　　　B. 仪器昂贵　　　　　　　C. 灵敏度低

D. 特异性弱　　　　　　　　E. 重复性差

10. 药物与血浆蛋白的结合描述正确的是

A. 绝大多数的药物都不能和血浆中的蛋白结合

B. 与蛋白质结合率高的药物代谢快

C. 只有游离的药物进入到靶器官后才能发挥其药理作用

D. 药物与血浆蛋白的结合不具有饱和性

E. 各种药物与血浆蛋白结合位点相同

11. 药物代谢的主要器官是

A. 肝脏　　　　　　　　　　B. 脾脏　　　　　　　　　C. 心脏

D. 肾脏　　　　　　　　　　E. 肺

12. 药物的排泄器官不包括

A. 肾脏　　　　　　　　　　B. 肺　　　　　　　　　　C. 肝脏

D. 腺体　　　　　　　　　　E. 脾脏

13. 治疗药物浓度监测血液标本描述不正确的是

A. 血药浓度和作用部位的药物浓度具有相关性

B. 和药物疗效存在量效的相互关系

C. 检测血液标本的药物浓度可直接反映体内药物浓度的变化

D. 药物和血浆纤维蛋白可结合

E. 较易于采集

14. 多剂量服药的血液标本的采集时间是

A. 在首剂负荷剂量后采集峰值血样

B. 应在多剂量服药后血药浓度达到稳态血药浓度后

C. 立即取样

D. 在首剂负荷剂量后立即采样

E. 随机采样

二、多选题

15. 治疗药物浓度监测常用的标本有

A. 血液　　　　　　　　　　B. 尿液　　　　　　　　　C. 唾液

D. 脑脊液　　　　　　　　　E. 胸腔积液

16. 药物进入体内（除血管直接给药）后都要经过四个代谢过程是

A．吸收   B．分布   C．首过消除

D．生物转化   E．排泄

17．下列哪些是治疗药物浓度监测的常用方法

A．紫外-可见光谱法   B．薄层色谱法（TLC）   C．气相色谱法（GC）

D．放射免疫法（RIA）   E．酶免疫法（EIA）

18．需进行TDM的药物应符合哪些基础条件

A．血药浓度变化可反映药物作用部位的浓度变化

B．药效与药物浓度相关性好

C．有效血药浓度范围和中毒浓度已明确

D．药理效应能用简便可量化的临床指标进行评价

E．可建立特异性强、灵敏度高和准确性好的分析方法

19．计算个体药代动力学参数的血标本采集时间

A．在血药浓度-时间曲线中每个时相取样不得少于3点

B．在两相转折点附近至少取样2点

C．消除时相取样时间尽量长

D．保证时间跨度至少在两个半衰期以上

E．在血药浓度-时间曲线中每个时相取样可以只取1点

20．临床开展TDM的主要药物有

A．强心苷   B．平喘药   C．抗癫痫药

D．抗心律失常药   E．免疫抑制药

三、案例分析题

患者，男，50岁，癫痫病史5年，长期服用苯妥因0.4g/d，近日出现头晕及走路摇晃等症状，经静脉血检测血药浓度苯妥因为45μg/ml，请分析该患者应该怎样调整治疗？

（赵　辉）

第十一章

肝胆疾病的检验

学习目标 ⚬⚬

1. **掌握** 肝脏疾病的生化改变;血清蛋白质测定的临床意义;血清酶的种类、测定的方法、原理和临床意义;胆红素的生成、运输、转化和排泄过程;黄疸的概念、分类、机制和鉴别诊断;血清总胆红素和结合胆红素测定的方法、原理和临床意义;血清胆汁酸测定的方法、原理和临床意义。

2. **熟悉** 肝脏结构、生物化学功能;胆汁酸肠肝循环的概念和意义;肝功能试验选择原则。

3. **了解** 肝细胞损伤时,营养物质的主要代谢变化及生物转化作用的变化。

4. 能正确选择肝功能检验项目,并能根据检验结果判断肝脏的功能状态;能对感染性标本进行无害化处理或留待复查。

5. 具有正确采集和处理肝功能检验标本的能力;具有血清总胆红素、结合胆红素、反映肝功能和损伤的酶学指标项目的检测能力。

肝脏是人体最重要的代谢器官之一,是维持生命和内环境稳定所必需的器官。几乎参与了体内所有的物质代谢过程,尤其是在蛋白质、糖类、脂类等营养物质的代谢转变以及胆红素、药物等非营养物质的生物转化过程中发挥着重要作用。当各种因素造成肝内外胆道阻塞或严重肝损害时,就会导致物质代谢紊乱,引起血液或其他体液中相应生化成分发生改变。因此,合理选择相关生化指标进行检测,对于判定肝功能状态和肝胆疾病的诊断、鉴别诊断、疗效观察、病情监测及预后判定都具有非常重要的意义。

第一节 概 述

肝脏是体内最大的实质性器官,也是最大的腺体,在形态结构和化学组成方面有许多独特之处,这些特点与其复杂的生理功能相适应。

一、肝脏的组织结构特点

(一)解剖学特点

1. 双重血液供应 肝脏具有肝动脉和门静脉双重血液供应,25%~30%来自肝动脉,70%~75%来自门静脉。其中肝动脉由腹主动脉发出,为肝细胞提供充足的氧气;门静脉将

扫码"学一学"

222

肠壁的血液回流至肝脏，为肝组织提供丰富的营养物质。

2. 双重输出通道 肝静脉将肝细胞代谢产物运出肝组织，注入下腔静脉；胆道系统将肝细胞分泌的胆汁收集、储存，排入肠道，并排出体内的脂溶性物质及其代谢产物。

（二）组织学特点

1. 组织结构特点 肝细胞表面有大量的微绒毛，增大了与血窦的接触面，有利于物质的转运；肝细胞膜具有较高的通透性，有利于细胞内外的物质交换；肝细胞中有丰富的线粒体，为代谢提供能量保证；肝细胞有丰富的内质网、核蛋白体和高尔基体，为蛋白质的合成、毒物或药物的转化和排泄提供场所；此外，肝细胞中含有丰富的酶，为多种物质代谢提供条件。

2. 肝细胞的再生 肝细胞是体内唯一具有再生能力的实质细胞。这种再生可由已分化的肝细胞增殖而来，也可由小叶内未分化的胆管上皮细胞分裂而成。在中毒性肝损伤或胆道阻塞时，胆管上皮细胞更容易增生，这可能是慢性肝病容易导致肝纤维化或肝硬化的基础。

二、肝胆疾病的生物化学变化

肝脏的生理功能非常复杂，可以概括为对营养物质的代谢、对非营养物质的转化、胆汁酸分泌和胆色素排泄四个方面。炎症刺激、毒物损伤、胆道结石或肿瘤压迫等各种因素都可造成肝细胞损害或胆管系统受阻，进而引起肝功能障碍，造成多种生物化学改变。

（一）物质代谢的变化

1. 蛋白质代谢变化

（1）正常代谢 肝脏在蛋白质代谢中的作用主要表现为：①合成和分泌血浆蛋白质：血浆中的蛋白质，除γ-球蛋白外均来自肝脏；②转化和分解氨基酸：除支链氨基酸（缬氨酸和亮氨酸、异亮氨酸）外，其余氨基酸主要在肝内代谢，尤其是芳香族氨基酸（苯丙氨酸、酪氨酸和色氨酸）大多在肝脏转变；③合成尿素以解氨毒。

（2）代谢变化 肝脏损害时，蛋白质代谢变化主要表现为：①血浆蛋白含量降低：合成蛋白质的种类和数量可反映肝功能的受损程度。慢性肝病时血浆清蛋白降低，总蛋白降低，而γ-球蛋白升高，出现清蛋白与球蛋白比值（A/G）降低，甚至倒置。但急性肝损害时，血浆总蛋白质浓度变化不大，这与肝脏强大的储备能力和蛋白质的半衰期相对较长有关。肝硬化患者血浆清蛋白合成不足，血浆胶体渗透压降低，是导致容易出现水肿和腹腔积液的重要原因。其他血浆蛋白变化表现为α_1-抗胰蛋白酶、前清蛋白等低分子量蛋白水平下降，而与炎症、损伤反应有关的一些急性时相反应蛋白合成上升；②血氨升高，血尿素降低：晚期肝病患者，尿素合成能力低下，血浆尿素水平呈低值，而氨清除障碍造成高氨血症，是肝性脑病的重要诱因；③血浆氨基酸比例失调：芳香族氨基酸主要在肝脏代谢，当严重肝损害时，血中氨基酸平衡紊乱，表现为支链氨基酸和芳香族氨基酸的比值（支/芳）下降。

2. 糖代谢变化

（1）正常代谢 肝脏是调节血糖浓度的主要器官，可以通过糖原的合成与分解、糖异生等来维持血糖浓度的恒定；同时，也是体内糖转化成胆固醇、脂肪及磷脂的主要场所。

（2）代谢变化 肝脏疾病对糖代谢的影响主要表现为：①丙酮酸含量升高：糖分解代谢的磷酸戊糖途径和糖酵解途径相对增强，而有氧氧化及三羧酸循环运转失常，导致血中丙酮酸含量显著上升，血糖浓度不能维持在正常水平；②血糖平衡紊乱：血糖浓度难以维持正常水平，进食后易出现一过性高血糖，空腹时又易出现低血糖，表现为糖耐量曲线异常；③血清半乳糖浓度增高：半乳糖代谢是肝脏特有的功能，检测半乳糖清除率可反映肝脏代谢能力，也可用于测定肝血流量。

3. 脂代谢变化

（1）正常代谢　肝脏能合成和分泌胆汁酸，有丰富的脂类分解和转化的酶系，在脂类的消化、吸收、运输、合成及分解等过程中起着重要作用。

（2）代谢变化　肝细胞损伤对脂类代谢的影响表现为：①分解减少，合成增多：肝病时由于肝脏内脂肪氧化分解减少、合成增多或磷脂合成障碍，不能有效合成脂蛋白输出，过多的脂肪在肝细胞内沉积而形成脂肪肝；②酮体代谢紊乱：在某些慢性肝损伤时，由于糖代谢障碍而引起脂肪动员增加，血中游离脂肪酸浓度升高，肝细胞摄取游离脂肪酸增多，酮体生成增加，导致酮血症；③血清胆固醇增高：肝功能障碍时，常常会表现出血浆胆固醇酯/胆固醇的比值下降，血浆脂蛋白电泳谱异常，低密度脂蛋白（LDL）增多；④磷脂增高：慢性胆汁淤积患者，血浆磷脂明显增高，可出现异常的脂蛋白X（Lp-X）。

> **知识链接**
>
> 脂蛋白-X是在阻塞性黄疸时出现的一种特殊的脂蛋白，存在于低密度脂蛋白中，其生成可能与胆汁中的磷脂反流有关。测定血清脂蛋白-X对鉴别黄疸有帮助，可了解胆汁淤积的严重程度。

肝细胞损伤时蛋白质、糖及脂类代谢变化的指标及临床意义见表11-1。

表11-1　代谢性指标在肝细胞损伤诊断中的意义

类别	检测指标	临床意义
蛋白质代谢	血清总蛋白	严重肝炎及肝硬化时减少
	免疫球蛋白	慢性活动性肝炎、肝硬化时增高
	A/G比值	慢性肝病和肝硬化时降低
	前清蛋白	灵敏反映急性肝损伤
	纤维蛋白原	反映有功能的肝细胞数量
	血清（浆）尿素	严重肝功能不全时降低
	血清（浆）氨	急、慢性肝炎，重型肝炎，肝硬化时增高
	纤维连接蛋白	肝纤维化时增高
	甲胎蛋白	原发性肝癌时显著升高
	癌胚抗原	转移性肝癌时阳性率高
糖代谢	空腹血糖	肝功能不全时降低
	葡萄糖耐量试验	肝病时糖耐量曲线异常
	血丙酮酸	肝性脑病时增加
	血乳酸	反映肝清除乳酸的能力
脂类代谢	血清总胆固醇	阻塞性黄疸和肝内胆汁淤积时升高，重型肝炎和肝硬化时明显下降
	血清胆固醇酯	慢性肝炎时呈中度降低
	血清甘油三酯	阻塞性黄疸及脂肪肝患者升高
		肝实质细胞损伤游离脂肪酸升高
	血磷脂	阻塞性黄疸和胆汁淤积性肝硬化时升高
	载脂蛋白	肝炎时ApoAI、AII明显下降，ApoE显著上升

4. 激素代谢变化

（1）正常代谢　正常情况下，血浆激素浓度维持在一定水平，其生成与灭活处于平衡状态。激素的灭活主要在肝脏进行，灭活过程调控激素的强度和作用时间，灭活后的产物多从尿中排出。

（2）代谢变化　肝脏疾病时，肝细胞对激素的灭活功能降低，某些激素在体内聚积，引起物质代谢紊乱。如醛固酮、抗利尿激素在体内堆积，引起水、钠滞留；雌激素过多可使局部小动脉扩张，出现"肝掌"或"蜘蛛痣"等临床表现。

5. 维生素代谢变化

（1）正常代谢　多种维生素能在肝细胞内储存并转化。在肝脏内储存较多的有维生素A、D和B_{12}。此外，肝脏还参与多种维生素的活化过程，如维生素D_3羟化生成25-羟D_3、全反式视黄醇转变为11-顺视黄醛、叶酸转化成N_5、N_{10}-甲酰四氢叶酸以及维生素B_1生成焦磷酸硫胺素（TPP）等均在肝细胞中进行。

（2）代谢变化　肝病时维生素的代谢变化表现为：①吸收减少：严重肝病时，胆汁酸的合成与分泌减少，肠道对脂类物质的消化吸能力减弱，伴随这类物质吸收的脂溶性维生素A、D、E、K也减少；②活化减少：维生素A、D、B_1、B_{12}等多种维生素都要经过肝脏代谢转变，才能变成活性形式发挥作用，或者作为辅酶参与物质代谢。

> **考点提示** ▶ 肝脏疾病的生化改变；肝脏结构、生物化学功能；肝细胞损伤时，营养物质的主要代谢变化。

（二）生物转化作用的变化

机体对非营养物质进行代谢转变，使其极性增加，水溶性增强，易于排出的过程称为生物转化作用（biotransformation）。这一过程主要在肝脏进行，肺、肠、肾等也有一定的转化功能。生物转化的物质为非营养物质，按照来源可分为内源性和外源性两大类。内源性非营养物质主要是体内代谢生成的氨、胺类、胆色素、激素等。外源性非营养物质为摄入体内的药物、毒物、食品防腐剂、添加剂、色素等。

生物转化的意义首先是对体内生物活性物质进行灭活，同时有利于废物及异物的排除，具有保护机体的作用，如胺的解毒、激素的灭活等；其次，对外源性物质的生物转化，有时反而出现毒性、致癌或致畸等作用，如3,4-苯并芘转化后生成致癌性物质，但易于排泄。

肝细胞损伤或者功能降低时，肝脏的生物转化作用减弱，非营养物质的代谢变化表现为：①血氨升高，血尿素降低，严重时出现肝性脑病；②胺类物质代谢减慢，出现一些假神经递质，如β-羟酪胺和苯乙醇胺等；③激素的灭活功能降低，血清中雌激素、醛固酮和抗利尿激素等浓度升高；④对外源性物质的清除作用减弱，容易造成蓄积中毒，某些物质经过生物转化具有更强的致畸和致癌作用；⑤改变一些药物的代谢方式和作用规律，影响药物疗效和用药方法。

黄曲霉毒素B1（Aflatoxin B1，AFB1）是二氢呋喃氧杂萘邻酮的衍生物。AFB1存在于土壤，动、植物各种坚果，特别是花生和核桃中。AFB1的代谢主要发生在肝脏、肾脏。AFB1前体，通过脱甲基、羟化、环氧化反应，最终形成AFB 1，2，3-环氧化物，这些环氧化物一部分经过相应代谢过程，形成AFB1硫醇尿酸，最终经尿液排出体外，另一部分与蛋白形成AFB清蛋白结合物，还有一部分与DNA结合形成AFB1结合核酸，可导致肝癌发生。AFB1的急性毒性是氰化钾的10倍，砒霜的68倍，是已知的化学物质中致癌性最强的一种。

考点提示 ▷ 生物转化的定义、意义。

扫码"看一看"

（三）胆色素代谢及其异常

胆色素是铁卟啉化合物在体内代谢产生的一类有色物质的总称，主要包括胆红素、胆绿素、胆素原和胆素，其中以胆红素（bilirubin）最为重要。

1. 胆红素的正常代谢

（1）胆红素的生成　衰老的红细胞在单核-吞噬系统破坏后释放出血红蛋白，首先脱去珠蛋白分离出血红素。血红素在单核-吞噬细胞内微粒体的血红素加氧酶催化下释放CO和铁，形成胆绿素。胆绿素在胆绿素还原酶催化下，迅速转变为胆红素，此时生成的胆红素呈游离状态，故称游离胆红素（free bilirubin），也称未结合胆红素（unconjugated bilirubin，UCB）。未结合胆红素分子量小（585D），极性弱，亲脂性强，很容易透过细胞膜的脂质双层，对细胞产生毒性作用。由于未结合胆红素水溶性差，不能与偶氮试剂直接起反应，必须加入尿素或乙醇等加速剂破坏分子内部氢键后才能反应，故又称间接胆红素（indirect bilirubin，IBil）。

（2）胆红素的运输　在单核-吞噬系统中生成的胆红素要经过血液运输到肝脏才能进行生物转化。血液中的胆红素主要以胆红素-清蛋白复合物的形式存在和运输。因为清蛋白呈水溶性，且分子量大，这种复合体改变了胆红素的脂溶性，有利于未结合胆红素的运输，同时又限制了未结合胆红素自由透过细胞膜，进入组织细胞产生毒性作用。

清蛋白分子中存在两个可以和胆红素结合的位点。一般情况下，胆红素与清蛋白分子中的第一位点结合，分子比为1∶1。当胆红素浓度增大时，则与第二位点发生结合，但这种结合的紧密度不及前者，很容易被某些有机阴离子如磺胺类、胆汁酸、脂肪酸、水杨酸等置换出来，增加其透入细胞的可能性，因此，临床发生高胆红素血症时，这些药物应慎用。此外，部分胆红素与清蛋白呈共价结合，在血中滞留时间长，称δ-胆红素。研究证明，δ-胆红素部分是由一种或多种胆红素成分组成，与重氮试剂呈现直接反应，可作为判断严重肝病预后的指标。除清蛋白外，α_1-球蛋白也可以与胆红素结合。

（3）胆红素在肝脏的转变　胆红素随血液运输到肝脏后，在肝细胞内的代谢过程包括以下过程。①摄取：肝细胞膜上的受体蛋白可以有效地从血液中摄取胆红素，摄取的未结合胆红素在胞液中与两种可溶性载体蛋白（Y蛋白和Z蛋白）结合，并以这种形式在肝细胞内储存，或运到内质网；②转化：肝细胞的滑面内质网上有胆红素尿苷二磷酸葡萄糖醛酸

基转移酶，在该酶的催化下，胆红素的丙酸基迅速与尿苷二磷酸葡萄糖醛酸（UDPGA）发生结合反应，生成胆红素葡萄糖醛酸酯。肝脏转化生成的胆红素葡萄糖醛酸酯绝大多数是1分子胆红素结合2分子葡萄糖醛酸，为双酯，只有不到5%的胆红素结合1分子葡萄糖醛酸，为单酯。不论单酯还是双酯，它们的极性都大大增强，水溶性明显增加，这样既有利于胆红素随胆汁排泄，又限制其通过生物膜而起到解毒作用；③排泄：结合胆红素在内质网形成后，在高尔基复合体、溶酶体等参与下，通过毛细胆管膜上的主动转运载体，被排泄至毛细胆管中。这是一种逆浓度梯度的依赖能量的主动转运过程。

可见，血浆中的胆红素通过肝细胞膜上的受体蛋白、细胞内的胆红素载体蛋白和内质网葡萄糖醛酸基转移酶的联合作用，不断地被摄取、结合、转化及排泄，保证了血浆中的胆红素经过肝细胞而被清除。这类经过肝脏生物转化、与葡萄糖醛酸结合的胆红素称为结合胆红素（conjugated bilirubin）。结合胆红素分子量较大（单酯和双酯分别为769D和937D），呈水溶性，不易透过生物膜，对细胞毒性小。结合胆红素能与偶氮试剂直接反应，又称直接胆红素（bilirubin direct，Dbil）。结合胆红素与未结合胆红素的区别见表11-2。

表11-2　结合胆红素与未结合胆红素的区别

项目	结合胆红素	未结合胆红素
别名	直接胆红素	间接胆红素
与葡萄糖醛酸结合	结合	未结合
细胞毒性作用	无	大
与重氮试剂反应	迅速、直接反应	慢或间接反应
水溶性	大	小
经肾随尿排出	能	不能

（4）胆红素在肠道的转变与肠肝循环　肝脏合成的结合胆红素随胆汁进入肠道，在肠道细菌的β-葡萄糖醛酸苷酶的作用下，大部分被水解脱下葡萄糖醛酸，转变成未结合胆红素，然后经肠道厌氧菌的还原作用，逐步形成中胆素原、粪胆素原和尿胆素原，三者统称为尿胆原簇化合物（胆素原）。在肠道下段，三种胆素原接触空气分别被氧化成中胆素、粪胆素和尿胆素（统称为胆素），随粪便排出，呈棕黄色，是粪便的主要颜色。

在小肠下段生成的胆素原，10%~20%被肠黏膜细胞重吸收，经门静脉重吸收入肝脏，其中大部分被肝脏再次排入肠道，这样就构成了胆素原的"肠肝循环"。被肠道吸收的胆素原有2%~5%进入体循环，经肾小球滤过随尿排出。尿中的胆素原可进一步氧化成尿胆素，是尿液颜色的主要来源。

2. 胆红素的代谢紊乱与黄疸　正常成人每天可生成250~300mg的胆红素，通过以上代谢，可以将体内产生的胆红素基本清除，使胆红素浓度维持在较低水平。正常成人血清总胆红素<17.1μmol/L，大部分是未结合胆红素；尿液中胆素原及胆素含量也很少，无胆素；大便中有粪胆原和粪胆素（图11-1）。如果某种原因造成胆红素生成过多，或肝脏处理胆红素能力下降，或对胆红素排泄障碍，都可使血中胆红素浓度升高，出现高胆红素血症，严重时造成黄疸，甚至出现胆红素脑病（核黄疸）。

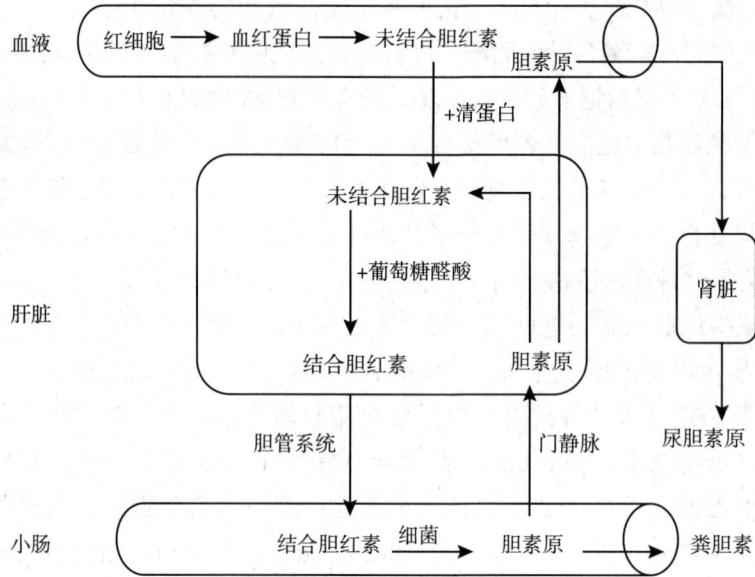

图11-1　胆红素代谢示意图

（1）黄疸的概念与分类　胆红素呈金黄色，由于胆红素在组织细胞内沉积而造成的黄染现象，称为黄疸（jaundice）。皮肤、黏膜、巩膜等组织中含有较多的弹性蛋白，与胆红素亲和力较强，最易导致胆红素沉积，出现黄染。严重的高胆红素血症，大量胆红素通过血-脑屏障，与脑部基底核的脂类结合，将神经核染成黄色，出现核黄疸。核黄疸会影响神经组织功能，出现胆红素脑病。

根据黄染的严重程度和血清胆红素升高的幅度，可以将黄疸分为隐性黄疸和显性黄疸。若血清中胆红素浓度超过正常值，但不超过34.2μmol/L时，为高胆红素血症，肉眼观察看不出巩膜、皮肤有黄染，称为隐性黄疸；当血清中胆红素浓度超过34.2μmol/L时，可出现肉眼可见的黄染现象，称为显性黄疸。

黄疸根据所涉及的病变部位可分为肝前性黄疸、肝细胞性黄疸和肝后性黄疸；根据血中胆红素升高的类型可分为高未结合胆红素性黄疸及高结合胆红素性黄疸等；根据血清胆红素升高的原因可分为溶血性黄疸、肝细胞性黄疸和阻塞性黄疸，三种类型黄疸的鉴别诊断见表11-3。

表11-3　溶血性黄疸、肝细胞性黄疸和阻塞性黄疸的鉴别诊断

项目	正常	溶血性黄疸	肝细胞性黄疸	阻塞性黄疸
血清总胆红素	3.4~17.1mol/L	明显增加	中度增加	明显增加
血未结合胆红素	<13.7mol/L	明显增加	增加	不变或微增
血结合胆红素	0~3.4mol/L	正常或微增	增加	明显增加
尿胆红素	阴性	阴性	阳性	强阳性
尿胆素原	阳性	显著增加	不定	减少或消失
尿胆素	阳性	显著增加	不定	减少或消失
粪便颜色	棕黄色	加深	变浅	变浅或白陶土色

（2）黄疸的病因与机制　黄疸发生的原因主要包括：①胆红素生成过多：由于各种原因（如蚕豆病、疟疾等）使红细胞大量破坏，血红蛋白释放过多，胆红素生成过多，超过

肝细胞的摄取、转化和结合能力，使大量未结合胆红素在血中积聚而发生高未结合胆红素血症；②肝细胞处理胆红素能力下降：由于肝实质病变，肝细胞受损，肝功能减退，使肝脏对胆红素的摄取、结合和排泄作用障碍。一方面肝脏不能将未结合胆红素转变为结合胆红素，使血中未结合胆红素增加；另一方面，病变区压迫毛细胆管（或肝内毛细胆管堵塞），使生成的结合胆红素反流入血，故血中结合胆红素也增加，尿中出现胆红素；③胆红素在肝外的排泄障碍：由于胆管阻塞（如肿瘤压迫、胆结石或胆道蛔虫）等原因造成胆管梗阻，此时胆汁不能排出而淤积在胆管内，使上端胆管内压力不断升高，最后累及小胆管和毛细胆管，使之扩张，通透性增加，甚至毛细胆管破裂，胆汁反流入体循环，肝内转化生成的结合胆红素逆流入血，造成血中结合胆红素升高。黄疸形成的病因及分类见表11-4。

表11-4　黄疸的病因及分类

分类		发病机制		临床原因
高未结合胆红素血症	肝前性	胆红素形成过多	非溶血性	先天性代谢异常：酪氨酸血症、半乳糖血症、果糖血症、α_1-抗胰蛋白酶缺乏症
				造血系统功能紊乱：恶性贫血、铅中毒等引起的无效造血、珠蛋白生成障碍性贫血等
			溶血性	获得性：
				化学因素：硝基苯、氨基法等
				物理因素：严重烧伤等
				免疫因素：血型不合输血等
				生物因素：疟疾、蛇毒等
				其他因素：脾功能亢进等
	肝性	肝细胞处理胆红素能力下降	胆红素结合障碍	酶抑制：药物引起的黄疸、哺乳性黄疸等
				酶缺乏：新生儿生理性黄疸、体质性黄疸（重型慢性间歇性幼年性黄疸等）
			胆红素摄取障碍	新生儿生理性黄疸、Grigler-Najjar综合征
			胆红素转运障碍	Gilbert综合征
高结合胆红素血症	肝性	肝细胞排泄胆红素障碍		体质性黄疸：慢性特发性黄疸、感染、化学试剂毒物、营养不良、代谢障碍等造成的肝病变等
				肝内淤积性黄疸：胆汁淤积性肝炎、药物引起的胆汁淤积、妊娠复发性黄疸等
	肝后性	胆红素肝外排泄障碍	胆道阻塞	肿瘤、结石、寄生虫等引起的胆道阻塞

新生儿黄疸一般属生理性的，见于50%~60%出生后第一周的新生儿，血浆胆红素浓度大多不超过86μmol/L，其原因有：①新生儿体内红细胞溶解使胆红素产生过多；②肝细胞内胆红素UDP-葡萄糖醛酸基转移酶活性不高；③新生儿肝细胞内缺乏Y蛋白，胆红素的摄取能力较成人差；④母乳中含有孕二醇，对葡萄糖醛酸基转移酶有抑制作用；⑤无效红细胞生成等。如果发生病理性变化，其黄疸的特征与成人相似。

（四）胆汁酸代谢及其异常

胆汁酸（bile acid）是由胆固醇在肝细胞内转变生成的一类胆烷酸的总称。胆汁酸的合成、分泌、转化与肠肝循环均与肝、胆、肠等紧密相关，这些器官疾病必然影响胆汁酸代谢，而胆汁酸代谢的异常又必然影响到上述器官的功能和胆固醇的代谢平衡，检测血清胆汁酸对于器官疾病的诊断具有重要的临床意义。

1. 胆汁酸的正常代谢

（1）胆汁的分泌与排泄　正常人肝脏每天分泌胆汁500~1000ml，呈金黄色，澄清透明，比重较低。由肝细胞分泌的胆汁称为肝胆汁。肝胆汁进入胆囊后，胆囊壁在不断分泌大量黏液物质的同时，又对部分水、盐重吸收，使胆汁浓缩到300~700ml，比重升高，约1.040，呈暗褐色不透明黏稠状，称为胆囊胆汁。通过胆囊的收缩，胆汁最终排入肠道。胆汁酸是胆汁的重要成分，多以钠盐和钾盐形式存在，也称胆汁酸盐，在肠道中能促进脂类的消化吸收。胆汁的分泌与排泄，还能将体内某些代谢终产物和生物转化产物排入肠道。

（2）胆汁酸的生成与分类　胆汁酸是胆固醇代谢的主要终产物。胆固醇首先在肝细胞内7α-羟化酶催化下生成7α-羟胆固醇，然后再经氧化、异构、还原和侧链修饰，逐步进行12α-羟化和烷基的氧化，生成胆酸（cholic acid，CA）和鹅脱氧胆酸（chenodeoxycholic acid，CDCA），称为初级游离胆汁酸。这些胆汁酸的羧基可以与甘氨酸、牛磺酸结合形成初级结合胆汁酸，后者通过胆管随胆汁排入肠道。当到达回肠和结肠上段时，受肠菌酶的作用水解酰胺键，去掉7位羟基，生成脱氧胆酸（deoxycholic acid，DCA）和石胆酸（lithocholic acid，LCA），称为次级游离胆汁酸，可经肠道吸收回到肝脏，再分别与甘氨酸、牛磺酸结合为次级结合胆汁酸后与初级结合胆汁酸一起再次排入肠道。

$$
\text{胆汁酸}
\begin{cases}
\text{初级胆汁酸}
\begin{cases}
\text{游离型:胆酸、鹅脱氧胆酸} \\
\text{结合型:}
\begin{cases}
\text{甘氨胆酸、甘氨鹅脱氧胆酸} \\
\text{牛磺胆酸、牛磺鹅脱氧胆酸}
\end{cases}
\end{cases} \\
\text{次级胆汁酸}
\begin{cases}
\text{游离型:石胆酸、脱氧胆酸} \\
\text{结合型:甘氨脱氧胆酸、牛磺脱氧胆酸}
\end{cases}
\end{cases}
$$

（3）胆汁酸的肠肝循环　排入肠道的各种胆汁酸，在发挥作用以后，绝大部分（95%左右）被肠黏膜细胞主动或被动重吸收，经门静脉重新回到肝脏，肝细胞将游离胆汁酸再转变为结合胆汁酸，与新合成的结合胆汁酸一起，再次被排入肠道，这一过程称为胆汁酸的肠肝循环（图11-2）。

课堂互动　胆素原、胆汁酸肠肝循环各有何特点？

　　正常人体内的胆汁酸总量为3~5g，如果每天进行6~12次循环，就可以有18~36g胆汁酸排入肠道，并有12~32g的胆汁酸被重吸收入肝，从而维持肠内胆汁酸盐的浓度，发挥强大的乳化作用。

（4）胆汁酸的生理功能　①促进脂类消化：胆汁酸具有疏水和亲水两种基团，能降低油/水两相的表面张力，使脂类乳化，因此扩大了脂肪与肠脂酶的接触面，并激活胰脂酶，从而加速脂类消化；②促进脂类吸收：胆汁酸盐与胆固醇、甘油一酯、磷脂、脂溶性维生素等组成可溶性混合微团乳糜微粒（CM），有利于脂类物质透过肠黏膜表面水层，促进脂类吸收；③抑制胆固醇从胆汁中析出：胆汁在胆囊中浓缩后，胆固醇易从胆汁中析出沉淀，胆汁酸作为强乳化剂，使胆固醇在胆汁中以溶解状态存在，抑制肝胆结石的生成。

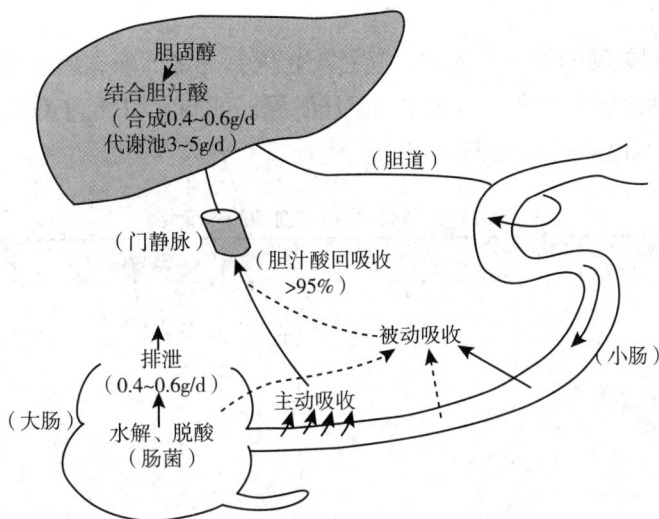

图11-2　胆汁酸的肠肝循环

2. 胆汁酸代谢障碍

（1）胆汁酸合成障碍　肝炎、肝硬化患者由于肝细胞损伤导致胆汁酸合成、结合、代谢紊乱，可出现异常的胆汁酸。血清胆汁酸检测主要测定CA与CDCA的浓度，计算其比值。重症肝病患者CA/CDCA降低，甚至出现倒置。肝硬化患者胆汁酸合成降低而出现低水平鹅脱氧胆酸。

（2）胆汁酸向肠道排出障碍　胆囊、胆总管延迟排空或阻塞会减少胆汁酸排出。这种由肝外胆道阻塞引起的胆汁潴留，可导致胆汁从肝细胞反流入血液，血清中胆汁酸明显升高。

（3）胆汁酸肠肝循环紊乱　每经过一次肠肝循环，约有95%胆汁酸被重吸收而重复利用。返回至肝脏的胆汁酸可刺激肝脏合成胆汁酸，以代偿胆汁酸的部分丢失。胆汁酸主动重吸收的部位在回肠末端，因此回肠切除、肠分流术、结肠炎症患者都会产生胆汁酸代谢紊乱，出现不同程度的水性腹泻并伴脂肪泻。

（4）胆汁淤积　肝脏分泌功能紊乱、肝内外疾病都可能导致胆汁淤积。功能性分泌障碍和机械阻塞可造成胆汁潴留、胆汁分泌量降低或在肝细胞中堆积。由于胆汁酸不能顺利排入肠道转而进入血浆，使血浆胆汁酸水平升高。

（五）血浆酶类代谢的异常

1. 肝脏合成的血浆特异酶类　如胆碱酯酶、铜蓝蛋白、凝血因子等，在核蛋白体中合成，在高尔基体加工、修饰，最后通过肝细胞膜分泌到血浆。肝实质病变时，这类酶合成减少，血中水平下降，因此常作为肝功能检查的指标。

2. 肝细胞内的酶类　如ALT和AST。ALT主要分布在肝细胞胞质中，线粒体中含量低，且不稳定；AST在胞质或线粒体均有分布。肝细胞损伤的早期，细胞膜通透性升高，胞质中的AST、ALT首先进入血液；随着损伤进一步加重，当累及线粒体时，线粒体内的AST也会进入血液。因此AST同工酶的测定对判断肝细胞损伤程度很有价值。

3. 与胆管阻塞相关的酶类　主要是ALP和GGT。胆汁淤积的患者，胆汁与胆小管、胆道上皮细胞接触时间延长，细胞溶解增多，细胞碎片进入血中释放出ALP、GGT，使其活性增加。

4. 肝纤维化相关的酶类 肝硬化时，纤维化现象非常活跃，单胺氧化酶（monoamine oxidase，MAO）活性明显升高。同时由于胆汁淤积，可出现ALP、GGT升高。

常见肝病的血清酶学变化见表11-5。

表11-5 常见肝病的血清酶学变化

肝病类型	ALP	ALT	GGT	5′-NT	AST	MAO
急性肝炎	↑	↑↑	↑	↑	↑↑↑	-
慢性肝细胞疾病	N，↑	↑	N，↑	N，↑	↑	N，↑
酒精性肝炎	N，↑	↑	↑↑↑	↑	↑	-
胆汁郁积	↑	↑	-	-	↑	-
肝硬化	N，↑	N，↑	N，↑	N，↑	N，↑	↑
肝肿瘤	↑	↑	-	-	↑	-

注：↑：升高；↑↑：明显升高；↑↑↑：显著升高；N正常。

第二节 肝功能试验

肝功能检验是临床生化检验中重要内容之一，围绕肝脏的生理功能，从物质代谢、生物转化、胆色素排泄、胆汁酸分泌和血清酶学等方面进行肝功能的检测与评价，是临床检验工作者日常工作的重要部分。按照不同试验项目对肝脏疾病的诊断价值，可将其大体分为以下几类。

1. 反映肝细胞实质病变的检查项目 主要有总胆红素、结合胆红素和未结合胆红素；ALT、AST、醛缩酶、柠檬酸脱氢酶、甘露醇脱氢酶等肝细胞内酶；腺苷酸环化酶、钾钠ATP酶等维持肝细胞膜功能的酶；存在于线粒体的AST。目前临床应用最多的是ALT、AST、总胆红素、结合胆红素和未结合胆红素。

2. 反映肝细胞合成功能的检查项目 包括前清蛋白、总蛋白、清蛋白、A/G比值、胆碱酯酶、凝血酶原、纤维蛋白原等项目。肝功能异常时，血清中上述指标下降，提示肝功能有较严重的损伤。常在慢性、迁延性肝脏疾病、肝硬化、肝恶变等中出现。目前临床应用最多的是总蛋白、清蛋白、A/G比值、胆碱酯酶、凝血酶原、纤维蛋白原等。

3. 反映肝内外胆道阻塞的检查项目 主要有总胆红素、结合胆红素、未结合胆红素、ALP、GGT、胆汁酸、亮氨酸氨基肽酶、铜蓝蛋白、透明质酸等，在肝内、外胆道阻塞性病变时，血浆中这类物质含量升高。目前临床应用最多的是总胆红素、结合胆红素、未结合胆红素、ALP、GGT、胆汁酸等。

4. 反映肝纤维化病变的检查项目 主要有MAO、Ⅲ型前胶原肽（PⅢP）、脯氨酸羟化酶等。

5. 其他 如血氨、尿三胆、吲哚氰绿排泄试验等反映肝细胞复合功能。血清AFP、ALP、GGT、铜和铁的测定对原发性肝癌有辅助诊断价值。

一、血清（浆）蛋白质测定

血清蛋白大部分由肝脏合成，当肝脏发生病理改变时，血清蛋白的种类及含量会发生改变。由于肝脏具有很强的代偿能力，病变早期这些改变可能不明显，但随着肝病的进展，血清蛋白的变化会越来越显著，并且其变化程度与肝病的严重性相关。

（一）血清总蛋白、清蛋白及A/G的测定

清蛋白（Alb）是血浆中的主要蛋白质，合成清蛋白是肝脏的重要功能之一。同时测定血清中的总蛋白（TP）和清蛋白含量，计算球蛋白（globulin，G）量和A/G比值，是判定肝功能的重要指标。

血清总蛋白测定方法有化学法、物理法、染料结合法、电泳法等。临床上常用的是双缩脲法。清蛋白测定常用方法为染料结合法，常用的染料有溴甲酚绿和溴甲酚紫。血中蛋白质主要由清蛋白和球蛋白组成，而其他组分的蛋白质含量低，所以对同一份血清测定的总蛋白、清蛋白结果，通过计算可以求出球蛋白的含量和A/G比值。

【参考区间】TP：65~85g/L；A：40~55g/L；G：20~40g/L；A/G比值：（1.2~2.4）/1。

【临床意义】严重肝病时，肝脏合成分子量小的蛋白质能力降低，血中清蛋白浓度减少；而免疫系统、单核-巨噬细胞合成球蛋白增加，导致A/G比值降低，严重时会出现A/G比值小于1，称为A/G比值倒置，表示肝功能损害严重。

（二）纤维蛋白原测定

纤维蛋白原（fibrinogen，Fib）是血中含量最多的凝血因子，由肝脏实质细胞合成后释放到血液中，有凝血酶的作用，也是纤溶酶的底物。纤维蛋白原测定方法及原理见表11-6。

表11-6 纤维蛋白原测定方法原理及优缺点

类别	原理	优缺点
功能测定法	在血浆中加入凝血酶后测定所形成的纤维蛋白量或凝固时间。该类方法中Jocobsson法为WHO和NCCLS推荐的参考方法，Von Clauss法为推荐的常规方法	优点是该类方法测定的是有凝血功能的Fib，因此最能直接反映血浆中具有凝血功能的纤维蛋白原的水平，准确、特异性好。其中Von Clauss法还具有简便、快速的特点
物理化学法	通过盐析沉淀、热变性沉淀、电泳等测定Fib	优点是比较简单、快速；缺点是特异性不高，所测定Fib不仅包括可凝固Fib，而且含有异常Fib（无凝固功能）以及纤维蛋白降解产物和或其他蛋白，其中有些方法精密度差，影响因素多，逐渐被临床淘汰
免疫测定法	用抗Fib多克隆抗体或单克隆抗体测定Fib。	优点是操作简单；缺点是因为与纤维蛋白降解产物和异常Fib有共同抗原，存在交叉反应，特异性不高

【参考区间】2.22~4.22g/L（热沉淀比浊法）。

【临床意义】

1. 增多 轻型肝炎、胆囊炎时纤维蛋白原增加。但由于纤维蛋白原是一种急性时相蛋白，其增加往往是机体的一种非特异反应，常见于下列疾病：①感染：长期的局部炎症、肺炎、毒血症及肺结核等；②无菌炎症：风湿性关节炎、风湿热、肾病综合征、恶性肿瘤、脑血栓、脑梗死、心肌梗死等；③其他：如外科手术、放射治疗、月经期及妊娠期也可轻度增高。

2. 减少 ①纤维蛋白原在肝脏中合成，严重肝脏疾病如肝硬化、急性重型肝炎、急性黄色肝萎缩、慢性肝病晚期可以出现纤维蛋白原减少。严重的中毒性肝炎，纤维蛋白原减少并伴有凝血酶原及Ⅶ因子缺乏，这些往往是病情严重的先兆；②其他引起纤维蛋白原减少的疾病有：原发性纤维蛋白原减少，见于先天性纤维蛋白原缺乏症，是一种极为罕见的遗传性疾病；继发性血浆纤维蛋白原减少，其原因是纤溶酶溶解纤维蛋白所致，可见于胎盘早期剥离、分娩时羊水进入血管形成血栓引起的弥漫性血管内凝血（DIC）等；③严重的低纤维蛋白原血症也可见于肺及前列腺手术中。

（三）甲胎蛋白测定

甲胎蛋白（AFP）是原发性肝细胞癌常用的筛查和诊断指标，有多种测定方法，如酶联免疫吸附法、放射免疫分析法、斑点免疫结合法、火箭电泳放射自显影法、酶联火箭电泳法等。

【参考区间】 $10 \sim 30 \mu g/L$。

【临床意义】

1. 原发性肝细胞癌的诊断 早期无症状体征的原发性肝癌患者，血清AFP浓度持续上升。具体的诊断标准和意义见《免疫学检验》肿瘤标志物一章。

2. 其他 急、慢性活动性肝炎、肝硬化或其他肝病患者，血清AFP浓度可升高，但一般在500μg/L以内。若血清AFP持续上升超过500μg/L，提示病变恶性程度高。

（四）转铁蛋白测定

转铁蛋白是一种能结合Fe^{3+}的糖蛋白。主要由肝细胞和吞噬细胞合成，每分子转铁蛋白可结合两分子三价铁。正常条件下有1/3的转铁蛋白与血清铁结合，转移至需要铁的组织中将铁释放，而转铁蛋白可再与铁结合。测定方法有免疫比浊法、酶免疫法、放射免疫法和免疫扩散法。免疫散射比浊法：利用抗人转铁蛋白血清与待检测的转铁蛋白结合形成抗原-抗体复合物，其光吸收和散射浊度增加，与标准曲线比较，可计算出转铁蛋白含量。

【参考区间】 免疫比浊法：$28.6 \sim 51.9 \mu mol/L$（220~400mg/dl）。

【临床意义】

1. 升高 见于再生障碍性贫血、遗传性血色素沉积症等。

2. 降低 见于缺铁性贫血、炎症、肿瘤、营养不良及慢性肝脏疾病等。

二、血清酶活性测定

肝细胞损伤时，肝脏合成的血清特异酶活性下降，如胆碱酯酶、卵磷脂胆固醇酯酰基转移酶等活性降低；而细胞损伤引起胞内酶的释放，使血清非特异酶活性升高，如ALT、AST、ALP、GGT、MAO等升高。

（一）丙氨酸氨基转移酶的测定

丙氨酸氨基转移酶（alanine aminotransferase，ALT）旧称谷丙转氨酶（GPT），是临床常用的转氨酶之一，大量存在于肝脏，其次为肾脏、心肌、骨骼肌等多种器官组织中。肝中ALT绝大多数存在于细胞质中，只有少量在线粒体中，其细胞内浓度高于血清1000~3000倍。只要有1%肝细胞坏死，就使血清ALT增高1倍，是反映肝功能损害最敏感的检测指标。其测定方法有赖氏法、连续监测法等。目前临床上常用的是连续监测法。

【原理】采用酶偶联反应，其反应式为：

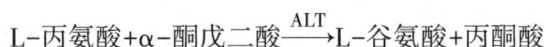

$$L-丙氨酸+\alpha-酮戊二酸 \xrightarrow{ALT} L-谷氨酸+丙酮酸$$

1. 直接监测法 可在340nm处连续监测到NADH的消耗量，从而计算出ALT活性浓度。

2. 双试剂法 为减少内源性α-酮酸（如丙酮酸）的干扰，可采用双试剂法测定。在ALT双试剂法中，首先使血清与缺少α-酮戊二酸底物的溶液混合，37℃保温5分钟，将标本中所含的α-酮酸消耗完，然后，加入α-酮戊二酸启动ALT的催化反应，在波长340nm处连续监测吸光度下降速率。根据线性反应期吸光度下降速率，计算ALT的活性。由于ALT和LDH催化的反应特异性很强，因此，该方法有较好的特异性。

【方法评价】连续监测法测定中存在着两个负反应：①血清中存在的α-酮酸（如丙酮酸）能消耗NADH；②血清中谷氨酸脱氢酶（GLDH）增高时，在有氨存在的条件下，亦能消耗NADH。上述负反应消耗NADH，340nm处吸光度下降值增加，使测定结果偏高。双试剂法因温育期长，能有效地消除干扰反应，测定准确性高，是ALT测定的首选方法。NH_4^+也干扰此反应，但除严重肝病时血清谷氨酸脱氢酶活性升高和血氨升高外，一般血清中NH_4^+的含量甚微，干扰不大。

血清标本不宜反复冻融保存，以免影响酶的活性。血清置4℃冰箱1周，酶活性无显著变化。草酸盐、肝素、枸橼酸盐虽不抑制酶活性，但可引起反应液轻度浑浊，故不宜使用。红细胞内ALT含量为血清中3～5倍，应避免标本溶血。

【参考区间】男性：9～50U/L，女性：7～40U/L。男性：9～60U/L，女性：7～45U/L（试剂中含有5'-磷酸吡哆醛）。

【临床意义】ALT在肝细胞中含量较多，且主要存在于肝细胞的可溶性部位。当肝脏受损时，此酶可较早释放入血，致血中该酶活性升高。

1. 肝细胞损伤的灵敏指标 急性病毒性肝炎ALT阳性率为80%～100%，肝炎恢复期，ALT恢复正常，但如果在100U左右波动或再度上升，为慢性活动性肝炎；重型肝炎或亚急性重型肝炎时，再度上升的ALT在症状恶化的同时，酶活性反而降低，表明肝细胞坏死后增生不良，预后不佳。因此，监测ALT可以观察病情的发展，并作预后判断。

2. 慢性活动性肝炎或脂肪肝 ALT轻度增高（100～200U）或处于正常范围，且AST>ALT。肝硬化、肝癌时，ALT有轻度或中度增高，提示可能并发肝细胞坏死，预后严重。其他原因引起的肝脏损害，如心功能不全时，肝淤血导致肝小叶中央带细胞的萎缩或坏死，可使ALT和AST明显升高；某些化学药物如异烟肼、苯巴比妥、氯丙嗪、四氯化碳、砷剂等可不同程度损害肝细胞，使ALT活性升高。

3. 其他疾病或因素亦会引起ALT不同程度的升高，如骨骼肌损伤、多发性肌炎等亦可使转氨酶升高。

4. ALT活性降低见于磷酸吡哆醛（维生素B_6）缺乏症。

（二）天冬氨酸氨基转移酶的测定

天冬氨酸氨基转移酶（aspartate aminotransferase，AST）旧称谷草转氨酶（GOT），广泛存在于机体多种器官组织细胞中，以心肌含量最多，其次是肝脏、骨骼肌和肾脏等。其中肝细胞中AST 70%存在于线粒体，称为线粒体型同工酶（ASTm），30%分布于胞质中，称为胞质型同工酶（ASTc）。临床常用的检测方法也是连续监测法。

【原理】AST连续监测法中酶偶联反应式为：

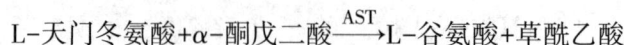

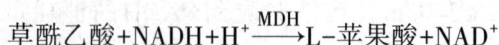

$$L-天门冬氨酸+\alpha-酮戊二酸 \xrightarrow{AST} L-谷氨酸+草酰乙酸$$

$$草酰乙酸+NADH+H^+ \xrightarrow{MDH} L-苹果酸+NAD^+$$

血清与底物溶液混匀，酶促反应立即开始，在波长340nm，比色皿光径1.0cm，37℃经90秒延滞期后连续监测NADH被氧化生成NAD^+引起吸光度下降速率（$-\Delta A/min$），该下降速率与AST活性呈正比。根据线性反应期吸光度下降速率计算AST活性。由于AST和MDH催化的反应特异性很强，因此，该方法有较好的特异性。

【方法评价】连续监测法测定AST产生的误差可来自内源性和（或）外源性，内源性干扰主要来自血清中的GLDH。外源性干扰来自试剂中污染的AST和GLDH。血清中的GLDH能催化-酮戊二酸和NH_3生成谷氨酸，同时使NADH氧化为NAD^+，可使测定结果假性升高。消除外源性干扰最有效的方法是使用高质量的试剂，工具酶中所夹杂的GLDH和AST应小于LDH或MDH催化活性的0.005%，且试剂中不能含铵。

【参考区间】男性：15~40U/L，女性：13~35U/L。男性：15~45U/L，女性：13~40U/L（试剂中含有5'-磷酸吡哆醛）。

【临床意义】AST在心肌细胞内含量较多，患者发生心肌梗死时，血清中AST活性增高。一般在发病后6~12小时内显著升高，16~48小时达高峰，3~5天恢复正常。血清中的AST也可来源于肝细胞，各种肝病患者也可引起血清AST升高，有时可达1200U，中毒性肝炎患者还可更高，此类患者中如若ASTm明显升高，表示肝损伤严重。肌炎、胸膜炎、肾炎及肺炎等患者的血清AST也可轻度升高。

📋 知识链接

Deritis比值，即同时检测血清AST和ALT，并计算AST/ALT（Deritis比值），正常人约为1.15/1，用于判断肝脏疾病的病程、严重程度及病情预后。急性肝炎第1、2、3和4周分别为0.7、0.5、0.3和0.2。若Deritis比值有升高倾向，应注意转变为慢性肝炎的可能。慢性肝炎时可高达1.0/1以上；肝硬化时可达2.0/1，肝癌时＞3.0/1。

（三）碱性磷酸酶的测定

碱性磷酸酶（alkaline phosphatase，ALP）广泛分布于人体各组织和体液中，以肝脏、骨骼、肾脏、小肠等处最多。正常成人血清中ALP主要来自肝脏和骨骼，生长期儿童血清内ALP多来自成骨母细胞和生长中的骨软骨细胞，少量来自肝脏。当肝脏受损或功能障碍时经淋巴道和肝窦进入血液，若同时伴有毛细胆管阻塞，胆汁反流入血而引起血清ALP明显升高。ALP测定方法有两大类，即化学法与连续监测法。常用的化学法有三种，即鲍氏法、金氏法和皮氏法。本节只介绍连续监测法。

【原理】以磷酸对硝基酚（4-NPP）为底物，2-氨基-2-甲基-1，3-丙醇（AMP）或二乙醇胺（DEA）为磷酸基的受体，在碱性环境下，ALP催化底物水解产生游离的对硝基酚（4-NP），对硝基酚在碱性溶液中呈黄色。监测405nm处吸光度增高速率来计算ALP的活性。

【方法评价】血清标本应新鲜，25℃测定时，ALP活性约增高1%，若冷冻保存，标本复溶后ALP活性升高可达30%。血清与肝素抗凝血浆测定结果一致，但EDTA、柠檬酸盐、草酸盐等因能络合Mg^{2+}而抑制ALP活性，故不能使用。血清稀释度对ALP活性测定有影响。

线性范围可达500U/L，批内CV为2.06%～2.36%，批间CV为2.74%。

【参考区间】男性：45～125U/L；女性：35～100U/L（20～49岁），50～135U/L（50～79岁）。

【临床意义】ALP可作为肝胆疾病和骨骼疾病的临床辅助诊断指标，尤其是黄疸的鉴别诊断。

1. ALP增多　①生理性增多，见于妊娠期与儿童生长发育期；②肝胆疾病，如阻塞性黄疸、急性或慢性黄疸型肝炎、肝癌等血清ALP活性可增高。同时测定血清ALP和氨基转移酶活性有利于黄疸的鉴别诊断，肝细胞性黄疸，血清氨基转氨酶活性会很高，ALP稍高或者正常；阻塞性黄疸，血清氨基转氨酶轻度增高，ALP会明显升高；溶血性黄疸时ALP正常；肝癌时，血清ALP明显增高，氨基转氨酶升高并不明显，胆红素也不高；③骨骼疾病，如纤维性骨炎、佝偻病、骨软化病、骨转移癌和骨折修复愈合期等，由于骨损伤或疾病使成骨细胞所含高浓度的ALP释放入血，引起血中ALP升高。

2. ALP减少　比较少见，主要见于呆小症、成骨不全症、磷酸酶过少症、维生素C缺乏症等。

（四）γ-谷氨酰基转移酶的测定

γ-谷氨酰基转移酶（gamma glutamyltransferase，GGT）的测定方法有连续监测法和化学法。以往国内多数实验室使用化学法中的重氮试剂法，由于影响因素较多，现已较少用。目前临床多采用连续监测法测定GGT。

【原理】以L-γ-谷氨酰-3-羧基-对硝基苯胺为底物，双甘肽为γ-谷氨酰基的受体，在GGT的催化下，生成γ-谷氨酰双甘肽，同时释放出黄色的2-硝基-5-氨基苯甲酸，在405～410nm处其吸光度升高的速率（$\Delta A/min$）与GGT活性成正比。

【参考区间】男性：10～60U/L，女性：7～45U/L。

【方法评价】连续监测法测定GGT有两种底物，即L-γ-谷氨酰-3-羧基-对硝基苯胺和L-γ-谷氨酰-4-硝基苯胺。L-γ-谷氨酰-3-羧基-对硝基苯胺溶解度高，浓度可采用6mmol/L，相当于K_m（0.65mmol/L）的9.23倍，使测定准确度达95%。而L-γ-谷氨酰-4-硝基苯胺溶解度低，只能达到4mmol/L，相当于K_m（0.98mmol/L）的4.1倍，使测定准确度低（<80%）。因此，国内外均推荐使用L-γ-谷氨酰-3-羧基-对硝基苯胺。本法线性范围上限可达460U/L。红细胞中几乎无GGT，因此溶血对测定结果影响不大。

【临床意义】

1. 人体器官中GGT含量存在差异　由多到少依次为肾、前列腺、胰、肝、盲肠和脑。在肾脏、胰腺和肝脏中，此酶含量之比约为100∶8∶4。血清中的GGT主要来自于肝、胆。肾脏中GGT含量虽最高，但肾脏疾病时，血中该酶活性升高不明显，可能是肾脏病变时，GGT经尿排出。

2. GGT主要用于诊断肝胆疾病　原发性肝癌血清GGT活性显著升高，尤其在诊断患者有无肝性转移和肝癌术后有无复发时，阳性率可达90%。GGT作为肝癌的标志物特异性较差，GGT同工酶Ⅱ与AFP联合检测可使原发性肝癌检测的阳性率明显提高。而胆汁淤积可诱导GGT的合成，胆汁可使GGT从膜结合部位溶解释出，这是各种肝胆疾病血中GGT升高的主要原因。急性肝炎、慢性肝炎活动期、阻塞性黄疸、胆道感染、急性胰腺炎、胆石症时都可以升高。

3. 活性受乙醇和药物的影响　嗜酒或长期接受某些药物如安替比林、苯巴比妥、苯妥英钠等，血中GGT活性常升高。

（五）单胺氧化酶的测定

单胺氧化酶（monoamine oxidase，MAO）广泛分布于肝、肾、胰、心脏等组织器官，是一组催化多种单胺类化合物氧化脱氨的酶，底物特异性不高。血清MAO活性与机体结缔组织增生有关，测定血清MAO活性常用于观察肝纤维化的程度。电泳法可将其分为3种亚型，其中血清MAO-Ⅰ活性升高常见于器官纤维化，特别是肝硬化和肢端肥大症；血清MAO-Ⅱ活性升高常见于大面积肝坏死。MAO测定方法有谷氨酸脱氢酶偶联速率法、醛苯腙法、过氧化物酶偶联比色法、荧光法和生物发光法等。此处介绍谷氨酸脱氢酶偶联速率法测定MAO。

【原理】谷氨酸脱氢酶偶联速率法测定MAO的反应式为：

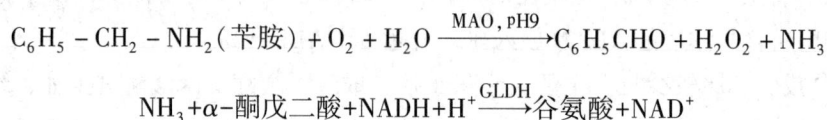

$$C_6H_5-CH_2-NH_2(苄胺)+O_2+H_2O \xrightarrow{MAO,pH9} C_6H_5CHO+H_2O_2+NH_3$$

$$NH_3+\alpha-酮戊二酸+NADH+H^+ \xrightarrow{GLDH} 谷氨酸+NAD^+$$

在340nm波长下监测NADH吸光度的下降速率（$\Delta A/min$）与MAO活性成正比。

【参考区间】12～40U/ml。

【临床意义】肝硬化时，肝纤维化现象十分活跃，MAO活性明显升高。而急性肝病时由于肝细胞坏死少，肝纤维化现象不明显，MAO活性正常或轻度升高；急性重型肝炎时由于肝细胞中线粒体破坏，其中MAO进入血液，使血中MAO活性明显升高。

（六）岩藻糖苷酶的测定

α-L-岩藻糖苷酶（AFU）是一种溶酶体酸性水解酶，分子量为270～390kD，主要参与含岩藻糖基的各种糖脂、糖蛋白、黏多糖等大分子物质的分解代谢。广泛存在于人体各种组织细胞溶酶体和体液中，胎盘、胎儿组织、脑、肺、肝、肾以及血清、唾液中均含有AFU。溶血、黄疸、高血脂、污染标本严重影响结果。

【原理】血清中的AFU作用于底物CNP-AFU（2-氯-4-硝基苯-α-L-岩藻糖苷），生成2-氯-4-硝基苯（CNP），在405nm波长测定每分钟CNP吸光度的变化率（$\Delta A/min$），计算AFU活性。

【参考区间】0～40U/L。

【临床意义】AFU是诊断原发性肝癌的诊断标志物之一。AFU和AFP联合应用，可提高原发性肝癌的阳性诊断率。慢性肝炎和肝硬化患者血清AFU也可轻度升高。还可以用于岩藻糖蓄积病的诊断，此时AFU常下降，患者生存期较短，死亡年龄常不超过6岁。

三、血清胆红素测定

血清胆红素测定方法有胆红素氧化酶法、重氮盐法、高效液相色谱法、导数分光光度法和直接分光光度法等。本节重点学习常用的胆红素氧化酶法和重氮试剂改良J-G法。

（一）胆红素氧化酶法

【原理】在不同pH条件下，胆红素氧化酶（bilirubin oxidase，BOD）催化不同组分的胆红素氧化生成胆绿素，胆绿素与氧进行非酶促反应转变为淡紫色化合物，胆红素的最大吸收峰在450nm附近。随着胆红素被氧化，450nm吸光度下降，下降程度与胆红素浓度成正比。在pH 8.0时，结合胆红素和未结合胆红素均被氧化，用于测定总胆红素（Tbil）；在pH 4.5时，BOD仅能氧化结合胆红素和大部分δ-胆红素，而未结合胆红素不被氧化，测定仅是结合胆红素的含量。

【方法评价】酶法测定时，对标本和试剂的耗量少，重复性好，特异性高。不仅适合手工操作，也适合自动生化分析仪测定。对于总胆红素测定有更宽的线性范围（0~513μmol/L）。高低浓度标本的精密度批内、批间CV变化不大，回收率为93%~102%，这说明BOD法测定总胆红素准确度、精密度比改良J-G法好。

脂血使测定结果升高，溶血时结果偏高。

测定结合胆红素时，线性范围为0~342μmol/L，精密度批内CV为2.5%~2.8%。抗干扰能力强，如果Hb<1.5g/L不产生干扰。但在黄疸和肝素抗凝的血浆中会出现浑浊。

【参考区间】成人血清总胆红素浓度：3.4~17.1μmol/L（0.2~1.0mg/dl）。成人血清结合胆红素浓度（10分钟）：0~3.4μmol/L（0~0.2mg/dl）。

【临床意义】

1. 血清总胆红素测定的意义 ①黄疸及黄疸程度的鉴别：溶血性、肝细胞性及阻塞性黄疸时可引起血清胆红素升高；②肝细胞损害程度和预后的判断：血清胆红素明显升高反映有严重的肝细胞损害，但某些疾病如胆汁淤积型肝炎时，尽管肝细胞受损较轻，血清胆红素可升高；③新生儿溶血症：血清胆红素有助于了解疾病严重程度；④再生障碍性贫血及数种继发性贫血（主要见于癌或慢性肾炎引起），血清总胆红素减少。

2. 血清结合胆红素测定的意义 结合胆红素与总胆红素的比值可用于鉴别黄疸类型。比值<0.2，见于溶血性黄疸；比值0.4~0.6，主要见于肝细胞性黄疸；比值＞0.6，主要见于阻塞性黄疸。

（二）重氮盐改良J-G法

【原理】在pH6.5的酸性条件下，血清中结合胆红素可直接与重氮试剂反应，产生偶氮胆红素；非结合胆红素需在加速剂咖啡因-苯甲酸钠-醋酸钠作用下，破坏其分子内氢键后才能与重氮试剂反应，产生偶氮胆红素。本法中所生成的偶氮胆红素呈红色，最大吸收波长为530nm，但颜色不稳定，最后需加入碱性酒石酸钠，使红色偶氮胆红素转变成呈色更加稳定的蓝绿色偶氮胆红素（λmax=600nm）。颜色深浅与胆红素浓度成正比，在600nm波长比色测定。

【方法评价】重氮试剂由等百分比浓度的亚硝酸钠和对氨基苯磺酸组成，试剂分开保存，使用前按1:40的体积混合，用咖啡因或甲醇作为加速剂。胆红素标准品的配制、保存和鉴定是获得准确结果的前提，胆红素应避光、干燥条件下保存，配制胆红素标准品时，应将胆红素溶入氯仿中，在20℃、453nm、光径为1.0cm条件下检测，其摩尔吸光系数应在61000±1500范围内。

本法为推荐的常规方法，线性范围较宽，浓度在342μmol/L以下有较好的精密度和准确度。高浓度时精密度和准确度降低，因此建议，浓度过高时可减少血样用量，或用0.154mmol/L的NaCl溶液稀释后重新测定。在重氮试剂方法中，改良J-G法有好的灵敏度，抗干扰能力较好。血红蛋白低于1.0g/L无干扰。试剂中添加的防腐剂叠氮钠会破坏重氮盐而明显干扰偶氮胆红素的生成。标本要避光、低温放置。

【参考区间】同BOD法。

【临床意义】见BOD法。

四、血清总胆汁酸测定

血清总胆汁酸（total bile acid，TBA）常用的测定方法有酶法、酶免疫分析法、放射免疫分析法和高效液相色谱法。酶法中又分为酶比色法、酶循环法和酶荧光法。其中酶比色法可用于手工操作，亦可用于自动分析，应用较广。近年发展的酶循环法灵敏度高、特异性好，是目前临床推荐的血清总胆汁酸的检测方法。

【原理】血清中的总胆汁酸是一类具有3α-羟基的类固醇衍生物，3α-羟类固醇被3α-羟类固醇脱氢酶（3α-HSD）及β-硫代烟酰胺嘌呤二核苷酸氧化型（Thio-NAD$^+$，硫代氧化型辅酶Ⅰ）特异性地氧化，生成3-酮类固醇及β-硫代烟酰胺嘌呤二核苷酸还原型（Thio-NADH）。而生成的3-酮类固醇在3α-HSD作用下再被还原（NADH供氢）成胆汁酸及NAD$^+$。因此，血清中微量的胆汁酸在多次酶循环过程中被放大，同时可使生成的Thio-NADH扩增。在405nm测定Thio-NADH吸光度的变化值，即得血清中胆汁酸的含量。

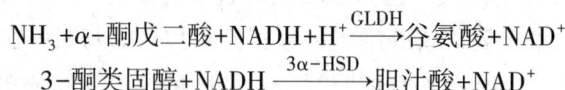

$$NH_3+\alpha\text{-}酮戊二酸+NADH+H^+ \xrightarrow{\text{GLDH}} 谷氨酸+NAD^+$$
$$3\text{-}酮类固醇+NADH \xrightarrow{3\alpha\text{-HSD}} 胆汁酸+NAD^+$$

【方法评价】酶循环法测定血清TBA是一种通过脱氢酶-辅酶体系来循环底物的方法，因此要求这种酶对硫代NAD$^+$和NADH都应有高度的亲和力，反应体系的pH和缓冲液应允许正反应和逆反应都能进行，硫代NAD$^+$和NADH浓度比例合适，这样使循环速率相当快（约100次/分），以增加Thio-NADH的量，提高反应灵敏度。本方法干扰因素较少。

另外，标准品的制备非常重要，常采用甘氨酸溶入小牛血清中制成冻干品作为标准品。

【参考区间】$0\sim12\mu mol/L$。

【临床意义】测定血清TBA是反映肝实质损伤的一个敏感指标，对肝病的诊断有十分重要的价值。

1. 急、慢性肝炎 急性肝炎时血清TBA显著升高，可达正常人水平的$10\sim100$倍，甚至更高。急性肝炎初愈患者血清TBA由最初的高值几乎与ALT、AST在同一时间降至正常水平，若持续不降或反而上升者则有发展为慢性的可能。空腹总胆汁酸（F-TBA）和餐后2小时总胆汁酸（P-TBA）测定对慢性肝炎的分型、监测、疗效判定及预后有着重要意义。TBA是一种特异性强并相对简单的肝功能试验，是目前公认的最敏感的肝功能试验之一。

2. 肝硬化 肝硬化时，肝脏对胆汁酸的代谢能力降低，血清TBA在肝硬化的不同阶段均增高，增高幅度一般高于慢性活动性肝炎。即使在肝硬化晚期亦如此。当肝病活动降至最低时，胆红素、转氨酶及碱性磷酸酶等指标转为正常，而血清TBA仍维持在较高水平。

3. 胆汁淤积 血清TBA测定对胆汁淤积的诊断有较高的特异性和灵敏度。肝外胆管阻塞及肝内胆汁淤积包括急性肝炎、初期胆管性肝硬化、新生儿胆汁淤积、妊娠性胆汁淤积等均可引起TBA升高。在胆管阻塞的初期，胆汁分泌减少，使血清TBA显著增高，且在阻塞的不同阶段几乎保持不变；而血清胆红素水平则随不同阶段而变化。胆汁淤积患者肝组织中的胆汁酸含量明显高于正常人。肝外阻塞经引流缓解后，血清TBA迅速下降，而其他指标则缓慢恢复。

4. 乙醇性肝病 乙醇性肝病血清TBA可增高，当乙醇性肝病（包括肝硬化）发生严重肝损伤时，血清TBA明显增高；而轻、中度损伤增高不明显。有报道认为，血清TBA测定对乙醇性肝病肝细胞损伤诊断的可信度和灵敏度优于各种酶学检查和半乳糖耐量试验等指标，甚至建议将血清TBA加上β-氨基己糖苷酶作为乙醇性肝病的诊断指标。也有人认为，餐后60分钟血清TBA测定对乙醇性肝病更有诊断意义。其他中毒性肝病时血清TBA水平也异常。

五、血氨测定

氨是氨基酸和胺类分解的产物。正常情况下，氨在肝内经鸟氨酸循环转变成尿素，由肾脏排除。严重肝脏疾病时，尿素生成障碍，氨不能从血液循环中清除，引起血氨升高。血氨的测定可分为直接法和间接法。间接法是先从全血中分离出氨，再进行测定，主要包括微量扩散法、离子交换法。直接法不需从全血中分离出氨即可直接测定，主要有酶法和氨电极法。目前应用最多的是谷氨酸脱氢酶直接测定法。

【原理】血浆中的氨在足量的α-酮戊二酸和NADPH存在时，经谷氨酸脱氢酶作用生成谷氨酸，并消耗NADPH，在340nm波长下监测NADPH吸光度的下降速率（ΔA/min）与血氨浓度成正比。与同样处理的标准管比较，即可计算出血氨含量。

【方法评价】该法的优点是特异性好，分析时间短；线性范围大，在0~150μmol/L之间线性良好；精密度好，批内CV为3.9%，批间CV为4.5%；回收率高，为97.9%~102.7%，是较理想的血氨测定方法。但影响因素较多，如在pH 7.0以上时，ADP是谷氨酸脱氢酶的稳定剂和激活剂，能加速反应；用NADPH取代原来的NADH，既可缩短反应时间，又能防止假阳性等。

【参考区间】18~72μmol/L。

【临床意义】血氨测定在诊断和治疗肝性脑病中有重要的作用。高血氨有神经毒性，容易引起肝性脑病（肝昏迷）。成人血氨测定主要用于肝昏迷的监测和处理。此外，血氨测定可用于儿童Reye's综合征的诊断，该综合征有严重的低血糖，大块肝坏死，急性肝衰竭，并伴有肝脂肪变性。在肝酶谱升高前，即见血氨升高。对诊断某些先天性代谢紊乱，如鸟氨酸循环的氨基酸代谢缺陷（高血氨）也有一定价值。

知识链接

肝性脑病（hepatic encephalopathy，HE），是由严重肝病引起的、以代谢紊乱为基础、中枢神经系统功能失调的综合征，其主要临床表现是意识障碍、行为失常和昏迷。肝炎、肝硬化、肝癌等疾病时，由于门脉高压，胃肠道淤血等原因，未经消化的蛋白质成分增多，血中氨大量堆积，但肝脏对氨的代谢作用减弱，从而导致氨干扰脑组织的能量代谢，影响脑内神经递质发生改变，最终导致肝性脑病，这就是氨中毒学说。

第三节 肝功能试验的选择与评价

肝脏是人体的重要器官，体内几乎所有的物质代谢都与肝脏有关，因此当肝脏有病变时常会导致许多物质的代谢紊乱。临床实验室将许多与肝脏代谢有关的实验组合成"肝脏功能

系列"（又称肝功能试验），实施对肝脏疾病的诊断或疗效观察。由于肝脏的结构和功能复杂，导致肝脏疾病的原因又很多，到目前为止，虽然组成肝功能的实验多达数百种，但还没有一个肝功能组合能够对肝脏疾病做出特异性诊断。现就目前临床实验室常见的肝功能试验、与肝脏疾病有关的免疫学及分子生物学实验等内容做一简单介绍，其目的是阐明这些检验项目之间的相互关系，通过对这些项目的综合分析全面了解肝脏功能状况，做出正确诊断。

一、肝功能试验的选择原则

理想的肝功能试验是：当肝脏有疾病时，所选择的项目对肝脏疾病的诊断特异性强、灵敏度高；当肝脏无疾病时，所选择的项目可以排除肝脏疾病。但到目前为止，临床实验室尚未找到完全符合上述标准的肝功能试验。目前肝功能试验是有针对性地选择能够反映肝脏某个方面状况的指标，将各个指标合理组合后进行综合分析，例如以下几项。

1. 转氨酶类 应用最多的是血清ALT和AST，用来反映肝细胞损伤的状况。

2. 蛋白质类 应用最多的是血清总蛋白（TP）、清蛋白（A）、球蛋白（G）和A/G比值，用来反映肝脏的合成功能。

3. 总胆红素 用来反映肝脏的排泄功能。

4. 总胆汁酸 用来反映肝脏的分泌功能。

5. GGT和ALP 有助于辅助诊断肿瘤及胆道的通畅状况。

为了排除或确定肝脏损伤是否由于病毒所致，许多实验室也将肝炎病毒的实验列入肝功能检查范畴。

二、肝功能试验的应用评价

肝功能检查项目很多，每个项目又各有针对性。但由于肝脏自身代谢和病变的特点，以及各种检测方法的局限性，因此，肝功能试验目前仍存在着许多缺陷，主要表现如下。

1. 试验结果的不准确性 肝功能试验结果常常受到实验条件、仪器设备、试剂以及操作人员素质等多种因素的影响。因此分析结果时应考虑实验室误差。

2. 试验结果的非特异性 大多数肝功能试验反映的问题并非肝脏所特异，其他非肝脏疾病或生理变化也可引起肝功能的异常反应，造成假阳性。因此，在分析检验结果时应注意这些因素的影响。

3. 试验结果的不灵敏性 肝脏的储备、代偿和再生能力很强，肝脏损伤的早期，试验结果往往正常，肝脏损伤到一定程度时才显示出肝功能的改变。此外，肝功能试验与病理组织学或形态学的改变并不一定成正比，肝功能的检测结果正常或轻微改变时不一定说明肝脏病变很轻；反之，肝脏病理形态学改变明显，肝功能试验结果也可能正常。这与试验项目的灵敏性和特异性有关系。

4. 试验结果的局限性 肝脏生理、病理及生物化学功能复杂，实验项目繁多，每项检查的特异性、准确性和灵敏性又各不相同。通常某一项试验仅能反映肝脏的功能或肝脏病变的某一个方面，不能反映肝脏的全部，有时较难获得准确的结论。因此，要通过多项试验从不同角度进行验证、综合分析和判断。

三、肝功能综合测定

目前，临床实验室用于肝胆疾病检查的项目很多，除以上介绍的生化检验项目外，还有免疫学、病原微生物学以及分子生物学等许多项目，这些项目虽然检测原理不同，但临床意义基本一样，主要针对肝炎病毒的检测。在我国，由于乙型肝炎或乙型肝炎病毒携带者发病率较高，占到了人口总数的9.8%，因此，以上项目针对乙肝病毒诊断的较多。了解这些项目的方法、原理、不同特点及临床意义对全面正确地分析肝功能状况有非常重要意义，现就临床最常见的检验项目介绍如下。

（一）基因诊断

主要技术是聚合酶链反应（PCR），其方法是直接测定标本中病毒基因组片段的拷贝数，确定病毒载量，判定病毒复制状态和机体感染程度。该方法的主要特点是特异性强，灵敏度高。常见的检测项目有：甲型肝炎病毒、乙型肝炎病毒和丙型肝炎病毒等。

（二）免疫学指标

利用抗原抗体反应原理在定性水平上检测标本中的肝炎病毒或与肝炎病毒有关的抗体，主要有：甲型肝炎病毒抗体、乙型肝炎病毒抗体、丙型肝炎病毒抗体、丁型肝炎病毒抗体、戊型肝炎病毒抗体、庚型肝炎病毒抗体等检测，检测技术主要是ELISA定性试验，某些实验室可以通过化学发光或电化学发光等技术进行定量分析。

1. 乙肝五项　乙肝是指乙型肝炎病毒，五项是指乙型肝炎病毒的五个检测指标，亦称"两对半"，分别为表面抗原（HBsAg）、表面抗体（抗–HBs）、e抗原（HBeAg）、e抗体（抗–HBe）和核心抗体（抗–HBc）。HBsAg是病毒外壳蛋白的一种，HbsAg阳性说明有乙肝病毒存在，表明体内已经感染了乙肝病毒；抗–HBs阳性表明机体对病毒产生了免疫力，无论是被动感染还是主动接种疫苗。HBeAg是病毒颗粒内部与复制相关的酶类产生的抗原，HBeAg阳性是病毒复制的标志，表明人体内病毒复制活跃，HBeAg阳性的患者传染性强；抗–HBe阳性标志着乙肝病毒的复制已经从活跃转为相对静止，血液中病毒量减少，传染性也相对降低；抗–HBc是乙肝病毒感染后最早出现的一种抗体，抗–HBc强阳性提示病毒正在复制，传染性较强（有关乙型肝炎病毒结构组成的详细内容见微生物学检验）。乙肝五项检测的临床意义见表11-7。

表11-7　乙肝标志物临床常见模式

序号	HBsAg	抗–HBs	HBeAg	抗–HBe	抗–HBc	说明
1	+	–	+	–	+	急性乙肝，慢性活动期，传染性强
2	+	–	–	+	+	恢复期，弱传染性
3	–	–	–	+	+	恢复期，弱传染性
4	+	–	–	–	+	急性肝炎或慢性HBsAg携带者
5	–	–	–	–	+	急性窗口期或既往感染
6	–	–	–	+	–	康复期
7	–	+	–	+	+	既往感染，仍有免疫力
8	–	+	–	–	–	康复期，主动或被动免疫后
9	–	–	–	–	–	未感染过HBV
10	+	–	+	–	–	潜伏期或急性乙肝早期

免疫学和PCR检测对肝功能诊断有重要参考价值。病毒抗原或抗体阳性或DNA拷贝数高的患者，肝功能异常者较多，且随年龄增长，感染期延长，发生率更高。有资料证实，

HBV感染者35%发展为慢性活动性肝炎，其中65%演变为肝硬化，80%原发性肝细胞癌的发生与HBV感染有关。

但是肝功能破坏，特别是转氨酶一过性升高时并非都是乙肝病毒所致，因为肝功能异常的原因有很多，除了病毒性肝炎、慢性非病毒性肝炎（如脂肪肝、肝硬化、肝癌）外，其他如感冒、饮酒过量、过度疲劳、某些药物因素及生理变化（如妊娠反应等），都可以导致异常。因此，必须将肝胆疾病的多项实验室检查结果进行综合分析才能得出正确结果。

案例讨论

【案例】

患者，女，39岁，近来食欲差、疲乏，因腹痛、发热3天就诊。查体：T 39℃，皮肤、巩膜明显黄染，肝区叩击痛阳性，肝大肋下1cm，皮肤瘙痒，浅表淋巴结未触及肿大，双下肢无水肿。

血清总胆红素689.8μmol/L，结合胆红素680.6μmol/L，未结合胆红素9.2μmol/L，ALT 562U/L，AST 287U/L，ALP 567U/L，GGT 176U/L。血脂检查：血清总胆固醇14.6mmol/L，血清甘油三酯4.3mmol/L。尿液颜色变深。尿常规检查：胆红素强阳性，其他均正常，大便呈灰白色，便常规检查均正常，血常规检查白细胞21×10^9/L，中性粒细胞79%，淋巴细胞21%，其余正常。超声检查，肝大，胆囊萎缩，胰腺、脾脏和肾脏未见异常。

【讨论】

1. 该患者最可能的诊断是什么？

2. 该患者诊断的主要依据是什么？

本 章 小 结

肝脏是人体最重要的代谢器官之一，几乎参与一切物质的代谢过程，在机体的物质代谢、分泌和排泄、生物转化和调节等过程中发挥着重要的作用。当各种因素造成肝损伤或胆管系统阻塞时，导致相应的功能异常和代谢紊乱，引起血液或其他体液中相应的化学成分发生改变。临床上用于肝胆疾病检测的生化指标很多，用于反映肝细胞合成代谢功能的指标主要是血清前清蛋白、清蛋白、A/G比值、胆碱酯酶等，它们都是由肝脏合成。当肝脏合成功能降低时，血清中上述指标发生改变，其改变的程度与肝脏的损害程度相关。

胆红素是由铁卟啉类化合物在体内分解代谢生成，体内有未结合胆红素和结合胆红素等存在形式。当胆红素生成过多，或肝脏处理胆红素能力下降，或胆红素排泄障碍，均可导致血中胆红素增高，出现高胆红素血症，称为黄疸。黄疸分为隐性黄疸和显性黄疸。黄疸按血中升高的胆红素可分为高结合胆红素性黄疸和高未结合胆红素性黄疸；按病因可分为溶血性黄疸、肝细胞性黄疸和阻塞性黄疸；按病变部位可分为肝前性黄疸、肝性黄疸和肝后性黄疸。因此胆红素的相关检测主要用于黄疸的诊断及黄疸类型的鉴别诊断，可反映肝的排泄功能。

扫码"看一看"

胆汁酸是在肝脏由胆固醇转变生成的一类胆烷酸的总称，其主要生理功能是促进脂类的消化吸收及调节胆固醇的代谢。根据胆汁酸的生成部位可分为初级胆汁酸和次级胆汁酸；根据是否与甘氨酸或牛磺酸结合可以分为游离胆汁酸和结合胆汁酸。胆汁酸的合成与代谢与肝胆有着密切的关系，因此测定血清TBA是反映肝实质损伤的一个敏感指标。

临床上用于肝胆疾病的血清酶学检查可分为：①反映肝细胞损害为主的酶主要有ALT、AST等；②反映肝内外胆道阻塞的酶主要有ALP、GGT等；③反映肝纤维化病变的酶主要有MAO等。

扫码"练一练"

习　题

一、选择题

1. 阻塞性黄疸时，下列何种结果正确的是

A．血中结合胆红素增多，尿中胆红素试验阴性

B．血中结合胆红素增多，尿中尿胆原增多

C．血中未结合胆红素增多，尿中尿胆原增多

D．血中未结合胆红素增多，尿中胆红素试验阳性

E．血中结合胆红素增多，尿中胆红素试验阳性

2. 了解肝脏功能常用的两种转氨酶是

A．ALT和ALP　　　　　　B．ALT和AST　　　　　　C．ALT和GGT

D．GGT和ALP　　　　　　E．ALT和AFP

3. 血浆球蛋白升高，出现"蛋白倒置"，多见于

A．手术后　　　　　　　　B．吸收功能紊乱　　　　　C．营养不良

D．急性肝炎　　　　　　　E．肝硬化

4. 合成胆汁酸的原料是

A．胆酸　　　　　　　　　B．脱氧胆酸　　　　　　　C．胆固醇

D．胆红素　　　　　　　　E．血红蛋白

5. 胆红素在血中运输，主要和哪种蛋白结合

A．清蛋白　　　　　　　　B．球蛋白　　　　　　　　C．Y蛋白

D．Z蛋白　　　　　　　　E．G蛋白

6. 结合胆红素和未结合胆红素的区别在于是否与某物质结合，该物质为

A．Y蛋白　　　　　　　　B．葡萄糖醛酸　　　　　　C．胆汁酸

D．葡萄糖酸　　　　　　　E．6–磷酸葡萄糖

7. 正常人血中胆红素主要来源于

A．肌红蛋白　　　　　　　　　　　B．胆汁酸盐

C．衰老红细胞释放的血红蛋白　　　D．胆汁

E．细胞色素氧化酶

8. 下列哪种蛋白质的测定对原发性肝癌有诊断价值

A．Hp　　　　　　　　　　B．Pa　　　　　　　　　　C．AFP

D．TRF　　　　　　　　　　E．CRP

9. 以下哪项蛋白减少与肝功能不全无关

A. 清蛋白   B. α_2-巨球蛋白   C. 前清蛋白

D. 转铁蛋白   E. α_1-抗胰蛋白酶

10. 测定血清中哪种蛋白质，可协助Wilson病的诊断

A. 清蛋白   B. 前清蛋白   C. 结合珠蛋白

D. 铜蓝蛋白   E. C-反应蛋白

二、简答题

1. 试比较ALT、AST、ALP、GGT、CHE在诊断肝胆疾病中的应用价值？

2. 诊断慢性肝脏疾病的实验室检查指标有哪些？

3. 根据所学知识设计一个适用于常规检查的肝功能组合项目，要求能综合反映肝实质细胞损伤、肝合成功能、胆管阻塞、黄疸四个方面，且反映每个方面的指标不超过2项，总的检测指标不超过8项，并简述各指标选择的依据。

（董　立）

第十二章

肾脏疾病检验

学习目标 ◁▷▷▷▷

  1. **掌握**　血清肌酐、尿素、尿酸的常用测定方法、原理及主要临床意义；早期肾损伤的主要检验指标及临床意义。

  2. **熟悉**　肾小球滤过功能常用试验的测定原理及临床意义；肾小管重吸收功能常用试验的测定原理及临床意义；肾功能的评价方法；常见肾脏疾病的概念及其实验室检测指标的临床应用。

  3. **了解**　肾脏的基本结构和功能；尿蛋白电泳的临床意义；尿液常规检验对肾功能异常及泌尿系疾病诊断的意义。

  4. 具有血清肌酐、尿素、尿酸测定的能力。

  5. 能进行血清肌酐、尿素测定的手工、仪器操作；会计算内生肌酐清除率。

    肾脏是机体重要的排泄器官，也是重要的内分泌器官。肾脏可以通过排泄代谢废物，调节水、电解质和酸碱平衡来维持机体内环境的相对稳定。肾脏疾病可造成机体的代谢紊乱，导致血液和尿液成分的改变。因此，血、尿中某些生化指标的检测对肾功能评价及肾脏疾病诊断、治疗和病情监测有重要价值。

第一节　概　　述

一、肾的结构与功能特点

（一）肾的基本结构

  1. 肾脏的解剖学结构　肾脏是实质器官，呈扁豆形，左右各一，位于腹膜后脊柱两侧。肾脏由外被膜包裹，内侧缘中心凹陷成肾门，血管、淋巴管、神经和输尿管经此处出入肾脏。肾脏外层为皮质，主要由肾小球和肾小管组成；内层为髓质，由肾锥体构成，主要包含髓袢、集合管和乳头管。

  2. 肾脏的组织学结构　肾单位是肾脏的基本结构和功能单位，每个肾脏约含有100万个肾单位。每个肾单位由肾小体和肾小管组成（图12-1）。

扫码"学一学"

247

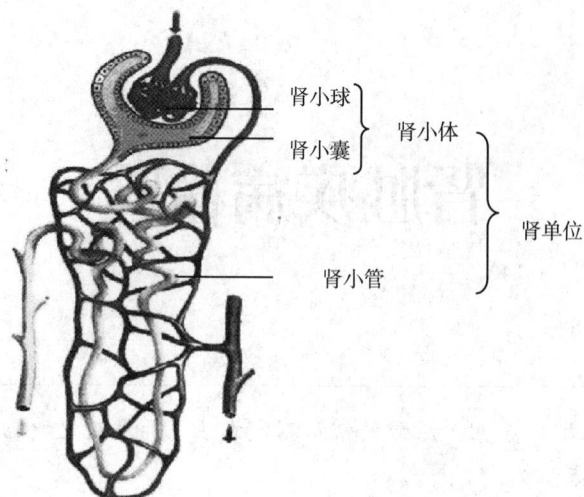

图12-1 肾单位结构

（1）肾小体 由肾小球和包绕其外的肾小囊组成。①肾小球：位于肾皮质，由入球小动脉及其分支组成的毛细血管网盘曲而成，随后汇成一条出球小动脉；②肾小囊：又称肾球囊，包裹在肾小球外，连接肾小管，由两层上皮细胞构成。壁层位于外侧，连接肾小管上皮细胞；脏层位于内侧，与基底膜紧贴。两层之间为囊腔，与肾小管管腔相通。

（2）肾小管 肾小管和肾小囊相连，长而弯曲，通过皮质进入髓质中，分为近端小管、髓襻和远端小管三段。

（3）集合管 集合管不包括在肾单位中，但在尿液浓缩稀释过程中起着重要作用。一个集合管可汇集许多肾小管，许多集合管又汇成乳头管与肾小盏相通，尿液由肾乳头流入肾小盏至肾大盏，再到肾盂，最后经输尿管注入膀胱，经尿道排出体外。

3. 肾脏的血液供应 肾脏有丰富的血管分布，其血流量与肾功能有十分密切的关系。肾动脉血流来自腹主动脉，正常人在安静状态时每分钟有1000~1200ml血液流经肾脏，占心输出量的20%~25%。以每克组织计算，肾脏是全身血流量最多的器官，其中皮质外层血流量分布最多，占肾总血流量的80%，皮质内层和髓质外层占15%，髓质内层占3%，肾乳头的血液分布最少，仅占2%，故肾缺血时，最易发生肾乳头坏死。此外，肾脏还有丰富的淋巴管和神经分布。

（二）肾的基本功能

肾脏的主要生理功能是泌尿功能，排泄人体代谢终产物如尿素、肌酐、尿酸等，同时回收保留有用的物质，调节水盐代谢，维持酸碱平衡。此外，肾脏还分泌一些生物活性物质，起调节血压、促进红细胞生成等功能。

1. 肾的泌尿功能 尿液的生成主要通过肾小球滤过、肾小管选择性重吸收和肾小管与集合管特异性分泌3个步骤完成（图12-2）。

（1）肾小球滤过作用 肾小球滤过是指当血液流经肾小球毛细胞血管网时，其中的水、无机盐、葡萄糖、氨基酸、尿酸等小分子物质和分子量较小的血浆蛋白质，均可通过肾小球滤过膜进入肾小囊，形成原尿的过程。肾小球滤液的生成过程与细胞外液的生成相似，原尿中除不含大分子的蛋白质和血细胞及血小板外，其渗透压、pH和溶质成分与血浆大致相同。影响原尿生成的因素主要有三个：肾小球滤过膜的总面积和通透性、有效滤过压、肾血流量。

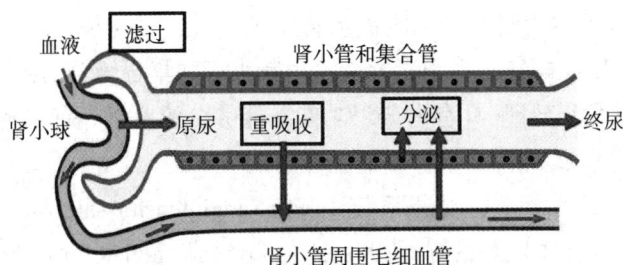

图 12-2　尿液生成的基本过程

人体每个肾含有 80 万～100 万个肾单位，总滤过面积 1.5m² 左右，十分有利于血浆滤过。单位时间内（每分钟）两肾生成的滤液量称为肾小球滤过率（glomerular filtration rate, GFR），即单位时间内两肾生成的原尿量来反映。肾小球的滤过功能在尿液的生成及肾脏排泄功能中占有重要地位，GFR 可作为衡量肾脏功能的重要指标。

肾小球滤过膜由三层结构组成，即肾小球毛细血管内皮细胞层、基底膜层和肾小囊上皮细胞层。三层结构的细胞之间存在着大小不同的间隙，这是肾小球滤过的结构基础，也构成了血浆与原尿之间的屏障作用：①分子屏障：滤过的分子直径大小与裂孔大小有关；②电荷屏障：组成肾小球滤过膜的内皮细胞膜和上皮细胞膜上含有涎蛋白，基底膜上含有硫酸类肝素，从而使肾小球滤过膜带有负电荷，可阻止同样负电荷的蛋白质（如清蛋白）通过。

（2）肾小管重吸收作用　双侧肾脏一昼夜生成的原尿量可达 180L，而最终排出的终尿量仅 0.5～1.5L，而且终尿与原尿中的溶质成分明显不同，说明肾小管将原尿中的水分和某些溶质全部或部分重吸收回血液。

肾小管部位不同其重吸收功能也不同。

①近端小管：肾小管的重吸收作用主要在此段进行。原尿中的葡萄糖、氨基酸、微量蛋白质几乎全部在此处被重吸收，Na^+、K^+、Cl^-、HCO_3^- 等绝大部分也在此段重吸收，水的重吸收率约为 65%。

②髓袢：此段主要是通过"逆流倍增"效应使水分的重吸收率达 25%，尿量进一步减少，滤液流量从 125ml/min 下降到 16～40ml/min。

③远端小管：此段对水的重吸收率为 8%～9%，其重吸收量受抗利尿激素（ADH）和醛固酮的调节控制。此段参与机体对体液和酸碱平衡的调节，在维持机体内环境的稳定中起重要作用。

经过肾小管的重吸收以后，最终进入集合管的滤液不到原尿的 2%。

（3）肾小管与集合管分泌功能　肾小管和集合管的上皮细胞能够将细胞或血液中的一些物质转运到管腔中。

H^+、K^+、NH_4^+ 为机体正常的代谢产物。通过 H^+-Na^+ 交换达到分泌 H^+ 而重吸收 Na^+ 的目的。远端小管与集合管分泌 NH_3 的主要形式是与原尿中 H^+ 结合成 NH_4^+，这样不仅促进了排 H^+，也促进了 Na^+ 的重吸收。

尿液中的 K^+ 主要是由远端小管和集合管分泌的。一般情况下 Na^+ 主动重吸收时，才会有 K^+ 的分泌，称为 K^+-Na^+ 交换，该交换过程受醛固酮调控。K^+-Na^+ 交换与 H^+-Na^+ 交换存在相互抑制的现象。在肾小管与集合管中既存在 K^+ 的重吸收，又存在 K^+ 的分泌，一般而言，K^+ 的分泌量大于其重吸收量，因此尿液中的 K^+ 主要来源于肾小管与集合管的分泌。对氨基马尿酸等是正常机体代谢产物，既能从肾小球滤过，又能被肾小管、集合管分泌。进入体内的一些外来物质如酚红、青霉素等药物由肾小管与集合管分泌到尿液中。

2. 肾的内分泌功能 肾脏具有内分泌功能，能够分泌肾素、前列腺素、促红细胞生成素、1，25-二羟维生素D_3等，调节人体的生理功能。

（1）肾素-血管紧张素-醛固酮系统（renin-angiotension-aldosterone system，RAAS）及激肽释放酶-激肽-前列腺素系统（killikrein-kinin-prostaglandin） 它们共同参与全身血压、水、电解质代谢的调节作用。

（2）促红细胞生成素（erythropoietin，EPO） 可促进骨髓中红细胞的分化成熟。

（3）1，25-二羟维生素D_3 由肾间质中的1-羟化酶将来自于肝脏的25-羟维生素D_3转化为1，25-二羟维生素D_3，后者参与钙、磷代谢的调节。

肾脏也是一些激素的代谢场所，对胃泌素、胰岛素等有灭活作用。另外，肾脏还是抗利尿激素、胰高血糖素、甲状旁腺激素、心房利钠因子等的靶器官，其功能受这些激素影响和调节。

二、肾脏疾病时功能变化特点

由于肾脏功能具有强大的代偿能力，肾脏疾病早期患者可无任何自觉症状和体征出现，此时患者可能仅仅表现为某些肾功能早期损伤指标异常，而大多数常规检验指标仍表现为正常。但当病情进一步发展，造成肾功能严重障碍时，会出现多种代谢产物、药物和毒物在体内蓄积，水电解质和酸碱平衡紊乱以及肾脏内分泌功能障碍，从而出现一系列症状和体征，这种临床综合征称为肾功能不全，尿毒症是肾功能不全的终末期。测定血液和尿液中某些生化指标，对了解和评价肾脏的功能状况、肾脏疾病的诊断及预后等有较大价值。

扫码"学一学"

第二节 肾功能常用检验

肾脏疾病的临床实验室检验项目主要有：尿液检查、肾功能检验、肾免疫学检验等。其中血清肌酐、尿素、尿酸是临床上最常用的肾功能检验指标。测定血液和尿液中尿素、肌酐等成分的含量，对了解和评价肾脏的功能状况、肾脏疾病的诊断及预后等有较大价值。

一、血清肌酐测定

肌酐（creatinine，CRE或Cr）是人体内肌酸代谢的终产物，主要在肌肉组织生成，由肾小球滤过后全部排出，肾小管不进行重吸收，故正常情况下每日尿肌酐的排出量基本上等于其生成量。在控制外源肌酸摄入、未进行剧烈运动情况下，每日肌酐生成量较为恒定。因此血肌酐浓度主要取决于GFR，测定血及尿肌酐的含量能反映肾的排泄功能。

肌酐测定方法有化学法和酶法。化学法包括去蛋白苦味酸终点法和苦味酸速率法。近年来肌酐酶法分析的应用日渐普及，主要有3种类型：肌氨酸氧化酶法、肌酐氨基水解酶法和肌酐亚氨基水解酶法。酶学方法虽成本较高，但方法特异性高，结果准确，适用于各种自动分析仪。主要学习常用的肌氨酸氧化酶法和苦味酸速率法测定肌酐。

（一）肌氨酸氧化酶法

【原理】样品中的肌酐在肌酐酶的催化下水解生成肌酸，后者在肌酸酶的作用下继续水

解生成肌氨酸和尿素。肌氨酸在肌氨酸氧化酶（sar-cosine oxidase）的催化下氧化成甘氨酸、甲醛和 H_2O_2，最后偶联 Trinder 反应，比色法测定，反应形成的色素与肌酐的浓度成正比。反应式如下：

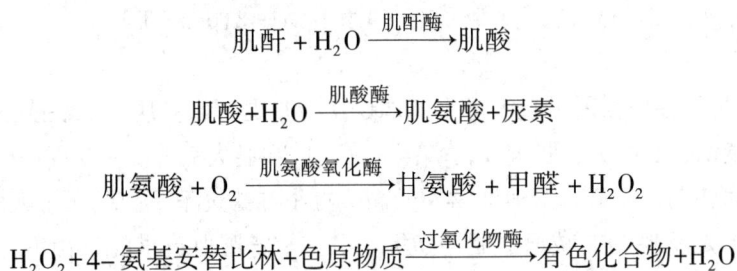

$$肌酐 + H_2O \xrightarrow{\text{肌酐酶}} 肌酸$$

$$肌酸 + H_2O \xrightarrow{\text{肌酸酶}} 肌氨酸 + 尿素$$

$$肌氨酸 + O_2 \xrightarrow{\text{肌氨酸氧化酶}} 甘氨酸 + 甲醛 + H_2O_2$$

$$H_2O_2 + 4-氨基安替比林 + 色原物质 \xrightarrow{\text{过氧化物酶}} 有色化合物 + H_2O$$

【方法学评价】

1. 本法是肌酐的酶法测定中较为常用的方法，也是解决肌酐测定中非特异性干扰的根本途径。为消除样品中内源性肌酸的干扰，利用自动分析中双试剂法的特点，在第一试剂中加入肌酸酶，两步反应即可以消除内源性肌酸的干扰。

2. 本法操作简便，准确度高，特异性好，其参考值略低于苦味酸速率法。各实验室最好建立本地区的参考区间。

3. 本法以 Trinder 反应为指示系统，不同的色原物质其灵敏度差异很大。Trinder 反应受胆红素和维生素C的干扰，可在试剂1中加入亚铁氰化钾（或者亚硝基铁氰化钾）和抗坏血酸氧化酶消除或降低干扰。

4. 肝素、枸橼酸、EDTA、氟化钠等抗凝剂在常规用量下对本测定无干扰。

【参考区间】男性（20~59岁）：57~97μmol/L；男性（60~79岁）：57~111μmol/L；女性（20~59岁）：41~73μmol/L；女性（60~79岁）：41~81μmol/L。

（二）碱性苦味酸速率法

【原理】肌酐与碱性苦味酸反应，生成橘红色的苦味酸肌酐复合物，且反应速率与样本中肌酐浓度成正比。选择适宜的速率监测时间，在510nm处与通过同样处理的标准液比较，即可计算出样品中肌酐含量。

【方法学评价】

1. 本法是基于1886年Jaffe建立的碱性苦味酸反应。但碱性苦味酸并非仅对肌酐特异，血清中的某些物质如蛋白质、葡萄糖、维生素C、丙酮、乙酰乙酸、丙酮酸、胍和头孢菌类抗生素等亦可与苦味酸产生同样的呈色反应，这些物质称为假肌酐。这些假肌酐约65%存在于细胞，约20%存在于血浆中，在测定血肌酐时最好用血清或血浆，不宜用全血。

根据与苦味酸产生反应速度的不同，假肌酐分为两类：一类能与碱性苦味酸混合后迅速出现反应并在20秒内完成，称为快速反应假肌酐，如乙酰乙酸等；另一类与碱性苦味酸混合后80~100秒才开始反应，称为慢速反应假肌酐，如蛋白质、葡萄糖等。根据这个特点，测定时可设置20秒延迟期并在80秒前完成监测，从而排除这两类假肌酐的干扰。有建议测定时间选择在25~60秒，但经严格评价后发现，这个时间段仍受到α-酮酸的正干扰和胆红素的负干扰。

2. 线性范围可达2000μmol/L。血清样本测定值过高时，可用生理盐水将血清稀释。尿液标本可用蒸馏水进行200倍稀释，测定结果乘以稀释倍数。回收率为96.7%~100.4%，平均98.5%。

3. 温度对呈色反应速度影响较大，标准管与测定管的温度必须保持一致。

4. 苦味酸速率法为IFCC推荐方法，可采用双波长（510nm，600nm）监测。

【参考区间】男性（20～59岁）：57～97μmol/L；男性（60～79岁）：57～111μmol/L；女性（20～59岁）：41～73μmol/L；女性（60～79岁）：41～81μmol/L。

【临床意义】

1. 增高 见于各种原因引起的肾小球滤过功能减退。如肾病、急性或慢性肾衰竭、重度充血性心力衰竭、心肌炎、肌肉损伤、巨人症、肢端肥大症等。

在肾脏疾病初期，血清肌酐值通常不升高，肾小球滤过率下降到正常人的1/3时，血肌酐才明显上升，是反映GFR减退的后期指标。在正常肾脏血流量的条件下，肌酐值如升高至176～353μmol/L，提示为中度至严重的肾损害。所以，血肌酐测定对晚期肾脏疾病的临床意义较大。而非肾源性血肌酐浓度的增高一般不超过200μmol/L。

2. 减低 见于进行性肌肉萎缩、白血病、贫血、肝功能障碍及妊娠等。

二、血清尿素测定

尿素（urea）是体内蛋白质代谢的最终产物，氨基酸经脱氨基作用产生的NH_3在肝脏生成尿素并释放入血，主要经肾脏排出体外。血浆中的尿素可全部通过肾小球滤过，正常情况下约50%被肾小管和集合管重吸收，血浆尿素浓度在一定程度上可以反映肾小球的滤过功能。尿素的测定方法大体上可归纳为酶法和化学法。

（一）酶偶联速率法

【原理】尿素在脲酶催化下，水解生成氨和二氧化碳。氨在α-酮戊二酸和NADH存在下，经谷氨酸脱氢酶（GLDH）催化，生成谷氨酸。同时，$NADH+H^+$被氧化成NAD^+，可在340nm波长处监测吸光度下降的速率，其吸光度下降速率与样品中尿素的含量成正比。反应式如下：

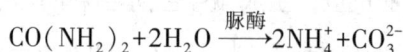

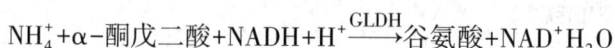

$$CO(NH_2)_2 + 2H_2O \xrightarrow{\text{脲酶}} 2NH_4^+ + CO_3^{2-}$$

$$NH_4^+ + \alpha\text{-酮戊二酸} + NADH + H^+ \xrightarrow{\text{GLDH}} \text{谷氨酸} + NAD^+ H_2O$$

【方法学评价】酶法的共同优点是无毒性、特异性高，适合于自动化分析仪的应用，使用越来越广泛。

1. 干扰因素 该法第一步反应特异性高，脲酶只对样品中的尿素起催化作用，但第二步反应就存在一些干扰：样品中（如血清、尿液）含有的NH_3（内源性NH_3）会消耗NADH，使测定结果偏高；复溶试剂时所用蒸馏水如果含有NH_3或者所用器材不够清洁被NH_3污染（外源性NH_3）也会消耗NADH，使测定结果偏高；当样品中（如血清）含有较高的丙酮酸时，血清中的乳酸脱氢酶会催化丙酮酸加氢还原生成乳酸，也会消耗NADH，使测定结果偏高。也就是说，用单一试剂型试剂测定尿素时存在内源性NH_3、丙酮酸和外源性NH_3的干扰，使测定结果产生正误差。

采用双试剂法可以消除样品中所含的NH_3的影响。液体型试剂盒包含两个试剂，第一试剂（R1）中含的主要成分是谷氨酸脱氢酶、α-酮戊二酸、NADH及维持pH的缓冲物质等；第二试剂（R2）中含的主要成分是脲酶、NADH、α-酮戊二酸等。血清与缺少脲酶的试剂R1混合，37℃保温5分钟，将内源NH_3、外源性NH_3及内源性丙酮酸消耗掉。然后加入含脲酶的试剂R2，尿素被脲酶水解成NH₃，消耗NADH量与尿素量成正比，这就保证了尿素测定的准确性。

血红蛋白对测定有一定的干扰，因此，标本应避免溶血。

2. 准确度和灵敏度 本法批内 *CV* 0.78%，批间 *CV* 2.94%；回收率93.0%～105.3%，线性上限为17.85mmol/L。适用于自动生化分析仪测定，但试剂较贵。

3. 此法为IFCC（国际化学联合会）推荐方法，可采用双波长（340nm，700nm）监测。

【参考区间】男性（20～59岁）：3.1～8.0mmol/L；男性（60～79岁）：3.6～9.5mmol/L；女性（20～59岁）：2.6～7.5mmol/L；女性（60～79岁）：3.1～8.8mmol/L。

（二）脲酶波氏比色法

【原理】尿素在脲酶催化下，水解生成氨和二氧化碳。氨和酚及次氯酸盐在碱性环境中作用形成对–醌氯亚胺；对–醌氯亚胺与另1分子酚作用，形成吲哚酚，它在碱性溶液中产生蓝色的解离型吲哚酚。蓝色吲哚酚的生成量与尿素含量成正比，在560nm波长测定。

【方法学评价】

1. 本法反应敏感，且血清用量少，无须蛋白沉淀，一般用于手工操作测定中。

2. 本法亦可用于尿液中尿素的测定。方法如下：取尿液1ml，加入造沸石（需预处理过的）0.5g，再加去氨蒸馏水至25ml，反复振摇数次，以吸附尿液中的游离铵盐。静止后吸取处理好的尿液1.0ml，按上述方法测定。结果需乘以稀释倍数25。

【参考区间】男性（20～59岁）：3.1～8.0mmol/L；男性（60～79岁）：3.6～9.5mmol/L；女性（20～59岁）：2.6～7.5mmol/L；女性（60～79岁）：3.1～8.8mmol/L。

【临床意义】血液尿素浓度受多种因素的影响，分生理性因素和病理性因素两个方面。

1. 生理性因素 高蛋白饮食可引起血清和尿液中尿素浓度升高。男性比女性平均高0.3～0.5mmol/L。成人的日间生理变动平均为0.63mmol/L，随着年龄的增加有增高的倾向。妊娠妇女由于血容量增加，尿素浓度比非孕妇低。

2. 病理性因素血 液尿素增加的原因可分为肾前、肾性及肾后三个方面。

（1）肾前性 最重要的原因是失水，引起血液浓缩，使肾血流量减少，肾小球滤过率减低而使血液中尿素潴留。常见于剧烈呕吐、幽门梗阻、肠梗阻和长期腹泻、充血性心力衰竭、重度烧伤、休克、消化道大出血、脱水、严重感染、糖尿病酸中毒、肾上腺皮质功能减退、肝肾综合征等。

（2）肾性 血中尿素主要通过肾脏经尿排出体外。急性肾小球肾炎、肾病晚期、肾衰竭、慢性肾盂肾炎、中毒性肾炎、肾结核、肾血管硬化症、先天性多囊肾和肾肿瘤等引起的肾功能障碍时尿素排出受阻，血中尿素浓度增高。临床上血尿素测定常作为肾功能状况的辅助诊断指标之一。

（3）肾后性 前列腺肿大、尿路结石、尿道狭窄、膀胱肿瘤致使尿道受压都可能使尿路阻塞，引起血液中尿素含量增加。

血液中尿素减少较为少见，常表示严重的肝病，如肝炎合并广泛性肝坏死，偶见于急性肝萎缩、中毒性肝炎、类脂质肾病等。

考点提示 血清肌酐、尿素、尿酸的常用测定方法、原理及主要临床意义。

三、血清尿酸测定

尿酸（uric acid，UA）为嘌呤代谢的终产物，可来自机体本身或食物中嘌呤的分解，小部分尿酸可经肝脏随胆汁排泄，大部分随尿从肾脏排出，每天生成量与排出量保持动态平衡。尿酸能被肾小球自由滤过，也可经肾小管排泌和重吸收，尿中排出量占肾小球滤过量的6%~10%。因此，血尿酸的浓度主要受肾小球滤过功能和肾小管重吸收功能的影响，排除外源性尿酸干扰，血尿酸浓度可作为评估肾功能的指标之一。

测定尿酸的方法有磷钨酸（PTA）法、尿酸酶法、HPLC法，干化学方法也是基于尿酸酶的方法。目前最常用的方法是尿酸酶–过氧化物酶反应体系。

（一）尿酸酶–过氧化物酶偶联法

【原理】尿酸在尿酸酶催化下，氧化生成尿囊素和H_2O_2。H_2O_2与4–AAP和3，5二氯–2–羟苯磺酸（DHBS）在过氧化物酶的催化下，生成有色物质醌亚胺化合物，在520nm处有最大吸收峰，吸光度与血清中尿酸含量成正比，与同样处理的尿酸标准液比较，可求出血清中尿酸的含量。反应式如下：

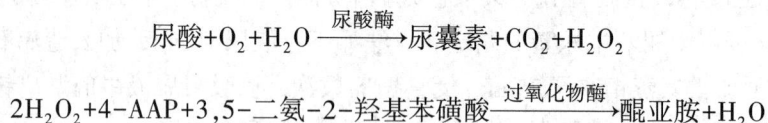

$$尿酸+O_2+H_2O \xrightarrow{\text{尿酸酶}} 尿囊素+CO_2+H_2O_2$$

$$2H_2O_2+4\text{–AAP}+3,5\text{–二氨–2–羟基苯磺酸} \xrightarrow{\text{过氧化物酶}} 醌亚胺+H_2O$$

【方法学评价】

1. 特异性和干扰 该法灵敏且不需要去蛋白，尿酸酶对尿酸催化的特异性高，但POD催化反应特异性较差，主要干扰物质是维生素C和胆红素，对测定尿酸有负干扰，比对测定葡萄糖、胆固醇和甘油三酯的干扰更明显。在反应体系中加入抗坏血酸氧化酶和胆红素氧化酶，可以消除这两种物质的干扰。

2. 线性范围 尿酸浓度在178.6~713.8μmol/L范围内线性良好，回收率94.6%~102.3%；批内和批间CV在224.8μmol/L和792.8μmol/L时均小于5%。

3. 细胞内含有多种非特异性干扰物质，溶血标本不可用。血清标本室温下可稳定3天。

【参考区间】男性：208~428μmol/L；女性：155~357μmol/L。

（二）磷钨酸还原法

【原理】无蛋白血滤液中的尿酸，在碱性溶液中被磷钨酸氧化成尿囊素及二氧化碳；磷钨酸在此反应中则被还原成钨蓝，钨蓝的生成量与反应液中尿酸含量呈正比，可在660nm处进行比色测定。

【方法学评价】

1. 特异性和干扰 血液中许多非尿酸还原性物质可造成尿酸假性增高，如葡萄糖、谷胱甘肽、维生素C、半胱氨酸、色氨酸、酪氨酸等，这些非尿酸还原物质能使结果偏高17.8~29.3μmol/L。由于谷胱甘肽主要存在于血细胞内，故以血浆或血清为标本时并无明显干扰，但应避免溶血。

2. 准确度 在沉淀蛋白前加入尿酸标准液，其回收率为96%~102%。标准液在150~600μmol/L范围内，测定值与真值的相关系数为0.9999。

3. 精密度 日内变异系数为1.2%~3.5%，日间变异系数为2.9%~4.4%。

4. 线性范围 尿酸浓度在892.5μmol/L以下线性良好。

5. 此法灵敏度较低，特异性不高，显色不稳定，且需做无蛋白血滤液，不适于自动化，目前不作为血清尿酸测定的主要方法。

【参考区间】男性：262~452μmol/L；女性：137~393μmol/L。

【临床意义】

1. 增高 ①生成过多：见于痛风、白血病、多发性骨髓瘤、真性红细胞增多症、食用富含核酸的食物等，对痛风诊断最有帮助；②排出减少：见于急性或慢性肾小球肾炎、肾结核、肾盂积水等肾功能减退者。此外，氯仿中毒、四氯化碳中毒及铅中毒、妊娠反应等，亦可引起血尿酸增高。

2. 减低 见于恶性贫血、Fanconi综合征、使用阿司匹林、先天性黄嘌呤氧化酶和嘌呤核苷磷酸化酶缺乏等。

第三节 早期肾损伤检验

扫码"学一学"

肾脏具有强大的储备功能，多种肾脏疾病早期并无明显的临床表现，实验室许多检测指标也可能显示正常，但此时肾小球或间质已存在某种程度的病理损伤。如果这阶段未能引起足够重视，很有可能引发不可逆的病变，最终发展为尿毒症。因此，加强对早期肾损伤的实验室的检查具有十分重要的意义。

肾损伤早期，肾小球或肾小管病变就会引起一些蛋白质滤过或重吸收异常，导致尿液或血液中某些蛋白质含量变化。目前临床上常用的早期诊断肾脏损伤的实验室指标主要有尿微量清蛋白、血清及尿 α_1-微球蛋白、血清及尿 β_2-微球蛋白、尿转铁蛋白、胱抑素、尿视黄醇结合蛋白等，这些指标的应用对早期诊断和预防肾脏损害有重要意义。

📋 知识拓展

视黄醇结合蛋白

视黄醇结合蛋白（RBP）由肝脏合成，与视黄醇结合，为视黄醇（维生素A）转运蛋白。人血浆中绝大部分RBP与视黄醇、前清蛋白结合形成复合体，不能通过肾小球滤过。当RBP变成脱视黄醇RBP，称为游离RBP，约占总RBP的10%。游离RBP分子量小，可通过肾小球滤过，但在肾小管几乎被全部重吸收并降解，只有少量由尿液排出。尿中RBP的排出量取决于肾小管的重吸收功能，是早期肾小管损伤的指标之一，其排泄量与肾小管间质损害程度有明显相关。

一、尿微量清蛋白测定

肾功能正常时，带负电荷的清蛋白不能通过肾小球滤过膜，即使有少量清蛋白进入原尿中，也可被肾小管重吸收入血，因此正常人尿液中清蛋白含量极低，一般≤30mg/24小时尿。尿微量清蛋白（microalbumin, mAlb）指尿中Alb排出量在30~300mg/24小时尿范围内，由于未达到尿液常规检查的灵敏度水平，此时尿蛋白常规检查仍呈阴性。

测定尿微量清蛋白的方法主要有两类：一类是染料结合法，此类方法虽简单、快速，但灵敏度、特异性较低；另一类为免疫学方法，有散射比浊法和透射比浊法两种。前者需专门的设备，后者适用于手工和各型生化分析仪，且有试剂盒供应，简便快速，在临床已广泛应用。主要介绍临床常用的免疫透射比浊法。

【原理】尿液中的清蛋白与抗人清蛋白特异抗体作用生成抗原–抗体复合物，产生浊度，浊度的大小与尿液中清蛋白的含量成正比，用透射比浊法测定340nm处吸光度，与同样处理的标准品制备的校正曲线比较，求得尿液中清蛋白的含量。

【方法学评价】本法线性范围为4～200mg/L。尿液清蛋白浓度若超过500mg/L，结果可呈假性降低。因此，疑似高浓度标本时，分析前应以生理盐水稀释至4～200mg/L范围内。

【参考区间】成年人24小时尿：<30mg；随意尿：<30μg/mg肌酐。

【临床意义】

1. 肾脏疾病的早期诊断 肾小球肾炎、糖尿病性肾病以及隐匿性肾炎患者，肾小球滤过膜损伤时，尿清蛋白含量升高，并出现在尿液常规检查时尿蛋白定性阳性之前，是早期肾小球损伤的敏感指标之一。

2. 监测糖尿病和高血压病患者的肾功能状态 定期对糖尿病、原发性高血压患者尿mAlb进行监测可了解肾脏是否有早期损伤。有研究资料表明，尿mAlb排出率较高者，糖尿病肾病发病率及死亡率均明显高于尿mAlb排出较低者。

3. 肾小球和肾小管损伤的鉴别诊断 同时监测尿液中的mAlb与β_2–微球蛋可以对肾小球和肾小管损伤做出初步鉴别诊断。尿mAlb升高多见于肾小球损伤，且升高程度与肾小球受损程度相关；而肾小管损伤是以尿中β_2–微球蛋白升高为主。

4. mAlb升高亦见于肾外恶性肿瘤、急性胰腺炎、外伤、大手术后等，尿mAlb含量与疾病严重程度呈正比。

二、α_1–微球蛋白测定

α_1–微球蛋白（α_1–microglobulin，α_1–MG或α_1–m）是由肝细胞和淋巴细胞合成的糖蛋白，生成量较为恒定。血液中的α_1–m有两种存在形式，即游离型和结合型。仅游离型α_1–m可自由通过肾小球滤过膜，结合型α_1–m不能通过肾小球滤过膜。原尿中的α_1–m约99%被肾小管重吸收并降解，故正常情况下尿液α_1–m含量甚微。

α_1–m在酸性尿液中较稳定，可能与其含糖量较高有关，多采用免疫学方法检测。

【参考区间】尿α_1–m<12.5mg/L（免疫散射比浊法）。

【临床意义】

1. 尿α_1–m增高 是反映和评价各种原因包括肾移植后排斥反应所致早期近端肾小管功能损伤的特异、灵敏指标。与β_2–微球蛋白相比较，α_1–m不受恶性肿瘤的影响，酸性尿中不会出现假阴性，故结果更为可靠。肾小管对α_1–m重吸收障碍先于β_2–m，因此检测尿液中α_1–m含量比检测β_2–m能更早反映肾脏的早期病变，目前已成为LMWP（低分子量蛋白）中的首选指标。

2. 尿α_1–m检测有助于鉴别诊断 上、下尿路疾病，前者尿液中α_1–m增高，后者无明显变化。

3. 评估肾小球滤过功能 血清和尿液中α_1–m均增高，表明肾小球滤过功能和肾小管重吸收功能均受损，比血肌酐或β_2–m在反映肾小球滤过功能和肾小管重吸收功能上更灵敏。恶性肿瘤时无变化。

三、β₂-微球蛋白测定

β₂-微球蛋白（β₂-microglobulin，β₂-MG 或 β₂-m）是组织兼容性抗原（HLA）的轻链部分，分子量11.8kD。主要由淋巴细胞和肿瘤细胞产生，特别是后者合成能力很强。正常人每日生成量及从细胞膜上释放量相当较恒定。血液中的 β₂-m 可自由通过肾小球滤过膜，原尿中 β₂-m 约99.9%可被近曲小管重吸收后降解，由尿液排出量仅占滤过量的0.1%。因此正常人尿液中含量很少，近曲小管重吸收功能轻微损伤，即可导致尿中 β₂-m 显著升高。

目前，检测 β₂-m 的方法主要有酶联免疫吸附分析法（ELISA）和化学发光法测定。

【参考区间】血 β₂-m：1.28~1.95mg/L；尿 β₂-m：0.03~0.14mg/L。

【临床意义】血或尿中的 β₂-m 可用于肾小球与肾小管损伤的鉴别诊断。肾小球病变早期，虽然肾小球通透性增加，β₂-m 大量滤过，但因肾小管重吸收功能尚好，故血或尿 β₂-m 均不增高。肾小球病变晚期，滤过功能减低，血中 β₂-m 可明显增加。

1. 血清β₂-m 浓度增加

（1）肾功能是影响血清 β₂-m 浓度的最主要因素。在急性肾炎、慢性肾炎及慢性肾功能不全等疾病时，因GFR及肾血流量降低，血清 β₂-m 浓度升高，故测定血清 β₂-m 能较好地了解肾小球滤过功能，并且较血清肌酐浓度增高更早、更显著。此外血清 β₂-m 的检测对判断肾移植后的排斥反应以及高血压、糖尿病等引起的肾损伤具有早期诊断意义。

（2）恶性肿瘤，尤其是淋巴细胞增生性肿瘤，如多发性骨髓瘤、慢性淋巴细胞性白血病等时，由于B淋巴细胞大量增生，细胞脱落的 β₂-m 增多引起血清 β₂-m 浓度明显增多，因而血清 β₂-m 是B淋巴细胞增殖性疾病的主要标志物。肝癌、肺癌及胃癌患者血清 β₂-m 浓度也可明显增高。β₂-m 已被作为一种肿瘤标志物被应用。

（3）病毒感染性疾病，如人巨细胞病毒、EB病毒、乙肝或丙肝病毒及HIV感染时，血清 β₂-m 可增高。这种增加可能与病毒感染时CD4阳性细胞减少，而CD8阳性细胞相对增多有关，在其产生的 γ-干扰素作用下，使全身细胞产生 β₂-m 增加。

（4）自身免疫性疾病时血清 β₂-m 多呈高值，尤其是系统性红斑狼疮（SLE）活动期。SLE时血清 β₂-m 有类血清补体效价和抗核抗体效价的变化，因而可用于SLE的诊断和疗效评价。

2. 尿液β₂-m 增高

（1）尿液中 β₂-m 水平可较灵敏地反映肾小管的损伤，用于肾小管性蛋白尿的诊断和鉴别诊断。当肾小管重吸收功能障碍时，尿中 β₂-m 浓度明显增加，称肾小管性蛋白尿，可以区别于以清蛋白为主的肾小球性蛋白尿。引起肾小管性蛋白尿的疾病有：肾盂肾炎、药物及毒物（如庆大霉素、卡那霉素、汞、镉、铬、金制剂等）引起的肾小管损伤、Fanconi综合征、胱氨酸尿症、肾小管酸中毒、胶原病等。

（2）高血压、糖尿病肾损害时尿中 β₂-m 明显增高，常用于此类疾病的肾功能损伤监测。

（3）肾移植患者当出现急性排斥反应时，在排斥期前数天即见尿 β₂-m 明显增高，在排斥高危期，连续测定有一定预示价值。

（4）自身免疫性疾病如系统性红斑狼疮、类风湿关节炎，慢性淋巴细胞性白血病等疾病时，因 β₂-m 合成加快，血清 β₂-m 含量增加。如果血中 β₂-m 浓度升高超过了肾小管的重吸收能力时，亦可导致尿中 $\beta_2\text{-m}$ 水平升高。

（5）鉴别上、下尿路感染，上尿路感染时，尿液 $\beta_2\text{-m}$ 浓度明显增加，而下尿路感染时（如单纯性膀胱炎）则基本正常。

考点提示 ▶ 早期肾损伤的主要检验指标及临床意义。

扫码"学一学"

第四节 肾功能特殊试验

正常肾功能具有强大的储备能力，只有当肾脏损害到一定程度时才表现为异常，有时肾功能检查正常，并不能排除器质性肾损害。肾功能检查对病变严重程度及预后有一定价值。前两节主要介绍了肾功能检验的中晚期及早期肾损伤的检验指标。本节主要学习针对肾小球滤过功能和肾小管重吸收功能的一些试验方法。

一、肾小球滤过功能检验

血液中许多物质的排泄都是通过肾小球滤过的形式清除，GFR可作为衡量肾小球滤过功能的重要标志。实际上，GFR是无法直接进行测定的，但可以通过测定某物质清除率的方法间接求出。用于GFR测定的物质主要有菊粉、肌酐、甘露醇、硫代硫酸钠等。临床曾用过的肾清除率试验及临床意义见表12-1。

表12-1 肾清除率试验及临床意义

试验物质	肾脏对物质的清除方式			临床意义
	滤过	重吸收	排泌	
肌酐、菊粉、甘露醇	√	×	× 或极少	反映肾小球的滤过功能
蛋白质	选择滤过	× 或部分	×	反映肾小球屏障功能
尿素	√	部分	×	清除率不是理想的观察指标
各种电解质	√	大部分	×	滤过钠排泄分数能反映肾小管重吸收功能
葡萄糖、氨基酸	√	全部	×	清除率为0，接近阈值时反映肾小管重吸收功能
对氨基马尿酸、酚红、碘锐特	√或部分	×	√	反映肾小管排泌功能

在这些被用于GFR测定的物质中，菊粉全部由肾小球滤出，肾小管既不吸收也不分泌，能完全反映肾小球滤过率，是GFR测定最理想的物质，但由于该法繁杂，故临床已极少使用。目前最常用的是内生肌酐清除率和胱抑素C的测定。

（一）内生肌酐清除率的测定

肌酐是人体肌肉中磷酸肌酸的代谢产物，在严格控制饮食情况下，同一个体每天内生肌酐生成量与尿液排出量相等，且相对稳定。肌酐主要通过肾小球滤过，仅少量由近端小管排泄，不被肾小管重吸收。内生肌酐清除率（endogenous creatinine clearance，Ccr）指肾脏在单位时间内（min）将肌酐从一定量血浆中全部清除并由尿排出时被处理的血浆量（ml）。

【测定方法】在严格控制饮食及运动的条件下，体内肌酐产生的速度及量更为稳定，通过测定血液和尿液中肌酐浓度来计算24小时或每分钟血液中肌酐的清除值，即为内生肌酐清除率。计算公式如下：

$$内生肌酐清除率(ml/min) = \frac{尿液肌酐(\mu mol/L)}{血清肌酐(\mu mol/L)} \times 每分钟排尿量(ml/min)$$

上述计算公式计算得到的清除率是被测者个体的结果，而个体大小、高矮、胖瘦、年龄等均存在较大的差异，将计算得来的清除值应乘以1.73m²/受试者体表面积，将结果校正，这样就得到了标准化的内生肌酐清除率。

$$标准化内生肌酐清除率(ml/min) = 内生肌酐清除率 \times \frac{1.73}{体表面积(m^2)}$$

注：本试验前让患者连续进食3天低蛋白饮食（每日摄入的蛋白质少于40g），并禁食肉类（无肌酐饮食），不饮咖啡和茶，不用利尿剂，试验前避免剧烈运动，饮足量的水，使尿量不少于1ml/min。

【参考区间】男：（105±20）ml/min；女：（95±20）ml/min。

【临床意义】

1. Ccr能早期反映肾小球的滤过功能 Ccr<80ml/min时，提示肾功能有轻度损伤；Ccr 80~50ml/min为肾功能不全代偿期；Ccr 50~25ml/min为肾功能不全失代偿期；Ccr<25ml/min为肾衰竭期（尿毒症期）；Ccr<10ml/min为尿毒症终末期（晚期肾衰）。

2. 判断肾移植是否成功 如移植肾存活，Ccr会逐步回升，否则提示失败。一度上升后又下降，提示发生排斥反应。

3. 测定GFR比测定血尿素或肌酐浓度更为灵敏 由于肾脏有强大的贮备能力，只有当GFR下降到正常值的50%以下时，血尿素及肌酐浓度才出现升高。血、尿肌酐浓度明显高于正常时，肾功能已经严重受损。

（二）胱抑素C测定

胱抑素是胱氨酸蛋白酶的抑制剂之一，是一种非糖化的碱性蛋白，有A、B、C等多种，其中胱抑素C（cystatin C，Cys-C）又称γ-痕迹蛋白，分子量13kD。胱抑素C基因属"管家基因"，机体几乎所有有核细胞均可持续恒定地产生Cys-C。Cys-C几乎均由肾小球滤过而被清除，原尿中Cys-C几乎全部被近曲小管上皮细胞重吸收并分解，不再重新进入血液循环，因此尿中Cys-C浓度很低。Cys-C水平不受饮食、身高、体重、年龄、恶性肿瘤等的影响，血中浓度较恒定，因此Cys-C是反映肾小球滤过率的理想的内源性标志物。

【测定原理】常用方法是透射比浊法。血清中胱抑素C与超敏化的抗体胶乳颗粒反应，产生凝集，使反应溶浊度增加。其浊度的增加值与血清中胱抑素C的浓度呈正比，可在波长570nm处监测吸光度的增加速率，并与标准品对照，计算出胱抑素C的浓度。

【方法评价】

1. 干扰因素 血红蛋白<460mg/ml，抗坏血酸2.8mmol/L，甘油三酯<10mmol/L，胆红素<311μmol/L，类风湿因子<240U/ml时，对本测定不产生干扰。

2. 胱抑素C标准品的来源 ①从人尿液中纯化的胱抑素C；②纯化的人类胱抑素C，用重组胱抑素C定值；③重组胱抑素C，溶于马血清中。用不同来源的标准品，参考区间会有一定的差异。

3. 标本稳定性 血清或血浆在室温条件下保存可稳定6天，4℃密封保存可稳定12天，

–80℃保存可稳定14个月以上。

【参考区间】0.59～1.03mg/L。

【临床意义】胱抑素C是反映肾小球滤过功能的较为理想的内源性物质，其血中浓度与肾小球滤过率呈良好的线性关系，显著优于血肌酐，因而能更精确的反映GFR，特别是对于早期肾损伤，其敏感性和特异性均优于血肌酐。随着检验技术的日益成熟，已成为临床判断GFR的重要指标。

二、肾小管重吸收功能检验

反映肾小管重吸收功能的试验较多，主要有测定某物质的排出量、重吸收率、排泄分数以及最大重吸收量等。测定某物质的排出量如 β_2-微球蛋白、尿酶、葡萄糖等；重吸收率是指某物质的重吸收量占肾小球滤过总量的比率；排泄分数是指尿排出部分占肾小球滤过总量的比例。

（一）尿酶检验

正常情况下尿液中酶的浓度和活性低，可来自血液、肾实质和泌尿生殖道，但主要来源于肾小管，尤其是近端小管细胞。各种肾脏疾病，特别是肾小管上皮细胞受损时，肾组织中的某些酶排出量增加或在尿中出现，从而使尿酶活性发生改变。对肾脏疾病有诊断意义的尿酶主要有：乳酸腹氢酶（LDH）、碱性磷酸酶（ALP）、溶菌酶（lysozyme，LYS）、N-乙酰-β氨基葡萄糖苷酶（N-acetyl-β-glucosaminidase，NAG）、丙氨酸氨基肽酶（alanine aminopeptidase，AAP）、γ-GT、亮氨酸氨基肽酶（leucine aminopeptidase，LAP）、β-葡萄糖苷酸酶（β-glucuronidase，GRS）等。常见尿酶的来源和临床意义见表12-2。

表12-2 常见尿酶的来源和临床意义

名称	主要来源	参考范围	临床意义
LDH	肾脏	11.0 ± 0.52U/L	主要用于随访肾实质病变进展。
LYS	体液、红细胞、血浆	<2mg/L	>3mg/L，表明肾小管损伤
NAG	主要在近曲小管上皮细胞	10.6 ± 0.29U/L	为早期肾小管特别是近曲小管损伤和肾移植后排斥反应的敏感指标
AAP	近端小管上皮细胞	<16U/L	药物、毒物所致肾小管损害及肾移植后排斥反应敏感指标
GRS	肾小管和膀胱上皮细胞	2.43 ± 0.08U/L	活动性肾盂肾炎、活动性肾小球肾炎时中度升高。急性肾小管坏死、肾移植急性排异时显著升高
γ-GT	近曲小管上皮细胞刷状缘	38.0 ± 1.69U/L	排斥反应、中毒性肾小管损伤等情况下升高。肾肿瘤时减少
LAP	血液、近端小管	7.52 ± 0.20U/L	肾小管上皮细胞损害、药物致中毒性肾损害和肾肿瘤时增高
ALP	肾小管上皮细胞	1.72 ± 0.09U/L	药物及其他原因所致肾损伤的较敏感指标
组织蛋白酶B	近曲小管		早期糖尿病患者增高大多早于尿微量清蛋白

目前认为：尿NAG是肾损害和抗生素肾毒性反应的良好指标。尿路感染时，NAG、GRS有一定的诊断价值，LDH、ALP、GRS对诊断肾脏肿瘤有一定意义。肾移植排斥反应时LYS、GRS、NAG、γ-GT等有不同程度的增高。

知识拓展

N-乙酰-β氨基葡萄糖苷酶（NAG）

NAG是一种位于溶酶体内的酸性水解酶，存在于所有组织中，在近曲小管上皮细胞溶酶体内含量较高。NAG分子量约为140000，不能通过肾小球滤过，因此尿中NAG并不来源于血浆，而来源于肾近曲小管上皮细胞。当近曲小管细胞受损时，尿中NAG活性显著增高，且较其他尿酶增高更早，也先于尿清蛋白的排泄量的变化，因此对肾小管损害的早期诊断有较大价值。

（二）酚红排泄试验

酚红排泄试验（phenol sulfonphthalein excretion test，PSP）是诊断近端肾小管排泄功能较为敏感的指标。酚红（又名酚磺酞）注入人体后，94%由近端小管上皮细胞主动排泌并从尿液排出，因此在注入一定量酚红后，2小时内测定尿中的排泄量，便可推知肾小管的排泄功能。酚红在碱性溶液中显红色，故在尿中加碱与标准管比色，能求出排泄的百分率。但目前已很少使用。

三、尿蛋白电泳试验

正常情况下尿蛋白为阴性反应，当肾功能损伤或患泌尿系疾病时尿液中蛋白质可呈阳性反应，通过蛋白质电泳分析对肾脏疾病的鉴别诊断有一定意义。不同蛋白尿分子量及意义见表12-3。

表12-3　尿蛋白分子量与疾病部位的关系

尿蛋白	主要分子量	电泳区带部位	临床意义
低分子蛋白尿	10~70kD	主要区带在清蛋白及清蛋白前	肾小管疾病
中分子蛋白尿	50~100kD	主要区带在清蛋白上下附近	肾小球病变
高分子蛋白尿	50~1000kD	主要区带在清蛋白及清蛋白后	肾小球病变
混合型蛋白尿	10~1000kD	各区带都可出现，以清蛋白区带为主	肾小球及肾小管发生病变

高、中分子蛋白尿主要反映肾小球病变，如急性肾小球肾炎、慢性肾小球肾炎、肾病综合征、妊娠中毒等；低分子蛋白尿主要反映肾小管疾病，如慢性肾盂肾炎、小管间质肾炎、重金属（如镉、汞、铅等）中毒及药物毒性引起的肾小管间质病变等，肾移植排异时亦可出现低分子蛋白尿；混合型蛋白尿是指既有肾小球损害也有肾小管损害所引起的蛋白尿，可见于肾病综合征、慢性肾炎及慢性肾衰竭等。

第五节　肾功能的评价与常见肾脏疾病的实验诊断

组成肾脏功能的试验很多，传统的肾功能试验主要包括肌酐、尿酸、尿素等项目。由于肾脏具有强大的储备能力，只有当肾脏损害到一定程度时才表现为异常。在病变早期、肾脏损害轻微甚至摘除一侧肾脏后，剩余的正常部分仍可代偿其功能，因此，传统的肾功

扫码"学一学"

能检查仍可表现为正常，只有在肾脏损害到一定程度时才表现为异常。因此，传统的肾功能检查实际上不能客观反映肾脏的真实功能，必须根据多项指标对肾功能的状况做出评价。

一、肾功能的评价

肾功能评价方法主要包括以下内容。

1. 多项指标综合分析　实验室在进行肾功能系列组合时最好能包括肾脏损伤各个阶段的检测指标。如果受实验室条件所限不能将有关项目进行有效组合时，医生应从血液和尿液的一般常规检验、生化检验以及免疫学检验等相关检查中分析检测结果，最后根据多项指标做出综合判断。

2. 结合临床症状和体征　许多肾功能指标受肾外因素如心功能不全、休克、水肿、输尿管梗阻和药物等因素的影响较大，因此在分析实验室检测结果时，应排除肾外因素的干扰。

3. 其他　结合其他检查如X线、电子计算机X线断层扫描（CT）、B型超声波、磁共振成像（MRI）、放射性核素（如肾图、肾显像等）、病理学检查等做出综合判断。

二、常见肾脏疾病的实验诊断

由于不同的疾病有不同的临床表现，不同的实验室检查项目有不同临床意义，临床医生或实验室检验人员在对肾功能进行评价时，应根据需要对诸多检测项目进行合理选择与组合。常见肾脏疾病的实验室检查及临床表现如下。

（一）急性肾小球肾炎

急性肾小球肾炎（acute glomerulonephritis），简称急性肾炎，临床症状以血尿、蛋白尿、高血压、水肿、肾小球滤过率低为主要表现。

尿液常规检验可有肉眼血尿或镜下血尿；尿蛋白量通常为1~3g/24h，多属非选择性蛋白，尿蛋白电泳多见清蛋白降低，γ-球蛋白增高，少数病例有α-或β-球蛋白增高；有高脂血症；尿钠减少，一般有轻度高血钾；尿渗量大于350mOsm/（kg·H$_2$O）。肌酐清除率降低。肾小管功能相对良好，TmG和TmPAH轻度下降或正常，肾浓缩功能多为正常；早期有血总补体及C3明显下降，可降至正常50%以下，其后逐渐恢复，6~8周时恢复正常。

（二）肾病综合征

肾病综合征（nephrotic syndrome，NS）是以大量蛋白尿、低蛋白血症、严重水肿和高脂血症为特点的综合征。NS不是一个独立的疾病，而是由于许多疾病的原因损伤了肾小球毛细血管滤过膜的通透性而产生的一组症候群。

由于肾小球对蛋白质的渗漏，血浆中分子量较小的清蛋白和α_1-球蛋白显著降低，而α_2-球蛋白、β-球蛋白和纤维蛋白原相对增加。当清蛋白下降至50%以下，γ-球蛋白也相对减少，α_2-球蛋白和β-球蛋白比例明显升高。由于血浆中的一些凝血因子如纤维蛋白原等不能从肾小球滤过，而体内合成又增加，故在血浆中浓度明显增高，血液呈高凝状态，临床上一般多采用纤维蛋白原定量、凝血酶原时间和FDP测定作为检测指标，D-二聚体和IgG清除率比值（C_{D-d}/C_{IgG}）测定是指导肾脏局部治疗更为理想的实验指标。

（三）急性肾衰竭

急性肾衰竭（acute renal failure，ARF）是由于肾小球滤过率急剧降低或肾小管发生变性、坏死而引起的急性肾功能严重损害。由于泌尿功能丧失，导致急性氮质血症、高钾血症、代谢性酸中毒和水中毒等综合征。

ARF时内生肌酐清除率、肾小管排泌和重吸收功能下降。少尿期尿毒症（病情的严重）程度一般与血尿素及肌酐增高程度呈正相关，血肌酐和尿素每日可分别上升44.2~88.4μmol/L和3.57~7.14mmol/L；碳酸氢根浓度下降，二氧化碳结合力降至13~18mmol/L；少尿期水中毒时，可发生稀释性低钠血症，血钠浓度常<125mmol/L；少尿期数日后血钾可高达7mmol/L；血磷可高达1.9~2.6mmol/L；血钙明显下降（1mmol/L）；血镁升高。尿相对密度少尿期为1.010~1.015，多尿期<1.010；尿渗量少尿期为280~300mOsm/L，多尿期<350mOsm/L；尿钠少尿期常<30mmol/L，多尿期常>40mmol/L；少尿期有血尿、蛋白尿、红细胞管型和颗粒管型，多尿期出现大量肾衰竭管型；肾浓缩功能丧失，肌酐清除率急剧降低提示急性肾小管坏死，α_1-m、β_2-m、NAG、THP等均有增高。

（四）慢性肾衰竭

慢性肾衰竭（chronic renal failure，CRF）是在发生各种慢性肾脏疾病基础上，由于肾单位逐渐受损，缓慢出现的肾功能减退以至不可逆转的肾衰竭。主要临床表现是代谢产物特别是蛋白质分解后的含氮代谢产物潴留，水、电解质和酸碱平衡失调。根据尿毒症毒素的分子量大小又可将这些毒素分为三类：①分子量<300D的物质如尿素、肌酐等，为小分子毒素；②分子量>12kD的物质称为大分子毒素，如肌球蛋白等；③分子量在300~12kD为中分子毒素，如吲哚类、马尿酸类等。GFR是诊断肾衰竭和评估其程度的最主要的检测指标。电解质、酸碱物质和内分泌物质测定对疾病的治疗有参考意义。尿FDP、β_2-m、IgG等测定是肾移植排斥反应的监测指标。

（五）糖尿病性肾病

糖尿病性肾病（diabetic nephropathy，DN）是由糖尿病直接引起的肾小球硬化症，是由于糖尿病引起的全身性微血管损害的并发症之一，以糖尿病患者持续性蛋白尿为主要标志。尿微量清蛋白测定是早期糖尿病肾病的重要诊断指标，早期增高可为间歇性，以后变为持续性。尿微量清蛋白排出率持续>200μg/min或常规尿蛋白定量>0.5g/24h，为临床糖尿病肾病诊断依据之一。

（六）肾小管性酸中毒

肾小管性酸中毒（renal rubular acidosis，RTA）是指各种原因引起的肾小管泌H^+（或）和重吸收HCO_3^-功能障碍产生的代谢性酸中毒。多有家族史。主要特征为：代谢性高氯性酸中毒；电解质紊乱如低或高钾血症、低钠血症、低钙血症。根据酸中毒部位可分为四种临床类型：近端肾小管性酸中毒为Ⅰ型；远端肾小管性酸中毒为Ⅱ型；混合型肾小管性酸中毒为Ⅲ型，高血钾性全远端肾小管性酸中毒为Ⅳ型。

远曲肾小管性酸中毒患者尿可滴定酸度（TA）和NH下降，若在酸中毒较为明显的状态下TA<20mmol/L和NH<40mmol/L，则Ⅰ型RTA的可能性极大；若TA<10mmol/L和NH<25mmol/L则基本可确诊为Ⅰ型RTA。酸碱负荷试验可判断有无远端小管酸化功能障碍。服用氯化铵2小时后，尿pH>5.5为Ⅰ型肾小管酸中毒。HCO_3^-负荷试验有助于近端小管酸中毒的诊断，Ⅱ型肾小管酸中毒>15％；Ⅰ型肾小管酸中毒>5％。钾和血氯测定用于RTA诊断和治疗。

案例讨论

【案例】

患者，男性，9岁，水肿、血尿10天，进行性少尿8天。患儿10天前晨起发现双眼睑水肿，尿色发红。8天前尿色变浅，但尿量进行性减少，每天130～150ml，实验室检查血清肌酐498.6μmol/L，拟诊为"肾实质性肾功能不全"，曾给扩容、补液、利尿、降压等处理，病情仍重。患儿2个月来有咽部不适，无用药史，患病以来精神、食欲稍差，大便正常，睡眠可。既往曾患"气管炎、咽炎"，无肾病史。查体：T 36.9℃，P 90次/分，R 24次/分，BP 145/80mmHg，发育正常，营养中等。重病容，精神差，眼睑水肿，结膜稍苍白，巩膜无黄染。咽稍充血，扁桃体Ⅰ～Ⅱ度肿大，未见脓性分泌物。黏膜无出血点。心肺无异常。腹稍膨隆，肝肋下2cm，无压痛，脾未及，移动性浊音（－），肠鸣音存在。双下肢可凹陷性水肿。

实验室检查：Hb 83g/L，RBC 2.8×10^{12}/L，网织红细胞百分比1.4%，WBC 11.3×10^9/L，中性分叶核粒细胞百分比82%，淋巴细胞百分比16%，单核细胞百分比2%，PLT 207×10^9/L，ESR 110mm/h，尿蛋白（++），红细胞10～12个/HPF，白细胞1～4个/HPF，比重1.010，24小时尿蛋白定量2.2g。BUN 36.7mmol/L，肌酐546.60μmol/L，总蛋白60.9g/L，清蛋白35.4g/L，胆固醇4.5mmol/L，补体C3 0.48g/L，抗ASO 800U/L。

【讨论】

1. 该患儿诊断为哪种疾病？
2. 诊断依据是什么？
3. 该病可与哪些疾病形成鉴别诊断？

本 章 小 结

肾脏是人体重要的排泄器官，通过肾脏功能检验可以评价肾脏的生理功能和疾病时肾脏的受损状态。

血清肌酐、尿素、尿酸是临床上最常用的肾功能检验指标。肌酐经肾小球滤过后不被肾小管重吸收，通过肾小管排泄，在肾脏疾病初期，血清肌酐值通常不升高，血肌酐测定对晚期肾脏疾病的临床意义较大，其测定方法主要有化学法和酶法。尿酸主要从肾脏排泄，血浆中尿酸能被肾小球滤过，血尿酸的浓度受肾小球滤过功能、肾小管重吸收及分泌功能的影响，其测定方法主要有磷钨酸法、尿酸酶法、HPLC法。尿素是体内蛋白质代谢的最终产物，其测定方法主要有酶法和化学法。

目前临床上常用的早期诊断肾脏损伤的实验室指标主要有尿微量清蛋白、血清及尿α_1-微球蛋白、血清及尿β_2-微球蛋白、尿液转铁蛋白、胱抑素、尿视黄醇结合蛋白等，这些指标的应用对早期诊断和预防肾脏损害有重要意义。

由于肾脏具有强大的储备能力，只有在肾脏损害到一定程度时才表现为异常，必须根据多项指标对肾功能的状况作出评价。

扫码"看一看"

扫码"练一练"

习 题

一、选择题

1. 正常情况下，能被肾小管完全重吸收的物质是

A．尿素　　　　　　　　　B．尿酸　　　　　　　　　C．肌酐

D．葡萄糖　　　　　　　　E．K^+

2. 尿液中肌酐最好的保存方法是

A．加盐酸　　　　　　　　B．加 NaOH　　　　　　　C．加福尔马林

D．加氯己定　　　　　　　E．不加化学试剂

3. 最能反映肾功能损害程度的试验是

A．染料排泄试验　　　　　B．清除试验　　　　　　　C．稀释试验

D．浓缩试验　　　　　　　E．血肌酐测定

4. 肾小管重吸收最重要的部位是

A．远端小管　　　　　　　B．近端小管　　　　　　　C．髓袢细段

D．髓袢粗段　　　　　　　E．肾盂

5. 内生肌酐清除试验主要反映的是

A．近端小管功能　　　　　B．远端小管功能　　　　　C．髓袢功能

D．肾小球功能　　　　　　E．肾盂功能

6. 肾小球滤过率（GFR）降低，首先引起

A．高钠血症　　　　　　　B．高钾血症或代谢性酸中毒

C．尿比重偏高　　　　　　D．尿比重偏低

E．血肌酐升高

7. 用紫外法测尿酸时，在尿酸酶的催化下，下列哪一种情况不会发生

A．尿酸被分解　　　　　　B．生成尿囊素　　　　　　C．磷钨酸被还原

D．292nm 波长处光密度值下降　E．可用血清直接测定

8. 酚红排泄试验主要反映肾小管排泄功能（PSP），PSP进入血中约有多少会经正常肝脏排出

A．10%　　　　　　　　　B．25%　　　　　　　　　C．30%

D．45%　　　　　　　　　E．50%

9. 肾小球滤过率测定的参考方法是

A．肌酐清除率　　　　　　B．对氨基马尿酸清除率　　C．尿素清除率

D．菊粉清除率　　　　　　E．葡萄糖清除率

10. 肾单位不包括

A．肾小管　　　　　　　　B．髓袢　　　　　　　　　C．近端小管

D．集合管　　　　　　　　E．远端小管

11. 反映肾小球滤过功能最可靠的指标是

A．血尿素　　　　　　　　B．血肌酐　　　　　　　　C．尿肌酐

D．内生肌酐清除率　　　　E．血尿酸

12. 肾小管病变早期尿中最早出现变化的是

A. 清蛋白   B. 微球蛋白   C. 转铁蛋白

D. 急性时相反应蛋白   E. IgG

13. 急性肾小球肾炎一般不会表现为

A. 血尿   B. 蛋白尿   C. 不同程度高血压

D. 糖尿   E. 水肿

14. 碱性苦味酸与肌酐的红色反应称为Jaffe反应，有一些非肌酐物质也可产生Jaffe阳性反应，它们被称为非肌酐色原，下列物质不属于非肌酐色原的是

A. 丙酮   B. 乙酰乙酸   C. 丙酮酸

D. 胆红素   E. 果糖

15. 高选择性蛋白尿中不存在的物质是

A. 清蛋白   B. 前清蛋白   C. 微球蛋白

D. 巨球蛋白   E. 溶菌酶

16. 急性肾小球肾炎时，肾小球的滤过功能改变是

A. 大部分患者正常   B. 正常   C. 下降

D. 正常或增高   E. 增高

17. 假设某物质完全由肾小球滤过，然后完全被再吸收，则此物质清除率是

A. 0   B. 25%   C. 50%

D. 75%   E. 100%

18. 肾小管髓袢升支的功能主要是

A. 重吸收溶质   B. 重吸收水

C. 重吸收水、不重吸收溶质   D. 水和溶质均重吸收

E. 水和溶质均不重吸收

19. 脲酶法测定尿素时，尿素经尿素酶作用后可产生

A. 氨基硫脲   B. 硫酸钠   C. 碳酸钠

D. 氨   E. NAD^+

20. 对血清尿素浓度无明显影响的是

A. 肝功能状态   B. 饮食中蛋白质摄入量   C. 肾功能状态

D. 全身肌肉重量   E. 运动

21. 不属于非蛋白氮的物质是

A. 尿素   B. 尿酸   C. 胆红素

D. 胆酸   E. 肌酐

22. 原尿中的HCO_3^-、葡萄糖等被重吸收的主要部位是

A. 远曲小管   B. 近曲小管   C. 集合管

D. 髓袢降支   E. 髓袢升支

23. 肾小球滤过率是用下述何种单位表示

A. %   B. mg/dl   C. mmol/L

D. ml/min   E. ml/g

24. 正常成人每日通过肾小球滤过的原尿约为

A. 1.5L   B. 3L   C. 50L

D. 100L　　　　　　　　　　E. 180L

25. 肾血浆流量通过肾小球成为原尿的百分数是

A. 10%　　　　　　　　　　B. 20%　　　　　　　　C. 30%

D. 40%　　　　　　　　　　E. 50%

26. 下列哪项不是肾小球滤过功能评价指标

A. 尿酶　　　　　　　　　　B. 滤过分数　　　　　　C. 肾小球滤过率

D. 尿蛋白选择指数　　　　　E. 过筛系数

27. 肾在维持酸碱平衡中最主要的作用是

A. 排 H^+ 保 Na^+

B. 排出铵盐

C. 重生 HCO_3^- 以恢复血中的 HCO_3^- 浓度

D. 对付气化酸

E. 直接排出酮体

28. 食物中蛋白质进入体内后最终的代谢产物是

A. 氨基酸　　　　　　　　　B. 尿素　　　　　　　　C. 肌酐

D. 尿酸　　　　　　　　　　E. 核糖核酸

29. Jaffe 反应主要用来测定

A. 肌酐（creatinine）　　　　B. 尿素（urea）　　　　C. 尿酸（uric acid）

D. 氨（ammonia）　　　　　E. 葡萄糖（glucose）

30. 下列各项中几乎不被肾小管重吸收的物质是

A. 尿素　　　　　　　　　　B. 氨基酸　　　　　　　C. 肌酸

D. 谷胱甘肽　　　　　　　　E. 肌酐

31. 不能反映肾小球滤过功能的检查是

A. 内生肌酐清除率　　　　　B. 血肌酐测定　　　　　C. 血 BUN 测定

D. 血 β_2-微球蛋白　　　　　E. 尿渗量测定

32. 用于评价肾脏浓缩功能较为理想的指标是

A. 尿比重　　　　　　　　　B. 尿中总固体含量　　　C. 折射率

D. 尿渗量　　　　　　　　　E. 尿量

33. 尿中的非蛋白氮，含量最多的物质是

A. 尿素　　　　　　　　　　B. 尿酸　　　　　　　　C. 氨基酸

D. 氨　　　　　　　　　　　E. 乳清酸

34. 理想的清除试验是

A. 葡萄糖清除试验　　　　　B. Na^+ 清除试验　　　　C. BUN 清除试验

D. 内生肌酐清除试验　　　　E. 菊粉清除试验

35. 肾小管性蛋白尿时尿中出现的蛋白主要为

A. 清蛋白　　　　　　　　　B. 前清蛋白　　　　　　C. γ-球蛋白

D. β_2-微球蛋白　　　　　　E. 脂蛋白

二、案例分析题

患者，女，18岁，入院前1个月因受寒后咽喉肿痛、不咳、低热但未作治疗；10天前

出现颜面及双下肢水肿，晨起为甚，且逐渐加重，同时尿少，2次/天，呕吐及皮肤瘙痒，腰痛，但无肉眼血尿及尿频、尿痛、关节痛等症。

请问：患者可能存在病变的系统是哪个系统？需选择的临床实验室检查项目主要是哪些项目？

（任 伟）

第十三章

心脏疾病检验

学习目标 ••••••••••

1. **掌握** 心肌损伤标志物的概念、选择原则；心肌损伤标志物的检测方法及临床意义。
2. **熟悉** 理想的心肌损伤标志物应具备的条件；心脏疾病的生化改变。
3. **了解** 常见心脏疾病的分类及临床分期；心衰标志物的检测方法及临床意义。
4. 具有进行心肌损伤标志物检测的能力。
5. 能够根据心肌损伤标志物检验结果做出检验诊断。

心脏是人体最重要的器官之一，它和血管组成血液循环系统，通过体循环和肺循环完成体内氧、二氧化碳、营养物质、中间代谢物、代谢终产物和激素等物质的运输。心血管系统疾病是以心脏和血管异常为主的循环系统疾病。心肌损伤标志物的检测对心血管疾病的预防、诊断、治疗及预后起着重要作用。

第一节 概 述

扫码"学一学"

心血管系统由心脏和血管以及调节血液循环的神经体液等组成，是血液循环通道。心脏通过其节律的收缩和舒张，提供血液循环动力，保证全身血液供应。心脏除循环功能外，还具有内分泌功能。心钠素是心脏分泌的激素，主要在心房肌细胞内合成；脑钠肽是由心室、脑分泌的激素。它们都具有利尿、利钠、舒张血管和降压作用，是调节体内钠平衡、稳定血压的重要激素。

一、心脏组织结构特点

心脏独特的组织结构与功能是理解心肌损伤标志物检测的基础。心脏主要由呈梭形的心肌纤维（即心肌细胞）组成，每条肌纤维直径10~15μm，外包一层薄的肌膜，内有束状肌原纤维，由粗细两种肌丝交错排列构成，其中细肌丝由肌动蛋白、原肌球蛋白和心肌肌钙蛋白（cardiac troponin, cTn）3类蛋白质组成。在 Ca^{2+} 参与下粗细肌丝相互作用，完成心肌细胞的收缩与舒张，实现心脏作为"泵"的作用。

二、心肌损伤与常见心脏疾病

心肌损伤是指伴有心肌细胞变性坏死的疾病，主要包括急性心肌梗死、不稳定型心绞痛、心肌炎、心肌病、心力衰竭等疾病。下面介绍几种临床常见的心脏疾病。

（一）冠状动脉粥样硬化性心脏病

冠状动脉粥样硬化性心脏病（简称冠心病）是冠状动脉血管发生动脉粥样硬化病变，引起血管腔狭窄或阻塞，造成心肌缺血、缺氧或坏死而导致的心脏疾病。世界卫生组织将冠心病分为：无症状心肌缺血（隐匿性冠心病）、心绞痛、心肌梗死、缺血性心力衰竭（缺血性心脏病）和猝死5种临床类型。

冠状动脉是营养心肌的主要血管，在狭窄早期由于冠状动脉有较强的储备能力，心肌血供尚可代偿，此阶段患者可无症状；当狭窄接近70%时，患者出现活动后心肌供血不足，表现为一过性心绞痛，称为稳定型心绞痛（stable angina，SA）；在冠状动脉狭窄的基础上伴有不完全血栓形成，则出现不稳定型心绞痛（unstable angina，UA），又称变异型心绞痛，这时患者即使在休息时也会出现心绞痛，而且持续时间 > 20分钟时，会导致少数心肌纤维缺血坏死，如果继续发展，最终可导致血管完全堵塞或在动脉硬化基础上发生血管痉挛，使局部心肌无血液供应，出现不可逆转的心肌坏死，即AMI，是最为严重的急危重症。

（二）心肌病与心肌炎

除AMI外，由其他原因引起心肌肥厚、纤维化、变性、坏死等改变，称为心肌病；心肌炎是由病毒、细菌感染等引起的心肌细胞及其间隙的局部或弥漫性急、慢性炎性病变，可伴有心肌细胞的变性、坏死，病情较轻的患者无任何症状，而重症患者可发生心力衰竭、心源性休克甚至猝死。大部分患者经治疗可以获得痊愈，有些患者在急性期之后发展为扩张型心肌病，可反复发生心力衰竭。

（三）心力衰竭

心力衰竭又称"心肌衰竭"，是指心脏的收缩功能和/或舒张功能发生障碍，不能将静脉回心血量充分排出心脏，导致静脉系统血液淤积，动脉系统血液灌注不足，不能满足机体的需要，并由此产生一系列症状和体征。根据临床症状可分为左心衰竭、右心衰竭和全心衰竭。左心衰竭最常见，亦最重要。心力衰竭是心脏在发生病变的情况下，失去代偿能力的一个严重阶段。

三、心脏疾病时的生化改变

心脏疾病尤其是缺血性心脏病，无论是慢性的还是急性缺血，都可使心肌细胞缺血、缺氧，造成不同程度的心肌细胞损伤，出现心肌细胞变性甚至坏死。心肌细胞损伤后，原本存在于心肌细胞内的一些生化物质会释放到血液中。由于这些物质在心肌细胞内存在的方式、部位、分子大小等的不同，在心肌损伤后释放入血时间、血液中含量（包括峰值出现时间）、持续时间也各不相同。心肌细胞胞质中游离存在的小分子物质最先释放进入血液，而那些与其他物质结合或存在于细胞器（如线粒体等）内的大分子物质释放速度则较慢。这些生化物质在血液中含量的变化可在一定程度上反映心肌是否损伤及损伤程度，这类物质通常被称为心肌损伤标志物。

准确而言，所谓心肌损伤标志物是指当心肌细胞损伤时，可大量释放至循环血液中，其血浓度变化可反映心肌损伤及其程度的特异性物质，其准确的检测可以为急性心肌梗死及其他伴有心肌损伤疾病的早期诊断、病情判断、疗效观察提供极其有价值的信息。

其实，并非是在心肌细胞损伤后所有释放到血液中的物质都可作为心肌损伤标志物，理想的心肌损伤标志物应具备以下条件：①高度的心肌特异性，在其他组织中不出现，或在病理情况下只以微量出现；②正常情况下血清内不存在，心肌损伤后能在短时间内迅速进入血液循环，血中浓度升高即表明有心肌损伤；③血中浓度与心肌受损程度呈比例，可定量反映心肌损伤程度；④在血液中能较稳定地存在一段时间，即有一定的"诊断窗口期"，以便于诊断，避免漏诊；⑤可发展成为一个敏感、准确的试验用于诊断，且容易检测，检测时间短，能够很快得到结果；⑥能够评估再灌注和再损伤，可根据标志物水平上升的峰值提前等特征，判断经溶栓治疗后栓塞动脉是否再通，并可根据标志物水平再度上升判断是否有再梗死发生；⑦诊断价值已经过临床证实。截止到目前，还未发现能完全符合这些要求的心肌损伤标志物。

第二节　心肌损伤标志物检验

扫码"学一学"

目前临床常用的心肌损伤标志物包括酶类标志物（心肌酶谱）和蛋白类标志物。前者主要包括肌酸激酶及其同工酶（creatine kinase isoenzyme，CK-MB）、乳酸脱氢酶（lactate dehydrogenase，LDH）及其同工酶或α-羟丁酸脱氢酶（α-hydroxybutyric dehydrogenase，α-HBDH）、AST等；后者主要有心肌肌钙蛋白（troponin，Tn）、肌红蛋白（myoglobin，Mb）、肌酸激酶（creatine kinase，CK）同工酶、心脏型脂肪酸结合蛋白（heart fatty acid binding protein，H-FABP）、超敏C-反应蛋白（high sensitive C reactive protein，hs-CRP）。这些生化标志物也是目前临床评估病情和判断预后的灵敏指标，在心脏疾病发生时，都有不同的变化。

一、酶类标志物

20世纪70年代至90年代初，最常用的心肌损伤标志物为心肌酶，即：CK及CK-MB、LDH及LDH_1、AST、α-HBDH，这些项目常组合在一起测定，称为心肌酶谱。除CK及CK-MB之外，其他酶类标志物因特异性不高，AMI后出现异常的时间相对较晚，目前在AMI诊断中的作用越来越小，已逐渐少用以致基本淘汰，但国内大多数实验室仍一并检测。

（一）CK及其同工酶

1. 生物化学特性　CK广泛存在于骨骼肌、心肌和脑组织中，分子量86000，是由肌型（M）和脑型（B）亚基组成的二聚体，故可形成CK-MM、CK-MB、CK-BB三种同工酶。CK-MM主要分布在骨骼肌和心肌中；CK-BB主要在肝、脑、胃、肾、肠中；CK-MB主要分布在心肌中，而且心肌不同部位含量也不尽相同，前壁>后壁，右心室>左心室（表13-1）。CK-MB一直是临床诊断心肌损伤的心肌酶谱中最具特异性的酶，是目前应用最为广泛的心肌损伤酶学指标。另外，在心肌、骨骼肌和脑等组织细胞的线粒体中还含有一种免疫特性和电泳迁移率不同于上述同工酶的CK，即为线粒体CK（mitochondria，CK-Mt）。CK进入血液后，M亚基C-端的赖氨酸残基可被血中的羧肽酶B和N水解，根据水解程度，CK同工酶可形成多种亚型：CK-MM分为$CK-MM_1$、$CK-MM_2$、$CK-MM_3$；CK-MB分为$CK-MB_1$和$CK-MB_2$。各亚型在正常人血清中含量依次为$CK-MM_1$>$CK-MM_2$>$CK-MM_3$；$CK-MB_1$>$CK-MB_2$。

表13-1 肌酸激酶及其同工酶组织分布特点

组织	总CK活性（U/g 湿组织）	CK-BB（%）	CK-MB（%）	CK-MM（%）
骨骼肌	2500	0.06	1.1	98.9
脑	555	97.3	2.7	0
心肌	473	1.3	20	78.7
胃	190	95.7	0	4.3
小肠	112	80.0	8.0	12.0
肾	32	97.2	0	2.8
肝	1	100	0	0

2. 心肌损伤时血中CK及其同工酶的时相变化

（1）CK总活性变化　AMI后，血中CK 2~4小时升高，10~24小时达峰值，3~4天恢复至正常水平，其升高程度与心肌损伤程度基本一致。

（2）CK同工酶变化　CK-MB活性在AMI后3~8小时升高，16~24小时达峰值，2~3天恢复至正常水平。为弥补CK-MB活性测定的不足，目前倾向于用CK-MB质量测定替代CK-MB活性测定。

（3）CK同工酶亚型变化　正常情况下，血清中CK-MB$_1$和CK-MB$_2$水平是平衡的，当AMI时，心肌释放CK-MB$_2$增多，CK-MB$_2$在AMI后4~6小时即上升，9~24小时达峰值，48~72小时恢复正常。如进一步测定CK-MB$_1$，以CK-MB$_2$>1.0U/L，CK-MB$_2$/CK-MB$_1$比值超过1.5为标准，诊断AMI的特异性可达95%。显然CK亚型分析在诊断AMI的特异性和灵敏度方面优于CK总酶和同工酶，可用于AMI早期诊断，CK亚型比值亦可用于判断溶栓疗效。

3. 测定方法

（1）CK总活性测定　临床较多使用比色法和酶偶联速率法。酶偶联速率法的监测原理为：在肌酸激酶的催化下，磷酸肌酸与ADP反应生成肌酸和ATP，在己糖激酶催化下，ATP使葡萄糖磷酸化为葡萄糖-6-磷酸，后者在葡萄糖-6-磷酸脱氢酶（G6PG）催化下与NADP$^+$反应，生成6-磷酸葡萄糖酸和NADPH。利用酶偶联反应原理，在340nm波长处，连续监测单位时间内NADPH的生成速率，可计算出CK的总活性。

（2）CK-MB活性测定　方法有免疫抑制法、放射免疫法、电泳法等。

4. 评价

（1）优点　①操作简便、检测周期时间短、费用低；②不受溶血干扰；③可用于再梗死和溶栓效果的判断。

（2）缺点　①不能满足早期诊断要求，在AMI发生的6小时内，敏感度较低；②特异性不高，各种骨骼疾病、中枢神经系统疾病均可导致血清CK增高；③不能较好的反应微小心肌损伤。

【参考范围】CK总活性：男性50~310U/L；女性40~200U/L。CK-MB活性：免疫抑制-酶动力学法10~24U/L，诊断限>25U/L。

CK水平在人群中不是正态分布，受到性别、年龄、种族、生理状态的影响，故在确定参考值时应注意不同"正常人群"的情况。

【临床意义】

1. CK及CK-MB活性测定有相同的临床意义　20世纪60年代CK测定即已用于AMI

的诊断，70年代CK-MB测定又应用于临床，二者对AMI的诊断贡献卓著，是目前应用最为广泛的AMI诊断指标。AMI时，血清CK、CK-MB活性变化基本同步，CK升高一般为正常的数倍，但很少超过30倍；CK-MB活性升高峰值一般超过参考值上限2倍，是诊断急性心肌梗死最有价值的酶学指标。且其升高程度与梗死面积、病情严重程度成正比。

2. CK测定有助于判断溶栓治疗后是否出现再灌注　AMI后如及时进行了溶栓治疗并出现再灌注时，梗死区心肌细胞中的CK就会被冲洗出来，导致CK成倍增加，使达峰时间提前。

3. 骨骼肌中CK含量极高　骨骼肌在全身总量大大超过心肌，所以在剧烈运动、各种肌肉损伤（如肌肉挫伤、手术等）和肌病（如多发性肌炎、横纹肌溶解症、进行性肌营养不良等）时，CK极度升高，活性常高于参考数值数十至数百倍。

4. AMI诊断时注意CK-MB与CK的时效性　AMI发病8小时内查CK不高，不可轻易排除诊断，应继续动态观察；24小时CK测定意义最大，因为此时CK应达峰值，如小于正常上限，可除外AMI；发病48小时内多次测定CK不高，且无典型的升高、下降过程，可怀疑AMI的诊断；但要除外两种情况：①CK基础值极低的患者发生心梗时其CK升高后可在正常范围内；②心梗范围很小，心内膜下心梗。当心肌缺血时CK-MB常不增高，故UA患者大多数无CK-MB增高，即便增高也不超过正常上限的2倍。

（二）乳酸脱氢酶及其同工酶

1. 生物化学特性　LDH是由心型（H）和肌型（M）亚基组成的四聚体，形成5种同工酶。即LDH_1（H_4）、LDH_2（H_3M）、LDH_3（H_2M_2）、LDH_4（HM_3）及LDH_5（M_4），可用电泳方法将其分离。LDH同工酶的分布有明显的组织特异性，心肌、肾和红细胞中以LDH_1和LDH_2最多，骨骼肌和肝中以LDH_4和LDH_5最多，而肺、脾、胰、甲状腺、肾上腺和淋巴结等组织中以LDH_3最多。后来，从睾丸和精子中发现了LDH_x，其电泳迁移率介于LDH_4和LDH_5之间。因此可以根据其组织特异性来协助诊断疾病。

2. 心肌损伤时血中LDH的变化　AMI发作后8~12小时，血中LDH和LDH_1开始升高，48~72小时可达峰值，7~12天回落至正常。因LDH的半衰期较长（57~170小时），在其他酶活性已恢复正常时，该酶仍处于升高状态，连续监测LDH对于就诊较迟且其他主要检测无异常的AMI患者有一定参考价值。另外，正常人血清中LDH_2高于LDH_1，心肌损伤时，LDH_1增高更明显，导致LDH_1/LDH_2的比值升高。

3. 测定方法

（1）LDH总活性测定　临床实验室常以速率法测定。最常用的方法有两大类：①根据从乳酸氧化成丙酮酸正向反应（L→P），乳酸和NAD^+作为酶底物，在340nm波长监测吸光度上升速率，称为LDH-L法，此法在国内临床实验室中广泛应用，是IFCC推荐的LDH测定参考方法；②根据丙酮酸还原成乳酸的逆向反应（P→L），丙酮酸和NADH作为酶底物，在340nm波长监测吸光度下降速率，称LDH-P法。

（2）LDH同工酶测定　临床常以免疫抑制法和电泳法测定。多用免疫抑制法测定LDH_1活性，即通过抗M亚基抗体抑制其他LDH同工酶活性而测得的LDH活性就是LDH_1的活性。琼脂糖凝胶电泳是分离乳酸脱氢酶同工酶的常用方法，扫描电泳后的各同工酶显色区带，即可求出各自的相对含量。

4. 方法评价

（1）采血时应注意避免溶血红细胞中LDH是血清中的100倍，故溶血可使结果严重偏高。草酸盐抗凝剂抑制LDH，应避免使用。

（2）由于LDH的稳定性与温度有很大关系，不同的同工酶在不同的温度下稳定性也不同，因此不管在什么温度下（包括冷冻）保存，均可导致LDH酶活性丧失。

【参考范围】LD总活性：120~250U/L（L→P）。LDH同工酶：LDH_1 14%~26%；LDH_2 29%~39%；LDH_3 20%~26%；LDH_4 8%~16%；LDH_5 6%~16%。

同工酶的比例为：$LDH_2 > LDH_1 > LDH_3 > LDH_4 > LDH_5$（小儿有时可出现$LDH_1 > LDH_2$）；其中，$LDH_1/LDH_2 < 0.7$，AMI的诊断限为$LDH_1/LDH_2 > 1.0$。

由于不同实验室试验条件不同，故各实验室应有自己的参考值。

【临床意义】

1. LDH总活性测定　由于LDH几乎存在于所有体细胞中，而且在人体各组织中的活性普遍很高，所以血清中LDH的增高对任何单一组织或器官都是非特异的。在AMI时升高迟、达峰晚、灵敏度低、特异性差、不能用于评估溶栓疗法和再灌注标志，故对AMI的早期诊断价值不大，目前在临床上的应用已逐渐减少。由于半寿期长（10~163小时），多用于回顾性诊断，如对入院较晚的AMI患者、亚急性心肌梗死的诊断和病情监测有一定价值。

2. LDH同工酶活性测定

（1）通常在AMI后6小时LDH_1开始出现升高，总LDH活性升高略为滞后。由于AMI时LDH_1较LDH_2释放多，因此$LDH_1/LDH_2 > 1.0$，LDH_1/LDH_2比值的峰时在发病后24~36小时，然后开始下降，发病后4~7天恢复正常。

（2）当AMI患者的LDH_1/LDH_2倒置且伴有LDH_5增高时，预后比仅出现LDH_1/LDH_2倒置差，LDH_5增高提示患者心衰伴有肝脏淤血或肝衰竭。

（3）LDH_1活性大于LDH_2或表现LDH图形倒置也可出现在心肌炎、巨幼细胞贫血和溶血性贫血，但体外溶血通常不会导致$LDH_1 > LDH_2$。

（4）在肝实质病变，如病毒性肝炎、肝硬化、原发性肝癌时，由于LDH_5在血清LDH中所占比例很少，总LDH测定往往不易检出。但同工酶检查可出现$LDH_5 > LDH_4$，在胆道梗阻未累及肝实质前仍为$LDH_4 > LDH_5$。恶性肿瘤肝转移时常伴有LDH_4和LDH_5升高。

（5）骨骼肌疾病时$LDH_5 > LDH_4$，各型肌萎缩早期LDH_5升高，晚期可出现LDH_1和LDH_2升高。

（6）肺部疾患可有LDH_3升高，白血病时常有LDH_3和LDH_4的升高。

（三）α-羟丁酸脱氢酶

由于LDH专一性不强，可作用于一系列具有α-酮酸结构的化合物。当以α-酮丁酸作底物时所测LDH的活性就称为α-羟丁酸脱氢酶活性。α-酮丁酸是LDH_1和LDH_2的共同底物，其活性实际上就是两种同工酶之和。由于具有4个H亚基的LDH_1比其他同工酶对α-酮丁酸有更大的亲和力，故可用该指标反映LDH_1的活性变化。由于试验所采用的底物与LDH测定不同，其酶活性不等于乳酸为底物的LDH_1和LDH_2的活性之和。

【参考范围】90~220U/L。

【临床意义】同LDH_1，用于AMI和亚急性心肌梗死的辅助诊断。

（四）天冬氨酸氨基转移酶

1. 生物化学特性 AST广泛存在于多种器官中，按含量多少顺序依次为心脏、肝、骨骼肌和肾，还有少量存在于胰腺、脾、肺及红细胞中，肝中AST 70%存在于肝细胞线粒体中。

2. 心肌损伤时血中的变化 正常人血清中含量甚微。发生AMI时，患者血清中AST可升高，一般在发病后6~12小时明显升高，16~24小时达峰值，72~120小时恢复正常。

3. 测定方法 目前临床常用速率法检测血清中的AST活性。

【参考范围】速率法：成年男性13~40U/L，女性10~28U/L。

【临床意义】AST是20世纪50年代第一个用于AMI诊断的酶类，但其组织特异性差，在AMI时升高迟于CK，恢复早于LDH，故诊断AMI价值不大。血清AST单纯增高不能作为诊断心肌损伤的依据。

（五）糖原磷酸化酶及其同工酶BB

1. 生物化学特性 糖原磷酸化酶（glycogen phosphorylase，GP）是糖原分解代谢的关键酶，催化糖原和无机磷酸生成葡萄糖-1-磷酸和少1个葡萄糖单位的糖原。GP在哺乳动物体内存在3种同工酶：GPBB（心肌、脑型），GPMM（肌型）和GPLL（肝型）。GPBB型仅大量存在于心肌细胞及脑细胞中，心肌中虽同时存在BB型和MM型，但是MM型含量极低。动物实验表明，结扎动物冠状动脉10分钟后，即可在血中测到GPBB升高，此时还未发现心肌组织出现坏死，说明GPBB释放与心肌缺血密切相关。目前，GPBB成为最具潜质的心肌损伤标记物。

2. 心肌损伤时血中的变化 血中GPBB在心肌缺血2~4小时明显升高，8小时左右达峰值，约40小时恢复正常。在心肌缺血损伤早期（2~3小时），GPBB的敏感性最强，出现最早，增幅最高；无论心电图有无病理性Q波，GPBB均升高。通过比较发现，AMI发作后cTnT升高相对显著，但出现峰值较晚，GPBB与CK-MB相似。因此可以认为GPBB是AMI早期诊断的最理想指标之一。

3. 测定方法 常用酶联免疫吸附法进行检测。

【参考范围】0~7.0μg/L。

【临床意义】目前认为GPBB为急性心肌梗死早期诊断的重要标志物，在急性心肌梗死发生后的4小时内，其敏感性明显优于CK、CK-MB、Mb和cTnT，特异性与CK-MB相似。

> **课堂互动** 心肌损伤标志物的检测方法有哪些？

> **考点提示** 临床心肌损伤标志物的检测方法及临床意义。临床常见的检测心肌损伤的酶学标志物和蛋白标志物。

二、蛋白类标志物

在过去的30年中，实验室诊断AMI主要是通过测定"心肌酶谱"。但是酶学指标存在许多不足，使其在心肌损伤的应用上受到限制。人们不断地寻找新的指标来替代它们。后来发现由于某些蛋白质是心肌细胞特有或相对含量较高，因此当心肌损伤时，大量释放至血液中，检测这些蛋白质的变化，更有助于判断心肌损伤。这包括心肌肌钙蛋白、肌红蛋白、CK–MB质量、心型脂肪酸结合蛋白、超敏C反应蛋白、同型半胱氨酸、缺血修饰性清蛋白等。

（一）心肌肌钙蛋白

1. 生物化学特性 肌钙蛋白（troponin，Tn）是横纹肌重要的结构蛋白，存在于骨骼肌和心肌中。心肌细胞中的肌钙蛋白称为心肌肌钙蛋白（cTn），由心肌肌钙蛋白C（cTnC）、心肌肌钙蛋白T（cTnT）和心肌肌钙蛋白I（cTnI）三个亚基组成。不同种属的cTn氨基酸序列有较高的同源性，其抗原性相同，因此cTn不具有种属特异性。cTnC分子量18000，是肌钙蛋白的Ca^{2+}结合亚基，骨骼肌和心肌中的cTnC是相同的，没有心肌特异性，不能作为心肌损伤的特异性标志物；cTnI分子量为21000，是肌动蛋白抑制亚基，有三种亚型：快骨骼肌亚型、慢骨骼肌亚型和心肌亚型，这三种cTnI亚型分别源于三种不同的基因；cTnT分子量为37000，可能为不对称蛋白结构，是原肌球蛋白结合亚基，cTnT也有三种亚型：快骨骼肌亚型、慢骨骼肌亚型和心肌亚型，它们在骨骼肌或心肌中的表达分别受不同的基因调控。

cTnI和cTnT是心肌细胞的特有的蛋白质，而且在AMI后血中浓度很快升高，和CK–MB（3~8小时）相当或稍早，它们测定的特异性和灵敏度明显高于CK–MB。所以，血清cTnI和cTnT浓度升高是心肌损伤特异性、灵敏性的标志，cTn被认为是目前最好的确诊标志物，正逐步取代CK–MB成为AMI诊断的"金标准"。cTn具有相当长的诊断窗口期，cTn对急性胸痛患者的诊断均优于CK–MB。有研究表明cTnI和cTnT对AMI的诊断无显著差异，都能鉴别出CK–MB所不能检测出的微小心肌损伤。

2. 心肌损伤时血中cTn的变化 cTnI/cTnT是诊断急性心肌梗死的高特异性和高敏感性的确诊标志物。在心肌细胞损伤早期，游离于胞质内的cTnI/cTnT快速释放出来，血清中水平在4~8小时升高。随着肌原纤维不断崩解破坏，以固定形式存在的cTn不断释放，血清/血浆中cTn水平在AMI发生后8~14小时达高峰，1~2周后降至正常。由于cTnI/cTnT具有心肌特异性，胸痛发生4小时后的患者，可直接进行cTnI/cTnT检测，其血清中水平升高具有诊断的特异性，AMI的早期诊断可为患者的治疗赢得宝贵时间。对于不能通过心电图的改变进行诊断，又无临床典型症状的微小心肌损伤患者，cTnI/cTnT的检测是目前最佳的辅助诊断指标。cTnI/cTnT除了用于AMI的早期诊断外，也可作为临床溶栓治疗后再灌注的监测指标。因此，cTnI/cTnT在用于确定临床诊断急性心肌损伤的准确性、对未及时应诊患者的后期回顾性诊断、区别同时有着骨骼肌和心肌损伤的心肌损伤程度、溶栓治疗再灌注的疗效评估、心脏手术对心肌损伤程度和修复的评估都是非常有用的的确诊性指标。

3. 测定方法 cTn可以用酶联免疫法（ELISA）作定量检测，也可用快速的固相免疫层析法作定性检测。目前，化学发光法已有试剂盒供应，适用于自动化分析，通用性强，已应用于临床检验。

【检测原理】 化学发光免疫法，加入包被抗cTnT单克隆抗体的聚苯乙烯珠及辣根过氧化物酶标记的抗cTnT单克隆抗体，通过抗原抗体反应，形成酶标抗体–cTnT–抗体–聚苯乙烯珠复合物，除去游离的酶标抗体，再加入鲁米诺发光体系，检测发光强度，根据发光大小对待测的cTnT进行定量分析，发光强度与待测样品浓度呈线性关系。

4. 方法学评价

（1）优点 ①cTnT和cTnI是心肌损伤的确诊性标志物，在众多标志物中其特异性最高，具有灵敏度高、特异性强、升高幅度大、诊断窗口期长等特点；②不仅能诊断AMI，还能检测心肌微小损伤。

（2）缺点 ①不是理想的AMI早期诊断标志，在AMI发生的6小时内，cTn敏感度较低，远低于Mb，对于早期确定是否使用溶栓疗法价值较小；②cTn的窗口期较长，因此不利于诊断近期发生的心肌梗死，也不易于发现间隔较短的再梗死。

【参考区间】免疫学方法（肝素抗凝血浆）：cTnT<0.03μg/L。微小心肌损伤诊断值为>0.03μg/L，AMI诊断值为>0.1μg/L。

不同厂家所用的cTnI试剂盒的抗体及检测方法不同，参考范围也存在10~20倍的差异，在具体应用上，应参考厂家提供的参考区间。

【临床意义】

1. 是早期诊断AMI最好的标志物 AMI患者于发病后3~6小时升高，发病10~120小时内检测敏感性达100%，峰值于发病后10~48小时左右出现，呈单相曲线，可达参考值范围的30~40倍。峰值出现较晚或较高的患者，增高可持续2~3周。对于非Q波心肌梗死、亚急性心肌梗死或用CK-MB无法判断预后的患者更有意义。

2. 对不稳定性心绞痛（UA）预后的判断 UA患者cTn升高者是发展为AMI或猝死的高危人群，动态观察cTn变化对其诊断与判断UA预后具有重要意义。如果UA患者cTn正常，则预后良好；如果cTn阳性则应严密观察，可进行冠脉造影，以观察冠状动脉病变严重程度。cTn对UA诊断的时间窗为胸痛发作后数小时至数天，也可达数周，与心肌缺血损伤时间的长短有关。

3. cTn累积释放量与心功能受损程度呈正比 cTn后期峰值与梗死面积呈正相关，可反映心肌细胞坏死的数量，但利用cTn的峰值浓度来估计梗死的面积不一定可靠。

4. 其他MMD 如钝性心肌外伤、心肌挫伤、甲状腺功能减退患者的心肌损伤、药物的心肌毒性、严重脓毒血症导致的左心衰时cTn也可升高。

5. cTn被推荐用来评估围手术期心脏受损程度，特别是冠状动脉搭桥术后AMI和微小心肌损伤的鉴别 一般围手术期AMI者cTn会持续释放，血中浓度可达5.5~23ng/ml，术后第4天达高峰；无AMI者cTn释放取决于心脏停搏时间的长短，动脉被夹注时间短暂者术后第1天cTn有轻度增高，动脉被夹注时间较长者血中cTn增高可延续至术后第5天。

（二）肌红蛋白

1. 生物化学特性 肌红蛋白（Mb）是一种氧结合蛋白，主要存在于横纹肌（心肌、骨骼肌）细胞中，有运输和储存氧的功能。Mb分子含153个氨基酸残基，是由1条多肽链和1个血红素辅基组成的结合蛋白，分子量17800。当心肌细胞发生损伤时，Mb是最早进入血液的标志物之一，其扩散入血的速度比CK-MB或cTnI/cTnT更快。但因骨骼肌损伤时也有大量肌红蛋白释放，因此血中检测到肌红蛋白增多是横纹肌损伤的结果，不具有心肌特异性。

2. 心肌损伤时血中Mb的变化 肌红蛋白是用于心肌损伤的最佳早期标志物，由于其分子小，且分布于细胞质中，在心肌损伤后0.5~1小时，即开始从受损的心肌细胞中释放入血，6~10小时血中浓度可达高峰，24~36小时恢复至正常水平。在AMI时可快速入血，故在AMI发生的1.5~6小时内，通过动态检测两次血清肌红蛋白水平，可早期诊断是否有急性心肌梗死发生：如两次检测值中第二次明显高于第一次，则具有极高的阳性预报价值；如两次测定值间无差异，则可排除急性心肌梗死的可能性。但应注意的是，严重休克、广泛性创伤、终末期肾功能不全、心肌炎、急性感染、肌炎或肌病时血肌红蛋白均可能升高。

因而应注意与AMI进行鉴别诊断。由于肌红蛋白的窗口时间最短，仅为3~4天，故在疾病发生后该指标不能用于回顾性分析。

3. 测定方法 测定肌红蛋白的方法较多，目前应用是免疫化学法，包括放射免疫法、酶联免疫法、免疫比浊法、荧光免疫法等，常用的为胶乳透射免疫比浊法，该法灵敏度高、特异性好、测定速度快，适用于各型自动生化分析仪。

【检测原理】胶乳透射免疫比浊法，将包被抗人肌红蛋白特异性抗体的胶乳颗粒与抗体混合，标本的肌红蛋白与胶乳颗粒表面的抗体结合，使相邻的胶乳颗粒彼此交联，发生凝集反应产生浊度，浊度的增加与标本中肌红蛋白含量成正比，通过与校准物比较即可求出样品中肌红蛋白的含量。

4. 评价

（1）优点 ①在AMI发作的12小时内诊断敏感性很高，有利于早期诊断，是至今发现能用于AMI诊断的最早标志物之一；②能用于判断再灌注是否成功；③能用于判断再梗死；④在胸痛发作2~12小时以内，阴性可排除AMI的诊断。

（2）缺点 ①特异性比较差，任何原因所致的骨骼肌损伤，甚至肌内注射、剧烈运动均可导致血清中Mb升高；②窗口期太短，回降到正常范围太快，峰值在12小时，AMI发作在16小时后测量易见假阴性。

（3）血样本在2~8℃可保存7天，-20℃下可保存28天。

【参考区间】依测定方法的不同而异。免疫学方法：男性16~96ng/ml，女性9~82ng/ml。

血清Mb水平随年龄、性别及种族的不同而异，老年人血清Mb水平随年龄增加而逐渐轻度升高。

【临床意义】

1. Mb是AMI的早期诊断标志物 心肌损伤后血肌红蛋白升高早于其他心肌损伤标志物，阳性结果必须通过肌钙蛋白来确认。

2. Mb是筛查AMI很好的指标 由于Mb半寿期短（15分钟），胸痛发作后6~12小时不升高，有助于排除AMI的诊断。

3. 能用于判断再梗死 由于在AMI后血中Mb很快从肾脏清除，发病18~30小时内可完全恢复到正常水平。故Mb测定有助于在AMI病程中观察有无再梗死或者梗死有无扩展。Mb频繁出现增高，提示原有心肌梗死仍在延续。

4. Mb是溶栓治疗中判断有无再灌注的较敏感而准确的指标。

（三）CK-MB质量测定

1. 生物化学特性 CK-MB为肌酸激酶的同工酶，主要存在于心肌细胞中，心脏是体内含CK-MB最多的器官。CK-MB质量检测（CK-MB mass）指用免疫法测定CK-MB酶蛋白的含量，而非活性测定，用以反映血清CK-MB的浓度水平。血CK-MB在AMI发作后3~5小时开始升高，16~24小时达高峰。CK半寿期10~12小时，若无再梗死或其他损伤，2~3天恢复正常。研究表明缺血性心脏疾病和非缺血性心脏疾病在阳性率、升高倍数等方面，CK-MB质量检测的假阳性率明显低于CK-MB活性测定。CK-MB质量检测优于CK-MB活性检测，特别适用于AMI患者和伴有较明显肺部感染的心肌缺血患者的临床实验诊断。由于CK-MB活性检测存在许多不足之处，逐渐被CK-MB质量检测所替代，目前倾向用CK-MB质量测定作为心肌损伤的常规检查项目之一。

2. 测定方法　应用最多的是ELISA方法。有人运用磁微粒化学发光免疫技术，该检测系统对CK-MB高度灵敏和特异，可报告范围宽。

知识拓展

磁微粒化学发光免疫技术

磁微粒化学发光免疫分析技术是将磁性分离技术、化学发光技术、免疫分析技术三者结合起来的一种分析方法。该技术充分利用了磁性分离技术的快速易自动化性、化学发光技术的高灵敏度性以及免疫分析的特异性，使测量结果更准确、更稳定。常用的方法包括双抗体夹心法、竞争法、间接法，在医学检验领域具有重要应用。

【检测原理】ELISA法：用单克隆技术制备出特异性极高的仅和CK-MB作用的抗血清，用两株抗CK-MB单克隆抗体测定CK-MB蛋白量，此法检测限为1μg/L，方法简单，特异性高。

【参考范围】CK-MB质量（免疫学法）：男性1.35~4.94μg/L，诊断限>5μg/L；女性0.97~2.88μg/L，诊断限>5μg/L。

【临床意义】CK-MB质量可以诊断无骨骼肌损伤的心肌梗死，也适用于AMI的早期诊断，特异性高于肌红蛋白。溶栓治疗90分钟后，若测定值增加4倍以上，提示梗阻的血管再灌注成功。对不稳定心绞痛的患者，CK-MB增多，数月后心肌梗死的发生和死亡都明显高。

（四）心脏型脂肪酸结合蛋白

1. 生物化学特性　脂肪酸结合蛋白（fatty acid binding protein，FABP）是一组与长链脂肪酸非共价可逆性结合的胞质蛋白，广泛存在于脂肪酸代谢活跃的细胞内，已发现有9种不同类型的FABP，其中心脏型脂肪酸结合蛋白（H-FABP）是由132个氨基酸残基组成的酸性蛋白质，特异地存在于心肌组织中，占心脏全部可溶性蛋白质的4%~8%。H-FABP与心肌内的长链脂肪酸相结合，将其从细胞质膜向线粒体运输，进入能量代谢体系中氧化分解，生成ATP，为心肌收缩提供能量。此外，H-FABP还参与旁路信号传导，当心肌缺血造成局部长链脂肪酸聚集时，H-FABP对心肌有保护作用。

2. 心肌损伤时血中H-FABP的变化　正常人血液中可以检测到低浓度的H-FABP，心肌损伤后H-FABP被迅速释放入血，主要由肾脏清除。在AMI发病1小时后血H-FABP开始升高，5~6小时达峰值，20~24小时恢复至正常水平。变化规律与Mb相似，但比Mb有更高的心肌特异性，可以作为AMI的心肌损伤早期标志物。

3. 测定方法　主要应用免疫学方法进行检测，目前常用的有酶联免疫吸附法、免疫胶体金层析法、微粒增强免疫比浊法等。

【参考范围】1.0~11.4μg/L。

【临床意义】临床对H-FABP的测定可用于早期诊断AMI及评估心肌梗死面积大小、评估心肌早期微损伤、评估心肌缺血再灌注及评估心力衰竭预后。

（五）超敏C-反应蛋白

1. 生物化学特性　CRP是目前最有价值的急性时相反应蛋白，正常人血清中含量极微，它的升高可以提示许多炎症事件的发生。采用超敏感方法检测到的CRP，被称为超敏CRP（High sensitivity CRP，hs-CRP）。CRP由5个相同亚基以非共价键构成环状五球体蛋白。研究发现，在血管粥样硬化损害的早期，CRP与细胞膜形成的复合体附着在血管内皮细胞，导致血管内皮细胞损伤，促使动脉粥样硬化的形成。

2. 心肌损伤时血中hs-CRP的变化　近年研究发现，在急性心肌缺血、损伤或梗死时，血清hs-CRP浓度可明显增高，且升高的幅度与病情严重程度及预后等相关。AMI发病后，血中hs-CRP浓度4~6小时开始升高，36~72小时达峰值，72~120小时下降至正常，hs-CRP升高的程度及持续的时间与心肌梗死的范围大小相关。

3. 测定方法　目前主要应用免疫学方法，如酶联免疫法、免疫比浊法等，有多种试剂盒可供选用。

【检测原理】免疫透射比浊法：血清中C-反应蛋白（CRP）与试剂中抗人CRP抗体相结合，形成抗原-抗体复合物，使溶液浊度增加。在波长340nm处测定抗原-抗体复合物的浊度，根据吸光度的变化，即可定量检测血清中CRP的含量。

【参考范围】不同测定方法之间结果有一定差异。新生儿脐血≤0.6mg/L；出生后第4天~1个月的婴儿≤1.6mg/L；产妇≤47mg/L；儿童和成人<8.2mg/L。

【临床意义】

1. 测定hs-CRP可对冠心病、不稳定性心绞痛进行动态监控，以预测心肌梗死的危险性。

2. hs-CRP可以增加血脂检查、代谢综合征和Framingham危险评分的预后价值。一般认为，用于心血管疾病危险性评估时，hs-CRP<1.0mg/L为低危险性；1.0~3.0mg/L为中度危险性；>3.0mg/L为高度危险性。如果CRP>10mg/L，表明可能存在其他感染，应在感染控制以后重新采集标本检测。

（六）同型半胱氨酸

1. 生物化学特性　同型半胱氨酸（homocysteine，HCY）是一种含硫氨基酸，是蛋氨酸代谢的中间产物，其本身并不参与蛋白质的合成。体内不能合成同型半胱氨酸，只能由蛋氨酸转变而来；人体内也不能合成蛋氨酸，必须由食物供给。正常血浆中，80%的同型半胱氨酸以二硫键和蛋白质结合。未结合的同型半胱氨酸大部分以胱氨酸或半胱氨酸-同型半胱氨酸形式存在，仅一小部分呈游离状态。不论是结合形式还是游离形式的同型半胱氨酸统称为总同型半胱氨酸。影响同型半胱氨酸水平的主要因素是遗传与食物营养缺乏。同型半胱氨酸代谢中需要维生素B_6、维生素B_{12}、叶酸，若血中维生素B_{12}、维生素B_6、叶酸浓度过低，将使血中同型半胱氨酸浓度增高。

2. 心肌损伤时血中HCY的变化　近年研究发现，同型半胱氨酸水平增高，它产生的超氧化物和过氧化物可导致血管内皮细胞损伤和低密度脂蛋白氧化，造成血管平滑肌的持续性收缩以及缺氧，从而加速动脉粥样硬化的过程。

3. 测定方法　目前常用方法包括核素法、免疫学法和HPLC法等。

【检测原理】免疫学法：用特异性的抗S-腺苷同型半胱氨酸单克隆技术，采用荧光偏振法或免疫法测定HCY。

【参考范围】5~15μmol/L。

【临床意义】

1. 血HCY水平检测可用于心血管疾病的危险评估，血HCY水平大于15μmol/L为高

HCY血症，高浓度HCY不仅可以导致动脉粥样硬化和冠心病的发生，同时也使精神疾病和骨折的发生风险明显增高。

2. HCY水平降低，可减少AMI等缺血性心肌损伤和其他缺血性心血管疾病的发生。

第三节 心力衰竭和高血压标志物检验

扫码"学一学"

心力衰竭（简称心衰）是多种心脏疾病的终末期表现，长期以来其诊断主要依靠临床表现和物理仪器，缺少相应的生化标志物。近年来发现，检测血清利钠肽激素可用于心力衰竭的实验室诊断。因为利钠肽激素是调节体液、体内钠平衡及血压的重要激素，当心脏内血容量增加和左心室压力超负荷时，可大量分泌并释放入血。利钠肽家族主要包括B型利钠肽（B-type natriuretic peptide，brain natriuretic peptide，BNP）又称脑钠肽、心房利钠肽（atrial natriuretic peptide，ANP）又称为心钠素。

一、脑钠肽

1. 生物化学特性 脑钠肽（Brain natriuretic peptide，BNP）是1988年由日本Matsuo等从猪脑中分离纯化的一种利钠多肽。在哺乳动物中广泛分布，存在于脑、脊髓、心、肺等组织，又称脑利钠肽。在合成过程中，心室和脑细胞表达分泌的B型利钠肽原前体水解为B型利钠肽原，后者进一步水解，生成等摩尔的BNP（32个氨基酸）和B型利钠肽原N端肽（N-terminal proBNP，NT-proBNP，76个氨基酸），二者均可反映BNP的分泌状况，但NT-proBNP不具备BNP的生物学作用。实际上，脑钠肽是机体进行自身调节的一种保护性机制，被称为"心脏负荷应急救援激素"，具有利尿利钠、降低血压、增加冠状动脉血流、防止血栓形成等多种生物活性。

生理情况下血清BNP浓度很低，当心室血容积增加和左心室压力超负荷时即可刺激BNP基因表达活跃，从而大量合成BNP释放入血。NT-proBNP血液中半寿期为120分钟，体外稳定性强，心衰患者血液中浓度较BNP高，因此测定血清NT-proBNP更利于心衰的诊断。

2. 测定方法 主要有放射免疫法（IRA）、免疫放射测量法（IRMA）、电化学发光法（ECLA）。

【检测原理】电化学检测法：单克隆抗NT-proBNP特异性抗体和标记钌配合物的单克隆NT-proBNP特异性抗体反应形成夹心式配合物，加入链霉亲和素包被的微粒后，配合物结合成固体相，反应混合物被吸入测量池，吸附到电极表面，对电极加电压，产生化学发光，通过光电倍增管进行测量。

【参考区间】NT-proBNP：<125pg/ml（<75岁者）；<450pg/ml（>75岁者）（ECLIA法）。BNP：<125pg/ml（诊断心衰）；<80pg/ml（评价AMI患者预期生存率）（化学发光法）。

以上参考区间引自试剂盒说明书。

【临床意义】

1. BNP可作为慢性充血性心力衰竭的血浆标志物，用于早期诊断、病情严重程度的判断。

2. 原发性高血压患者血浆BNP水平与左心室肥厚有关，因此BNP水平有助于监测高血

压患者是否存在左心室肥厚和判断高血压的严重程度。

3. 肥厚型心肌病患者血浆BNP增高水平，可反映心肌肥厚程度及流出道有无梗阻。因肥厚型心肌病患者存在舒张功能障碍，加之流出道梗阻，心室舒张末压显著升高，BNP的分泌亦显著增加。

4. 心房颤动时血浆BNP升高，心房颤动转为窦性心律时BNP回降到原先水平。

二、心钠素

1. 生物化学特性 心钠素（ANP）又称心房利钠肽，为28个氨基酸的多肽，在心脏中表达最为丰富，心房细胞是合成ANP的主要部位。与ANP同时合成的还有NT-proANP。ANP具有重要的生理功能：①利钠及利尿作用。并具有快、短、强的特点。②抑制肾素-血管紧张素-醛固酮系统。③抑制垂体后叶加压素的合成、释放及作用。④舒张血管、降低血压、改善心功能的作用。

2. 测定方法 由于血清中ANP的不稳定性及检测方法存在重复性差等问题，目前临床上很少测定ANP，一般检测NT-proANP。常用测定方法有放射免疫法（IRA）、免疫放射测量法（IRMA）、电化学发光法（ECLA）。

【临床意义】NT-proANP在临床心力衰竭的危险性评估、诊断及预后判断等分方面得以应用。

第四节　心脏标志物在心脏疾病中的应用

20世纪70年代，在诊断AMI中起重要作用的标志物是以AST、LDH及其同工酶、CK及其同工酶等血清酶组成的项目组合（心肌酶谱）为代表，但存在特异性和灵敏度较低的缺陷；20世纪90年代以后，发展到以检测蛋白质含量为主的早期标志物（如Mb）和确诊性标志物（如cTn），从而使诊断的灵敏度和特异性大大提高。急性心肌梗死的标志物从酶类发展到蛋白类，从诊断的特异性和敏感性来看，蛋白类优于酶类，但是蛋白类标志物的分析方法还处于发展阶段，不够稳定并且价格昂贵，为了避免心脏疾病漏诊或者过度医疗，在选择心脏损伤标志物时，应根据患者发病的不同阶段、诊断目的和经济能力选择合适的标志物。

一、心脏标志物的选择原则

心脏标志物根据其不同特点可分成以下几类。

（1）早期标志物　指症状出现6小时内血液中升高的生化标志物，包括Mb、CK、CK-MB、cTnI/cTnT。AMI发生0.5~2小时Mb升高；3~8小时CK、CK-MB升高；3~6小时cTnT、cTnI升高；cTnI/cTnT（或CK-MB质量）是诊断AMI的首选标志物，症状发作6小时以内应同时检测cTnI/cTnT和早期标志物Mb，Mb与cTnI/cTnT（或CK-MB质量）联合应用有助于AMI的排除诊断。对可疑ACS患者cTnI/cTnT水平升高其病死和缺血事件再发率的危险增加。

（2）中晚期标志物　指症状发生后2~3天或更长时间的患者，LDH及其同工酶维持升高6~10天；cTnT维持升高5~7天；cTnI维持升高10~15天。

（3）排除标志物　Mb早期阴性可排除AMI，Mb晚期阴性不能排除AMI；cTnT和cTnI中晚期不升高不能完全排除AMI。

（4）确诊标志物　指在症状出现后6~12小时升高，并能维持异常升高数天，有较高的灵敏度和特异性。cTnT或cTnI取代CK-MB作为检出心肌损伤的首选标志物。但仍需结合病史和其他实验室检查做出诊断。上述指标分析时间周期应严格控制总的分析时间在1小时内。

二、心脏标志物的应用评价

为了合理应用心脏标志物，充分发挥其在心肌损伤诊断、病情监测及治疗过程中的作用，最近对心肌损伤标志物的应用取得了以下共识。

1. cTnT或cTnI应作为心肌损伤的首选标志物。

2. AMI时心肌酶谱的时相变化急性心肌缺血后，伴随心肌细胞缺氧程度的增加，心肌细胞能量代谢障碍逐渐加重，膜通透性增加，首先从心肌中释出的是无机离子，然后是小分子有机物，最后是大分子的酶蛋白。另外，心肌酶从细胞释放后，主要进入组织液，通过淋巴液回流入血。因此，血清中心肌酶增高通常都有延缓期。延缓期是指从心肌细胞受损到血清中酶浓度出现增高的时间间隔，延缓期的长短取决于梗死区的大小、酶的分子大小、酶在细胞中的浓度和定位形式以及酶在血液中稀释和破坏的程度等因素。CK-MB的延缓期较短，为3~8小时，CK为4~10小时，LDH为6~12小时。酶从心肌细胞释出后在一定时间血中含量达高峰，CK-MB的峰值通常出现在AMI后16~24小时，CK为20~30小时，LDH为30~60小时。上升较快的酶，其维持增高的时间也较短，CK-MB只有1~4天，CK为3~6天，LDH可维持7~14天（表13-2）。

表13-2　急性心肌梗死血清酶增高时间和倍数

酶	延缓期（h）	高峰期（h）	维持时间（d）	增高倍数
CK-MB	3~8	16~24	1~4	20
总CK	4~10	20~30	3~6	10
LDH	6~12	30~60	7~14	6

3. 临床检验中只需开展一项心肌肌钙蛋白测定（cTnT或cTnI），如已经常规提供一项心肌肌钙蛋白测定，不必同时进行CK-MB质量测定。

4. 不再将LDH、AST和HBDH用于诊断ACS患者。如因某些原因暂不开展cTnT或cTnI测定，可保留CK和CK-MB测定以诊断ACS患者，但建议使用CK-MB质量测定法。

5. Mb列为常规早期心脏标志物。由于其诊断特异性不高，主要用于早期排除AMI诊断。

6. 如果患者已有典型的可确诊AMI的心电图（ECG）变化，应立即进行针对AMI的治疗。对这些患者进行心脏标志物的检查有助于进一步确认AMI的诊断，判断梗死部位大小，检查有无合并症如再梗死或梗死扩展。应减少抽血频率。

7. 对那些发病6小时后就诊的患者，不需要检测早期标志物如Mb，只需测定确定标志物如心肌肌钙蛋白。

8. 尽量缩短样品测定周期　样品测定周期（turnaround time，TAT）的定义为从采集血样标本到报告结果的时间。IFCC建议TAT控制在1小时内，以便尽早开始有效治疗，降低死亡率。一些医院检验科室没有自动免疫分析仪或人员不足，难以在1小时内报告结果，此时可考虑采用床旁检验仪器。标本的预处理时间包括必需的血液凝固和离心时间，对于自动免疫仪，可用血浆或抗凝的全血代替血清，免去凝血所需的时间，降低全部分析前时间。心肌损伤标志物的血清浓度和血浆浓度可能存在差别，使用血浆或抗凝全血检测心肌损伤标志物可以缩短TAT时间，但是一定要弄清抗凝剂对测定结果有无影响。在保证测定质量前提下，测定时间将成为选择试剂盒的重要依据。

总之，在心脏标志物检测的应用上，应根据实际情况在不同的时间，权衡利弊，采用优势互补的联合检测方法，可提高AMI的早期诊断率，这在AMI的及时救治和康复方面，有着非常重要的意义。

用于诊断AMI的生化标志物有多种，在使用时应根据标志物的不同特点选择使用，急性心肌梗死生化标志物的特点总结如下（表13-3）。

表13-3　急性心肌梗死生化标志物的特点比较

项目	Mb	CK	CK–MB	LDH	cTnT	cTnl
分子量	17800	86000	86000	13500	39700	22500
正常参考范围	<90ng/ml	24~195U/L	10~25U/L	100~230U/L	<0.03μg/L	<0.5ng/ml
医学决定水平	100ng/ml	200U/L	>25U/L	>250U/L	0.1μg/L	1. 0~3.1ng/
超过上限时间	1~2h	6~9h	3~8h	8~18h	3~6h	ml
峰值时间	6~9h	10~36h	9~30h	24~72h	10~24h	3~6h
回复正常时间	24~36h	72~96h	48~72h	6~10d	10~15d	14~20h
升高倍数	5~20	5~25	5~20	3~5	30~200	5~7d
灵敏度	50%~100%	NR	17%~62%	NR	50%~59%	20~50
（0~6h）	77%~95%	NR	92%~100%	NR	74%~96%	6%~44%
特异性						93%~99%
（0~6h）						

注：NR指未有明确的研究报告结果。

案例讨论

【案例】

患者，男，53岁，8年前患"心肌梗死"，以后仍有反复的"心绞痛"。入院前出现2次和以往类似"胸痛"，但程度较重，持续时间较长。有高脂血症。体格检查：T 36.4℃，P 72bpm，R 16次/分，BP 109/64mmHg，心尖搏动弥散，心浊音界向左下扩大。血常规：白细胞5.67×10^9/L，中性粒3.15×10^9/L；肌钙蛋白T（cTnT）：0.016ng/ml（0.0~0.1）；心肌酶：AST 122U/L，CK145U/L，CK–MB16U/L，LDH102U/L。

【讨论】

1. 该患者最可能的诊断是什么？

2. 需进一步做哪些检查，来确定你的诊断？

本章小结

　　心脏是人体的重要器官，是循环系统动力的来源。冠状动脉粥样硬化性心脏病（冠心病）、心肌疾病、心力衰竭是临床多见的、与心脏功能密切相关的疾病，对于此类疾病的诊断和预后评价常通过检测血液中与心肌代谢密切相关心肌损伤标志物得以实现。临床检测心肌损伤的蛋白标志物主要包括心肌肌钙蛋白（cTn）、肌红蛋白（Mb）、心脏型脂肪酸结合蛋白（H-FABP）、超敏C反应蛋白（hs-CRP）和肌酸激酶同工酶质量。其中cTn正逐步取代CK-MB成为诊断AMI的"金标准"；单独测Mb不具有心肌特异性；H-FABP测定对于诊断早期心肌损伤较有意义；hs-CRP测定可对冠心病、不稳定性心绞痛进行动态监控，以预测心肌梗死的危险性。酶学标志物主要包括肌酸激酶（CK）及其同工酶、乳酸脱氢酶（LDH）及其同工酶、天冬氨酸转移酶（AST）、糖原磷酸化酶同工酶（GPBB）。应用最广泛的是CK-MB，而且其质量测定优于其活性测定。B型尿钠肽（BNP）及NT-proBNP是诊断心衰的较好标志物。

扫码"看一看"

习　题

扫码"练一练"

一、选择题

1. 下列哪项曾被认为是诊断急性心肌梗死的"金标准"

A. LD　　　　　　　　　　B. AST　　　　　　　　C. HBD

D. ALT　　　　　　　　　E. CK-MB

2. CK是由2个亚单位组成的二聚体，产生的同工酶有

A. 2种　　　　　　　　　　B. 3种　　　　　　　　C. 4种

D. 5种　　　　　　　　　　E. 6种

3. 肌酸激酶（CK）在下列哪个组织器官中含量最高

A. 骨骼肌　　　　　　　　　B. 脑组织　　　　　　　C. 心肌

D. 红细胞　　　　　　　　　E. 肝

4. 心肌肌钙蛋白的英文缩写是

A. AST　　　　　　　　　　B. MLC　　　　　　　　C. cTn

D. CRP　　　　　　　　　　E. Mb

5. 急性心肌梗死时，最先恢复正常的酶是

A. ALT　　　　　　　　　　B. LD　　　　　　　　　C. CK-MB

D. AST　　　　　　　　　　E. ALP

6. 下列指标中可对微小心肌损伤作出诊断的是

A. 心肌肌钙蛋白（cTnT，cTnl）B. 肌酸激酶　　　　　C. 丙氨酸氨基转移酶

D. 乳酸脱氢酶　　　　　　　E. 天冬氨酸氨基转移酶

7. 骨骼肌中的乳酸脱氢酶以下列哪一种为主

A. LD_1　　　　　　　　　B. LD_5　　　　　　　C. LD_3

D. LD_4　　　　　　　　　E. LD_2

8. LDH是由两种亚基（M亚基和H亚基）组成的

A. 二聚体   B. 三聚体   C. 四聚体

D. 五聚体   E. 六聚体

9. 不能用来评估溶栓疗效的指标是

A. Mb   B. CK   C. CK-MB

D. LD   E. cTn

10. 测定血清中哪种蛋白质可协助Wilson病的诊断

A. ALB   B. AAG   C. AMG

D. CpA   E. CRP

11. AMI发生后最先出现于血液中的标志物是

A. Mb   B. cTn   C. MLC

D. CK   E. CK-MB

12. 心肌损伤时血清LD同工酶的变化是

A. $LD_1 > LD_2$ B. $LD_2 > LD_1$ C. $LD_3 > LD_2$

D. $LD_4 > LD_3$ E. $LD_5 > LD_4$

13. 目前诊断急性心肌梗死最好的确定标志物是

A. 肌酸激酶   B. 心肌肌钙蛋白（cTnT，cTnI）

C. 肌红蛋白   D. 乳酸脱氢酶

E. 天门冬氨酸氨基转移酶

14. 下列哪项不属于传统心肌酶谱检测指标

A. CK-MB   B. LDH1   C. LDH2

D. CK   E. cTn

15. 肌酸激酶同工酶的种类有

A. 2种   B. 4种   C. 5种

D. 6种   E. 3种

16. 肌原纤维粗肌丝的组成成分是

A. 肌动蛋白   B. 肌球蛋白分子   C. 原肌球蛋白

D. 肌钙蛋白   E. 肌红蛋白

17. 用于诊断心衰最敏感的指标是

A. 钠尿肽   B. D-二聚体   C. 儿茶酚胺

D. 尿皮质醇   E. 糖原磷酸化酶

18. 下列属传统心肌酶谱项目而现趋于淘汰的是

A. AST   B. cTn   C. Mb

D. CK   E. CK-MB

19. 心肌肌钙蛋白由几个不同基因的亚基组成

A. 2   B. 6   C. 4

D. 5   E. 3

20. CK-BB除在脑组织中和平滑肌中存在外还在哪种组织中存在

A. 心肌   B. 人胚胎中   C. 肾脏

D. 肝脏   E. 骨骼肌

21. 对于非Q波心肌梗死的诊断，下列各项检查何者最有意义

A. CK　　　　　　　　　B. Mb　　　　　　　　　C. CK–MB

D. cTn　　　　　　　　　E. AST

22. 目前用于急性冠状动脉综合征（ACS）实验室诊断的心肌肌钙蛋白的是

A. cTnT 和 TnC　　　　　B. cTnT 和 CK–MB　　　　C. TnC 和 CK–Mb

D. TnC 和 cTnl　　　　　E. cTnT 和 cTnl

23. LD$_1$ 的四聚体构成是

A. H$_2$M$_2$　　　　　　　B. H$_3$M$_1$　　　　　　　C. H$_4$

D. H$_1$M$_3$　　　　　　　E. M$_4$

24. 下述心肌损伤标志物中分子量最小的是

A. CK–MB　　　　　　　B. Mb　　　　　　　　　C. cTnT

D. cTnI　　　　　　　　　E. LD

25. 不可作为诊断AMI的早期标志物是

A. 超敏C–反应蛋白　　　B. 免疫球蛋白重链和轻链　C. 肌红蛋白

D. 糖原磷酸化酶　　　　E. 脂肪酸结合蛋白

二、案例分析题

男，54岁，压榨性中心性胸痛发作后3小时就诊。查体：面色苍白，发汗。血压110/90mmHg，脉搏78次/分，心音正常。心电图示ST段抬高。实验室检查：钾3.2mmol/L，钠138mmol/L，尿素氮9.2mmol/L，CK90U/L。

请问：患者需立即做什么生化检查，以便临床及时处理？

（吴　英）

第十四章

胃肠胰疾病检验

学习目标

1. **掌握** 胃炎、消化性溃疡、腹泻、胰腺炎等疾病的实验室检查、临床意义和评价。

2. **熟悉** 胃炎、消化性溃疡、腹泻、胰腺炎等疾病的病因和发病机制、重要的胃肠胰激素及其作用。

3. **了解** 胃、肠、胰的结构和功能。

4. 学会分析医疗事故的相关法律责任及预防医疗事故发生。

5. 具有尊重和保护患者权利的素质。

🕀 案例讨论

【案例】

患者，男，35岁，上腹部隐痛数年，进食及服用抗酸药物后，腹痛可暂时缓解，近日又发上腹痛，今晨解柏油样大便2次。

【讨论】

该患者最可能的诊断是什么？

胃肠道为人体重要的消化器官，在食物的消化吸收过程中发挥着重要作用。胃肠胰等消化器官的基本功能是摄入食物并将其消化分解成小分子，从中吸收营养成分，后者经肝脏加工成为体内自身的物质供机体所需。未被吸收的参与物则被排出体外。其整体功能的协调统一依赖于神经体液的调节。胃、肠、胰既是内分泌器官，又是其他激素作用的靶器官。

第一节　胃肠胰结构与功能

一、胃的结构与功能

（一）胃的结构

胃是消化道最膨大的部分，上连食管，下连十二指肠。成年人胃的容量约为1500ml。胃的性状依据充盈程度、体位、体型、年龄等因素而不同。解剖学上将胃分为4部分：贲门部、胃底、胃体和幽门部。

（二）胃的生理功能

胃具有运动、分泌、消化、吸收、排泄和杀菌等多种生理功能。胃通过平滑肌有规律地交替、收缩和舒张，将食物与胃液充分混合形成食糜，在胃黏膜分泌胃酸和胃蛋白酶原的共同作用下，能使食物中的蛋白质初步分解消化，而且还能杀灭食物中的细菌等微生物，然后逐步排至十二指肠进一步消化。

胃液是由胃黏膜内不同细胞所分泌的消化液，主要成分有壁细胞分泌的盐酸；主细胞分泌的胃蛋白酶原；黏膜表面黏液细胞、黏液颈细胞和贲门腺、幽门腺和胃底腺的黏液细胞所分泌的黏液以及壁细胞分泌的内因子等。

表14-1　胃液的生成及生理功能

名称	合成细胞	生化成分	生理功能
胃酸	壁细胞	HCl	杀灭胃液中的细菌；激活胃蛋白酶原；进入小肠的胃酸可引起胰泌素的释放，促进胰、胆和小肠的分泌；有助于小肠形成酸性环境，促进对铁和钙的吸收；分泌过多可增加对胃和十二指肠黏膜的侵蚀作用
胃蛋白酶原	主细胞	蛋白质	将食物中的蛋白质水解为多肽和氨基酸
碱性黏液	黏液上皮黏蛋白细胞、腺体细胞	HCO_3^-	具有黏稠性，覆盖于胃黏膜表明，构成胃黏膜表面的黏液–HCO_3^-屏障，保护胃黏膜免受胃酸的化学侵蚀
内因子	壁细胞	糖蛋白	与维生素 B_{12} 结合形成复合物，保护维生素 B_{12} 在小肠不被破坏；介导维生素 B_{12} 与回肠细胞刷状缘特异受体结合的结合、摄取过程

此外，胃还有内分泌细胞，即 G 细胞、D 细胞和肥大细胞，它们分别分泌促胃泌素（gastrin）、生长抑素（somatostatin）和组胺（histamine）等。

胃液分泌受许多因素的影响，其中有的起兴奋作用，有的起抑制作用。进食是胃液分泌的自然刺激物，它通过神经和体液因素调节胃液的分泌。

二、肠的结构与功能

（一）小肠

小肠是食物消化吸收的主要场所，它分为十二指肠、空肠和回肠。在小肠内，食糜中的糖（淀粉）、蛋白质、脂肪和核酸等物质受到胰液、胆汁和小肠液的化学消化及小肠运动的机械消化。许多营养物质也都在小肠内被吸收。食物通过小肠后，消化过程基本完成，未被消化和吸收的物质则从小肠进入大肠。食物在小肠内停留的时间随食物的性质不同而不同，一般为3~8小时。

（二）大肠

大肠分盲肠、结肠和直肠，人的大肠内没有重要的消化活动，其主要功能是吸收水分、无机盐及大肠内细菌合成维生素K等物质，为消化后的残渣提供暂时存储的场所。食物摄取后直至其消化残渣大部分被排出约需72小时。

在胃肠道黏膜散布有数十种内分泌细胞，它们分泌的激素统称为胃肠激素（gastrointestinal hormone），因此胃肠道被认为是机体最大的内分泌器官，这些激素影响胃肠道的运动、分泌、消化和吸收，调节胆汁和胰腺激素分泌，影响血管壁张力、血压和心输出量等。

至今已发现众多胃肠道激素，这些激素几乎都是肽类，分子量为2~5kD。下面列举5种主要的胃肠道激素的分布、作用及释放的刺激物（表14-2）。

表14-2　5种主要胃肠道激素的分布、作用及释放的刺激物

激素名称	分布部位	主要作用	引起激素释放的刺激物
促胃液素	胃窦、十二指肠G细胞	促进胃酸和胃蛋白分泌，使胃窦和幽门括约肌收缩，延缓胃排空，促进胃肠道运动和胃肠上皮生长	蛋白质消化产物，迷走神经递质，扩张胃
胆囊收缩素	十二指肠、空肠I细胞	刺激胰液分泌和胆囊收缩，增强小肠和结肠运动，抑制胃排空，增强幽门括约肌收缩，松弛oddi括约肌，促进胰外分泌部生长	蛋白质消化产物、脂肪酸
促胰液素	十二指肠、空肠S细胞	刺激胰液及胆汁中 HCO_3^- 分泌，抑制胃泌素释放和胃肠运动，收缩幽门括约肌，抑制胃排空，促进胰外分泌部生长	盐酸、脂肪酸
抑胃肽	十二指肠、空肠K细胞	刺激胰岛素分泌，抑制胃酸、胃蛋白酶和胃液分泌，抑制胃排空	葡萄糖、脂肪酸、氨基酸
促胃动素	胃、小肠、结肠Mo细胞，肠嗜铬细胞	在消化期间促进胃和小肠运动	迷走神经、盐酸、脂肪

三、胰的结构与功能

胰腺位于腹膜后的十二指肠与脾之间，长15~20cm，重70~100g，是一个重要的消化器官。胰腺分成头、颈、体、尾四部分，其间无明显界限，人体内仅次于肝脏的第二大外分泌器官，具有外分泌和内分泌双重功能。

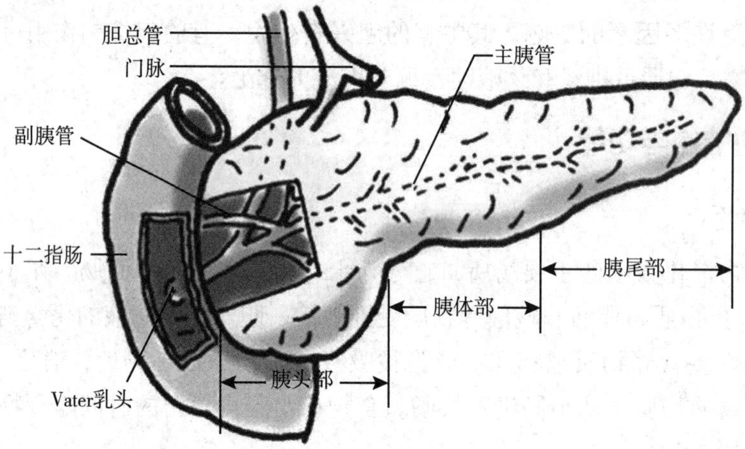

图14-1　胰腺的结构示意图

（一）胰腺的内分泌功能

散布在胰腺的腺泡组织之间的细胞群呈岛状，称为胰岛，其分泌的胰岛素、胰高血糖素和胰多肽等激素在糖类、脂类、蛋白质代谢调节及维持血糖正常水平发挥重要作用。人胰腺中有100~200万个胰岛，胰岛细胞分为5种功能不同的细胞类型：A细胞，占胰岛细胞的20%，分泌胰高血糖素；B细胞数量最多，约占75%，分泌胰岛素；D细胞占胰岛细胞的5%左右，分泌生长抑素；D_1 细胞可能分泌血管活性肠肽，PP细胞数量极少，分泌胰多肽。

各种胰岛细胞对物质代谢的调节及维持血糖水平的作用见表14-3。

表14-3　胰腺的内分泌功能

激素名称	残基数	分泌细胞	生理功能
胰高血糖素	A 链 21	胰岛 A 细胞	促进肝糖原分解和糖异生作用
	B 链 30		促进脂肪分解、酮体生成
			减少蛋白质合成
胰岛素	29 单链	胰岛 B 细胞	促进组织细胞摄取、贮存和利用葡萄糖、抑制糖异生
			促进脂肪合成、抑制脂肪水解
			促进蛋白质与核酸的合成和储存
生长抑素	14 单链	胰岛 D 细胞	抑制生长及消化道激素的分泌
			抑制消化腺外分泌
			扩张血管，增强心肌收缩力
血管活性肠肽	28 单链	胰岛 D_1 细胞	扩张支气管和肺血管，增加肺通气量
			降低消化管壁肌张力，抑制胃酸分泌
胰多肽	36 单链	PP 细胞	调节胃液和胰液的分泌

（二）胰腺的外分泌功能

胰腺的腺泡细胞和导管壁细胞能分泌胰液，正常成人每日胰液的分泌量为1000~2000ml。胰液是一种无色、无味、略带黏性的透明碱性液体，pH为7.8~8.4，比重为1.007~1.042，渗透压与血浆相近，其中含有水、电解质和各种消化酶等，分泌胰液至十二指肠参与食物的消化。

1. 电解质　胰液的电解质来源于血浆，包括多种阳离子和阴离子，阳离子有Na^+、K^+、Ca^{2+}和Mg^{2+}，含量与血浆中略有差异，其中Na^+比血浆中高10mmol/L，K^+的浓度与血浆中相近，Ca^{2+}浓度比血浆中略低。阴离子有HCO_3^-、Cl^-、SO_4^{2-}和HPO_4^{2-}等，其中主要为HCO_3^-和Cl^-，尤其是HCO_3^-的含量远高于血浆浓度，为60~140mmol/L，最高时可达血浆浓度的5倍以上。胰液中的HCO_3^-由小导管的上皮细胞分泌，HCO_3^-浓度随胰液分泌速度而改变，当胰液分泌速度很低时，HCO_3^-和Cl^-浓度接近血浆，胰液分泌速度增加时，HCO_3^-浓度也随之增高而使胰液保持碱性，同时胰液中Cl^-浓度则相对降低，胰液中这两种离子的浓度总和是相当恒定的。胰液中HCO_3^-的主要作用是在十二指肠内中和食糜中的胃酸，从而避免肠黏膜受到强酸的侵蚀，同时为各种胰酶消化食物提供适宜的pH环境。

2. 胰液的消化酶　胰液中的各种消化酶统称为胰酶，是由胰腺的腺泡细胞合成、储存和释放的，包括胰淀粉酶、胰脂肪酶、磷脂酶A_2和蛋白水解酶等。消化酶是胰液蛋白质的主要成分，胰液中的蛋白质浓度随胰液分泌增加而增加，因此测定胰液中的蛋白质浓度可作为胰腺分泌变化的指标。

（1）胰淀粉酶　胰淀粉酶（pancreatic amylase）为α-淀粉酶，其最适pH为6.7~7.0，能水解多糖分子中的α-1，4糖苷键，故能将食糜中的淀粉和糖原消化为糊精、麦芽寡糖和麦芽糖，但不能消化纤维素。

（2）脂类消化酶　脂类消化酶主要有脂肪酶、磷脂酶A_2和胆固醇脂酶等。脂肪酶（lipase）最适pH为7.5~8.5，能水解甘油三酯为甘油和脂肪酸。胰液中的磷脂酶A_2（phospholipase A_2，PLA_2）以酶原的形式存在，必须经胰蛋白酶的作用才能被激活。PLA_2

催化磷脂的第二位酯键水解，生成溶血磷脂（lysophospholipid）及一分子脂肪酸。

（3）蛋白水解酶 胰液中的各种蛋白水解酶最初均以无活性的酶原形式存在，如胰蛋白酶原、糜蛋白酶原、弹性蛋白酶原、羧基肽酶A原和羧基肽酶B原等，这对于保护胰腺组织不被蛋白酶自身所消化具有重要意义。当胰液分泌到达肠腔后，胰蛋白酶原可被肠黏膜上皮刷状缘分泌的肠激酶激活为胰蛋白酶，也可通过自身激活作用而产生活性。胰蛋白酶还可以激活糜蛋白酶原、弹性蛋白酶原和羧基肽酶原等。根据作用特点的不同，胰液中的各种蛋白水解酶被分为内肽酶和外肽酶两类。内肽酶针对肽链特定部位从内部对蛋白质进行消化，而外肽酶则从肽链末端水解蛋白质。

（4）核酸消化酶 胰液中的核酸水解酶如核糖核酸酶与脱氧核糖核酸酶能水解核酸为单核苷酸。

胰液中的各种消化酶及主要作用如表14-4。

表14-4 胰液中的各种消化酶及主要作用

类别	名称	生理功能
糖类消化酶	胰淀粉酶	水解淀粉为 α- 糊精、麦芽寡糖和麦芽糖
脂类消化酶	脂肪酶	水解甘油三酯为甘油和脂肪酸
	磷脂酶 A_2	水解磷脂为溶血磷脂和脂肪酸
	胆固醇脂酶	水解胆固醇酯为胆固醇和脂肪酸
蛋白消化酶	胰蛋白酶	属内肽酶，水解蛋白质中以碱性氨基酸羧基所组成的肽键，产生羧基末端为碱性氨基酸的肽
	糜蛋白酶	属内肽酶，水解蛋白质中以芳香族氨基酸的羧基所组成的肽键，产生羧基末端为芳香族氨基酸的肽
	弹性蛋白酶	属内肽酶，水解以中性脂肪族氨基酸的羧基所组成的肽键，产生羧基末端为脂肪族氨基酸的肽
	羧基肽酶 A	属外肽酶，水解中性氨基酸为羧基末端的多肽，产生芳香族氨基酸、脂肪族氨基酸及寡肽
	羧基肽酶 B	属外肽酶，水解碱性氨基酸作为羧基末端的多肽，产生碱性氨基酸及寡肽
核酸消化酶	核糖核酸酶	水解 RNA 为单核苷酸
	脱氧核糖核酸酶	水解 DNA 为脱氧单核苷酸

胰液是所有消化液中最重要的一种。当胰酶分泌不足时，对糖类物质的消化影响不大，但对蛋白质和脂类的消化、吸收影响很大，脂肪消化吸收障碍会引起脂肪腹泻，还会进一步影响脂溶性维生素的吸收。

在正常情况下，胰腺内的蛋白酶（原）未被激活，不会引起胰腺自身消化。在胰腺和胰液中还存在一些胰蛋白酶的抑制因子，如胰蛋白酶抑制物、Kazal抑制因子和Werle抑制因子等，可避免胰腺由于少量胰蛋白酶原在腺体内活化而发生自身消化。但因胰蛋白酶抑制物在胰腺中的浓度远低于胰蛋白酶原，在急性胰腺炎发生时，大量胰液淤积于胰的受损区域，胰蛋白酶抑制物作用受到破坏，胰蛋白酶和磷脂酶 A_2 迅速激活，并催化生成具有细胞毒作用的溶血卵磷脂，可在短时间内对大量胰腺组织产生水解破坏作用。

3. 胰液分泌的调节 食物是刺激胰腺分泌的主要生理因素。食物刺激胰腺分泌是通过神经和体液双重机制而起作用的，但以体液调节为主。当空腹和无食物刺激时，胰液不分泌，进食后直到食糜进入小肠的整个过程均可刺激胰腺分泌。支配胰腺分泌的神经包括迷走神经和内脏神经。

胰腺与胃、肠等消化器官所具有的特殊结构与功能，为保证各类食物的消化、吸收及利用提供了有利的条件。各消化器官之间与机体整体功能的协调统一有赖于神经体液的调节。各种外环境的物理、化学和生物致病因素是导致胃肠胰疾病发生发展的主要原因，因此疾病累及胃肠胰导致结构与功能改变相关的生物化学检查，广泛应用于胃肠胰疾病的诊断、疗效监测和预后判断。

考点提示 ▷ 胰腺的外分泌功能及外分泌功能在胰腺疾病时的变化。

扫码"学一学"

第二节　胃肠胰疾病的常用生物化学检验

一、胃疾病的常用生物化学检验

（一）胃酸

胃酸即壁细胞分泌的HCl。胃液中的胃酸有两种形式：游离酸和与蛋白结合的盐酸蛋白盐（结合酸），在纯胃液中，绝大部分是游离酸。

1. 测定方法　先将晨间残余胃液抽空弃去。连续抽取1小时胃液后，一次皮下注射五肽胃泌素6μg/kg体重。注射后15分钟收集一次胃液标本，连续4次，分别测定每份胃液标本量和氢离子浓度。

2. 计算

（1）基础胃酸分泌量（basic acid output，BAO）　注射胃泌素前1小时胃液总量乘胃酸浓度（mmol/L）。

（2）最大胃酸分泌量（maximum acid output，MAO）　取注射五肽胃泌素后的4次标本，分别计算其胃液量和胃酸浓度的乘积（胃酸量），4份标本胃酸量之和即为MAO。

参考区间：BAO 2~5mmol/h；MAO 15~20mmol/h。

3. 临床意义

（1）胃酸增高　可见于十二指肠球部溃疡、胃泌素瘤、幽门梗阻、慢性胆囊炎等。

（2）胃酸减低　可见于胃癌、萎缩性胃炎、继发性缺铁性贫血、口腔化脓感染、胃扩张、甲状腺功能亢进和少数正常人。

（3）胃酸缺乏　是指注射五肽胃泌素后仍无盐酸分泌，常见于胃癌、恶性贫血及慢性萎缩性胃炎。

影响胃液酸度有多种原因，如患者精神状态、神经反射、烟酒嗜好、便秘及采集方法等，因此，解释实验结果应综合分析。

（二）胃泌素

胃泌素（gastrin，GAS）按氨基酸参加组成数目可分为大胃泌素（G-34）、小胃泌素（G-17）、微胃泌素（G-14）三类，胃泌素几乎对整个胃肠道均有作用，可促进胃肠道的分泌功能；促进胃窦、胃体收缩，增加胃肠道的运动，同时促进幽门括约肌舒张，故其净

293

作用是促进胃排空，促进胃及肠道上部黏膜细胞的分裂增殖，促进胰岛素和降钙素的释放。人工合成的五肽胃泌素（pentagastrin）就是由羧基端的四个肽加上β丙氨酸组成的，它具有天然胃泌素的全部作用；胃泌素无种族差异性。

1. 测定方法　血清胃泌素常用放射免疫、ELISA等测定方法检测。

2. 临床意义　高胃酸性高胃泌素血症是胃泌素瘤（卓-艾综合征）的诊断指标。（卓-艾综合征）是胰腺最常见的内分泌肿瘤，由胰岛中分泌胃泌素的D细胞增生而发病，分泌大量胃泌素使得壁细胞极度增加，主要发生在胃、十二指肠。卓-艾综合征具有下列三联征：高胃泌素血症，可高达1000pg/ml；高胃酸排出量，基础胃酸>15mmol/h，可达正常人的6倍；伴有反复发作的胃、十二指肠多处溃疡，且多为难治性溃疡，伴慢性腹泻。

除胃泌素瘤外，高胃酸性高泌素血症还见于胃窦黏膜过度形成、残留旷置胃窦、慢性肾衰竭等。

低胃酸性或无胃酸性高泌素血症见于胃溃疡、A型萎缩性胃炎、迷走神经切除术后和甲状腺功能亢进等。

低胃泌素血症见于B型萎缩性胃炎、胃食管反流等。

（三）胃蛋白酶原I、II

胃蛋白酶原（pepsinogen，PG）是胃蛋白酶的前体，分泌进入胃腔的PG在胃液的酸性环境中转化为胃蛋白酶（pepsin），发挥其消化蛋白质的作用。人胃蛋白酶原可根据生化和免疫活性特征分为两种不同的胃蛋白酶原亚群：胃蛋白酶原Ⅰ（pepsinogen Ⅰ，PGⅠ）和胃蛋白酶原Ⅱ（pepsinogen Ⅱ，PGⅡ），它们均为相对分子质量为42000的单链多肽。PGⅠ和PGⅡ均由分布于胃底腺的主细胞及颈黏液细胞分泌，PGⅡ还由胃窦黏液细胞及近端十二指肠的Brunner腺等合成。大部分PG经细胞分泌后直接进入消化道，约1%经胃黏膜毛细血管进入血液，除血清外，PG还可用胃液和24小时尿液进行测定，但血清最为方便，应用最广泛。PGⅠ是检测胃泌酸腺细胞功能的指标，PGⅡ与胃底黏膜病变的相关性较大。PG没有日内变化和季节变化，不受饮食的影响，个体有较稳定的值。

1. 测定方法　血清PG测定有放射免疫测定法，酶免疫测定法，时间分辨荧光免疫分析法和胶乳增强免疫比浊法等方法。

参考区间（酶免疫测定法）：血清PGⅠ<15pg/ml，PGR（PGⅠ/PGⅡ）>3。

2. 临床意义

（1）早期胃癌的筛查指标　日本Kitahara等在1999年用放射免疫测定法检测PG，并联合胃镜活检普查5113例，确定PG筛查胃癌的最佳界值为PGⅠ<70g/L，PGR（PGⅠ/PGⅡ）>3，其灵敏度和特异度分别为84.6%和73.5%。李月红等采用时间分辨荧光免疫分析法检测720例接受胃镜检查的居民血清PG水平，从灵敏度和特异度综合分析，认为PGⅠ<60pg/ml，PGR（PGⅠ/PGⅡ）<6是中国胃癌高发区居民胃癌和慢性萎缩性胃炎筛查较为合适的界值。

（2）幽门螺杆菌根除治疗的评价指标　幽门螺杆菌感染与血清PG水平间存在相关性；感染初期，血清PGⅠ和PGⅡ均高于非感染者（尤其是PGⅡ），PGR下降；除菌后则显著下降，PGR变化率在治疗结束后即升高，且持续时间长。

（3）消化性溃疡复发的判断标准　胃溃疡初发患者PGⅠ升高明显，复发者PGⅡ升高明显；十二指肠溃疡复发患者PGⅠ和PGⅡ均显著升高。

（4）胃癌切除术后复发的判定指标　胃癌切除术后患者的血清PG水平显著低于数钱，

胃癌复发者PGⅠ和PGⅡ升高，未复发者无明显改变。

3. 评价 与胃镜检查比较，PG检查是一种经济、快捷的胃癌高危人群大规模筛查方法，对于筛查阳性的人群，进一步行胃镜检查，明确最终诊断，实现胃癌早诊断、早治疗。

PG检查如能与其他胃癌特异性标志物联合检测，可能会提高胃癌筛查的敏感性和特异性。

PGⅠ和PGⅡ受质子泵抑制剂、H_2受体抑制剂的影响，故检测时有必要确认有无上述药物服用史。

胃切除患者会引起胃蛋白酶原呈阳性，所以不适合做此检查。

二、肠疾病的常用生物化学检验

（一）血管活性肠肽

血管活性肠肽（vasoactive intestinal peptide，VIP）是从小肠黏膜提取的一种直链肽，由28个氨基酸残基组成，其序列的一部分与胰高血糖素和胰泌素相同，具有舒张血管降低血压的作用，从肝动脉开始，对内脏血管具有较强的作用，但对股动脉无作用。对肠液的分泌具有很强的促进作用，但对胰液的分泌促进作用很弱，对胃液的分泌起抑制作用。

1. 测定方法 放射免疫法、ELISA或其他免疫标记法等。参考区间：放射免疫法0~100pg/ml。

2. 临床意义 VIP增高见于严重的肝病、器官衰竭、脑出血、胃癌、结肠癌等。临床上VIP检测主要用于VIP瘤的诊断和治疗监测，VIP瘤患者，其VIP显著增高达200~10000pg/ml，多数在500pg/ml以上，其他原因的腹泻一般不超过150pg/ml。在VIP瘤的治疗监测中，如手术后次日应降到正常水平，如术后持续升高、腹泻不缓解，应考虑肿瘤为多发性或胰岛残存肿瘤，或有肝转移。VIP降低见于慢性萎缩性胃炎。

3. 评价 VIP的临床研究较多，但结果尚有争论，如有的学者研究表明胃癌、结肠癌患者，血清中VIP浓度明显增加，而相反有的专家认为浓度会降低，因此在用该指标对胃癌、结肠癌诊断时要注意其他的辅助检查和临床体征等。

三、胰腺疾病的常用生物化学检验

（一）淀粉酶

淀粉酶（amylase，AMY）又称α-1，4葡萄糖水解淀粉酶，主要由唾液腺和胰腺分泌，属于水解酶类，催化淀粉及糖原水解，作用于淀粉分子的α-1，4-糖苷键，对分支上的α-1，6-糖苷键无作用，降解产物为葡萄糖、麦芽糖及具有α-1，6-糖苷链的α-糊精，又称淀粉内切酶。

胰淀粉酶由胰腺分泌，随胰液排入消化道，对来自食物的淀粉进行消化，是体内最重要的水解糖类化合物的酶，其最适pH为6.9，因淀粉酶相对分子量较小，约为50kD，故可通过肾小球滤过，是唯一能在正常情况下出现于尿中的血浆酶。

人体的其他组织如卵巢、输卵管、肺、睾丸、精液、乳腺等的提取物中都发现有淀粉酶活性；血液、尿液、乳液中也含淀粉酶。血清中的淀粉酶主要有两种同工酶，即同工酶P（来源于胰腺）和同工酶S（来源于唾液腺和其他组织）。

1. 测定方法 基于测定原理和底物性质的不同，淀粉酶的测定方法已超过200种。这些方法可归纳为二类：天然淀粉底物法和限定性底物法。

以天然淀粉为底物的测定方法主要有淀粉分解法、糖化法和色素淀粉法等，其基本原理都是先利用含淀粉酶的患者标本（血清或尿液）和作为底物的淀粉进行酶促反应，然后测定反应的剩余底物或产物来计算淀粉酶的活性。此类方法虽应用已久，由于天然淀粉分子结构的不确定性，不同植物来源和不同批号的淀粉，其分子结构、大小和化学性质都不尽相同，因此会影响淀粉酶的测定，难以达到方法学标准化，测定误差大，故天然淀粉不宜用作底物。目前除保留碘-淀粉比色法（用于手工操作）外，这类方法已基本被淘汰。

目前淀粉酶测定已改用限定性底物法，即选用分子大小一定、结构明确、性质稳定的小分子寡聚糖作为底物，能产生稳定的限定性产物，然后测定反应产物（如发色团、NADH或葡萄糖）量来计算淀粉酶活性。

使用（分子组成）确定的小分子寡聚糖（含4~7个葡萄糖单位）或对-硝基苯酚-糖苷等作为淀粉酶底物，与辅助酶、指示酶共同组成淀粉酶测定系统。这些小分子寡聚糖有麦芽戊糖和麦芽庚糖等，都是极好的淀粉酶底物，试剂稳定，水解产物确定，化学计量关系明确，能更好控制和保证酶水解条件的一致性。目前市售试剂盒都属此类淀粉酶测定系统。

参考区间：血清淀粉酶活性35~135U/L。

2. 临床意义

（1）急性胰腺炎的诊断　血清淀粉酶升高最多见于急性胰腺炎，是急性胰腺炎的重要诊断指标之一。急性胰腺炎发病后6~12小时活性开始升高，12~24小时达到峰值，2~5天下降至正常水平。如超过500U/dl，即有诊断意义；达350U/dl应怀疑此病。当怀疑急性胰腺炎时，应对患者血清和尿淀粉酶活性连续作动态观察，只要临床症状、体征与本病相符，淀粉酶升高超过参考范围上限的2~3倍即可确诊。实际上淀粉酶活性升高的程度与胰腺损伤程度不一定相关，但其升高的程度越大，患急性胰腺炎的可能性也越大，因此尽管特异性和灵敏度都不够高，目前还是急性胰腺炎诊断的常用指标。

血液中淀粉酶能被肾小球滤过，所以任何原因引起的血清淀粉酶升高时，都会使尿中淀粉酶排出量增加，尤以急性胰腺炎时多见，尿淀粉酶在发病后12~24小时开始升高，但下降较慢，维持时间较长，1~2周后才降至正常。此项测定适用于就诊较迟和血清淀粉酶仅轻度升高或已恢复正常者，其可靠性不如血清淀粉酶。由于尿淀粉酶水平波动较大，若与血清淀粉酶两者同时测定，则具有较好的诊断价值。

急性胰腺炎的诊断有时有一定困难，因为其他急腹症也可以引起淀粉酶活性升高。所以当怀疑急性胰腺炎时，除应连续监测淀粉酶外，还应结合临床情况及其他试验，如胰脂肪酶、胰蛋白酶等测定结果共同分析，做出诊断。

（2）监测急性胰腺炎有无并发症发生　若血清淀粉酶持续升高，或下降后又升高，常表明胰腺病变有发展、扩大、复发或有并发症存在。如并发胰腺假性囊肿、胰腺脓肿者，此时患者血淀粉酶活性多持续升高。重症急性胰腺炎时可以引起胸腔积液或（和）腹腔积液，积液中的淀粉酶活性甚至可高于血清淀粉酶活性100倍以上。

慢性胰腺炎淀粉酶活性可轻度升高或降低，但没有很大的诊断意义。胰腺癌早期淀粉酶活性可见升高。

（3）淀粉酶活性中度或轻度升高还可见于一些非胰腺疾病　如腮腺炎、急性腹部疾病（消化性溃疡穿孔、上腹部手术后、机械性肠梗阻、肠系膜血管病变、胆管梗阻及急性胆囊炎等）、服用镇痛剂、乙醇中毒、肾功能不良及巨淀粉酶血症等情况，应加以注意。血清

淀粉酶同工酶的检测可提高其诊断的特异性。

需注意的是，血清淀粉酶的高低与病变的严重程度并不一致，水肿型胰腺炎的病变较轻，但血清淀粉酶一般均升高，而重症急性胰腺炎由于胰腺腺泡破坏过多，血清淀粉酶可不升高，甚至明显下降。

3. 评价　尿淀粉酶常采用碘-淀粉比色法或限定性底物法测定，但因尿淀粉酶活性高，尿液标本需先作20倍稀释后再测定。

血、尿淀粉酶总活性测定用于急性胰腺炎等疾病的诊断已有很长的历史，由于淀粉酶组织来源较广，故该指标在诊断中特异性稍差。

在研究测定血清淀粉酶同工酶时，发现有两个主要的同工酶区带及数个次要区带。两个主要区带的位置分别与胰腺和唾液腺的提纯物或分泌物电泳的位置相同，因此两种同工酶分别命名为来源于胰腺的胰淀粉酶（pancreatic amylase，P-Am）和来源于唾液腺及许多其他组织的唾液淀粉酶（sialic amylase，S-Am）。

在淀粉酶总活性升高时，测定淀粉酶同工酶有助于对胰腺疾病的鉴别诊断。P-Am同工酶升高或降低时，可能有胰腺疾患；S-Am同工酶的变化可能是源于唾液腺或其他组织。测定同工酶比较常用的方法是琼脂糖电泳法或醋纤膜电泳法。

新生儿血清淀粉酶约为成年人的18%，主要为S-型（唾液型），到5岁时达成人水平；在1岁内测不出血清P-型（胰腺型）淀粉酶，1岁后缓慢上升，10~15岁时达到成人水平。

考点提示　淀粉酶及其同工酶测定的方法。

（二）淀粉酶、肌酐清除率比值（Cam/Ccr）

健康情况下血液中淀粉酶由肾脏清除的量较为恒定，为1~3ml/min。淀粉酶清除率与肌酐清除率有一个稳定的比值，可用C_{am}/C_{cr}表示。其参考区间为2%~5%。急性胰腺炎患者因胰腺释放胰舒血管素，致使体内大量产生激肽类物质，造成肾小球的通透性增加，导致肾清除淀粉酶的能力加强，但对肌酐的清除率不变，两者的比值即可发生变化，其比值可大于8%。据报道急性胰腺炎时C_{am}/C_{cr}比值明显高于对照组（P<0.01），在对照组中有C_{am}/C_{cr}比值正常而淀粉酶却升高者；而试验组中有一部分急性胰腺炎患者此比值升高而血清淀粉酶却正常，说明C_{am}/C_{cr}比值测定比淀粉酶更为敏感和特异。因此，对怀疑患急性胰腺炎而血清淀粉酶正常的患者，检测C_{am}/C_{cr}比值较有意义。但要注意的是也可出现假阳性与假阴性的结果，如消化性溃疡并发穿孔、糖尿病酮症酸中毒、烧伤或肾功能不全时此比值均升高，使该项指标的应用受到限制。

（三）脂肪酶

脂肪酶（lipase，LPS）又称三酯酰甘油酶，是胰腺外分泌酶，可水解长链脂肪酸甘油酯。血清中的脂肪酶主要来自于胰腺，也有一些来自于其他组织，如胃、小肠黏膜、肺等处。在白细胞、脂肪细胞、乳汁中也可测到脂肪酶活性。脂肪酶可由肾小球滤过，并被肾小管全部重吸收，所以尿中测不到脂肪酶活性。

1. 检测方法　测定血清脂肪酶活性的方法有多种，如滴定法、pH电极法、比浊法、酶偶联法和荧光法等。目前测定血清脂肪酶活性多采用比浊法或酶偶联法。

参考区间：酶偶联法1~54U/L。

2. 临床意义

（1）血清脂肪酶活性增高常见于胰腺疾病诊断　胰腺是人体LPS最主要来源。血清LPS增高常见于急性胰腺炎及胰腺癌，偶见于慢性胰腺炎。在急性胰腺炎时，发病后4~8小时内血清脂肪酶活性升高，24小时达峰值，一般持续8~15天，血清脂肪酶活性升高多与淀粉酶并行，有报告患急性胰腺炎时脂肪酶比淀粉酶更敏感和特异，因而认为脂肪酶活性升高更有诊断意义，最好是同时检测淀粉酶和脂肪酶。因脂肪酶活性升高持续的时间较长，所以在疾病的后期测定更有意义。

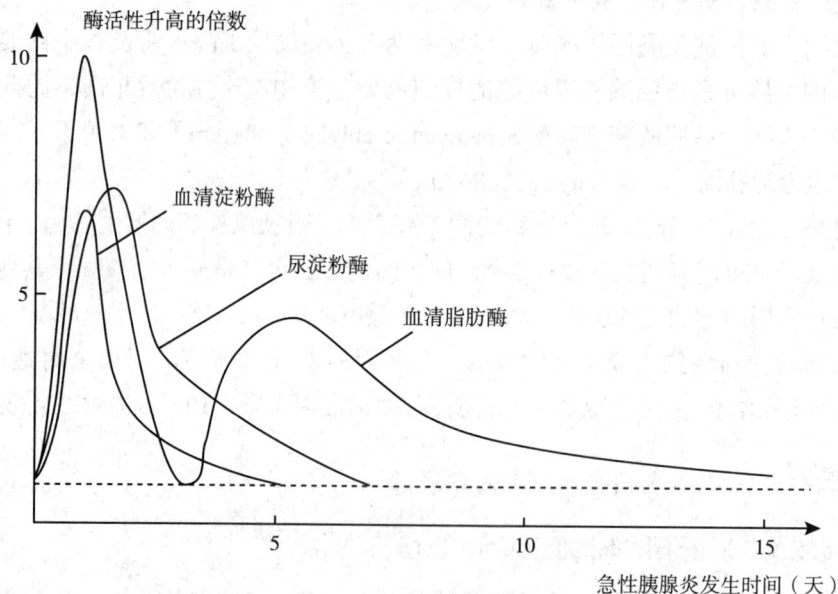

图14-2　急性胰腺炎发生后淀粉酶与脂肪酶活性的变化

（2）胆总管结石或癌、肠梗阻、十二指肠穿孔等有时亦可增高，但患腮腺炎和巨淀粉酶血症时不升高，此点与淀粉酶不同，可用于鉴别。

（3）测定十二指肠液中脂肪酶有助于诊断儿童囊性纤维化，十二指肠液中脂肪酶水平过低提示此病的存在。

3. 评价　由于早期测定脂肪酶的方法缺乏准确性、重复性，曾限制其在临床上的广泛应用。1986年，Hoffmann等首先将游离脂肪酸的酶法测定原理用来测定脂肪酶，使脂肪酶的测定方法有了较大的改进，其准确性、重复性及实用性得到了很大的提高。近年来，许多研究者报道脂肪酶测定对急性胰腺炎诊断的特异性和灵敏性已高于淀粉酶。

由于血清脂肪酶的检测原理、试剂和测定方法不同，各种方法测定结果相差悬殊，临床应用上要予以注意。

（四）胰蛋白酶原Ⅰ、Ⅱ

胰蛋白酶是胰腺分泌的重要消化酶之一，人类胰腺细胞合成两种主要的胰蛋白酶，通常是以无活性的酶原形式存在，即胰蛋白酶原-1和胰蛋白酶原-2，它们都储存在酶原颗粒中，在食管神经反射和（或）肠道激素（胆囊收缩肽-肠促胰酶素）的刺激下分泌入肠道，肠液中的肠肽酶可以激活胰蛋白酶，胰蛋白酶本身及组织液亦可使其激活，亦可被Ca^{2+}、Mg^{2+}等离子激活。

两种胰蛋白酶酶原的电泳迁移率不同，最适pH亦有差别，两者很少有免疫交叉反应，因此可用免疫方法测定。

1. 血清胰蛋白酶原Ⅰ 虽然胰液中含有大量的胰蛋白酶原，正常时却很少进入血液循环，健康人血清中存在的主要为游离胰蛋白酶原Ⅰ，没有游离的胰蛋白酶。

急性胰腺炎时，血清胰蛋白酶和淀粉酶平行升高，其峰值可达参考值上限的2～400倍，两种胰蛋白酶的分布和急性胰腺炎的类型及严重程度有关。轻型者80%～99%为游离胰蛋白酶原Ⅰ及极少的结合型的胰蛋白酶Ⅰ；而重型者大部分以与α_1-抗胰蛋白酶或α_2-巨球蛋白结合的形式存在，游离胰蛋白酶原Ⅰ仅占胰蛋白酶总量的30%。

因为血清中还有其他蛋白酶也能水解试剂中的底物，同时还有蛋白酶的抑制物存在，这些都会影响胰蛋白酶的测定结果。但现在已经有了测定胰蛋白酶原Ⅰ、α_1-抗胰蛋白酶复合物的免疫方法，不过目前还没有建立有效的临床检验方法。

2. 尿胰蛋白酶原Ⅱ 由于胰蛋白酶原的分子量比较小（25kD），很容易由肾小球滤出，但是肾小管对二者的重吸收却不同，对胰蛋白酶原Ⅱ的重吸收低于胰蛋白酶原Ⅰ，因此，尿中前者的浓度较大。在急性胰腺炎时尿中胰蛋白酶原-2的浓度明显升高。

现用的尿胰蛋白酶原Ⅱ的试纸条定性方法是基于免疫层析的原理。试纸条上有两种抗人胰蛋白酶原Ⅱ抗体，一种标记于蓝色胶乳颗粒上，作为检测标记物，另一种固定在膜上，以捕捉标记的颗粒，显示阳性结果。按要求将试纸条的一部分浸入尿液，如果出现蓝色条带是为阳性。试验可以在床旁进行，于5分钟内完成，适合急诊应用。胰蛋白酶原Ⅱ还可用免疫荧光法作定量检测。

有研究报道急性胰腺炎时尿胰蛋白酶原Ⅱ的特异性为95%，敏感性为94%，优于淀粉酶，是一个比较敏感而特异的诊断指标，被用做急诊时的筛选试验。尿胰蛋白酶原Ⅱ阴性结果多半可以除外急性胰腺炎，而阳性结果时应做进一步检查以确定诊断，也应做动态观察。

考点提示 胰脂肪酶、胰蛋白酶测定。

（五）胰腺外分泌功能试验

1. 促胰酶素-促胰液素试验 促胰酶素-促胰液素试验（P-S test）是利用给胰腺以刺激，引起胰腺外分泌活动，采集给刺激物前、后的十二指肠液和血液，测定各项指标。从给刺激前、后各项指标的变化来评价胰腺外分泌功能。本试验所给的刺激物主要作用是促使胰腺组织分泌富含碳酸氢盐的电解质溶液，使胰液流出量及各种胰酶的分泌量和浓度增加。然后测定在给这刺激物前、后胰液的流出量、碳酸氢盐及酶的浓度和排出量等，从其变化来评价胰腺外分泌功能。

从原理上看本试验是属于真正的胰腺外分泌功能试验，但因其操作复杂，患者又比较痛苦，因此很少应用于临床。

2. 对氨基苯甲酸试验 对氨基苯甲酸试验（PABA test，BTP test）是一个简单易行的胰腺外分泌功能试验，其原理是利用糜蛋白酶分解所给药物的能力来判断胰腺外分泌功能。其做法是给患者口服N-苯甲酰-L-酪氨酰-对氨基苯甲酸（BTP），此药进入小肠后被胰糜蛋白酶特异地分解成Bz-Ty和PABA（对氨基苯甲酸）两部分，PABA被小肠吸收并在肝代谢后经肾由尿中排出，服药后留6小时尿，测6小时尿内所含PABA量，计算其占所服药量百分数。

　　糜蛋白酶降低主要见于胰腺功能缺损，本试验结果降低可见于慢性胰腺炎、胰腺癌、胰腺部分切除术后等。本试验和P–S test有相关性，但病症轻微时不如P–S test敏感。

　　许多药物可能干扰本试验，特别是抗生素、磺胺类和利尿剂等，因此试验前应停服所有药物。有些含马尿酸盐前体的食物如梅子、李子等也能干扰测定，应避免进食。留尿期间可以饮水，但要禁食。此外，肠道的吸收和肾排出速度都可以影响测定结果应加以注意。

　　其他用于诊断胰腺疾病的试验还有：粪便中氮、脂肪、胰酶等检测；木糖吸收试验和十二指肠内容物检查等。有些胰功能试验由于操作复杂、特异性和灵敏度不够等原因，已很少用了。因此，实际应用最多的还是血清酶和尿酶检查。

　　急性胰腺炎的诊断要从两个方面考虑，即临床症状（急性腹痛等）和实验室检查（各项检查的临床意义已写在各试验中），但两者都不典型的时候，应注意鉴别诊断。

　　要特别注意的是，由于胰腺也有很大的储备、代偿能力，往往需要病变严重到一定程度时，胰功能试验才能显出异常。

考点提示　胰腺功能试验。

第三节　常见胃肠胰疾病的实验诊断

一、胃病

　　胃病是胃的许多病症的统称，它们有相似的症状，如上腹部胃部不适、疼痛，饭后饱胀、嗳气、反酸，甚至恶心、呕吐等。临床上常见的胃病有急性胃炎、慢性胃炎、胃溃疡、胃息肉、胃结石、胃的良恶性肿瘤，还有胃黏膜脱垂症、急性胃扩张、幽门梗阻等。

（一）慢性胃炎

　　1. 病史　多数患者症状较轻或饱胀，嗳气、反酸、烧心，食欲减退，恶心、腹泻等；胃窦部胃炎类似消化性溃疡；

　　2. 实验室检查　①胃液涂片培养寻找幽门螺杆菌，多为阳性。②胃液分析，浅表性胃炎胃酸正常或偏低，萎缩性胃炎则明显降低，甚至缺乏。③血清胃泌素含量测定。B型胃炎含量一般正常，A型胃炎常升高，尤其恶性贫血者上升更加明显。此外，临床上常用纤维胃镜检查对浅表性胃炎和萎缩性胃炎进行鉴别诊断。

（二）消化性溃疡

　　消化性溃疡通常指胃或十二指肠黏膜发生局限性的、边界整齐的、深度超过黏膜肌层的溃疡性病变。消化性溃疡（peptic ulcer，PU）是指发生在消化道暴露于胃酸及胃蛋白酶的任何部位的溃疡，因其发生与胃酸及胃蛋白酶的"消化作用"有关而得名。消化性溃疡是一种常见的胃肠道疾病，人群中患病率高达5%~10%，其中以发生在胃和十二指肠最为多见，分别称之为胃溃疡和十二指肠溃疡。

　　1. 病因　消化性溃疡的病因及发病机制尚未完全清楚，目前比较一致的观点是：对胃

扫码"学一学"

和十二指肠黏膜有损害作用的攻击因子与黏膜自身防御因子之间失去平衡，当攻击因子增强或防御因子减弱时则可致病。

胃溃疡以防御因子作用减弱为主要致病因素。攻击因子主要有胃液的消化作用；幽门螺杆菌感染；某些化学因素的损伤作用。

十二指肠溃疡以攻击因子作用增强为主要致病因素。胃黏膜保护功能减弱；胃黏膜血供障碍；其他防御因子作用减弱，如前列腺素（PG）、表皮生长因子（EGF）、生长抑素（SS）等可增强胃黏膜上皮对攻击因子的抵抗力，其合成、分泌减少，必将减弱胃黏膜的保护功能，促进溃疡形成。

2. 实验室检查

（1）胃酸测定　十二指肠溃疡患者常有胃酸分泌过多，其基础胃酸分泌量（BAO）和最大胃酸分泌量（MAO）均明显增高。

胃溃疡患者胃酸分泌多正常或稍高于正常，但有些患者胃酸分泌不增反降，可能是这些患者胃黏膜结构的缺陷，H^+大量自胃反向弥散入黏膜而致。

（2）幽门螺杆菌检测　幽门螺杆菌（Hp）是消化性溃疡的重要致病因子，可用 ^{14}C-尿素呼气试验、免疫学方法检测粪便中Hp抗原或血清中Hp抗体。胃溃疡患者Hp检出率可达72%～100%，十二指肠溃疡为73%～100%。Hp检测还有助于观察溃疡愈合及复发情况。

（3）胃蛋白酶原测定　人胃液中存在多种类型的胃蛋白酶原（PG），由胃体主细胞分泌的PGⅠ型和PGⅡ型均可出现于血清。血清中PGⅠ型高者易发生十二指肠溃疡，而胃溃疡患者多为PGⅡ型增高，PGⅠ/PGⅡ比值降低。胃溃疡时胃蛋白酶多为正常，十二指肠溃疡时胃蛋白酶明显增高。

（4）血清胃泌素测定　胃溃疡患者血清胃泌素较正常人稍高，而十二指肠溃疡患者餐后应答较正常人强。血清胃泌素水平一般与胃酸分泌呈反比，高胃泌素血症的胃溃疡患者BAO通常不高，甚至可降低。

🩺 案例讨论

【案例】

患者，男，47岁，1年前开始出现上腹部胀痛，剑突下明显，呈间歇性，疼痛较轻，能忍受，疼痛多在餐后1小时出现，无反酸、恶心、呕吐、纳差、腹泻、呕血等不适。排便后可缓解，排便结束后见少许血丝；无黏液血便、里急后重等不适。发病以来精神、睡眠、饮食可，小便未见异常，体重无明显减轻。其他体格检查未见异常。

【讨论】

1. 该患者的主要诊断是什么？
2. 该患者需进一步做的辅助检查有哪些？

二、肠道疾病

（一）吸收不良综合征

吸收不良综合征（malabsorption syndrome）是临床较为常见的肠道疾病，是各种原因引起的小肠消化、吸收功能障碍，造成营养物质不能正常吸收而从粪便中排泄，引起营养物质缺乏的临床综合征。

1. 病因 吸收不良综合征的病因很多，主要病因如下：肝、胆、胰疾病导致的胆汁酸及胰消化酶缺乏；胃大部切除术后、短肠综合征、消化道 pH 改变、小肠疾病或肠系膜疾病等影响小肠的吸收和消化功能的疾病；全身性疾病及部分免疫性缺陷所致的消化吸收功能不全，如麦胶性肠病和热带口炎性腹泻等。

2. 诊断依据

（1）腹泻及其他胃肠道疾病症状 腹泻为主要症状，每天排便3~4次或更多，多不成形，色淡，有油脂样光泽或泡沫，有恶臭，也可为水样泻。少数轻症或不典型病例可无腹泻，伴有腹鸣、腹胀、腹部不适，但很少腹痛。部分患者可有食欲不振及恶心、呕吐。

（2）营养缺乏症状 腹泻发生后由于蛋白质丢失及热能供应不足，患者逐渐感乏力消瘦，体重减轻，可出现贫血、下肢水肿，低蛋白血症。

（3）维生素及电解质缺乏症状 出现不同程度的各种维生素缺乏或电解质不足的症状，如维生素D及钙的吸收障碍，可有骨痛、手足抽搐，甚至病理性骨折；B族维生素吸收不良可出现舌炎、口角炎、周围神经炎等；维生素B、叶酸及铁吸收不良可引起贫血；钾离子补充不足可加重无力软弱、生理少尿、夜尿等。

（4）继发性吸收不良综合征 除上述吸收不良表现外还具有原发病表现。

3. 实验室检查

（1）血液检查 贫血常见，多为大细胞性贫血，也有正常细胞性贫血，血浆清蛋白降低，低钾、钠、钙、磷、镁，低胆固醇，碱性磷酸酶增高，凝血酶原时间延长，严重者血清叶酸、胡萝卜素和维生素B_{12}水平降低。

（2）粪便常规检查 注意粪便性状，镜检观察有无红白细胞、未消耗食物、寄生虫（卵）等，苏丹Ⅲ染色检查脂肪球。

（二）慢性腹泻

慢性腹泻属于功能性腹泻，是肠功能紊乱引起的腹泻，包括结肠过敏、情绪性、消化不良引起的腹泻。慢性腹泻病程迁延，反复发作，可达数月、数年不愈。

1. 诊断依据 大便次数增多，便稀，甚至带黏液、脓血，持续两个月以上，小肠病变引起腹泻的特点是腹部不适，多位于脐周，并于餐后或便前加剧，无里急后重，大便量多，色浅，次数可多可少；结肠病变引起腹泻的特点是腹部不适，位于腹部两侧或下腹，常于便后缓解或减轻，排便次数多且急，粪便量少，常含有血及黏液；直肠病变引起者常伴有里急后重。

2. 实验室检查

（1）粪便检查 对腹泻的诊断非常重要，为实验室的常规检查项目，可做大便隐血实验，涂片查白细胞、脂肪、寄生虫及虫卵，大便培养细菌等。通过以上检查可以从实验诊断的角度来鉴别是寄生虫感染、慢性肠炎还是消化不良等。

（2）血常规检查 如果是肠炎，严重者可出现白细胞增多，中性粒细胞比例增加，如为寄生虫感染，其酸性细胞增加，如为消化不良，可出现大量的脂肪滴。

案例讨论

【案例】

男性，33岁，主诉近段时间出现腹痛，主要集中在脐周，连续几天大便次数增加，每天2~3次，大便量多，稀薄，黏液少，其他体温、呼吸、心跳正常。

【讨论】

该患者最有可能的诊断是什么？

三、胰腺疾病

胰腺疾病包括胰腺炎、胰腺创伤、肿瘤、假性囊肿、脓肿等，但临床最常见的还是胰腺炎。胰腺炎是一种胰腺消化酶所致的胰腺自身消化性疾病，可分为急性和慢性两大类。

（一）急性胰腺炎

急性胰腺炎是由于胰蛋白酶水解胰腺自身组织而引起的急性出血性坏死。常在暴饮暴食和大量饮酒后发生，临床特点为突然出现的上腹部疼痛、恶心、呕吐。实验室检查可见血淀粉酶和脂肪酶升高。

1. 诊断依据 临床表现在诊断急性胰腺炎中有重要地位。持续性中上腹痛，血清淀粉酶增高，影像学改变，排除其他疾病，可以诊断本病。

（1）患者常有腹痛、腹胀、恶心、呕吐、发热等症状。严重者常出现休克症状。

（2）血清及尿淀粉酶含量升高，可见患者血清钙、钾、钠水平下降。

（3）放射影像学检查，如腹部B超、增强CT扫描等可作为辅助性诊断指标。

2. 实验室检查

（1）淀粉酶 血清淀粉酶测定具有重要的临床意义。急性胰腺炎发病后6~12小时血清淀粉酶开始升高，12~24小时达到峰值，2~5天下降至正常水平；尿淀粉酶在发病后12~24小时开始升高，下降较慢，维持时间较长，7~14天后才降至正常；发病后4~8小时内血清脂肪酶活性升高，24小时达峰值，一般持续8~15天。急性胰腺炎早期实验室检查最好做血清淀粉酶和脂肪酶，后期可选择尿淀粉酶和脂肪酶。脂肪酶比淀粉酶更敏感和特异，因而认为脂肪酶活性升高更有诊断意义，最好是同时检测淀粉酶和脂肪酶。此外血清脂肪酶升高也可见于急腹症、慢性肾病等，但患腮腺炎和巨淀粉酶血症时不升高，此点与淀粉酶不同，可用于鉴别。

（2）脂肪酶 血清脂肪酶活性测定也具有重要的临床意义，尤其当血清淀粉酶活性已经下降至正常，或其他原因引起血清淀粉酶活性增高，血清脂肪酶活性测定有互补作用。同样，血清脂肪酶活性与疾病严重度不呈正相关。

（3）其他项目 其他项目包括白细胞、血糖、肝功能、血钙、血气分析及DIC等。暂时性血糖升高（>10mmol/L）反映胰腺坏死，预示预后严重。暂时性低钙血症与临床严重程度平行。患者都有轻重不等的脱水，呕吐频繁可有代谢性碱中毒。重症者脱水明显并出现代谢性酸中毒，伴血钾、血镁和血钙下降，血钙低于1.75mmol/L时将出现抽搐，可见于出血坏死性胰腺炎。发病72小时后CRP>150mg/L提示胰腺组织坏死。动态测定白细胞介素–6

水平，增高提示预后不良。

课堂互动 急性胰腺炎为什么会引起高血糖和高血脂？

知识链接

急性胰腺炎患者尤其是重症患者电解质代谢会明显紊乱。

1. 水、钠和氯的代谢 胃肠液中含有大量的 Na^+ 和 Cl^-，急性胰腺炎患者因呕吐和胃液抽吸，导致胃液的大量丢失；胰腺的出血、坏死和肠麻痹可引起腹腔内大量渗液，均造成水、钠、氯的丢失。急性胰腺炎早期，血容量改变不明显。如果钠继续丢失，体液总钠量就会明显下降，最终导致血容量减少。

2. 钾的代谢 急性胰腺炎时既可引起低血钾，也可导致高血钾。如禁食导致钾的摄入减少，胃液抽吸或反复呕吐可使消化液中的钾大量丢失，同时因治疗中大量输入葡萄糖溶液，促进细胞内糖原合成，以上均可造成低钾血症。

3. 钙的代谢 急性胰腺炎患者常发生低钙血症，但血钙一般不低于2.12mmol/L，仅重症急性胰腺炎患者可低于1.75mmol/L。因大量钙沉积于脂肪坏死区，被脂肪酸结合形成脂酸钙是低钙血症的主要原因，也可因刺激降钙素分泌而抑制了肾小管对钙的重吸收。如果急性胰腺炎是由甲状旁腺功能亢进症所引起，则可存在高钙血症。

4. 镁的代谢 重症急性胰腺炎患者进行腹腔灌洗治疗时，因需大量使用无镁透析液，可使体内镁从透析液中丢失。另外，胰周脂肪组织坏死时，脂肪酸与镁结合形成脂酸镁（镁皂），也可引起镁缺乏症。急性胰腺炎如由甲状旁腺功能亢进症引起，可因血钙过高而使镁从尿中丢失。

考点提示 急性胰腺炎的实验室诊断。

（二）慢性胰腺炎

慢性胰腺炎患者因胰腺组织长期受刺激引起的病理改变首先影响的是胰腺的外分泌功能，发展到一定程度也会造成胰岛B细胞变性，使胰腺的内分泌功能因B细胞的损伤而减弱，出现胰岛素分泌不足、糖耐量降低、血糖升高、尿糖阳性等继发性糖尿病表现。乙醇引起的慢性胰腺炎和胰腺钙化症合并糖尿病者多见，且症状一般也较严重。慢性胰腺炎继发的糖尿病也会引起视网膜病变、肾脏病变和神经损害等一系列糖尿病并发症。而复发性的急性胰腺炎和慢性胰腺炎患者，胰高血糖素和胰岛素水平以及对刺激试验的反应能力均降低，则提示内分泌细胞的不可逆损害。急性胰腺炎指急性发病伴血液、尿液中胰酶升高者；慢性胰腺炎指有持续症状而导致胰腺功能和形态改变者。无论是急性胰腺炎还是慢性胰腺炎，患者常处于高代谢状态。如不及时采取正确的营养治疗措施，往往会延长胰腺炎的病程，甚至出现病情反复或病情恶化等后果。同时，由于胰腺组织兼有内、外分泌两种功能的腺体，因此胰腺疾病发生的过程中可出现某些激素代谢紊乱或表现出内分泌失调。

扫码"看一看"

案例讨论

【案例】

男性患者，46岁，8小时前餐后出现持续性左上腹疼痛，伴恶心、呕吐，急性病容，侧卧卷曲位。查体：上腹部轻度肌紧张，压痛和反跳痛明显，T38℃，心率120次/分钟，血压80/60mmHg。实验室检查：白细胞20×10^9/L，中性粒细胞85%。血清淀粉酶580U/L，尿淀粉酶500U/L。B超：胰腺肿大，形态异常，胰管增粗。

【讨论】

该患者最有的诊断是什么？其诊断依据是什么？

本 章 小 结

胃肠胰在食物的消化过程中发挥了重要作用。胃具有存储食物、运动、消化及分泌功能，分泌的胃酸主要含有胃酸、消化酶、碱性黏液等，能对食物进行初步的消化。小肠是整个消化过程中最重要的部位，在小肠内，食糜中的糖及淀粉、蛋白质、脂肪和核酸等物质受胰液、胆汁和肠液的作用进行消化吸收。大肠的主要功能在于吸收水分。胰腺所分泌的各种消化酶类和激素，对食物的消化和糖、脂的代谢具有重要作用。胃肠胰的上述功能受到神经、体液的调控。

胃黏膜屏障包括细胞屏障和黏膜、屏障损害是溃疡发生的病理基础。临床上常见的胃肠胰疾病有急、慢性胃炎，胃溃疡、胃癌、十二指肠溃疡、慢性腹泻，消化吸收功能障碍，胰腺炎等。

根据胃肠胰功能特征，临床上通常进行胃酸、胃蛋白酶原、胃泌素，幽门螺杆菌、淀粉酶、脂肪酶等指标的检测来协助临床对胃肠道疾病的诊断与鉴别诊断。

胰腺是人体内仅次于肝脏的第二大外分泌器官，具有外分泌和内分泌双重功能。胰腺的内分泌功能与代谢调节有关，胰腺外分泌功能为分泌具有消化作用的胰液。胰液含水、电解质和胰酶，胰酶包括淀粉酶、脂肪酶、磷脂酶A_2和蛋白水解酶等消化酶，参与胃肠中食物的消化。

扫码"看一看"

习 题

扫码"练一练"

一、选择题

1. 多半可以排除急性胰腺炎的指标是

A. 血清脂肪酶升高　　　　　　　B. 血清淀粉酶升高

C. 对氨基苯甲酸试验　　　　　　D. 尿胰蛋白酶原–2阴性

E. 糜蛋白酶原降低

2. 急性胰腺炎患者尿淀粉酶一般在几小时后升高

A. 2~6小时　　　　　　　　　　B. 6~8小时

C. 8~12小时   D. 12~24小时

E. 24~36小时

3. 急性胰腺炎时,最常选择的血清酶为

A. 胰凝乳蛋白酶   B. 胰蛋白酶

C. 胰脂肪酶   D. 胰α-淀粉酶

E. 乳酸脱氢酶

4. 关于脂肪酶的叙述错误的是

A. 尿中可测到脂肪酶活性   B. 可由肾小球滤过

C. 是胰腺的一种外分泌酶   D. 血清脂肪酶主要来源于胰腺

E. 血清脂肪酶可部分来源于肠黏膜

5. 水解碳水化合物的最重要的酶是

A. 胰多肽   B. 胰脂肪酶   C. 胰淀粉酶

D. 胰蛋白酶   E. 唾液淀粉酶

6. 关于淀粉酶的特性,错误的是

A. 最适pH为6.9

B. 由胰腺分泌

C. 是正常时唯一能在尿中出现的血浆酶

D. 分子量5.5~6.0kD

E. 可作用于淀粉α-1,4糖苷键和α-1,6糖苷键

7. 关于胰蛋白酶的叙述,错误的是

A. 胰蛋白酶通常是以无活性的胰蛋白酶原-1和胰蛋白酶原-2形式存在

B. 胰蛋白酶原-2的含量大约为胰蛋白酶原-1的两倍

C. 可因经神经反射或肠道激素CCK-PZ刺激而分泌入肠道

D. 其活性可被Ca^{2+}、Mg^{2+}激活,而被氰化物、硫化物、枸橼酸盐和重金属盐抑制

E. 胰蛋白酶原-1和胰蛋白酶原-2的电泳迁移率、最适pH和免疫原性均不同

8. 关于脂肪酶的叙述,错误的是

A. 可由肾小球滤出

B. 被肾小管全部重吸收

C. 尿中可测出脂肪酶活性

D. 在白细胞、脂肪细胞及乳汁中也可测到脂肪酶活性

E. 尿中测不出脂肪酶活性

9. 有关血清胰蛋白酶的叙述,错误的是

A. 正常情况下,胰液中大量的胰蛋白酶很少进入血循环

B. 健康人血中胰蛋白酶主要以胰蛋白酶原形式存在

C. 急性胰腺炎时,血清胰蛋白酶与淀粉酶平行升高

D. 蛋白酶原-1和胰蛋白酶原-2的分布与急性胰腺炎的类型和严重程度有关

E. 胰蛋白酶不能与α1-抗胰蛋白酶及α2-巨球蛋白结合

10. 胰腺中与消化作用有关的物质是

A. 磷酸酶   B. 胆固醇   C. 胆红素

D. 电解质   E. 脂肪酶

二、案例分析题

某成年患者，饮酒饱餐后上腹部剧痛，伴呕吐，左上腹有肌紧张、压痛和反跳痛，血清淀粉酶850U/L。

1. 该患者最可能的诊断是什么？

2. 该患者诊断的主要依据是什么？

3. 进一步检查需要检查哪些项目？

（魏碧娜）

第十五章

骨骼疾病检验

学习目标 ◆◆

1. **掌握** 骨形成标志物和骨吸收标志物的种类及临床意义。
2. **熟悉** 骨骼肌疾病的常见种类及临床检测指标。
3. **了解** 各种骨骼疾病检验项目的检测方法。
4. 学会分析临床常见骨骼疾病的临床表现，合理运用骨骼疾病的检测项目，为患者的疾病诊断给出合理解释。

骨骼是人体的框架，承担着机械支撑和保护脏器的重要作用。人体内甲状旁腺素、降钙素、活性维生素D和血液中钙、磷、镁的调节，共同调节着骨吸收和骨形成的动态平衡。与骨代谢有关的矿物质、激素、酶、胶原标志物等的检测，可以从不同侧面为诊断和治疗骨骼疾病提供可靠的实验室依据。

扫码"学一学"

第一节 概 述

正常成熟骨的代谢主要以骨重建（bone remodeling）的形式进行，在相关激素和局部细胞因子等的协调下，骨组织不断吸收旧骨（骨吸收）、生成新骨（骨形成）。如此周而复始循环进行，形成了体内骨代谢的稳定状态。

一、骨的组成

骨的主要成分是无机物、有机基质和骨组织。骨的无机物包括矿物质和骨盐。矿物质主要有钙（含量最多）、磷（含量第二）、钠、镁、铁、氟等，矿物质决定骨的硬度和骨密度；骨盐主要由羟磷灰石结晶和无定形的磷酸氢钙组成。成熟骨质量的60%是矿物质，它们沉积并整合于骨基质有机物中的过程称为骨矿化（bone mineralization）。骨有机基质是胶原蛋白、非胶原蛋白及脂类和糖蛋白复合体等构成，其中90%为Ⅰ型胶原蛋白。Ⅰ型胶原蛋白主要构成矿物质沉积和结晶的支架，骨盐在支架的网状结构中沉积。各类物质参与了骨小梁和骨基质的形成，促进骨的生长、修复，供给骨生长所需要的营养，联结和支持骨细胞，并参与骨骼的新陈代谢。骨组织是由骨组织细胞和骨纤维组成。骨组织细胞主要由骨细胞（osteocyte）、成骨细胞（osteoblast）和破骨细胞（osteoclast）组成。骨细胞来源于终末分化的成骨细胞，当成骨细胞被基质包埋后，逐渐形成，是骨组织中数目最多的一种

细胞。成骨细胞主要是合成胶原纤维、糖蛋白复合体和RNA，自细胞外液运送钙离子至骨基质，是实现骨骼发育、生长的主要细胞。破骨细胞由间质细胞转化而来，主要作用是促进骨盐溶解，同时与成骨细胞相互协调，共同维持骨的正常代谢。

二、骨的代谢

骨依靠骨重建不断自我更新而维持代谢平衡。骨吸收与骨形成过程的平衡是维持正常骨量的关键。在生长发育期，新骨形成大于旧骨吸收；老年人骨吸收功能明显大于骨的生成；正常成年人两者处于动态平衡，维持着骨的更新作用。

（一）骨形成

骨形成（bone formation）是指主要由成骨细胞介导的新骨发生和成熟过程。骨形成时，成骨细胞首先分泌胶原蛋白和其他基质物质，形成类骨质，汇集成胶原纤维，为矿物质的沉积提供纤维网架。随后大量骨盐沉积于此，完成类骨质的矿化过程，形成新骨。在骨盐沉积的同时，成骨细胞和骨有机基质中的碱性磷酸酶活性增高，碱性磷酸酶可使磷酸酯水解，提高局部磷酸盐的浓度，同时该酶还可使焦磷酸水解，减少对骨盐沉积的抑制，有利于成骨作用。因此，患佝偻病、骨软化症、甲亢及骨折的患者，其血清碱性磷酸酶活性会增高。

（二）骨吸收

骨吸收（bone resorption）是破骨细胞移除骨矿物质和骨有机基质的过程。整个过程中，破骨细胞的多少以及活性直接决定骨吸收的能力。骨吸收时，破骨细胞与矿化骨面接触并被激活，黏附在旧骨区域，形成独立的微环境。首先，破骨细胞释放H^+，酸化微环境，溶解矿物质，使钙磷等无机成分游离入血。然后释放蛋白水解酶，使骨的有机基质（胶原）水解。最后，可分泌一些细胞因子，启动成骨细胞的成骨作用。

第二节　骨骼疾病的常用检验

骨骼的代谢非常活跃，与全身其他器官一样，它具有生长发育、衰老、病损等生命现象。骨细胞在代谢过程中产生的各种代谢产物会在骨组织局部、血液、尿液中呈不同浓度的分布，它们不但影响骨组织的塑建与重建，也对骨骼的各种调控激素进行反馈调节，以此维持骨代谢平衡。这些可以被检测的各种生化标志物，统称为骨代谢生化标志物（biochemical markers of bone metabolism）。

一、骨形成标志物

骨形成是指骨的生长、修复或重建过程，反映骨形成的标志物主要有骨钙素、骨碱性磷酸酶、Ⅰ型胶原前肽。

（一）骨钙素

骨钙素（osteocalcin，OC）又称骨谷氨酰基蛋白（bone glutamyl protein，BGP），是由成骨细胞在1，25-（OH）$_2$-D$_3$调节下合成的多肽类物质，是人骨中含量最多的一种非胶原蛋白质，占总骨蛋白的1%~2%。完整的骨钙素含有49个氨基酸残基，相对分子质量为5669。

扫码"学一学"

扫码"看一看"

由成骨细胞合成的骨钙素是骨形成过程中产生较晚的标志物，大部分与羟磷灰石中的钙离子结合沉淀于骨基质，约50%被释放入血循环后由肾脏清除。其主要功能是保持骨的正常矿化和抑制异常羟磷灰石结晶形成。循环中的骨钙素半衰期仅5分钟左右，因此，血清骨钙素水平基本上能够反映近期成骨细胞活性和骨形成功能状况。

【测定方法】测定BGP的方法主要有放射免疫法（RIA）、双位免疫放射法、酶联免疫法、亲和素–生物素酶免疫测定法（BAEIA）、化学发光免疫分析法（CLIA）、免疫荧光分析法（FIA）等。目前应用最多的是放射免疫法和化学发光免疫分析法。

1. 放射免疫法 用 ^{125}I 标记骨钙素和未标记的骨钙素对限量的特异性抗体竞争结合反应。

2. 化学发光免疫分析法 采用双抗体夹心法原理，将标本、生物素化的抗N–MID骨钙素单克隆抗体和发光物质标记的抗N–MID骨钙素单克隆抗体混匀，形成夹心复合物。加入链霉素亲和素包被的微粒，使形成的复合物结合到微粒上。经过孵育后形成抗原–抗体复合物，经洗涤分离复合物与游离物，复合物在激发发光剂的作用下分解发光，测定复合物的发光强度，得到BGP的浓度。

【参考区间】放射免疫法：成人 4.75 ± 1.33μg/L。化学发光免疫分析法：成年男性 14.0～70.0μg/L，成年女性绝经前 11.0～43.0μg/L，绝经后 15.0～46.0μg/L。

【临床意义】血中骨钙素是判断代谢性骨病和评定骨质疏松治疗效果的常用生化指标，可鉴别骨质疏松是高转化型还是低转化型，也是了解骨细胞状态和骨更新的敏感指标。

1. 增高 见于儿童生长期、Paget病、甲状旁腺功能亢进、甲状腺功能亢进、骨折、骨转移癌、低磷血症、肾功能不全等。老年性骨质疏松症可有轻度升高，高转换型骨质疏松症、绝经后骨质疏松症BGP升高明显，雌激素治疗2～8周后BGP下降50%以上。

2. 降低 见于甲状旁腺功能减退、甲状腺功能减退、肝病、长期应用肾上腺皮质激素治疗等。

（二）骨碱性磷酸酶

碱性磷酸酶在骨、肝、肾、肠、脾、胎盘和早期胚胎组织中均有表达。血清中的ALP有6种同工酶，因此，传统方法检测血清中总ALP活性评价骨生长，特异性和敏感性均不理想。骨碱性磷酸酶（bone alkaline phosphatase，B–ALP）由成骨细胞合成和分泌。它在成骨过程中能水解多种磷酸酯，为羟磷灰石沉积提供所需的磷酸，同时水解焦磷酸盐，维持局部碱性环境，促进骨矿化。成骨细胞活性和骨形成增加时，B–ALP活性增加，血清中的B–ALP半衰期为1～2天，稳定而没有昼夜变化，故在反映成骨细胞活性和骨形成上特异性较高，优于骨钙素。

【测定方法】测定B–ALP的主要设计原理是采用物理、化学或生物学方法先识别或分离出B–ALP，再测定其活性。热失活法、化学抑制法、电泳法、等电聚焦法、麦胚凝集素法（wheat germ agglutinin，WGA）以及高效液相色谱法（HPLC）都可用于检测B–ALP。近来建立了对B–ALP特异性很强的单克隆抗体免疫分析法，具有高度的特异性和敏感性，而且操作简便，是目前检测B–ALP的最佳方法。

1. 免疫活性测定法 将抗B–ALP包被在固相载体上，加入被检标本，抗原ALP与抗体特异性结合，洗涤其他ALP同工酶，与抗体结合的B–ALP催化对硝基酚磷酸二钠生成对硝基酚，用酶标仪405nm比色检测对硝基酚的生成量，查标准曲线即可求得B–ALP的活性。

【参考区间】免疫活性测定法：成年男性 24.9 ± 7.0U/L；成年女性 19.7 ± 5.6U/L。酶联免疫法：成年男性 $12.3 \pm 4.3 \mu g/L$；女性（绝经前）$8.7 \pm 2.9 \mu g/L$；女性（绝经后）$13.2 \pm 4.7 \mu g/L$。

【临床意义】

1. 增高 见于甲状腺功能亢进、甲状旁腺功能亢进、骨转移癌、佝偻病、骨软化症、骨折、Paget 病、氟骨症、高转换型骨质疏松症。B-ALP 的增高对 Paget 病的诊断和治疗监测具有较高的特异性和敏感性。发生肝胆疾病时，血清总碱性磷酸酶升高，骨性碱性磷酸酶正常。绝经期后碱性磷酸酶增高，但不超过正常值的 1 倍。骨性碱性磷酸酶也可用于骨转移癌患者的病程及治疗效果的监测。

2. 降低 极为少见。

（三）I 型前胶原前肽

I 型前胶原前肽由成骨细胞用前胶原肽形式分泌。分泌的前胶原肽在蛋白水解酶的作用下，水解两端的肽段（氨基酸和羧基端）。被断裂的肽称为 I 型前胶原羧基端前肽（procollagen type I carboxy-terminal procollagen，PICP）和 I 型前胶原氨基端前肽（procollagen type I N-terminal propeptide，PINP），并以等摩尔浓度释放入血，它们均可作为评价骨形成的指标。目前多以测定血清 PINP 水平为主。由于 I 型胶原蛋白同时存在于骨外的多种组织中，同时易受肝功能的影响，因此在评价骨形成的敏感性和特异性不如骨钙素和 B-ALP。

【检测方法】

1. 放射免疫法 目前市售的放射免疫试剂盒，均是针对 PINPα₁ 链的特异性抗体，只能检测 PINP 的高分子量型，原理同骨钙素放射免疫法测定。

2. 化学发光免疫分析法 原理同骨钙素化学发光免疫法测定。

【参考区间】放射免疫法：男性 $38 \sim 202 \mu g/L$；女性 $50 \sim 170 \mu g/L$。化学发光免疫分析法：成年男性 $20 \sim 40 \mu g/L$；女性（绝经前）$20 \sim 40 \mu g/L$；女性（绝经后）$20 \sim 70 \mu g/L$。

【临床意义】

1. 增高 见于①儿童发育期，正常儿童血清 PINP 含量平均为正常成人的 2 倍；②妊娠最后 3 个月；③骨肿瘤和肿瘤的骨转移，特别是前列腺癌骨转移、乳腺癌骨转移；④其他：Paget 病、酒精性肝炎、肺纤维化等。

2. 降低 见于绝经期后骨质疏松患者经雌激素治疗后，半年后 PINP 可降低 30%，雌激素对骨代谢的影响可通过测定 PINP 浓度进行评价，其降低的机制目前尚不清楚。

二、骨吸收标志物

骨吸收是指骨有机基质的分解和骨盐的溶解，主要过程是由破骨细胞引起的脱钙过程，反映骨吸收的生化指标主要有吡啶酚和脱氧吡啶酚、I 型胶原 C-端肽和 N-端肽、抗酒石酸酸性磷酸酶。

（一）吡啶酚和脱氧吡啶酚

I 型胶原是构成骨基质的主要成分，以维持其刚度和强度，其降解产物常作为骨吸收的指标。当破骨细胞吸收骨基质时，胶原纤维降解，产生大小不等的游离吡啶酚（pyridinoline，Pyr）和脱氧吡啶酚（deoxypydinoline，D-Pyr）。它们被释放到血液循环中，不经肝脏降解而直接由肾脏以原形排泄到尿中，骨吸收增加时，其血液和尿中含量会随之增加，故可用作反映骨吸收的指标。

两种吡啶酚的组织分布存在差异。Pyr 存在于骨骼和血管等结缔组织，包括骨、软骨、牙齿、肌腱、肌肉内胶原、韧带和主动脉等成熟的胶原纤维中。但在人体椎间盘髓核、关节软骨中含量最高。而 D-Pyr 只存在于骨和牙齿的 I 型胶原中，因牙齿在整体骨骼所占比例极小，故骨是 D-Pyr 主要来源。所以评价骨吸收，D-Pyr 的特异性和灵敏性优于 Pyr。尿中 D-Pyr 的含量通常以尿肌酐来校正，因此受肌酐水平的影响。

【检测方法】吡啶酚和脱氧吡啶酚的测定方法有纸层析法、高效液相色谱法、酶联免疫法、化学发光免疫分析法和放射免疫法。

酶联免疫法：用纯化的单克隆抗体包被微孔板，制成固相载体，加入标本、辣根过氧化物酶标记的亲和素，经过彻底洗涤后用底物 TMB 显色。用酶标仪在 450nm 波长处测定吸光度，计算样品浓度。

【参考区间】Pyr/Cr：男性 13.6~25.8nmol/mmol Cr；女性（绝经前）16.3~31.9nmol/mmol Cr。D-Pyr/Cr：男性 22.0~38.5nmol/mmol Cr；女性 3.0~7.4nmol/mmol Cr。

【临床意义】吡啶酚水平已用于骨质疏松症、Paget 病、原发性甲状旁腺功能亢进、甲状腺功能亢进及其他伴有骨吸收增加性疾病的诊断、治疗及病情评价。绝经后妇女与绝经前比较，Pyr 和 D-Pyr 通常比其他吸收和形成标志物增高明显。如果绝经后妇女或骨质疏松症患者用二磷酸盐或雌激素治疗，Pyr 和 D-Pyr 会降低。

（二）I 型胶原 C-端肽和 N-端肽

骨基质的有机成分中，I 型胶原的含量超过 90%，也存在合成和分解过程。骨代谢的过程中成熟的 I 型胶原被降解成小分子片段进入血循环，并通过肾脏进行排泄。I 型胶原交联 C 末端肽（carboxy terminal telopeptide of type-I collagen，CTX）和 I 型胶原交联 N 末端肽（N-terminal telopeptide of type-I collagen，NTX）均是 I 型胶原分解的产物。骨吸收增强时，生理或病理性骨吸收增强时（如老年人或骨质疏松症），骨胶原溶解释放出 I 型胶原蛋白，该蛋白在肝脏中分解成为 NTX 和 CTX，血中的分解片段含量随之也相应升高。血清 CTX 的变化与骨形态计量学骨吸收参数呈显著正相关，并与其他骨吸收生化指标如 Pyr 和 D-Pyr 呈正相关。因此血清 CTX 水平是破骨细胞 I 型胶原降解的灵敏指标。

【检测方法】测定 CTX 的方法有高效液相色谱法、化学发光免疫分析法、酶联免疫法和放射免疫法。

【参考区间】CTX 的值根据实验室采用的试剂盒，建立自己的参考区间。

【临床意义】血清 CTX 水平增高表明患者的骨吸收程度增加，骨吸收抑制治疗后血清 CTX 水平会恢复正常。CTX 水平可用于骨质疏松症、Paget 病、原发性甲状旁腺功能亢进、甲状腺功能亢进及其他伴有骨吸收增加性疾病的诊断、治疗及病情评价。

（三）抗酒石酸酸性磷酸酶

血清中有 6 种酸性磷酸酶同工酶，主要来源于前列腺、肝、脾、红细胞、血小板和骨。这些酶均能水解磷酸酯，但大部分酸性磷酸酶活性可被酒石酸抑制，其中一种同工酶具有抗酒石酸的特性，称为抗酒石酸酸性磷酸酶（tartrate resistant acid phosphatase，TRAP）。TRAP 主要来源于骨，破骨细胞产生并分泌 TRAP 至破骨细胞与骨表面之间的间隙，与其他酶共同参与骨基质中钙磷矿化物降解。同时，破骨细胞产生并分泌的部分 TRAP 进入血清，故血清中的 TRAP 可反映破骨细胞活性和骨吸收状况，是成熟破骨细胞的主要标志。

【检测方法】测定抗酒石酸酸性磷酸酶的方法有酶动力学法、电泳法、化学发光免疫分析法、酶联免疫法和放射免疫法。

1. 酶动力学法 以L-酒石酸钠作为抑制剂，以4-硝基苯磷酸盐为底物，测定酶的活性。

2. 酶联免疫法 用纯化的TRAP抗体包被微孔板，制成固相载体，向微孔中依次加入标本或标准品和质控品，TRAP与孔内包被的抗TRAP单克隆抗体结合。加入底物pNPP温育，颜色的深浅和样品中的TRAP呈正相关。用酶标仪在405nm处测定吸光度，计算样品浓度。

【参考区间】酶动力学法：成人血浆 3.1~5.4U/L。酶联免疫法：男性 22~54U/L；女性（绝经前）22~54U/L；健康老人 55~79U/L。

【临床意义】

1. 增高 见于原发性甲状旁腺功能亢进、慢性肾功能不全、Paget病、骨转移癌、卵巢切除术后、高转换型骨质疏松症。老年性骨质疏松症TRAP增高不显著。

2. 降低 见于骨吸收降低的疾病，如甲状旁腺功能降低。

三、骨代谢调节激素

骨代谢的主要调节激素是甲状旁腺激素（PTH）、活性维生素D和降钙素（CT）。PTH促进骨吸收，CT抑制骨吸收，活性维生素D及代谢产物具有双向调节作用。

（一）甲状旁腺激素

甲状旁腺激素（parathyroid hormone，PTH）的合成与分泌受细胞外液Ca^{2+}浓度的负反馈调节。PTH总的作用是促进溶骨，升高血钙；促进肾对磷的排泄及钙的重吸收，进而降低血磷，升高血钙。由于血清PTH片段组成不均一，采用哪种方法，需要根据不同疾病状态及PTH片段的性质、分布和水平而定。血液中检查的PTH主要是中段和C端片段。

【检测方法】

1. 放射免疫法 采用竞争性放射免疫法，^{125}I标记PTH-H和PTH-C与患者样本中的PTH-M和PTH-C竞争抗体结合位点。当反应达到动态平衡后进行结合物与游离物分离，测定结合部分的放射活度，最后从标准曲线中查得样本中的PTH-M和PTH-C的浓度。

2. 化学发光免疫分析法 是将发光物质（或接触发光的物质）直接标记在PTH抗体上，与标本中的PTH进行免疫结合反应，经过孵育后形成抗原-抗体复合物，经洗涤分离复合物与游离物，复合物在激发发光剂的作用下，测定复合物发光的强度，得到PTH的浓度。

【参考区间】放射免疫法：成人PTH-M 50~330ng/L；PTH-C 286 ± 93ng/L（仅供参考）。化学发光免疫分析法：成人PTH 15~65ng/L。

【临床意义】

1. 增高 见于原发性和继发性甲状旁腺功能亢进、甲状旁腺瘤、佝偻病、骨软化症、骨质疏松症等。

2. 降低 见于甲状旁腺功能减退、先天性甲状旁腺和胸腺发育不全等。

考点提示 甲状旁腺激素（PTH）对血钙、血磷、尿钙、尿磷的影响。

（二）活性维生素D测定

维生素D是一类具有抗佝偻病作用的类固醇类化合物，它本身无生物学活性，必须在体内转化成活性形式才能发挥其生物学作用。维生素D在体内以25-（OH）D$_3$为主要形式，浓度比1，25-（OH）$_2$D$_3$高500~1000倍，并且半寿期最长（15~45天），是反映皮肤合成和食物摄取维生素D营养状态的理想指标。

📋 **知识拓展**

　　临床上检测活性维生素D$_3$主要用于骨质疏松症的早期诊断，监测骨丢失率、预测骨折风险程度和评定骨质疏松治疗效果，用于指导维生素D的用量。

　　【**检测方法**】25-（OH）D$_3$的测定还没有合适的参考方法，主要有放射竞争性蛋白结合法、高效液相色谱法、放射免疫法、放射受体法。目前以放射免疫法和酶联免疫法最为普遍。

　　【**参考区间**】放射免疫法：成人11~70μg/L。酶联免疫法：成人47.7~144nmol/L。

　　【**临床意义**】

　　1. 生理性变化　血清25-（OH）D$_3$有随季节变化的特点，夏秋季高于冬春季；有随年龄增高而后下降的趋势。

　　2. 病理性变化　升高见于维生素D中毒症，妇女妊娠期、原发性甲状旁腺功能亢进、高钙血症性类肉瘤等；降低见于维生素D缺乏性佝偻病、骨软化症、手足搐搦症、肾脏疾病、甲状旁腺功能减退、骨肿瘤等。

（三）降钙素测定

　　降钙素（calcitonin，CT）的分泌受血钙水平调节，血钙升高时，降钙素分泌增加。降钙素血中的含量甚微，作用的靶器官主要是骨骼和肾脏，临床上常用语一些恶性肿瘤的疗效观察和判断预后。

　　【**检测方法**】放射免疫测定法是利用液相竞争抑制原理，先将待测样品或标准品与限量的抗血清加在一起反应一段时间后，再加入^{125}I标记的降钙素抗原进行竞争性结合反应，反应完全后，加入免疫分离剂，分离出抗原-抗体复合物，测定复合物的放射性（B），计算各标准管的结合率（B/B$_0$%）。作出标准曲线，查出样品浓度。

　　【**参考区间**】放射免疫法：成人<10pg/mL。

　　【**临床意义**】

　　1. 增高　见于孕妇、儿童、甲状旁腺功能亢进、血胃泌素过多、肾衰竭、慢性炎症、泌尿系统感染、急性肺损伤、甲状腺降钙素分泌细胞癌、白血病、骨髓增殖症、肺癌、食管癌、乳腺癌。

　　2. 降低　见于甲状腺先天发育不全、甲状腺全切患者、妇女停经后、低血钙、老年性骨质疏松症等。

📋 **知识链接**

　　降钙素（CT）与降钙素原（PCT）有何区别。PCT是无激素活性的降钙素前肽，当严重细菌、真菌、寄生虫感染以及脓毒症和多脏器功能衰竭时它在血浆中的水平升高，反映了全身炎症反应的活跃程度，在局部有限的细菌感染、轻微的感染和慢性炎症时不会升高。是广泛运用于临床的抗感染项目，对于抗生素的使用具有很强的监控作用。

四、骨矿物的生化标志物

参见第八章第二节相关知识。

第三节 常见骨骼疾病的实验诊断

扫码"学一学"

临床常见的骨骼疾病主要是由于多种因素引起骨组织中钙、磷等矿物质、成骨细胞和（或）破骨细胞功能异常，导致骨形成和骨吸收两者之间的转换异常。

案例讨论

【案例】

患儿，男，11个月，约3个月前出现睡眠不安，经常夜间醒来哭闹；白天烦躁、不易安慰；爱出汗，夜间为重；该患儿为母乳喂养，从未添加辅食，未服鱼肝油及乳钙，户外活动少。查体：T 36.9℃，P 118次/分，R 28次/分，BP 90/60mmHg，双肺呼吸音清，心率135次/分，律齐，前囟2.5cm×2.5cm，方颅，下肢轻度膝内翻。实验室检查：血清Ca 2.16mmol/L，P 0.98mmol/L，B-ALP 300U/L，25-（OH）D_3 4μg/L，PTH 205ng/L。

【讨论】

1. 请做出诊断。诊断依据是哪些？
2. 简述治疗方案。

一、骨质疏松症

骨质疏松症（osteoporosis）是多种原因引起骨量减少，骨组织显微结构退化，骨矿成分和骨基质等成比例地不断减少，骨脆性增加，骨折危险度升高的一种全身性代谢性疾病。

（一）病因

骨形成和骨吸收是持续的动态过程，任何引起骨代谢平衡失调，骨吸收过多或骨形成不足、骨结构的受损及骨外因素，都会造成骨质疏松。这些病因包括：生长发育期钙和维生素D的摄入不足而未达到骨量峰值；绝经后妇女雌激素的急剧下降和老年男性性激素的缓慢降低；维生素D代谢异常使1，25-（OH）$_2D_3$合成不足；患有可能影响骨代谢的其他疾病（如多发性骨髓瘤）；肾上腺皮质增多症、甲状旁腺功能亢进、糖尿病患者、服用药物（如长期用糖皮质激素）也易造成骨质疏松。

（二）临床表现

骨质疏松症的主要特征是骨骼疼痛、肌无力和易骨折。症状主要有两种类型：一种是在经受轻微外伤或用力时发生压缩性骨折，并立即出现局部锐痛，这一般在4~6周内缓解。另一种则表现为腰背部广泛性钝痛。腰椎骨折多伴有身体外观改变，脊柱后突，胸廓畸形等。骨折可见于近端股骨和远端桡骨，老年人伴随呼吸困难、骨质增生、高血压等。一些人群不伴骨折的骨质疏松几乎无症状，但在长跑、登山等运动后出现骨骼疼痛。

（三）实验室检查

疑有骨折的患者应对该部位进行X线摄片，对所有疑诊者均应检测骨密度。对一些内分泌疾病、血液疾病以及慢性肝、肾功能不全引起的骨质酥松，应通过必要的内分泌测定及相应的生物化学检验加以鉴别。Ⅰ型骨质疏松症（多见妇女绝经后5~15年），血清钙、磷、碱性磷酸酶一般在正常范围以内，但骨形成和骨吸收的生化指标有所增高。患者与绝经前妇女比较，血清骨钙素、总碱性磷酸酶、抗酒石酸酸性磷酸酶及25-（OH）D₃、尿Ⅰ型胶原N端肽/肌酐比值明显增高，表现为骨代谢呈现高转换状态。Ⅱ型骨质疏松症（多见于70岁以上老年人），血清钙、磷、碱性磷酸酶一般在正常范围内，骨形成与骨吸收的生化指标均有降低趋势，血清1,25-（OH）₂D₃和25-（OH）D₃明显下降，血清甲状旁腺激素有升高的趋势，女性雌二醇和男性睾酮均下降。

二、佝偻病和骨软化症

佝偻病（rickets）和骨软化症（osteomalacia）发病机制基本相同，均为骨有机质增多，因骨矿化障碍，骨硬度不足，显微镜下表现为类骨质（即非矿化骨）的增加。佝偻病发生在儿童骨骼生长期，骨软化症发生于成年期。

（一）病因

引起佝偻病和骨软化症的常见病因见表15-1。

表15-1　佝偻病和骨软化症的常见病因

维生素D缺乏	磷酸盐缺乏
①营养不良、合成减少、吸收不良、胃切除、肝胆疾病等	①低磷膳食、肾小管磷酸盐重吸收障碍、某些药物影响
②遗传性疾病：维生素D依赖性佝偻病Ⅰ型[1,25-（OH）₂-D₃羟化酶缺乏症]和Ⅱ型[1,25-（OH）₂-D₃受体缺陷]	②X-性连锁显性遗传病-低血磷维生素D抵抗性佝偻病
	③偶见于Fanconi综合征

（二）临床表现

软骨因不能及时钙化而生长过度，下肢长骨因骨硬度不够，不能承受体重而弯曲，出现方颅、串珠肋、鸡胸、膝外翻或膝内翻等。成年人常见骨痛，无红肿畸形，可发生应力性骨折。

（三）实验室检查

生物化学指标的改变比骨质疏松明显，成骨细胞活性增高是该病的特征之一。患者一般出现血清骨性碱性磷酸酶升高，血钙正常或轻度下降，低钙时诱发甲状旁腺激素增高，导致血磷明显下降、尿钙降低。直接测定血清1,25-（OH）₂-D₃是评价维生素D营养状况的可靠指标。

三、Paget骨病

Paget病又称变形性骨炎（osteitis deformans）是骨重建异常所致过多的破骨细胞失控后引起高速骨溶解，并导致成骨细胞增多和骨形成过多，生成的骨组织脆弱的疾病。骨盐和胶原的转换率显著增高，致使骨局限膨大、疏松、易发生病理性骨折；骨周围血管增生或出现骨肉瘤。变形性骨炎的病变侵蚀广泛，全身骨骼均受累。好发部位是股骨、胫骨、颅骨、脊椎的腰骶部及骨盆。该病是仅次于骨质疏松症的第一种常见代谢性骨病。

（一）病因

Paget骨病的病因未明。有人认为是由病毒感染引起，并发现本病的家族聚集现象很明显，有遗传易感性，也有研究认为该病的发生与内分泌系统功能紊乱有关。

（二）临床表现

Paget骨病在不同个体之间因病变范围、部位和程度以及伴随的合并症不同而临床表现差异很大，多数患者临床表现不明显，当有合并症而进行X线检查或检测血ALP时才被意外发现。本病的常见主诉是骨痛，表现为局部病灶的固定性钝痛，呈烧灼感。病情加重后可出现头颅扩大、股骨和胫骨弯曲等骨骼变形症状。病变累及脊椎，可引起脊髓受压，少数患者甚至逐渐出现下肢麻木乃至痉挛性瘫痪。本病合并症主要有骨折、腰腿痛、关节病变、心血管异常和耳聋等，多发性骨肉瘤样病变是该病的最严重并发症之一。

（三）实验室检查

血清ALP水平与病变范围和病变程度有关：病变小的ALP可正常；颅骨病变时ALP多升高；并发骨肉瘤时ALP可急剧增高。Paget骨病患者因骨重建旺盛，尿脱氧吡啶酚（D-Pyr）和尿羟脯氨酸（HOP）增加。尿D-Pyr和HOP也能反映骨重建水平和本病的病变程度。血钙、磷、镁和PTH多正常，15%~20%的患者因骨重建对钙的需求增加，血钙廓清加速导致血PTH上升。X线检查可见骨溶解吸收区以及骨硬化区域。

本章小结

扫码"看一看"

骨由无机物、有机基质和骨组织组成。骨代谢包括成骨和溶骨两个过程，正常人体内的成骨和溶骨作用保持动态平衡。常见的骨代谢异常的疾病有骨质疏松症、骨软化症、佝偻病等。

反映骨形成的标志物主要有骨钙素、骨性碱性磷酸酶、I型胶原前肽。反映骨吸收的标志物主要有吡啶酚和脱氧吡啶酚、I型胶原C端肽和N端肽、抗酒石酸酸性磷酸酶、尿羟脯氨酸。反映骨代谢的相关激素主要有甲状旁腺激素、活性维生素D、降钙素等。骨形成和骨吸收标志物检测对骨代谢疾病的诊断、治疗有重要意义。

习　题

扫码"练一练"

一、选择题

1. 下列骨代谢疾病中最常见的是

A. 骨质疏松症　　　　　　B. Paget病　　　　　　C. 肾性骨营养不良症

D. 佝偻病　　　　　　　　E. 骨软化症

2. 骨骼中含量最多的最主要的一种非胶原蛋白质是

A. 降钙素　　　　　　　　B. 骨碱性磷酸酶

C. 抗酒石酸酸性磷酸酶　　D. 基质金属蛋白

E. 骨钙素

3. 循环中的骨钙素半寿期为

A. 5分钟　　　　　　　B. 5小时　　　　　　　C. 5天

D. 5周　　　　　　　　E. 5个月

4. 骨形成标志物不包括

A. 骨碱性磷酸酶　　　　　　　B. Ⅰ型前胶原羧基端前肽

C. 抗酒石酸酸性磷酸酶　　　　D. Ⅰ型前胶原氨基端前肽

E. 骨钙素

5. 骨吸收标志物不包括

A. 吡啶酚　　　　　　　B. 骨钙素　　　　　　　C. 脱氧吡啶酚

D. 尿羟脯氨酸　　　　　E. 抗酒石酸酸性磷酸酶

6. 下列哪种成分中吡啶酚的含量最高

A. 骨　　　　　　　　　B. 韧带　　　　　　　　C. 软骨

D. 牙齿　　　　　　　　E. 主动脉

7. 骨碱性磷酸酶在血清中的半寿期为

A. 1~2分钟　　　　　　B. 1~2小时　　　　　　C. 1~2天

D. 1~2周　　　　　　　E. 1~2月

8. 骨碱性磷酸酶增高，可能有以下几种原因，但哪一种除外

A. 甲状腺功能亢进　　　　　　B. 原发性甲状旁腺功能减退

C. 骨软化症　　　　　　　　　D. 佝偻病

E. 甲状旁腺功能亢进

9. 关于PINP，下列哪些叙述是正确的

A. 由破骨细胞合成、分泌　　　B. 来源于Ⅱ型前胶原蛋白

C. 是骨形成标志物　　　　　　D. 是骨吸收标志物

E. 患肾病时血清PINP水平升高

10. 下列属于骨代谢调节激素的是

A. 降钙素　　　　　　　B. 骨碱性磷酸酶　　　　C. 骨钙素

D. 抗酒石酸酸性磷酸酶　E. Ⅰ型胶原前肽

二、简答题

1. 简述反映骨代谢疾病的生物化学标志物有哪些？

2. 简述常用骨代谢疾病生物化学标志物的测定方法？

（刘　琳）

第十六章

内分泌疾病检验

学习目标 ························

1. **掌握** 激素的概念、作用方式及调节机制；掌握生长激素、甲状腺功能紊乱、肾上腺功能紊乱及性腺功能紊乱的实验室诊断指标及其应用。

2. **熟悉** 内分泌疾病实验室检测的常用方法及影响因素；熟悉嗜铬细胞瘤实验室生化检测指标和检测方法。

3. **了解** 各种激素的代谢及其调节。

4. 具有对常见内分泌疾病常用指标进行评价和检测的能力。

5. 能正确应用检测结果进行内分泌疾病的初步诊断。

机体某些腺体或散在的特定细胞能合成并释放具有高效能的生物活性物质，并通过血液循环运送到相应的靶细胞、靶组织和靶器官发挥特定的生物活性功能。这些由内分泌细胞分泌的具有生物活性的化学物质统称为激素。能够产生激素的腺体（如垂体、肾上腺、甲状腺、性腺等）及分散存在的内分泌细胞构成了内分泌系统，它们与神经系统相互影响，通过精细复杂的机制，调节器官或细胞的代谢和功能，维持机体正常新陈代谢及基本生理功能。若机体的内分泌功能严重紊乱就会诱发疾病。通过测定血液中某些激素及其代谢产物含量的变化，对疾病的诊断、治疗及病情观察将起到十分重要的作用。

第一节 概 述

扫码"学一学"

一、内分泌及调控

为维持体内激素间的平衡，在中枢神经系统的调节下，机体有一个精密的监测和调控系统调节体内的激素水平。激素一般以相对稳定的速度或有一定规律地释放，生理条件或病理因素均可影响激素的分泌。激素传达到靶细胞的方式主要有三种：多数激素是通过血液循环运输到远距离的靶细胞进而发挥调节作用，称为远距分泌；有的激素是通过扩散进入周围组织液而作用于邻近细胞，称为旁分泌；下丘脑某些神经元分泌的神经激素沿神经纤维轴浆运输到神经垂体或经垂体门脉运输到腺垂体，称为神经分泌。激素的分泌调节主要受下丘脑-垂体-内分泌腺调节轴的影响。

二、激素的概念、分类及作用机制

（一）激素的概念

激素是由机体某些内分泌腺或内分泌细胞合成并直接分泌入血的生物活性物质，经血液循环送达并作用于靶器官、靶细胞，调节特定的代谢和生理过程。广义上的激素概念包括了经典激素和众多的生长因子、细胞因子、神经肽和神经递质。激素种类不同，成分不同，功能也不同。

（二）激素的分类

已知的激素和化学介质达150余种，其分类及名称也多种多样。

1. 根据化学本质不同可将激素分为4类 即蛋白质及肽类、氨基酸衍生物类、类固醇类、脂肪酸衍生物类，常见主要激素的化学本质见表16-1。

表16-1 主要激素的化学本质

腺体类型	激素名称	化学本质
下丘脑	促甲状腺激素释放激素（TRH）	肽类
	促肾上腺皮质激素释放激素（GRH）	肽类
	生长激素释放激素（GHRH）	多肽
	生长激素释放抑制激素（GHIH）	肽类
腺垂体	促甲状腺激素（TSH）	糖蛋白
	促肾上腺皮质激素（ACTH）	肽类
	促卵泡激素（FSH）	糖蛋白
	黄体生成素（LH）	糖蛋白
	生长激素（GH）	蛋白质
	催乳素（PRL）	蛋白质
神经垂体	抗利尿激素（ADH）	肽类
	缩宫素	肽类
肾上腺髓质	肾上腺素（E）	氨基酸衍生物
	去甲肾上腺素（NE）	氨基酸衍生物
肾上腺皮质	醛固酮	类固醇类
	皮质醇	类固醇类
性腺体	雄激素	类固醇类
	雌激素	类固醇类
	绒毛膜促性腺素（hCG）	蛋白类
	前列腺素	脂肪酸衍生物

2. 按激素作用的受体不同可分为2种

（1）膜受体激素 膜受体激素往往是亲水性的，又称为亲水性激素，包括肽类激素、神经递质、生长因子、前列腺素等。

（2）核受体激素　核受体激素为脂溶性的，又称为脂溶性激素，包括类固醇类激素、甲状腺激素等。

（三）激素的作用机制

激素可作用于相应的靶细胞，是因为靶细胞含有能与激素特异结合的受体。通过受体可将激素作用的信息转化成为启动细胞内一系列化学反应的信号，最终表现出激素的生物学效应。激素与受体结合具有以下特点：高度特异性、高度亲和性、结合可逆性、量－效性与饱和性、类似化合物的可竞争性。

根据受体在细胞的定位不同，可将激素的作用机制分为两种：通过细胞膜受体起作用和细胞内受体起作用。

蛋白质及肽类激素、氨基酸衍生物类激素主要通过细胞膜受体其作用，膜受体与激素特异性结合后，能将激素的信息向细胞的其他部位传递，引起膜通透性的改变和膜上某些酶活性的改变。

类固醇激素主要通过细胞内受体发挥作用，这类激素疏水性较强，易穿透靶细胞膜从而进入细胞内与特异性受体结合，形成"激素－受体复合物"。在特定条件下，受体发生构象变化，复合物变成"活性复合物"，或转移至细胞核内再转变成活性复合物。活性复合物与核内染色质的亲和力极高，能与染色质特定部位的DNA结合，将结合位点的基因活化，从而转录出特异的mRNA。后者转移至细胞质，在核糖体上翻译成酶蛋白或功能性蛋白质，最终显现出激素特有的生物活性功能。

课堂互动　激素与受体结合具有什么特点？

三、不同腺体激素的分泌与调节

（一）下丘脑－垂体激素的分泌与调节

下丘脑与垂体在结构和功能上紧密相关，下丘脑、腺垂体分泌多种调节内分泌功能的激素，也分泌一些功能性激素。

1. 垂体分泌的激素　垂体从组织学上可分为神经垂体和腺垂体，分泌的激素相应地分为神经垂体激素和腺垂体激素，这些激素均为肽或糖蛋白。神经垂体激素是指下丘脑视上核和室旁核细胞产生而储存于垂体的激素，包括抗利尿激素和缩宫素。表16-2概括了重要的垂体激素及其主要的生理作用。

表16-2　主要的垂体激素及功能

激素名称	生理作用
腺垂体激素	
生长激素（GH）	促进生长发育
促肾上腺皮质激素（ACTH）	促肾上腺皮质激素合成及释放
促甲状腺激素（TSH）	促甲状腺激素合成及释放
促卵泡激素（FSH）	促卵泡或精子生成
黄体生成素（LH）	促排卵和黄体生成，刺激孕激素、雄激素分泌

续表

激素名称	生理作用
催乳素（PRL）	刺激乳房发育及泌乳
黑色素细胞刺激素（MSH）	刺激黑色素细胞合成黑色素
神经垂体激素	
抗利尿激素（ADH）	收缩血管，促进远曲小管对水的重吸收
缩宫素（OT）	促进子宫收缩，乳腺泌乳

2. 下丘脑激素　下丘脑一些特化神经细胞可分泌多种控制腺垂体激素释放的调节性激素，目前已知的下丘脑调节激素大多是呈间歇式或脉冲式分泌的多肽类激素。按功能的不同，可分为释放激素与抑制激素，见表16-3。

表16-3　下丘脑分泌的主要调节激素

激素分类与名称	调节的腺垂体激素
促甲状腺激素释放激素（TRH）	TSH、GH、FSH、PRL
促肾上腺皮质激素释放激素（CRH）	ACTH
促性腺激素释放激素（GnRH）	LH、FSH、PRL
生长激素释放激素（GHRH）	GH
催乳素释放激素（PRRH）	PRL
黑色素细胞刺激素释放激素（MRH）	MSH
生长激素抑制激素（GHIH）	GH、TSH、ACTH、PRL
催乳素释放抑制激素（PRIH）	PRL

3. 下丘脑-腺垂体激素分泌的调节　该激素分泌主要受体液因素的反馈调节和中枢神经系统的管理调节，反馈调节系统是内分泌系统中重要的自我调节机制，中枢神经系统管理调节的信息经过下丘脑、垂体到达外周腺体，由靶细胞发挥生理效应，其中任何一段均受正反馈或负反馈调节的控制。

（二）甲状腺分泌激素的分泌与调节

甲状腺激素由甲状腺腺泡分泌，包括甲状腺素（thyroxine，T_4）和三碘甲腺原氨酸（3，5，3，-triiodothyronine，T_3），两者均为酪氨酸含碘衍生物。血浆中甲状腺激素主要与甲状腺素结合球蛋白（thyroxine-binding globulin，TBG）结合，其次还可与清蛋白、前清蛋白结合。其血浆中游离T_3仅占血浆中T_3总量的0.1%～0.3%，游离T_4仅占血浆中T_4总量的0.02%～0.05%，只有游离的T_3、T_4才能进入靶细胞发挥作用。甲状腺激素的合成与分泌受下丘脑-腺垂体-甲状腺轴调节。其合成过程包括甲状腺对碘的摄取、碘的活化及甲状腺球蛋白的碘化3个步骤。

1. 碘的摄取　甲状腺是体内吸收碘的能力最强的组织，可聚集体内70%～80%的碘。甲状腺滤泡上皮细胞通过胞膜上的"碘泵"，主动摄取、浓集血浆中的碘。甲状腺摄取和聚集碘的能力在一定程度上可反映甲状腺的功能状况。

2. 碘的活化　进入细胞中的碘在过氧化物酶催化下，氧化为"活性碘"。

3. T_3、T_4的合成　"活性碘"使核糖体上的甲状腺球蛋白酪氨酸残基碘化，生成一碘酪氨酸（monoiodotyrosine，MIT）或二碘酪氨酸（diiodotyrosine，DIT）。在过氧化物酶催化下，

1分子MIT与1分子DIT缩合成1分子T_3，而2分子DIT缩合成1分子T_4。含T_3、T_4的甲状腺球蛋白随分泌泡进入滤泡腔贮存。

（三）肾上腺激素的分泌与调节

肾上腺激素分为肾上腺髓质激素和肾上腺皮质激素。

1. 肾上腺髓质激素 包括肾上腺素（epinephrine，E）、去甲肾上腺素（norepinephrine，NE）多巴胺（dopamine，DA），这三种具有生物学活性的物质在化学结构上均含有儿茶酚及乙胺侧链，其生理功能有许多共同点，故统称为儿茶酚胺类激素。肾上腺素和去甲肾上腺素的主要终产物是3-甲氧基-4-羟苦杏仁酸（vanillylmandelic acid，VMA）。多巴胺的主要终产物为3-甲氧基-4-羟基醋酸（homovanillic acid，HVA）。大部分VMA和HVA与葡糖醛酸或硫酸结合后，随尿液排出体外。

2. 肾上腺皮质激素 肾上腺皮质激素包括盐皮质激素、糖皮质激素和性激素，它们均属类固醇激素，在人体内均以胆固醇为原料，经过一系列酶促反应合成。肾上腺皮质激素释放入血后主要与血浆中的皮质类固醇结合球蛋白（corticosteroid-binding globulin，CBG）可逆结合。CBG在肝脏合成，对皮质醇有高度亲和力，只有游离形式的皮质激素可进入靶细胞发挥生理作用。肾上腺皮质激素（主要是糖皮质激素）的合成和分泌主要受下丘脑-垂体-肾上腺皮质调节轴的控制。垂体分泌释放的促肾上腺皮质激素（adrenocorticotropic hormone，ACTH）可通过作用于肾上腺皮质束状带、网状带细胞膜上的ACTH受体，促进细胞增殖，合成和分泌糖皮质激素和性激素。

（四）性激素的分泌与调节

性激素可分为雄激素和雌激素两大类，后者又包括雌激素和孕激素。性激素除少量由皮质产生外，男性主要在睾丸生成，女性在非妊娠期主要由卵巢产生，妊娠期则主要由胎盘合成和分泌。性激素除在性器官的发育、正常形态和功能的维持上发挥重要作用外，广泛参与体内的代谢调节。该激素的合成和分泌主要受下丘脑-垂体-卵巢或下丘脑体-睾丸内分泌轴的控制。

> **考点提示** 甲状腺激素的代谢及调节。

四、激素常用的生物化学检测方法及评价

（一）检测方法

血中激素相关物质检测方法有多种，临床使用的主要有以下方法。

1. 化学发光免疫法 化学发光免疫法（chemiluminescence immunoassay，CLA）是用化学发光物质直接标记在抗原、抗体或酶底物上，化学发光物质经催化剂的催化和氧化剂的氧化，形成一个激发态的中间体，当这种激发态中间体回到稳定的基态时，同时发射出光子（hM），利用发光信号测量仪器测量光量子产额，其多少与待测物相关。常用标记物有吖啶酯、碱性磷酸酶、辣根过氧化物酶和三联吡啶钌。

2. 电化学发光免疫分析法 电化学发光免疫分析法（electro-chemiluminescence immunoassay，ECLIA）实质上是属于化学发光免疫分析法中的一种方法，其原理是：待测抗原与标记抗原竞争性地与生物素化的抗体结合。待测抗原的量与标记抗原和生物素化的

抗体所形成的免疫复合物的量成反比,再加入链霉亲和素包被的磁性微粒捕获该复合物,在磁场的作用下,磁性微粒被吸附至电极上,其他游离成分被吸弃。电极加压后产生光信号,其强度与检样中一定范围的抗原含量成反比。

3. 放射免疫分析 放射免疫分析(radioimmunoassay,RIA)利用放射性核素标记抗原或抗体,与需检测的抗体或抗原结合,通过测定抗原-抗体复合物放射性大小来反映所测物浓度,分为竞争性RIA和非竞争性RIA两种,前者检测原理是:待测抗原与标记抗原竞争性与定量抗体结合,未知抗原多,标记抗原与定量抗体结合的复合物就少,所测物质浓度与所检测复合物放射性大小呈负相关;后者检测原理是:固相抗体先与未知抗原结合,再与标记抗体结合,去除游离标记抗体后,检测其固相抗体抗原标记抗体复合物的放射性。

> **知识链接**
>
> RIA是激素等超微量物质分析上的突破,极大地推动了内分泌等生命科学的发展。1975年Kohler等创建的单克隆抗体技术,又极大地提高了免疫分析的灵敏度和特异性。一些无须用放射标记物,比传统RIA更快的免疫分析法,如荧光免疫分析(FIA),化学发光免疫分析(CIA)也随之得到迅猛发展,并广泛应用于激素、药物和特种蛋白的测定。

4. 质谱法 质谱法(mass spectrometry,MS)是使待测化合物产生气态离子,再按质荷比(m/z)将离子分离,经加速,进入质量分析器,再由检测器检测的分析方法,检测限可达$10^{-15} \sim 10^{-12}$mol数量级,其中串联质谱法(MS/MS)是时间上或空间上两级以上质量分析的结合,对低浓度生物样品的定量分析方面具有很大优势。

5. 色谱法 色谱法(chromatography)是一种利用物质的物理或化学性质的不同,在两相中分配系数或吸附系数的微小差异使各组分分离,以达到分离、分析化学物质的目的。主有液相和气相色谱两大类。用于微量物质分析,如药物浓度监测等。

(二)检测方法的评价

化学发光免疫分析是20世纪70年代中期Arakawe首先报道,发展至今已经成为一种成熟的、先进的超微量活性物质检测技术,应用范围广泛,近10年发展迅猛,是目前发展和推广应用最快的免疫分析方法,也是目前最先进的标记免疫测定技术,灵敏度和精确度都比酶学免疫法、荧光法高几个数量级,可以完全代替放射免疫分析,该法主要具有灵敏度高、特异性强、方法稳定快速、检测范围宽、操作简单、自动化程度高等优点,易受溶血、脂血等的影响。电化学发光分析,干扰因素少,但其过程复杂。RIA影响因素较多,易受pH、离子强度、反应温度、反应时间等的影响,具有放射性,随着化学发光免疫分析和电化学发光免疫分析的出现,RIA即将被淘汰。

质谱法可提供分子质量和结构的信息,在复杂混合物中坚定待测化合物,尤其在低浓度生物样品的定量分析方面具有很大的优势。

(三)影响内分泌功能测定的因素

1. 生理状况

(1)生物节律 某些激素的分泌具有明显的节律性,如生长激素、肾上腺皮质激素和垂体促甲状腺激素等都有分泌的节律性，生育年龄妇女的垂体促性腺激素和卵巢分泌的甾体类激素随月经周期变化，这些对临床上收集标本时间和结果判断都有十分重要的意义。

（2）年龄　不同年龄的人群其激素分泌水平不同。如甲状腺激素、垂体激素、甾体激素等，这对于青春期、老年期和绝经期的妇女尤其重要，会直接影响疾病的诊断和治疗。

（3）体位　有些激素受体位的影响很大，如肾素和血管紧张素，在立位和卧位有很大差别。

（4）妊娠　妊娠期胎盘是一个巨大的内分泌器官，孕妇体内的内分泌环境有很大变化，妊娠期各种内分泌激素的正常范围和临界值也与非妊娠妇女不同。

2. 样本采集　与其他生化检验项目相比，激素测定的样本采集比较复杂，影响因素较多，样品采集时患者的运动状态、饮食和生活习惯、样品的采集时间及处理方法、实验条件、实验方法等均可对检测结果的评价产生影响。特别要注意以下两个方面。

（1）采血时间　餐后高血脂对某些免疫测定方法有干扰，且餐后会有激素水平的变化，如血胰岛素水平会因进食而升高。因此，基本上以空腹采血为原则，也有些激素如生长激素及皮质醇等日内变动大，要严格按规定时间采血。

（2）药物的影响　一些药物对激素分泌有明显影响，如口服避孕药对甾体激素的影响，抗精神、神经病药物可导致催乳素分泌改变等。

第二节　内分泌功能紊乱的生物化学检验项目与检测方法

扫码"学一学"

内分泌疾病的实验室诊断主要包括：①检测血液或体液中激素及其代谢物水平或转运蛋白的浓度；②对某些内分泌腺特有的生理功能、调节代谢的对象进行检测；③动态功能试验。值得注意的是，影响内分泌疾病实验室诊断的因素较多，如生物节律变化、年龄、药物、妊娠等，而且标本的采集时间、身体姿势和运动状态、饮食和生活习惯及实验方法等均可对检测结果的应用评价产生影响。因此，在诊断内分泌疾病时，实验室检查结果应密切结合临床进行分析。

一、下丘脑–垂体功能检查

（一）生长激素

1. 检验项目

【检测原理】生长激素（growth hormone，GH）是由腺垂体嗜酸细胞合成分泌，由191个氨基酸残基组成的直链肽类激素，相对分子量为22.124kD，其结构与PRL相似，并有一定交叉抗原性，释放入血液中的GH不与血浆蛋白结合，而以游离形式输送到各个靶组织发挥作用。

GH的生理作用最主要的是对成年前长骨生长的促进，加速RNA、DNA及蛋白多糖合成及软骨细胞分裂增殖，使骨骺板增厚，身体得以长高。

GH的分泌主要受下丘脑GHRH和GHH的控制，除GH和SM可反馈性调节GHRH和GHH释放外，剧烈运动、精氨酸、多巴胺、中枢α_2–肾上腺素受体激动剂等，可通过作用于下丘脑、垂体或下丘脑以外的中枢神经系统，促进GH的分泌。正常情况下，随机体生长发育阶段不同而有不同的GH水平。而每日生长激素的分泌存在昼夜节律性波动，分泌主要在熟睡后1小时左右呈脉冲式进行，其检测对疾病的诊治具有重要意义。

【临床意义】GH增高见于垂体肿瘤所致的巨人症或肢端肥大症，创伤、麻醉、糖尿病肾功能不全、低血糖也可引起GH升高。GH降低见于垂体功能减退、垂体性侏儒、遗传性或继发性GH缺乏症等。

【应用评价】GH的分泌主要受下丘脑释放的GHRH和GHIH调控，一天内生理变化大，在临床应用中要特别注意不同时间段的变化规律和取样时间，若在非脉冲式释放期取样测定，GH水平高低均无多大临床价值，因此不能单凭GH测定做出GH功能紊乱的有关诊断，通常需要同时进行GH的激发试验鉴别垂体性和非垂体性的降低。

2. 检测方法 采用ECLIA法检测。

【标本采集与要求】使用新鲜血清或肝素血浆，一般在清晨起床前安静平卧时采集样本，由于GH的分泌存在昼夜节律，夜间熟睡后1小时左右分泌最多，因此，在诊断GH缺乏症时，最好在患者熟睡后1~1.5小时取血。若不能在8小时内测定，4~8℃血清可保存2天，延长保存需在-20℃下低温冰冻，避免反复冻融。

【参考区间】成人<94.92μmol/L。

（二）催乳素

1. 检验项目

【检测原理】泌乳素（prolactin，PRL）又称催乳素，是由腺垂体细胞合成分泌的糖蛋白类激素。由198个氨基酸组成，分子量约22kD，半衰期约为20分钟。其分子结构与人生长激素和胎盘泌乳素相似。泌乳素最主要的生理作用是促进乳腺发育并持续分泌乳液，故称为泌乳素。PRL对性腺的作用比较复杂。在女性，PRL可刺激LH受体的生成，调控卵巢内LH受体的数量，同时还可为黄体酮的生成提供底物，促进黄体酮生成，减少黄体酮分解；在男性，PRL可促进前列腺及精囊的生长，还可增强LH对间质细胞的作用，使睾酮的合成增加。此外，在应激状态下，血中PRL浓度升高，并常与ACTH和GH浓度的升高同时出现，是应激反应中腺垂体分泌的三种主要激素之一。泌乳素分泌的调节主要受下丘脑调节肽类释放因子（PRF）和泌乳素释放抑制因子（PIF）的双重控制，前者促进PRL分泌，而后者抑制其分泌。

【临床意义】生理性增加见于运动后、性交、妊娠、产后、吮乳、夜间睡眠、应激状态及月经周期中的分泌期。病理性增加见于垂体肿瘤、乳腺肿瘤、非功能性肿瘤、库欣综合征、肢端肥大症、垂体柄肿瘤、下丘脑肿瘤、肉芽肿、脑膜炎等。

【应用评价】PRL分泌的调节主要受下丘脑分泌的催乳素释放抑制激素（PRH）的控制，是唯一在生理条件下处于抑制状态的腺垂体激素。PRRH、TRH、GnRH、雌激素、应激与睡眠等因素均可通过不同途径促进PRL的分泌。血清PRL显著升高主要与催乳素瘤（prolactinoma）相关，它是一种最常见的垂体腺瘤。

2. 检测方法 采用CLIA法检测。

【标本采集与要求】使用新鲜的血清或肝素血浆，溶血或脂血有影响，由于PRL分泌具有生物节律性，即PRL的浓度白天逐渐下降，仅为清晨时一半，睡眠后又逐渐升高，清晨达到最高峰。故标本应在上午8~10时之间采集。此外由于应激或对乳头的刺激均可导致泌乳素浓度升高到高泌乳素血症的范围。故标本采集不应在妇科检查后或已对泌乳素治疗后进行。若不能在8小时内测定，4~8℃血清可保存2天，延长保存需在-20℃下低温冰冻，避免反复冻融。

【参考区间】<400mUL。

（三）促性腺激素

1. 检测项目

【检测原理】促性腺激素是指由腺垂体分泌的卵泡刺激素（follicle stimulatinghormone，FSH）和黄体生成素（luteinizing hormone，LH）。FSH主要功能为促进女性卵巢的卵泡细胞的发育和成熟，在男性则促进生精管形成和生精作用。LH作用于成熟的卵泡，引起排卵并生成黄体，还可促进黄体、内莱膜和间质细胞分泌动情素。对于男性，它可作用于睾丸的间质细胞，促进其分泌雄性激素。

FSH的合成和释放都受下丘脑肽能神经元分泌的促性腺激素释放激素（GnRH）的影响，由于GnRH的分泌呈脉冲式，LH和FSH分泌也呈脉冲式。血中FSH、LH水平随月经周期而发生周期性改变。FSH的半衰期较LH长，脉冲频率和脉冲振幅的变化取决于月经周期。

垂体激素FSH和LH在结构方面与TSH类似，3种激素分子量大约为30000，由2个多数链组成，有相同的α-亚基和决定化学特性的β-亚基，独立的α-亚基没有激素活性β-亚基和α-亚基结合后才表现出完全的活性，它们均为糖蛋白激素。

【临床意义】FSH一般与LH联合测定，两者的测定是判断下丘脑-垂体-性腺轴功能的常规检查方法。血清中两者增高的疾病有：垂体促性腺激素细胞腺瘤、卵巢功能早衰、性腺发育不全、细精管发育障碍、真性卵巢发育不全、完全性（真性）性早熟症儿童等。血清中两者水平降低的疾病一般因下丘脑-垂体病变而引起，包括垂体性闭经、下丘脑性闭经、不完全性（假性）性早熟症儿童（性腺或肾上腺皮质病变所致）等。月经中期，LH快速升高刺激排卵，此时快速增加的LH峰称为"LH峰"。绝大多数妇女排卵发生在此后的24～36小时后，这段时间妇女最易受孕。因此可通过检测"LH峰"，明确排卵功能是否正常以提高受孕率。

【应用评价】LH与FSH在月经周期变化大，临床应用时注意不同时间段的生理变化范围。

2. 检测方法　采用CLIA法检测。

【标本采集要求】使用新鲜的血清或肝素血浆，FSH、LH的分泌虽无明显的昼夜节律，但每日中仍有波动。通常清晨高于下午，青春期这种波动更明显。为便于比较，一般均在早晨8时取血。若不能在8小时内测定，4～8℃血清可保存2天，延长保存需在-20℃下低温冰冻，避免反复冻融。

【参考区间】成年男性：5～20U/L。成年女性：卵泡期5～20U/L；黄体期6～15U/L；排卵期12～30U/L；闭经期20～320U/L。

（四）促黄体素

1. 检验项目

【检测原理】促黄体素（luteinizing hormone，LH）是由腺垂体远侧部嗜碱性粒细胞分泌，为腺垂体产生的糖蛋白，由两种亚单位（α和β）组成，含121个氨基酸和3条糖链，分子量29kD。需通过与靶细胞膜上的LH受体结合后发挥作用，血或尿LH测定对预测排卵时间有特殊的意义。LH对女性的作用主要表现为促进排卵和黄体生成，LH对男性的作用主要表现在为促进睾丸间质细胞的成熟并分泌雄激素。

【临床意义】主要用于异常月经周期的评估、不孕诊断的评估以及未绝经期激素替代治疗的评估。FSH和LH持续升高，表明为原发性卵巢衰竭；FSH和LH降低或低于参考区间以下，为继发性卵巢衰竭。连续检测LH可用于排卵预测，在LH上升后30小时，排卵能预期发生。

【应用评价】LH呈脉冲式分泌，多次动态检测血清LH变化或3小时定时检测尿液LH更有价值。

2. 检测方法 采用CLIA法检测。

【标本采集要求】使用新鲜的血清或肝素血浆，不能溶血，LH的分泌虽无明显的昼夜节律，但每日中仍有波动。通常清晨高于下午，青春期这种波动更明显。为便于比较，一般均在早晨8时取血。若不能在8小时内测定，4~8℃血清可保存2天，延长保存需在−20℃下低温冰冻，避免反复冻融。

【参考区间】成年男性5~20U/L。成年女性：卵泡期2~30U/L；排卵期40~200U/L；黄体期0~20U/L；闭经期40~200U/L。

（五）促甲状腺激素

1. 检验项目

【检测原理】促甲状腺激素（thyroid stimulating hormone，TSH）为腺垂体细胞合成和分泌的糖蛋白激素，分子量约30kD，由α和β两个亚基组成，β-亚基为其功能亚基。作为下丘脑-垂体-甲状腺调节系统的主要调节激素，血中甲状腺激素水平的变化，可负反馈地导致血清TSH水平出现指数级的显著改变。因此，在反映甲状腺功能紊乱上，血清TSH是比甲状腺激素更敏感的指标。TSH不和血浆蛋白结合，其他干扰因素也比甲状腺激素测定少，结果更可靠。由于上述原因，现在国内外均推荐以血清TSH测定作为甲状腺功能紊乱的首选筛查项目。

TSH的生理作用主要是促进甲状腺上皮细胞的代谢及胞内核酸、蛋白质的合成，使细胞呈高柱状增生，促进甲状腺细胞碘的摄取与甲状腺球蛋白的碘化，从而加快甲状腺激素的合成与分泌。

TSH的分泌，一方面受下丘脑分泌的促甲状腺激素释放激素（TRH）的调节，另一方面又受到血中T_3、T_4反馈性的抑制性影响，二者互相拮抗，它们组成下丘脑-腺垂体-甲状腺轴。正常情况下，下丘脑分泌的TRH量，决定腺垂体-甲状腺轴反馈调节的水平，TRH分泌多，则血中T_3、T_4水平的调定点高，当血中T_3、T_4超过此调定水平时，则反馈性抑制腺垂体分泌TSH，并降低腺垂体对TRH的敏感性，从而使血中T_3、T_4水平保持相对恒定。TSH分泌有昼夜节律性，清晨2~4时最高，以后渐降，至下午6~8时最低。

【临床意义】血中甲状腺激素水平的变化，可负反馈地导致血清TSH水平出现指数方次级的显著改变。TSH测定配合甲状腺激素水平的测定，对甲状腺功能紊乱的诊断及病变部位的判断很有价值。①原发性甲状腺功能亢进时，T_3、T_4增高，TSH降低，主要病变在甲状腺；继发性甲状腺功能亢进时，T_3、T_4增高，TSH也增高，主要病变在垂体或下丘脑。②原发性甲状腺功能减退时，T_3、T_4降低而TSH增高，主要病变在甲状腺；继发性甲状腺功能减退时，T_3、T_4降低而TSH也降低，主要病变在垂体或下丘脑。

【应用评价】在反映甲状腺功能紊乱上，血清TSH是比甲状腺激素更敏感的指标。TSH不和血浆蛋白结合，其他干扰因素也比甲状腺激素测定少，结果更可靠。

2. 检测方法 采用CLIA法检测。

【标本采集要求】需新鲜血清或血浆，溶血、脂血干扰大，TSH的分泌存在昼夜节律，每分泌高峰出现在清晨2~4时，低谷则在下午5~6时。一般在清晨起床前采血。但新生儿出生后的前3天，因面对与母体内截然不同的环境，处于高度应激状态，血中TSH水平急剧升高，4~7天后始趋于较稳定水平。故应在分娩时取脐血或出生7天后采血，以避开此应激期。

【参考区间】0.2~7mIU/L。

考点提示 ▶ 生长激素的测定及临床意义。

二、甲状腺功能检查

甲状腺内分泌功能紊乱的常见激素检测指标有TSH、总T_3（total T_3，TT_3）、总T_4（total T_4，TT_4）、游离T_3（free T_3，FT_3）、游离T_4（free T_4，FT_4）和反T_3（reverse T，T_{r3}）；TBG；TRH兴奋试验及自身抗体的检测等。检测的选择在于临床要求，在不同国家评价甲状腺功能和甲状腺疾病的分类方法是不同的，但TSH浓度测定在甲状腺功能评价中起关键作用。

（一）三碘甲状腺原氨酸

1. 检验项目

【检测原理】三碘甲状腺原氨酸（T_3）是由甲状腺滤泡上皮细胞分泌的具有生物活性的甲状腺激素，T_3在甲状腺总的代谢贡献中约占65%左右，其生物活性为甲状腺素T_4的3~5倍，正常情况下甲状腺激素的分泌相当恒定，并与机体的需求量相适应，如在寒冷时分泌量增加。甲状腺的分泌活动受下丘脑、垂体和甲状腺激素水平的调节，以维持血液循环的动态平衡，其生理功能主要是促进糖、蛋白质和脂肪的氧化，增大耗氧量和产热效应，基础代谢率升高，促进机体生长发育、蛋白质的合成等。

【临床意义】甲状腺功能亢进，包括弥漫性毒性甲状腺肿、毒性结节性甲状腺肿，血清中T_3显著升高，且早于T_4；T_3型甲亢，如功能亢进性甲状腺腺瘤、缺碘所致的地方性甲状腺肿、T_3毒血症等，其血T_3升高比T_4更加明显；亚急性甲状腺炎、使用甲状腺制剂治疗过量、甲状腺结合球蛋白结合力增高征等，血清中T_3也明显升高；轻型甲状腺功能低下时，血清中T_3下降不如T_4明显；黏液性水肿、呆小征、慢性甲状腺炎、甲状腺结合球蛋白结合力下降、非甲状腺疾病的低T_3综合征等患者血清中T_3值明显下降。

【应用评价】血清中T_4和T_3 99%以上与血浆蛋白结合，即与TBG结合为主。所以TBG含量可以影响TT_4和TT_3。当血清TBG增高时，TT_4也增高；反之，TT_4也降低。血浆甲状腺激素结合型和游离型之间存在动态平衡，但只有游离型才具有生理活性，所以FT_3、FT_4水平更能真实反映甲状腺功能状况并具有更重要的临床参考价值。rT_3与T_3在化学结构上属异构体，但T_3是参与机体代谢的重要激素，而rT_3则几乎无生理活性，在血清中T_4、T_3和rT_3维持一定比例，rT_3可以反映甲状腺激素在体内的代谢情况。

2. 检测方法 采用CLIA法检测。

【标本采集要求】新鲜血清或肝素血浆，溶血、脂血影响大，若不能在8小时内测定，

4～8℃血清可保存2天，延长保存需–20℃下低温冰冻，避免反复冻融。

【参考区间】1.34～2.73nmol/L。

（二）甲状腺素

1. 检验项目

【检测原理】甲状腺素（thyroxine，T_4）是由甲状腺滤泡上皮细胞分泌的具有生物活性的甲状腺激素，是血清中含量最高的碘化氨基酸，占血清中蛋白结合碘的90%以上。甲状腺素的分泌受下丘脑、垂体和甲状腺激素水平的调节，其生理功能主要是促进糖、蛋白质和脂肪的氧化和产热效应，促进机体生长发育，促进糖、脂代谢和蛋白质的合成等。

【临床意义】甲亢、T_3毒血症、大量服用甲状腺素、慢性甲状腺炎急性恶化期、甲状腺结合球蛋白结合力增高症等患者血清T_4的值明显升高；原发或继发性甲状腺功能减退时血清T_4的值明显降低。

【应用评价】见三碘甲状腺原氨酸测定。

2. 检测方法　采用CLIA法检测。

【标本采集要求】见三碘甲状腺原氨酸测定。

【参考区间】78.4～157.4nmol/L。

（三）游离三碘甲状腺原氨酸

1. 检验项目

【检测原理】血液循环中，三碘甲状腺原氨酸主要与甲状腺结合球蛋白结合，仅有少部分（约0.3%）为不结合的具有生理活性的游离部分（FT_3），其血清浓度与甲状腺的功能状态密切相关，FT_3的测定不受血液循环中结合蛋白浓度和结合特性变化的影响，较T_3的测定更为可靠。

【临床意义】甲状腺功能亢进包括甲状腺危象时，FT_3明显升高，缺碘也会引起T_3浓度的代偿性升高，此外T_3甲亢、弥漫性毒性甲状腺肿、初期慢性淋巴细胞性甲状腺炎（桥本甲状腺炎）等FT_3也明显升高；甲状腺功能减退、低T_3综合征、黏液性水肿、晚期桥本甲状腺炎等FT_3明显降低；应用糖皮质激素药物、苯妥英钠、多巴胺等药物治疗时可出现FT_3降低。

📋 **知识拓展**

糖皮质激素药是临床上使用最为广泛而有效的抗感染和免疫抑制剂。在紧急或危重情况下，糖皮质激素往往为首选。临床常见的糖皮质激素类药物有泼尼松、甲泼尼松、泼尼松龙、氢化可的松、地塞米松等。具有抗感染、抗毒、抗过敏、抗休克、非特异性抑制免疫及退热作用等多种作用，可以防止和阻止免疫性炎症反应和病理性免疫反应的发生，对任何类型的变态反应性疾病几乎都有效。

【应用评价】见三碘甲状腺原氨酸测定。

2. 检测方法　采用CLIA法检测。

【标本采集要求】见三碘甲状腺原氨酸测定。

【参考区间】3.67～10.43pmol/L。

（四）游离甲状腺素

1. 检验项目

【检测原理】绝大部分甲状腺素与其转运结合蛋白质（甲状腺结合球蛋白、前清蛋白、清蛋白等）结合，其游离部分仅为0.04%，为T_4的生理活性部分。FT_4的代谢水平不受其结合蛋白质的影响，直接测定FT_4对了解甲状腺功能更有意义。

【临床意义】甲状腺功能亢进包括甲状腺危象、多结节性甲状腺肿、弥漫性毒性甲状腺肿、初期桥本甲状腺炎等FT_4均明显升高；部分无痛性甲状腺炎、重症感染发热、重危患者以及应用肝素和胺碘酮等药物后，也会引起FT_4升高；甲状腺功能减退、黏液性水肿、晚期桥本甲状腺炎以及应用抗甲状腺等药物后，其FT_4降低比FT_3明显；服用苯妥英钠、糖皮质激素后，其FT_4降低。

【应用评价】见三碘甲状腺原氨酸测定。

2. 检测方法　采用CLIA法检测。

【标本采集要求】见三碘甲状腺原氨酸测定。

【参考区间】11.2～20.1pmol/L。

（五）甲状旁腺素

1. 检验项目

【检测原理】甲状旁腺激素（parathyroid hormone，PIH）是由甲状旁腺的主细胞分泌，在血液循环中有4种形式，其中由84个氨基酸组成的相对分子量为9kD的全段PTH和由34个氨基酸组成的氨基酸段PTH具有生物活性。PTH的分泌主要受血钙浓度的调节，其他有关内分泌激素如降钙素、皮质醇、泌乳素、生长激素等也能促进PTH的分泌。PTH的主要作用是加快肾脏排除磷酸盐，促进骨的转移，动员骨钙的释放，加快维生素D的活化，促进肠道对钙的吸收等。

【临床意义】PTH的升高常见于原发性甲状旁腺功能亢进，由于肾衰、慢性肾功能不全、维生素缺乏、长期磷酸盐缺乏以及低磷血症等引起的继发性甲状旁腺功能亢进；骨质疏松、糖尿病、单纯性甲状腺肿、甲状旁腺癌等疾病也可使PIH升高。

2. 检测方法　采用ECLIA法检测。

【标本采集要求】见三碘甲状腺原氨酸测定。

【参考区间】1.6～6.9ng/L。

（六）血清甲状腺素结合球蛋白

1. 检验项目

【检测原理】血清甲状腺素结合球蛋白（TBG）为肝细胞合成的一种α-球蛋白，由395个氨基酸残基组成，含有一个甲状腺素结合部位，是血液中甲状腺激素的主要结合蛋白，T_4与TBG的亲和力大于T_3。TBG的浓度变化可以影响总甲状腺激素的水平，但不影响游离甲状腺激素的水平。测定血清TBG浓度常用来排除非甲状腺功能紊乱所引起的T_3、T_4变化。

【临床意义】血清TBG增多常伴有T_3、T_4总含量升高，而游离T_3、T_4无明显变化，患者一般没有甲状腺功能亢进的表现，如妊娠、口服避孕药、大剂量雌激素治疗、家族性TBG增多症、肝硬化、多发性骨髓瘤等；甲状腺功能减退时TBG升高，但T_3、T_4总含量降低。

TBG降低常伴有T_3、T_4总含量降低，而游离T_3、T_4无明显变化，患者一般没有甲状腺功能减退的表现，如大剂量雄激素或糖皮质激素治疗、家族性TBG降低症、肾病综合征、肢端肥大症、失蛋白性肠道疾病等；甲状腺功能亢进时TBG降低，但T_3、T_4总含量升高。

【应用评价】为排除TBG浓度改变对TT_3、TT_4水平的影响，可用TT_4（μg/L）/TBG（mg/L）的比值进行判断。若此比值为3.1~4.5时，提示甲状腺功能正常；比值为0.2~20时，应考虑存在甲状腺功能减退；而比值为7.6~14.8时，则应考虑为甲状腺功能亢进。若因TBG基因某些位点缺失、错位导致的遗传性TBG缺乏症者，血清TBG极度减少，甚至可完全缺乏。

2. 检测方法　采用CLIA法检测。

【标本采集要求】见三碘甲状腺原氨酸测定。

【参考区间】12~28mg/L。

（七）抗甲状腺过氧化物酶抗体

1. 检验项目

【检测原理】甲状腺过氧化物酶抗体由933个氨基酸组成，该酶是一种结合糖基化亚铁血红素的膜蛋白质，位于甲状腺卵泡细胞的顶膜中，可与甲状腺球蛋白协同作用，在生物合成T_3和T_4过程中催化甲状腺球蛋白酪氨酸的碘化。抗甲状腺过氧化物酶抗体（antithyroid peroxidase antibody，TPOAb）可以激活补体，被认为是导致甲状腺功能失调和甲状腺功能减退的主要致病原因。在患有自身免疫性甲状腺疾病的人群中，几乎每个淋巴瘤性甲状腺炎的患者和70%以上的甲状腺功能亢进患者体内都存在TPOAb，该类抗体在自身免疫性甲状腺疾病的病因诊断中具有重要意义。另外，在阿托品甲状腺炎和原发性黏膜水肿的患者体内也存在TPOAb。经检测发现甲状腺功能正常的健康人体内含有低水平的TPOAb。

【临床意义】

（1）TPOAb为自身免疫性甲状腺病患者体内一种主要自身抗体，在桥本甲状腺炎、Graves病和特发性黏液水肿患者中多明显升高，尤其以桥本甲状腺炎明显。该抗体检测对自身免疫性与非自身免疫性甲状腺疾病的诊断与鉴别诊断具有重要意义。

（2）对原发性甲状腺功能减退患者，如TPOAb水平升高，结合TSH升高，可以发现早期甲状腺功能减退患者。对可疑甲状腺功能减退患者，若TPOAb升高，有助于原发性和继发性甲状腺功能减退的鉴别。HT患者，TPOAb终生存在，如临床表现典型且TPOAb持续高水平，可作为诊断依据确诊。

（3）产后甲状腺炎，萎缩性甲状腺、部分结节性甲状腺肿患者，TPOAb可为阳性；某些自身免疫性疾病如类风湿疾病、系统性红斑狼疮患者可见TPOAb水平升高。

【应用评价】见抗甲状腺球蛋白抗体检测。

2. 检测方法　采用ECLIA法检测。

【标本采集要求】采用血清、肝素血浆或EDT血浆，取血后应尽快分离血清、血浆，不得使用在室温中保存8小时以上的血样。如果分析实验不能在8小时内完成，应将血清或血浆与血红蛋白分离开来，用无菌盖盖严血样标本并将其置于2~8℃环境中冷藏保存。如果血样不能在48小时内进行分析，应将其置于−20℃保存，血样只能冷冻一次，解冻后应彻底混合，检测前，应确定样本没有纤维蛋白或其他微粒物质及气泡。

【参考区间】成人3.2IU/ml以下。

（八）抗甲状腺球蛋白抗体

1. 检验项目

【检测原理】抗甲状腺球蛋白抗体（anti-thyroglobulin antibody，ATG）的靶抗原为甲状腺球蛋白（TG），TG是一种由甲状腺上皮细胞合成和分泌的可溶性的碘化糖蛋白，分子量660kD，由2748个氨基酸组成。它是T_3、T_4的生物合成前体，正常人血清中含量极微（10~40ng/ml）。

【临床意义】血清ATG是诊断甲状腺自身免疫性疾病的一个特异性指标，桥本甲状腺炎患者血清中ATG阳性检出率可达90%~95%；甲状腺功能亢进患者检出率40%~90%；原发性甲状腺功能减退症患者检出率65%左右；亚急性甲状腺炎、甲状腺癌、甲状腺腺瘤等检出率都很低；系统性红斑狼疮等结缔组织病患者血清ATG检出率20%~30%。

【应用评价】ATG阳性尤其是高水平阳性者，对治疗方法的选择应慎重。对部分ATG低水平阳性者作甲状腺活检研究发现，这类患者甲状腺组织中均有局限性的淋巴细胞浸润。此外ATG可作为甲状腺肿块鉴别诊断的指标，其阳性一般考虑为慢性淋巴细胞性甲状腺炎，而非甲状腺肿块。

2. 检测方法 采用ECLIA法检测。

【标本采集要求】见抗甲状腺过氧化物酶抗体测定。

【参考区间】成人13.6U/ml以下。

考点提示 甲状腺激素的测定意义及临床诊断。

三、肾上腺功能检查

肾上腺是由中心部的髓质和周边部的皮质两个独立的内分泌器官组成。肾上腺皮质和髓质各自分泌化学结构、性质、生理作用都完全不同的激素。

（一）皮质醇

1. 检验项目

【检测原理】肾上腺皮质激素有多种，在腺垂体促肾上腺皮质激素调控下由肾上腺皮质细胞所分泌，释放入血后，大部分与皮质激素结合球蛋白结合，天然肾上腺皮质激素都可由胆固醇衍化而来；均为环戊烷多氢菲的衍生物。肾上腺皮质激素属类固醇激素，其中皮质醇是最主要的糖皮质激素，在体内主要影响糖、脂、蛋白质的代谢，具有抗感染、抗过敏和抗毒的作用，对维持血管紧张度和反应性具有重要意义，能使心肌收缩力增强，增强中枢神经系统的兴奋性。

【临床意义】皮质醇的升高常见于皮质醇增多症、高皮质醇结合球蛋白血征、肾上腺癌、垂体促肾上腺皮质激素腺瘤、异位促肾上腺皮质激素综合征、休克、严重创伤等；皮质醇降低常见于肾上腺皮质功能减退症、Graves病、家族性皮质醇结合球蛋白缺陷症；服用苯妥英钠、水杨酸钠等药物后也可使皮质醇的水平降低；严重的肝病、肾病和低蛋白血症，其血皮质醇降低。

【应用评价】正常人皮质醇的分泌存在昼夜节律，正确的样本采集对皮质醇测定结果能否真实反映肾上腺皮质功能状态有重要意义。皮质醇增多症时此节律消失，为诊断皮质醇增多症的依据之一。此外应注意不同厂商其参考值不一，应使用各实验室自己的参考值。

2. 检测方法 采用 ECLIA 法检测。

【标本采集要求】使用新鲜的血清或肝素血浆，溶血、脂血、黄疸不影响结果，但若不能在8小时内测定，4~8℃血清可保存2天，延长保存需在-20℃下低温冰冻，避免反复冻融。

【参考区间】上午7~10时：71.0~536.0nmol/L；下午16~20时：64.0~340.0nmol/L。

（二）醛固酮

1. 检验项目

【检测原理】醛固酮是一种由肾上腺皮质分泌的类固醇类激素，分子量为360.44kD，是人体内调节血容量的激素，它的分泌主要受血容量多少、肾素–血管紧张素系统的调节，当细胞外液容量下降时，刺激肾小球旁细胞分泌肾素，激活醛固酮分泌增加；相反细胞外液容量增多时，通过上述相反的机制，使醛固酮分泌减少。醛固酮通过作用于肾脏，与肾小管上皮细胞内受体结合，使膜上钠泵的活动性增加，导致水、Na^+ 的重吸收增强，K^+ 的排出增加。维持体内水盐平衡。进行钠离子及水分的再吸收。整体来说，醛固酮为一种增进肾脏对于离子及水分再吸收作用的一种激素，为肾素–血管紧张素系统的部分。

【临床意义】

（1）增高 见于原发性醛固酮增多症，假性醛固酮增多症（双侧肾上腺球状带增生），利尿剂、心衰、肝硬化、肾衰竭、肾病综合征等所致的继发性醛固酮增多症，原发性周期性水肿，Bartter综合征，肾球旁器增生，手术后，低血容量，各种原因所致的低钾血症，部分恶性高血压及缓进型高血压等。

（2）降低 见于腺垂体功能减退症、肾上腺皮质功能减低（如 Addison 病）原发性单一醛固酮减少症、高钠饮食、自主神经功能紊乱、妊娠期高血压疾病、宫内死胎、恶性葡萄胎等。

【应用评价】由于醛固酮分泌受到循环血量、体位变化等因素影响，故多在过夜空腹（禁水）卧位状态和肌内注射呋塞米后站立2小时采血，测定卧、立位血浆醛固酮水平。在健康个体中，肾素、醛固酮在睡眠后可上升到基础水平的150%~300%。故必须严格遵守标本采集的时间。醛固酮基础水平升高，而在直立位一定时间后不升高反而下降，则可以提示：醛固酮腺瘤或醛固酮分泌性癌、特发性醛固酮增多症、糖皮质激素可治疗的醛固酮增多症；特发性醛固酮增多症患者直立位一段时间后可见醛固酮基础水平轻度升高；在直立位一定时间后不升高或低于正常升高时可以提示存在继发性醛固酮增多症。

2. 检测方法 采用RIA法检测。

【标本采集要求】卧位：睡眠（入睡不要晚于午夜）后，次日早晨7~9时取卧位，采集静脉血8~10ml，分别置特殊抗凝管及肝素管，并及时检测；直立位：在患者直立位或步行2小时后，采集静脉血8~10ml，分别置特殊抗凝管及肝素管，并及时检测。

【参考区间】卧位9.4~252.3pmol/L，立位110.0~920.0pmol/L。

（三）儿茶酚胺

1. 检验项目

【检测原理】儿茶酚胺是一种含有儿茶酚和胺基的神经类物质，主要包括去甲肾上腺素（norepinephrine，NE）、肾上腺素（epinephrine，E）和多巴胺（dopamine，DA）。去甲肾上腺素和肾上腺素既是肾上腺髓质所分泌的激素，又是交感神经和中枢神经系统中去甲肾上腺素能纤维的神经介质，多巴胺主要集中在锥体外系部位，也是一种神经介质。其生理作用表现在：通过α、β受体的作用，使心肌收缩，心率加快，心输出量增加，心传导速度加快，内脏小血管收缩，同时参与水电解质的代谢调节，改变血容量。因此儿茶酚胺类物质的检测对神经母细胞瘤、嗜铬细胞瘤和原发性高血压等疾病的诊断治疗具有重要意义。

【临床意义】升高见于嗜铬细胞瘤、神经母细胞瘤、脑梗死、重症肌无力、进行性肌营养不良、低血糖、心肌梗死、躁狂性精神病等；降低见于帕金森病、癫痫、肾上腺切除后、风湿热、营养不良等。

【应用评价】血、尿儿茶酚胺类激素检测除了作为疾病的诊断依据外，在治疗过程中作为治疗药物时要随时监控血中的浓度，调整治疗方案，同时患高血压、动脉硬化和无尿者、心衰、甲状腺功能亢进、糖尿病、严重肾功能不全、微循环障碍的休克患者、老年人及妊娠妇女等患者要慎用此类激素。

2. 检测方法 采用HPLC法检测。

【标本采集要求】测定尿儿茶酚胺时，要以浓盐酸5~10ml作防腐剂，留取24小时尿液，取10ml送检。

【参考区间】血浆E：109~437pmol/L，NE：0.616~3.224nmol/L；尿儿茶酚胺：<591nmol/24小时。

考点提示 ▶ 肾上腺髓质激素和肾上腺皮质激素的代谢与调节。

四、性腺功能检查

（一）雌二醇

1. 检验项目

【检测原理】雌二醇（estradiol，E_2）主要是由卵巢产生的17-雌二醇，是生物活性最强的雌激素，是以睾酮为前体而合成的。卵泡期主要由颗粒细胞和内膜细胞分泌，黄体期由黄体细胞分泌。睾丸和肾上腺皮质也产生少量的雌激素。妇女妊娠期，雌激素主要由胎盘产生。E_2的主要生理作用为促进女性生殖器官的发育，是卵泡发育、成熟和排卵的重要调节因素；是促进子宫的发育和子宫内膜周期性变化以及阴道生长发育的重要激素。E_2可促进乳腺等发育，维持女性的第二性征；E_2还有预防骨质疏松、降低低密度脂蛋白、增加高密度脂蛋白以减少心血管疾病危险性等作用，血清E_2测定是检查下丘脑-垂体-生殖腺轴功能的指标之一。

【临床意义】主要用于青春期前内分泌疾病的鉴别诊断和闭经、月经异常时对卵巢功能的评估，卵泡期E_2水平<10ng/L提示无排卵周期。黄体功能不全时，排卵期E_2水平常降低，并缺乏黄体期的第二次高峰；用于辅助诊断下丘脑-脑垂体-性腺调节功能紊乱、男子女性型乳房、产生雌激素型的卵巢和睾丸肿瘤和肾上腺皮质增生等；也是男性睾丸和肝脏肿瘤的诊断指标。另外检测E_2也可用于不孕治疗中的疗效监测以及体外受孕时排卵时间的确定。

血清E_2增高主要见于妊娠、性早熟、卵巢癌，其次可见于肝硬化、心肌梗死、红斑狼疮等。血清E_2降低主要见于无排卵性月经、原发性或继发性卵巢功能减退、垂体卵巢性闭经皮质醇增多症等。口服避孕药和雄激素后可见减低。女性40岁以后，卵巢功能逐渐减退，血清E_2浓度逐渐降低，可表现出更年期综合征和绝经后的多种反应。

【应用评价】在雌激素中，还可测定血清雌三醇及雌酮。联合测定血清游离雌三醇甲胎蛋白及p-hCG可用于孕中期唐氏综合征的筛查，血清雌酮的测定则用于绝经后出血及由腺体外雌酮产生所致月经紊乱的诊断。

2. 检测方法 采用CLIA法检测。

【标本采集要求】见三碘甲状腺原氨酸测定。

【参考区间】成年男性0.19~0.24nmol/L。成年女性：卵泡期0.18~0.27nmol/L；排卵期0.34~1.55nmol/L；黄体期0.15~1.08nmol/L；绝经期0.01~0.14nmol/L。

（二）睾酮

1. 检验项目

【检测原理】睾酮（testosterone，T）是体内最主要的雄激素，主要由睾丸间质细胞合成，同时肾上腺也可分泌。血中的睾酮98%与血浆蛋白（部分为性激素结合球蛋白，SHBG）结合，仅2%以游离形式存在。游离的睾酮才具有生物活性。睾酮主要在肝脏灭活，经尿液排出。睾酮合成分泌受垂体-下丘脑负反馈机制的影响。青年和中年男性血中的睾酮水平最高，50岁以后，随年龄增高而逐渐减少，成年男性血中睾酮水平也呈节律性和脉冲式分泌现象，而且个体差异较大。一般上午睾酮水平较晚上高约20%。短暂的剧烈运动可使血清睾酮增高，持续的疲劳可使血清睾酮水平降低。睾酮主要促进生殖器官的发育和生长，刺激性欲，并促进和维持男性第二性征的发育，维持前列腺和精囊的功能和生精作用。睾酮还可促进蛋白质合成，促进骨骼生长以及红细胞生成。

【临床意义】T分泌过多主见于睾丸良性间质细胞瘤、先天性肾上腺皮质增生、女性皮质醇增多症、女性男性化肿瘤、女性特发性多毛、多囊卵巢综合征、睾丸女性化综合征等；T分泌不足见于睾丸功能低下、男性性功能低下、原发性睾丸发育不良、阳痿、甲状腺功能减退、男性乳腺发育、肝硬化、慢性肾功能不全等。

【应用评价】血清睾酮以3种形式存在：即游离睾酮、与清蛋白结合的弱结合睾酮以及与SHBG结合的紧密结合睾酮。可生物利用的睾酮只包括游离睾酮和弱结合睾酮。因此，SHBG浓度可影响到睾酮总浓度，测定血清SHBG对正确解释血清总睾酮浓度有较大的帮助。对于SHBG水平发生改变的患者，测定血清游离睾酮更能反映患者的雄激素状态。

2. 检测方法 采用CLIA法检测。

【标本采集要求】见三碘甲状腺原氨酸测定。

【参考区间】男性9.4~37.0nmol/L；女性0.18~~1.78nmol/L。

（三）黄体酮

1. 检验项目

【检测原理】黄体酮，亦称孕酮，属于类固醇激素，主要由黄体和胎盘产生，黄体酮的浓度与黄体的生长、退化密切相关。在月经周期的卵泡前期可以降低，甚至几乎测不出，在排卵前一天，黄体酮浓度开始升高。排卵后，黄体细胞大量分泌黄体酮，使血中的黄体酮从卵泡期的平均700ng/L上升到黄体期的约9700ng/L。黄体酮在排卵后6~8天达高峰，随后逐渐降低。黄体酮降解主要在肝脏，主要降解产物为孕烯二醇，从尿或粪中排出。黄体酮水平在妊娠期持续增高（孕期第5~40周可增加10~40倍），黄体酮的生理作用绝大部分是以雌激素作用为基础的，黄体酮可以对垂体分泌的某些激素起调节作用，可以影响生殖器官的生长发育和功能活动，促进乳腺的生长发育，并有使基础体温升高的作用。检测血清黄体酮可了解其是否与所处生理阶段即月经周期时相相符，判断黄体、胎盘功能。

【临床意义】黄体酮水平增高分为生理性增高和病理性增高。生理性增高表明女性排卵，病理性增高可见于葡萄胎、轻度妊娠期高血压疾病、肾上腺癌、库欣综合征、多发性排卵、多胎妊娠、原发性高血压等。

黄体酮水平降低主要为病理性的，可见于垂体功能衰竭、卵巢功能衰竭、黄体功能不全、胎盘发育不良，妊娠毒血症、胎儿发育迟缓或死亡、先兆流产、无排卵性月经等。

【应用评价】妊娠期血清黄体酮水平个体差异很大，而且胎盘有很强的代偿能力，因此妊娠期血清黄体酮水平不是判断胎盘功能的理想指标。除检测血清黄体酮外，还可测定唾液黄体酮，用于非妊娠妇女黄体缺陷调查，监测分娩后生育能力的恢复状况，以及口服黄体酮生物利用度的调查，一般认为，唾液黄体酮反映了血清游离黄体酮水平。

2. 检测方法 采用 ECLIA 法检测。

【标本采集要求】使用新鲜的血清或肝素血浆，该法不受溶血、脂血和黄疸的影响，如不能及时检测时样品要避光保存在2~8℃，或在–20℃冰冻保存。

【参考区间】女性：卵泡期0.6~4.7nmol/L；排卵期2.4~9.4nmol/L；黄体期5.3~86.0nmol/L；绝经期0.3~2.5nmol/L。

考点提示 ▶ 性激素的功能及其调节。

第三节 常见内分泌疾病的生化检验

内分泌疾病主要表现为内分泌功能紊乱，实验室检测可以从紊乱发生的一个或多个环节手，设计相应的检验项目和检测方法，在疾病的诊治中应结合临床合理应用实验结果数据。

一、垂体性侏儒

垂体性侏儒又称生长激素缺乏症（GH deficiency，GHD），是指在出生后或儿童期起病，因GH缺乏或GH不敏感而导致生长缓慢，身材矮小，但比例均匀。按病因可分为特发性、遗传性、继发性三种，其生物化学诊断如下。

1. 血清中生长激素测定 生长激素的浓度明显降低，正常人空腹血清GH浓度3μg/L，儿童为5μg/L，患儿常低于5μg/L，由于GH以脉冲式分泌，半衰期短（仅20分钟），采血时间点不够准确，因此不能单凭GH测定作出GH功能紊乱的有关诊断，必须要结合生长激素兴奋试验，作出判断。

2. 血清生长激素依赖性胰岛素样生长因子1（IGF-1）及IGF结合蛋白3（GFBP3）测定 IGF-1和IGFBP-3均是在GH作用下由肝细胞合成释放的细胞因子，虽然游离IGF-1半衰期仅10分钟，但血中几乎全部和血浆蛋白结合，其半衰期长达2小时左右，IGFBP-3和IGF-1一样，它们的合成均呈GH依赖性，并且血中半衰期长，不会呈脉冲式急剧改变。因此单次测量其血清浓度可了解一段时间内GH平均水平，现均推荐检测血清IGF-1或

扫码"学一学"

IGFBP-3作为GH紊乱诊断的首选实验室检查项目。

3. 动态功能试验　包括运动刺激和药物刺激试验，正常儿童运动后GH水平>7μg/L。若运动后GH<3μg/L，J应考虑为GHD，运动后GH介于3~7μg/L之间为可疑。药物刺激试验主要有胰岛素低血糖试验，低血糖可刺激垂体释放GH、ACTH及PRL等，测定比较用药前后血浆GH水平变化，判断标准与运动刺激试验一致。

二、巨人症和肢端肥大症

巨人症和肢端肥大症均由GH过度分泌而致。前者起病于生长发育期，后者起病于成人，其病因多为垂体腺瘤、腺癌或垂体嗜酸细胞异常增生而致。少数为异源性GHRH或GH综合征，见于胰腺瘤、胰岛细胞癌、类癌等。

1. 血清GH测定　肢端肥大症患者的GH分泌丧失昼夜节律性，但仍保持间断的脉冲式分泌。患者分泌GH脉冲频率增加，且多数患者血GH基础值与空腹结果均增高，垂体GH瘤大多呈GH自主性分泌。

2. 血清IGF-1测定　现认为血清IGF-1水平是反映慢性GH过度分泌的最优指标，绝大部分活动性肢端肥大症患者的IGF-1浓度增高；患者血清IGF-1浓度与病情活动性及测定前24小时血GH值相关，血IGF-1与IGF-1结合蛋白结合，具有半衰期长，且非脉冲式分泌，浓度在24小时内变化很小，GH对低血糖症的反应迟钝、GH缺乏脉冲式分泌特点，而血IGF-1和PRL升高显著。

3. 动态试验　口服葡萄糖抑制试验是临床确诊肢端肥大症和巨人症最常用的试验，亦为目前判断各种药物、手术及放射治疗疗效的金标准。患者口服75g葡萄糖，分别于服糖后30、60、90和120分钟采血测GH浓度。正常人服糖120分钟后，GH降至2μg/L或更低，男性（<0.05μg/L）比女性（<0.5μg/L）降低显著。垂体性腺瘤或异源性GH综合征所致巨人症或肢端肥大症者，因GH呈自主性分泌，不会被明显抑制。

三、催乳素瘤

催乳素瘤是功能性垂体腺瘤中最常见者，好发于女性，多为微小腺瘤，以溢乳、闭经及不育为主要临床表现。男性则往往为大腺瘤，以性欲减退、阳痿及不育为主要症状。血清PRL显著升高为该类患者突出的临床表现。

催乳素瘤的生物化学诊断如下。

1. 血清PRL基础浓度测定　患者休息2小时后，为排除PRL脉冲式分泌的影响，应多次重复采血，然后每次间隔时间约20分钟，共采6次血取其平均值。

血PRL大于200μg/L时结合临床及影像学检查可肯定为PRL瘤，若达到300~500μg/L，在排除生理妊娠及药物性因素后，即使影像检查无异常，也可诊断为PRL瘤。

2. 动态试验

（1）TRH兴奋试验　在基础状态下静脉注射人工合成的TRH 200~400μg，于注射前30分钟及注射后15、30、60、120及180分钟分别抽血测血清PRL。正常人及非PRL瘤的PRL峰值多出现在注射后30分钟，峰值/基值>2。PRL瘤者峰值延迟，峰值/基值<1.5。

（2）氯丙嗪兴奋试验　基础状态下肌内注射或口服氯丙嗪30mg，分别于给药前30分钟，给药后60、90、120及180分钟抽血测PRL，正常人及非PRL瘤性高PRL血症患者的峰值在1~2小时，峰值/基值>3，PRL瘤无明显峰值出现或峰值延迟，但峰值/基值<1.5。

四、肾上腺皮质功能亢进

肾上腺皮质功能亢进又称库欣综合征，是各种原因致慢性皮质激素，主要为糖皮质激素（glucocorticoid，GC）分泌异常增多的综合征。临床上主要表现为向心性肥胖、高血压、骨质疏松以及皮肤和肌肉萎缩，女性可见多毛、痤疮、月经失调，甚至男性化。

常规临床生物化学检查除GC升高外，还可见血糖升高，葡萄糖耐量降低，血Na^+升高，血K^+、Ca^{2+}降低，血尿素、肌酐显著升高，外周血红细胞、血红蛋白、血小板、中性粒细胞增多，淋巴细胞和嗜酸性粒细胞减少等。

五、肾上腺皮质功能减退

肾上腺皮质功能减退是指各种原因致肾上腺皮质分泌GC持续不足产生的综合征，包括原发性及继发性两种，其中原发者又称艾迪生病，是指自身免疫反应、结核等感染、转移性癌肿、手术切除等破坏肾上腺皮质，导致GC并常伴有盐皮质激素分泌不足而致病；继发性者则是因肿瘤压迫或浸润、缺血、手术切除、放疗等破坏下丘脑、腺垂体，致CRH、ACTH释放不足，影响肾上腺皮质GC分泌所致。临床可见全身各系统功能低下，低血糖、低钠血症、高钾血症、高钙血症等生物化学检查改变，以及红细胞、血红蛋白、血小板、中性粒细胞减少，淋巴细胞和嗜酸性粒细胞增多等。

六、嗜铬细胞瘤

嗜铬细胞瘤（pheochromocytoma，PHEO）是发生于嗜铬细胞组织的肿瘤，多数为良性，嗜铬细胞瘤能自主分泌儿茶酚胺，包括肾上腺素、去甲肾上腺素以及多巴胺，因过量的E及NE释放入血，产生持续或阵发性高血压，并伴有血糖、血脂肪酸升高，血浆和尿液中儿茶酚胺类显著升高，如果E升高幅度超过NE，则支持肾上腺髓质嗜铬细胞瘤的诊断。

七、原发性醛固酮增多症

原发性醛固酮增多症（primary aldosteronism，PA）是由肾上腺皮质病变致醛固酮分泌增多所致，导致水钠潴留，体液容量扩张而抑制肾素–血管紧张系统，属于不依赖肾素–血管紧张素的盐皮质激素过多症。继发性醛固醇增多症病因在肾上腺外，多因有效血容量降低，肾血流量减少等原因致肾素–血管紧张素–醛固酮系统功能亢进。过多的血管紧张素Ⅱ兴奋肾上腺皮质球状带，使醛固酮分泌过多。原发性醛固酮增多症多见于成人，女性较男性多见，占高血压病患者的0.4%~2.0%。该病的生物化学检测主要表现在血、尿醛固酮增高，肾素–血管紧张素降低，低钾、低氯，血钠轻度升高等。

八、甲状腺功能亢进

甲状腺功能亢进（hyperthyroidism）简称甲亢，指各种原因所致甲状腺激素分泌增多，功能异常升高，造成机体各系统兴奋性增高，以代谢亢进为主要表现的临床综合征。以毒性弥漫性甲状腺肿伴甲状腺功能亢进即Grave病最常见，约占75%，现已肯定为一种自身免疫性疾病；其次为腺瘤样甲状腺肿伴甲状腺功能亢进（近15%）、亚急性或慢性淋巴细胞性甲状腺炎早期（近10%）、垂体肿瘤、甲状腺癌性甲状腺功能亢进、异源性TSH综合征均少见。

甲状腺功能亢进的临床症状主要表现为食多但消瘦，怕热多汗、烦躁易激动，肌颤、心率加快、突眼。

临床生化检测表现为血清TT_4、TT_3、FT_3、FT_4均升高，血浆胆固醇降低、血及尿的尿素、肌酐升高，尤其是血清TT_4、TT_3、FT_3、FT_4测定对甲状腺功能紊乱的类型、病情评估、疗效监测均有重要价值，特别是和TSH检测联合应用，对绝大部分甲状腺功能紊乱的类型、病变部位均可做出诊断。

九、甲状腺功能减退

甲状腺功能减退简称甲减，是由多种原因引起的甲状腺激素合成、分泌不足或致生物学效应异常低下的一组内分泌疾病。因起病年龄不同而各有特殊的临床症状，起病于胎儿或新生儿者称呆小病或克汀病；起病于儿童者称幼年型甲状腺功能减退；起病于成年者称成年型甲状腺功能减退。

临床生化检测主要表现为血清甲状腺激素水平异常低下，应考虑甲状腺功能减退，但由于甲状腺激素高血浆蛋白结合率的特点，血浆蛋白特别是TBG浓度的改变，将导致TT_4、TT_3水平产生相应的同向变化，使TT_4、TT_3水平改变往往与甲状腺功能状态不符，如果出现临床表现为甲状腺功能减退，而TT_4、TT_3、FT_3、FT_4均升高，应警惕存在抗甲状腺激素自身抗体的可能。

十、性发育异常

性发育异常是指各种原因所致后天性性腺、性器官及第二性征发育异常的统称，包括性早熟、青春期延迟及性幼稚症。

1. 性早熟 即青春期提前出现。正常男女青春期约于13岁开始，般认为，女性在9岁前出现包括第二性征在内的性发育，10岁以前月经来潮；男性在10岁以前出现性发育，即为性早熟。各种原因通过下丘脑-腺垂体促进性发育提前的性早熟，称真性早熟。若性早熟不是依赖于下丘脑-腺垂体释放的促性腺激素所致，则称假性早熟，也有因食品、药物等外源性摄入而致性早熟者。

性早熟者血中性激素均显著升高，达到青春期或成人水平，甚至更高。若促性腺激素LH及FSH水平仍在正常范围或更低，则提示假性早熟。当性激素及促性腺激素水平均达到或超出青春期或成人水平，而动态功能试验呈阳性反应或更强，提示为真性早熟；若兴奋试验无反应或仅有弱反应，则应考虑为假性早熟。

2. 青春期延迟 指已进入青春期年龄仍无性发育者，一般指男性到18岁、女性到17岁以后才出现性发育者。生化检测表现为性激素及促性腺激素LH、FSH水平降低。

3. 性幼稚症 指由于下丘脑-垂体-性腺轴任何环节病变引起性腺各种先天缺陷及后天病变所致的原发性性腺功能低下，以及由各种下丘脑或腺垂体疾病、损伤所致的继发性性腺功能不足。男性20岁、女性19岁后，性器官及第二性征仍未发育或发育不全。青春期延迟仅是性发育推迟，而性幼稚症如不及时处置，可能终生不会性成熟。

临床生化检测：原发者表现为性激素水平明显降低，血清LH、FSH水平增高，男性做hCG兴奋试验，出现无反应或反应低下；继发者表现为性激素及促性腺激素LH、FSH水平降低。

考点提示 ▷ 垂体性侏儒、甲状腺功能亢进的疾病诊断。

案例讨论

【案例】

患者女性，25岁消瘦，怕热、心悸已久、多汗、易渴。查体：甲状腺性肿大，突眼，双手震颤。实验室检查：T_3升高，T_4升高，TSH降低。

【讨论】

1. 该患者最可能的诊断是什么？
2. 该患者诊断的主要依据是什么？

扫码"看一看"

本 章 小 结

本章主要内容包括内分泌激素的概念、分类、作用机制与分泌调节，激素检测指标、方法及临床应用等，重点讲述了下丘脑–垂体内分泌、甲状腺内分泌、肾上腺内分泌和性腺内分泌等相关激素的生物合成、分泌调节、生理功能、检测方法、检测原理、标本采集要求以及临床应用与评价。同时阐明了垂体性侏儒、巨人症、肢端肥大症、催乳素瘤、肾上腺皮质功能亢进、肾上腺皮质功能减退症、嗜铬细胞瘤、原发性醛固酮增多症、甲状腺功能亢进、甲状腺功能减退、性发育异常等十一种主要内分泌相关疾病的临床生物化学检测指标、诊断要点等。由于各种检测方法的不断更新、有待进一步标准化规范化，在结果的应用中应考虑激素的生物节律性变化、年龄、妊娠、药物、方法、试剂、仪器和环境等因素的影响，各实验室应建立自己的项目检测参考区间，临床与实验室应相互沟通、互相配合。

扫码"练一练"

习 题

一、选择题

1. 下列不属于内分泌系统所涉及的腺体或器官是

A. 垂体   B. 甲状腺   C. 胰腺

D. 肾上腺   E. 肝脏

2. 激素的生理作用主要是通过与靶细胞作用而实现，激素传送到靶细胞的方式主要有

A. 2种   B. 3种   C. 4种

D. 5种   E. 6种

3. 临床上GH降低主要见于

A. 巨人症或肢端肥大症   B. 创伤   C. 麻醉

D. 糖尿病和肾功能不全   E. 垂体功能减退、垂体性侏儒

4. 临床上催乳素生理性增加见于

A. 垂体肿瘤   B. 乳腺肿瘤   C. 妊娠

D. 库欣综合征   E. 下丘脑综合征

5. 促性腺激素分泌的脉冲频率和脉冲振幅的变化主要取决于

A. 月经前期   B. 月经中期   C. 月经周期

D. 哺乳期   E. 妊娠

6. 在月经周期，LH 的释放高峰与卵巢排卵密切相关，LH 高峰已经出现，预示多少小时内卵巢开始排卵

A. 10~16 小时   B. 14~24 小时   C. 16~24 小时

D. 24~36 小时   E. 35~35 小时

7. 临床实验室激素水平检测时，如不能及时测定，需保存时，其保存温度最好是

A. −20℃   B. −15℃   C. −10℃

D. −4℃   E. 室温

8. 下列疾病中，血清 FT_3 不降低的疾病是

A. 甲状腺功能减退   B. 低 T_3 综合征   C. 黏液性水肿

D. 晚期桥本甲状腺炎   E. 弥漫性毒性甲状腺肿

9. 下列哪种疾病又称为生长激素缺乏症

A. 肢端肥大症   B. 巨人症   C. 垂体性侏儒

D. 嗜铬细胞瘤   E. 催乳素瘤

10. 下列哪种疾病的血清甲状腺激素水平明显降低

A. 肝癌   B. 甲状腺功能亢进   C. 高血压

D. 肾上腺皮质功能减退   E. 甲状腺功能低下

二、简答题

1. 简述甲状腺激素的合成过程。

2. 简述三碘甲腺原氨酸检测的方法、原理及临床意义。

（李红丽）

附录　2019临床医学检验技士考试大纲（临床化学）

科目：1– 基本知识；2– 相关专业知识；3– 专业知识；4– 专业实践能力

细目		要点单元	要求	科目
一、绪论	1. 临床化学	（1）基本概念	熟悉	1，2
		（2）临床化学检验及其在疾病诊断中的应用		3，4
二、糖代谢紊乱及糖尿病的检查	1. 糖代谢简述	（1）基础知识	熟练	1
		（2）血糖的来源与去路	掌握	1，2
		（3）血糖浓度的调节		1，2
		（4）胰岛素的代谢		2，3
	2. 高血糖症与糖尿病	（1）高血糖症	熟练	3，4
		（2）糖尿病与糖尿病分型	掌握	3，4
		（3）糖尿病诊断标准		2，3
		（4）糖尿病的代谢紊乱		2，3
		（5）糖尿病急性代谢合并症		3，4
	3. 糖尿病的实验室检查内容、方法学评价、参考值和临床意义	（1）血糖测定	熟练	3，4
		（2）尿糖测定	掌握	3，4
		（3）口服葡萄糖耐量试验		3，4
		（4）糖化蛋白测定		3，4
		（5）葡萄糖 – 胰岛素释放试验和葡萄糖 –C– 肽释放试验		3，4
		（6）糖尿病急性代谢合并症的实验室检查		3，4
	4. 低血糖症的分型及诊断	（1）低血糖症概念	熟悉	2，3
		（2）成人空腹型低血糖		2，3
		（3）餐后低血糖症		2，3
	5. 糖代谢先天性异常	（1）糖原代谢异常	了解	1，2
		（2）糖分解代谢异常		1，2
		（3）G6PD 缺乏		1，2
三、脂代谢及高脂血症的检查	1. 血浆脂质、脂蛋白、载脂蛋白、脂蛋白受体及有关酶类的分类、结构、功能	（1）胆固醇、甘油三酯	熟练	1，2
		（2）脂蛋白	掌握	1，2
		（3）载脂蛋白		1，2
		（4）脂蛋白受体		1，2
		（5）脂质转运蛋白和脂蛋白代谢的重要酶类		2，3
	2. 脂蛋白代谢及高脂蛋白血症	（1）乳糜微粒和极低密度、低密度、高密度脂蛋白代谢	熟练	2，3
		（2）高脂蛋白血症及其分型	掌握	3，4
	3. 脂蛋白、脂质与载脂蛋白测定方法评价及临床意义	（1）胆固醇、甘油三酯测定	熟练	3，4
		（2）高密度、低密度脂蛋白胆固醇测定	掌握	3，4
		（3）载脂蛋白 A I、B 测定		3，4
		（4）脂蛋白（a）测定		3，4
		（5）各种脂蛋白在动脉粥样硬化形成中的作用和临床意义		2，3

细目		要点单元	要求	科目
四、血浆蛋白质检查	1. 主要血浆蛋白质的功能和临床意义	（1）前清蛋白、清蛋白、α_2-巨球蛋白、β_2-微球蛋白、转铁蛋白	熟练掌握	3，4
		（2）α_1-抗胰蛋白酶、α_1-酸性糖蛋白、结合珠蛋白、铜蓝蛋白、C-反应蛋白	熟悉	3，4
		（3）免疫球蛋白（详见免疫学检验）	了解	3，4
	2. 血浆蛋白质测定、参考值及其临床意义	（1）血浆总蛋白、清蛋白测定	熟练	3，4
		（2）血清蛋白电泳及在相关疾病时血浆蛋白电泳图谱的主要变化特征	掌握	3，4
	3. 急性时相反应蛋白	（1）概念、种类	熟悉	2，3
		（2）急性时相反应蛋白在急性时相反应进程中的变化特点及临床意义		3，4
五、诊断酶学	1. 血清酶	（1）分类、生理变异与病理生理机制	熟练	1，2
		（2）酶活性与酶质量测定方法及其评价	掌握	3，4
		（3）同工酶及其亚型测定的临床意义		3，4
	2. 常用血清酶及同工酶测定的参考值及临床意义	（1）肌酸激酶及同工酶和其亚型	掌握	3，4
		（2）乳酸脱氢酶及同工酶		3，4
		（3）氨基转移酶及同工酶		3，4
		（4）碱性磷酸酶及同工酶		3，4
		（5）γ-谷氨酰基转移酶及同工酶		3，4
		（6）淀粉酶及同工酶		3，4
		（7）酸性磷酸酶及同工酶		3，4
	3、酶促反应动力学	（1）酶促反应	熟练	
		（2）酶活性浓度测定方法	掌握	
六、体液平衡紊乱及其检查	1. 机体水、电平衡理论、重要电解质检查方法、参考值及临床意义	（1）体液中水、电解质平衡	掌握	1，2
		（2）水、电解质平衡紊乱	熟练掌握	1，2
		（3）钾、钠、氯测定及方法学评价	熟悉	3，4
	2. 血气及酸碱平衡紊乱理论、检查指标、参考值及临床意义	（1）血液气体运输与血液 pH 值	熟练	3，4
		（2）血气分析各种试验指标的定义及其临床意义	掌握	3，4
		（3）酸碱平衡紊乱分类及如何根据试验结果进行判断		3，4
	3. 血气分析技术	（1）仪器原理	了解	3，4
		（2）标本采集和运送	掌握	3，4
七、钙、磷、镁代谢与微量元素	1. 钙、磷、镁代谢	（1）钙、磷、镁的生理功能	掌握	1，2
		（2）钙、磷、镁代谢及其调节	掌握	1，2
		（3）钙、磷、镁测定的临床意义及方法评价	熟练掌握	3，4
	2. 微量元素	（1）微量元素分布及生理功能	熟悉	1，2
		（2）锌、铜、硒、铬、钴、锰、氟、碘的生理作用与代谢		1，2
		（3）微量元素与疾病的关系		3，4

续表

细目		要点单元	要求	科目
八、治疗药物监测	1. 治疗药物代谢与监测	（1）药物在体内运转的基本过程	掌握	1，2
		（2）药代动力学基本概念	了解	1，2
		（3）影响血药浓度主要因素与药物效应	了解	1，2
		（4）临床上需要进行监测的药物和临床指征	熟练掌握	3，4
	2. 治疗药物监测方法	（1）标本采集时间与注意事项	掌握	3，4
		（2）常用测定方法种类及原理	熟悉	3，4
九、心肌损伤的标志物	1. 酶学检查	（1）急性心肌梗死时心肌酶及标志蛋白的动态变化	熟练	3，4
		（2）肌酸激酶及同工酶和同工酶亚型、乳酸脱氢酶及同工酶检查在心肌损伤诊断中的临床意义及方法评价	掌握	3，4
	2. 肌钙蛋白、肌红蛋白检查及 BNP/NT-proBNP	（1）肌钙蛋白 T 和 I 的测定及其在心肌损伤诊断中的临床意义	熟练掌握	2，3
		（2）肌红蛋白测定及其在心肌损伤诊断中的临床意义		3，4
		（3）在诊断心肌梗塞和进行溶栓治疗时，综合考虑应选择的试验及其临床意义		2，3，4
		（4）BNP/NTproBNP 临床应用		3，4
十、肝胆疾病的实验室检查	1. 肝胆生化	（1）肝脏的代谢	了解	2，3
		（2）肝脏的生物转化功能	熟练	1，2
		（3）胆汁酸代谢紊乱与疾病	掌握	3，4
		（4）胆红素代谢与黄疸		3，4
	2. 肝胆疾病的检查	（1）酶学检查（ALT、AST、ALP、GGT、ChE）方法学评价、参考值及临床意义	熟练掌握	3，4
		（2）胆红素代谢产物（血浆总胆红素、结合与未结合胆红素，尿胆红素及尿胆原）和胆汁酸测定的方法学评价及临床意义		3，4
		（3）肝纤维化标志物（Ⅲ、Ⅳ型胶原等）的测定及其临床意义	熟悉	3，4
		（4）肝性脑病时的生化变化及血氨测定	掌握	3，4
	3. 肝细胞损伤时的其他有关检查及临床意义	（1）蛋白质代谢异常的检查	了解	3，4
		（2）糖代谢异常的检查		2
		（3）脂代谢异常的检查		3，4
		（4）各种急、慢性肝病时综合考虑应选择的试验及其临床意义	掌握	3，4
十一、肾功能及早期肾损伤的检查	1. 肾脏的功能	（1）肾小球的滤过功能	熟练	1，2
		（2）肾小管的重吸收功能	掌握	1，2
		（3）肾小管与集合管的排泄功能		1，2
		（4）肾功能的调节		1，2
	2. 肾小球功能检查及其临床意义	（1）内生肌酐清除率、血清肌酐、尿素和尿酸测定、参考值及临床意义	熟练掌握	3，4
		（2）各试验的灵敏性、特异性、测定方法及评价	掌握	3，4

续表

细目		要点单元	要求	科目
十一、肾功能及早期肾损伤的检查	3. 肾小管功能检查及其临床意义	（1）有关近端肾小管功能检查的试验	了解	3，4
		（2）肾浓缩稀释试验	掌握	3，4
		（3）尿渗量与血浆渗量	熟练掌握	3，4
		（4）自由水清除率	掌握	3，4
		（5）各试验的临床意义	熟练掌握	3，4
	4. 早期肾损伤检查及其临床意义	（1）尿微量清蛋白及转铁蛋白	熟练掌握	3，4
		（2）尿中有关酶学检查	掌握	3，4
		（3）尿低分子量蛋白	掌握	3，4
十二、胰腺疾病的检查	1. 胰腺的功能	（1）外分泌功能	熟练	1，2
		（2）外分泌功能在胰腺疾病时的变化	掌握	2，3
	2. 胰腺疾病的检查，方法学评价及其临床意义	（1）淀粉酶及其同工酶测定的方法	熟练掌握	3，4
		（2）胰脂肪酶、胰蛋白酶测定	掌握	3，4
		（3）胰腺功能试验	了解	3，4
		（4）急性胰腺炎的实验室诊断	熟练掌握	3，4
十三、内分泌疾病的检查	1. 甲状腺内分泌功能紊乱的检查	（1）甲状腺激素代谢及其调节	熟练掌握	1，2
		（2）甲状腺功能紊乱与其主要临床生化改变	掌握	2，3
		（3）甲状腺激素与促甲状腺激素测定及其临床意义、相关疾病的实验诊断程序	熟练掌握	3，4
	2. 肾上腺内分泌功能紊乱的检查	（1）肾上腺激素代谢及其调节	熟练掌握	1，2
		（2）肾上腺功能紊乱与主要临床生化改变	掌握	2，3
		（3）肾上腺髓质激素代谢物测定在嗜铬细胞病诊断中的应用		3，4
		（4）血、尿中糖皮质激素代谢物测定的临床意义		3，4
	3. 下丘脑－垂体内分泌功能紊乱的检查	（1）下丘脑－垂体内分泌激素代谢及其调节	熟悉	1，2
		（2）下丘脑－垂体内分泌功能紊乱与临床生化改变		1，2
		（3）生长激素测定的临床意义		3，4
	4. 性腺内分泌功能紊乱的检查	（1）性激素的功能及其分泌调节	掌握	1，2
		（2）性激素分泌功能紊乱与临床生化改变		3，4
		（3）性激素测定的临床意义、相关疾病的实验诊断选择		3，4
十四、临床化学常用分析技术	1. 临床化学常用分析方法	（1）光谱分析、电泳技术、离心技术、层析技术、电化学分析技术的基本原理和应用	熟悉	1，2

续表

细目		要点单元	要求	科目
十四、临床化学常用分析技术	2.酶和代谢物分析技术	（1）酶质量分析技术、原理和应用评价	熟悉	3，4
		（2）酶活性测定方法分类、原理、优缺点及应用		3，4
		（3）工具酶的概念、代谢物测定中常用的指示反应、代谢物测定的方法分类及其特点		1，3
	3.临床化学方法的建立	（1）方法建立的根据	熟悉	2，3
		（2）方法的建立过程		3，4
		（3）方法的评价		3，4
		（4）方法建立后的临床观察		3，4
十五、临床化学自动分析仪	临床化学自动分析仪的类型与性能评价	（1）临床化学自动分析仪的类型、工作原理、优缺点及性能评价	熟悉	3，4
		（2）临床化学自动分析仪的发展方向		3，4

参考答案

第二章

1. C 2. C 3. A 4. A 5. B 6. C 7. B 8. D 9. C 10. B

第三章

1. A 2. A 3. C 4. A 5. B 6. B 7. B 8. D 9. C 10. E

第四章

1. B 2. A 3. B 4. A 5. D 6. D 7. B 8. D 9. A 10. B

第五章

1. B 2. D 3. C 4. D 5. C 6. D 7. B 8. B 9. A 10. A 11. C 12. B 13. B
14. C 15. D 16. D 17. B 18. A 19. B 20. E 21. C 22. A

第六章

1. A 2. D 3. D 4. E 5. A 6. B 7. B 8. E 9. D 10. A

第七章

1. D 2. D 3. A 4. B 5. E 6. C 7. D 8. B 9. E 10. D 11. A 12. B 13. D
14. C 15. D 16. B

第八章

1. B 2. B 3. C 4. D 5. B 6. A 7. C 8. E 9. B 10. C 11. D 12. A 13. A
14. D 15. A

第九章

1. D 2. B 3. E 4. C 5. D 6. A 7. ABCDE 8. CE 9. AD 10. AB

第十章

1. D 2. A 3. B 4. A 5. E 6. A 7. D 8. A 9. B 10. C 11. A 12. E 13. D
14. B 15. ABCD 16. ABDE 17. ABCDE 18. ABCE 19. ABCD 20. ABCDE

第十一章

1. E 2. B 3. E 4. C 5. A 6. B 7. C 8. C 9. B 10. D

第十二章

1. D 2. E 3. B 4. B 5. D 6. E 7. C 8. B 9. D 10. D 11. D 12. B 13. D
14. D 15. D 16. C 17. A 18. A 19. D 20. D 21. D 22. B 23. D 24. E 25. B
26. A 27. C 30. E 31. E 32. D 33. A 34. E 35. D

第十三章

1. E 2. B 3. A 4. C 5. C 6. A 7. B 8. C 9. D 10. D 11. A 12. A 13. B
14. E 15. E 16. B 17. A 18. A 19. E 20. B 21. D 22. E 23. C 24. B 25. B

第十四章

1. D 2. D 3. D 4. A 5. C 6. E 7. B 8. C 9. E 10. E

348

第十五章
1. A 2. C 3. A 4. C 5. B 6. C 7. C 8. B 9. D 10. A
第十六章
1. A 2. D 3. E 4. C 5. C 6. D 7. A 8. E 9. C 10. E

参考文献

［1］段满乐. 生物化学检验［M］. 3版. 北京：人民卫生出版社，2011.

［2］刘观昌. 生物化学检验［M］. 4版. 北京：人民卫生出版社，2015.

［3］府伟灵，徐克前. 临床生物化学检验［M］. 5版. 北京：人民卫生出版社，2013.

［4］尹一兵. 临床生物化学检验技术［M］. 6版. 北京：人民卫生出版社，2015.

［5］郑铁生，鄢盛恺. 临床生物化学检验［M］. 3版. 北京：中国医药科技出版社，2015.

［6］许文荣. 临床基础检验学技术［M］. 北京：人民卫生出版社，2015.

［7］张秀明，黄宪章，曾方银. 临床生化检验诊断学［M］. 北京：人民卫生出版社，2012.

［8］杨惠，王成彬. 临床实验室管理［M］. 北京：人民卫生出版社，2015.

［9］徐克前. 临床生物化学检验［M］. 北京：人民卫生出版社，2014.

［10］王建枝. 病理生理学［M］. 北京：人民卫生出版社，2015.

［11］中华人民共和国卫生部医政司. 全国临床检验操作规程［M］. 4版. 北京：人民卫生出版社，2015.

［12］卫生部临床检验标准专业委员会. WS/T 404.1—2012 临床常用生化检验项目参考区间 第1部分：血清丙氨酸氨基转移酶、天门冬氨酸氨基转移酶、碱性磷酸酶和 γ – 谷氨酰基转移酶. 临床生物化学检验常规项目分析质量指标［S］. 北京：中国标准出版社，2013.

［13］卫生部临床检验标准专业委员会. WS/T 404.2—2012 临床常用生化检验项目参考区间 第2部分：血清总蛋白、白蛋白. 临床生物化学检验常规项目分析质量指标［S］. 北京：中国标准出版社，2013.

［14］卫生部临床检验标准专业委员会. WS/T 404.3—2012 临床常用生化检验项目参考区间 第3部分：血清钾、钠、氯. 临床生物化学检验常规项目分析质量指标［S］. 北京：中国标准出版社，2013.

［15］卫生部临床检验标准专业委员会. WS/T 404.4—2015 临床常用生化检验项目参考区间 第4部分：血清总胆红素、直接胆红素. 临床生物化学检验常规项目分析质量指标［S］. 北京：中国标准出版社，2015.

［16］卫生部临床检验标准专业委员会. WS/T 404.5—2015 临床常用生化检验项目参考区间 第5部分：血清尿素、肌酐. 临床生物化学检验常规项目分析质量指标［S］. 北京：中国标准出版社，2015.

［17］卫生部临床检验标准专业委员会. WS/T 404.6—2015 临床常用生化检验项目参考区间 第6部分：血清总钙、无机磷、镁、铁. 临床生物化学检验常规项目分析质量指标［S］. 北京：中国标准出版社，2015.

［18］卫生部临床检验标准专业委员会. WS/T 404.7—2015 临床常用生化检验项目参考区间 第7部分：血清乳酸脱氢酶、肌酸激酶. 临床生物化学检验常规项目分析质量指标

［S］. 北京：中国标准出版社，2015.

［19］卫生部临床检验标准专业委员会. WS/T 404.8—2015 临床常用生化检验项目参考区间 第8部分：血清淀粉酶. 临床生物化学检验常规项目分析质量指标［S］. 北京：中国标准出版社，2015.

［20］中华人民共和国国家标准（GB/T 20468—2006）. 临床实验室定量测定室内质量控制指南［S］. 2006.

［21］中华人民共和国国家标准 GB/T 20470—2006 临床实验室室间质量评价要求［S］. 2006.

［22］中华人民共和国卫生行业标准（WS/T 407—2012）医疗机构内定量检验结果的可比性验证指南［S］. 2012.

［23］CNAS CL-38：2012 医学实验室质量和能力认可准则在临床化学检验领域的应用说明［S］. 2012.

［24］中国合格评定国家认可委员会. CNAS-CL02 医学实验室质量和能力的专用要求（ISO 15189：2012，IDT）［S］. 北京：中国计量出版社，2013.